206

Anaesthesiologie und Intensivmedizin
Anaesthesiology and Intensive Care Medicine

vormals „Anaesthesiologie und Wiederbelebung"
begründet von R. Frey, F. Kern und O. Mayrhofer

Herausgeber:

H. Bergmann · Linz (Schriftleiter)
J. B. Brückner · Berlin   M. Gemperle · Genève
W. F. Henschel · Bremen   O. Mayrhofer · Wien
K. Meßmer · Heidelberg   K. Peter · München

ZAK München 1987
Band IV – Hauptthemen

K. Peter   J. Groh (Hrsg.)

Der septische Patient · ARDS
· Der beatmete Patient · Vasoaktive Substanzen
· Der Transplantationspatient · Transfusionsmedizin
· Enterale, parenterale Ernährung · Nosokomiale
Infektionen · Monitoring · EDV in Anästhesie
und Intensivmedizin · Dormicum® und Anexate®

Mit 127 Abbildungen und 101 Tabellen

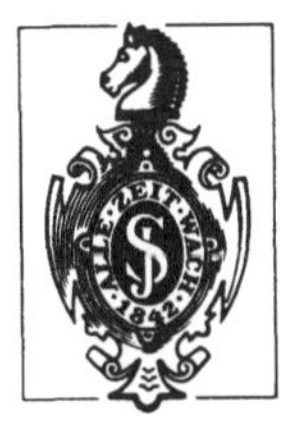

Springer-Verlag
Berlin Heidelberg New York
London Paris Tokyo

Prof. Dr. med. Klaus Peter   Dr. med. Joachim Groh
Ludwig-Maximilians-Universität München
Institut für Anaesthesiologie, Klinikum Großhadern
Marchioninistraße 15, D-8000 München 70

ISBN-13:978-3-540-19387-6   e-ISBN-13:978-3-642-73786-2
DOI: 10.1007/978-3-642-73786-2

CIP-Kurztitelaufnahme der Deutschen Bibliothek
ZAK München 1987/Band IV – Hauptthemen. K. Peter; J. Groh (Hrsg.)
Berlin; Heidelberg; New York; London; Paris; Tokyo: Springer, 1988
Band IV (1988) (Anaesthesiologie und Intensivmedizin; Bd. 206)
ISBN-13:978-3-540-19387-6 (Berlin ...)

NE: Peter, Klaus (Hrsg.)

2119/3140-543210 – Gedruckt auf säurefreiem Papier

Vorwort

Im September 1987 fand in München die 20. Gemeinsame Tagung der Österreichischen Gesellschaft für Anästhesiologie, Reanimation und Intensivtherapie, der Schweizerischen Gesellschaft für Anästhesiologie und Reanimation und der Deutschen Gesellschaft für Anästhesiologie und Intensivmedizin statt. Dieser Zentraleuropäische Anästhesiekongreß (ZAK 1987) stand unter dem Leitthema „Anästhesiologie und ihre interdisziplinäre Aufgabe". Die Hauptvorträge der wissenschaftlichen Sitzungen sind nun als Symposiums-Bände III und IV zusammengefaßt.

Das vorliegende Buch befaßt sich mit folgenden Themen: Der septische Patient; ARDS; der beatmete Patient; vasoaktive Substanzen; der Transplantationspatient; Transfusionsmedizin; enterale, parenterale Ernährung; nosokomiale Infektionen; Monitoring; EDV in Anästhesie und Intensivmedizin; Dormicum® und Anexate®.

Anästhesiologen und kompetente Vertreter anderer, mit der Anästhesiologie zusammenarbeitender Fachgebiete, sind die Autoren der Buchbeiträge. In der Publikation der wissenschaftlichen Sicht gemeinsamer medizinischer Probleme liegt der besondere Reiz des Buches. Es bleibt deshalb zu hoffen, daß dieser Publikation eine weite Verbreitung beschieden sein wird. Im besonderen wünschen sich die Herausgeber ein zahlreiches Leserpublikum bei den jungen, interessierten Kolleginnen und Kollegen in der Anästhesiologie in Österreich, der Schweiz und Deutschland.

Die Herausgeber sind dem Springer-Verlag, vor allem Herrn Priv.-Doz. Dr. Graf-Baumann, für die hervorragende Zusammenarbeit zu Dank verpflichtet.

München, im September 1988   *K. Peter und J. Groh*

Inhaltsverzeichnis

Der beatmete Patient

Vasoaktive Substanzen

Der Transplantationspatient

Transfusionsmedizin

EDV in Anästhesie und Intensivmedizin

Dormicum und Anexate

Verzeichnis
der erstgenannten Beitragsautoren

Prof. Dr. med. H. van Aken
Department für Anästhesie, Katholieke Universiteit Leuven,
Herestraat 49, B-3000 Leuven

Dr. med. R. Angster
Institut für Anästhesiologie der Universität München, Klinikum
Großhadern, Marchioninistraße 15, D-8000 München 70

Dr. med. W. Behrendt
Abteilung für Anaesthesiologie der RWTH Aachen,
Pauwelsstraße, D-5100 Aachen

Prof. Dr. med. H. Benzer
Universitätsklinik für Anaesthesie und Allgemeine
Intensivmedizin, Anichstraße 35, A-6020 Innsbruck

Dr. med. Barbara Blauhut
Abteilung für Anästhesiologie und operative Intensivmedizin,
Allgemeines Krankenhaus Linz,
Krankenhausstraße 9, A-4020 Linz

Prof. Dr. med. W. Brendel
Institut für Chirurgische Forschung der Universität München,
Klinikum Großhadern,
Marchioninistraße 15, D-8000 München 70

Prof. Dr. med. H. Bünte
Chirurgische Klinik und Poliklinik der Universität Münster,
Jungeblodtplatz 1, D-4400 Münster

Prof. Dr. med. A. Doenicke
Institut für Anästhesiologie der Universität München,
Bereich Poliklinik, Pettenkoferstraße 8a, D-8000 München 2

Dr. med. H. Forst
Institut für Anästhesiologie der Universität München, Klinikum
Großhadern, Marchioninistraße 15, D-8000 München 70

Priv.-Doz. Dr. med. M. Frey-Wettstein
Zürcher Blutspendedienst SRK, Hirschgraben 60,
CH-8001 Zürich

Dr. med. U. Frucht
Klinik für Anaesthesiologie und operative Intensivmedizin,
Klinikum Steglitz, Hindenburgdamm 30, D-1000 Berlin 45

Dr. med. H. Gerber
Abteilung für Anästhesie und Intensivmedizin,
Evangelisches Krankenhaus, D-4000 Düsseldorf

Dr. med. C. Hammer
Institut für Chirurgische Forschung der Universität München,
Klinikum Großhadern, Marchioninistraße 15, D-8000 München 70

Priv.-Doz. Dr. med. D. Hausmann
Institut für Anästhesiologie der Universität Bonn,
Sigmund-Freud-Straße 25, D-5300 Bonn 1

Dr. med. G. Huber
Institut für Hygiene und Medizinische Mikrobiologie
der Universität München, Klinikum Großhadern,
Marchioninistraße 15, D-8000 München 70

Dr. med. W. Kapp
Fa. Hoffmann La Roche AG, Abteilung Klinische Prüfung
und Entwicklung, D-7889 Grenzach-Wyhlen

Dr. med. W. Kellermann
Institut für Anästhesiologie der Universität München, Klinikum
Großhadern, Marchioninistraße 15, D-8000 München 70

Dr. med. V. Kretschmer
Abteilung für Transfusionsmedizin und Gerinnungsphysiologie,
Klinikum Marburg, D-3550 Marburg

Dr. med. F.-P. Lenhart
Institut für Anästhesiologie der Universität München, Klinikum
Großhadern, Marchioninistraße 15, D-8000 München 70

Prof. Dr. med. H. Lennartz
Abteilung für Anästhesie und Intensivtherapie der Universität
Marburg, Baldingerstraße 1, D-3550 Marburg

Dr. med. A.-E. Lison
Medizinische Poliklinik der Universität Münster,
Albert-Schweitzer-Straße 33, D-4400 Münster

Dr. med. J. van de Loo
Medizinische Poliklinik der Universität Münster,
Albert-Schweitzer-Straße 33, D-4400 Münster

Prof. Dr. med. G. Maass
Hygienisch-bakteriologisches Landesuntersuchungsamt
„Westfalen", von-Stauffenberg-Straße 36, D-4400 Münster

Univ.-Doz. Dr. med. H. Metzler
Institut für Anästhesiologie der Universität Graz,
Landeskrankenhaus, Auenbruggerplatz, A-8036 Graz

Dr. med. F. Mühlbacher
I. Chirurgische Universitätsklinik, Alserstraße 4, A-1090 Wien

A. Nilsson, M.D.
Department of Anaesthesiology, University Hospital,
S-751 85 Uppsala

Dr. med. W. Oettinger
Abteilung für Allgemeine Chirurgie der Universität Ulm,
D-7900 Ulm

Prof. Dr. med. T. Pasch
Institut für Anästhesiologie, Universitätsspital,
Rämistraße 100, CH-8091 Zürich

Prof. Dr. med. R. Pichlmayr
Klinik für Abdominal- und Transplantationschirurgie,
Medizinische Hochschule Hannover,
Konstanty-Gutschow-Straße 8, D-3000 Hannover 61

Dr. med. B. Pollwein
Institut für Anästhesiologie der Universität München, Klinikum
Großhadern, Marchioninistraße 15, D-8000 München 70

Prof. Dr. med. K. Reinhart
Klinik für Anaesthesiologie und operative Intensivmedizin,
Klinikum Steglitz, Hindenburgdamm 30, D-1000 Berlin 45

Doz. Dr. med. E. Roth
I. Chirurgische Universitätsklinik, Abteilung für chirurgische
Pathophysiologie, Alserstraße 4, A-1090 Wien

Dr. med. M. Sachs
Chirurgische Klinik Krankenhaus Nordwest,
D-6000 Frankfurt/Main

Dr. med. G. Schlag
Ludwig-Boltzmann-Institut für experimentelle Traumatologie,
Donaueschingenstraße 13, A-1200 Wien

Prof. Dr. med. P. Schmucker
Institut für Anaesthesiologie, Deutsches Herzzentrum Berlin,
Augustenburger Platz 1, D-1000 Berlin 65

P. J. Schreiber
North American Dräger, 148B Quarry Road, Telford,
Pennsylvania 18969, USA

Prof. N. Ty Smith, M.D.
UCSD Medical Center, University of California, San Diego,
225 Dickinson Street, San Diego, CA 92103-1990, USA

Dr. med. D. Söhngen
Abteilung für Transfusionsmedizin und Gerinnungsphysiologie,
Klinikum Marburg, D-3550 Marburg

Univ.-Doz. Dr. med. P. Sporn
Klinik für Anästhesiologie und Allgemeine Intensivmedizin,
Universität Wien, Spitalgasse 23, A-1090 Wien

C. P. Stoutenbeek, M.D.
Department of Intensive Care, OLVG,
le Oosterparkstraat 179, NL-1091 HA Amsterdam

Priv.-Doz. Dr. Ing. E. Wilde
Zentralklinikum Augsburg, Postfach 101920, D-8900 Augsburg

Prof. Dr. med. G. Wolfram
Institut für Ernährungswissenschaft der Technischen
Universität München, D-8050 Freising

Prof. Dr. med. E. Wolner
II. Chirurgische Universitätsklinik, Allgemeines Krankenhaus
Wien AKH, Spitalgasse 23, A-1090 Wien

Dr. med. A. M. Zbinden
Department für Anästhesie, Kantonsspital Basel,
Spitalstraße 21, CH-4031 Basel

Der septische Patient

Herzfunktion septischer Patienten unter Beatmung

H. Forst

Einleitung

Das septische Syndrom ist *primär* durch eine Störung der Zellfunktion, des Metabolismus und der Mikrozirkulation gekennzeichnet [13]. Klinisch manifestiert sich die Sepsis am eindrucksvollsten in Veränderungen der Herz-, Kreislauf- und Lungenfunktion.

Charakteristische hämodynamische Befunde sind der erhöhte pulmonale Gefäßwiderstand, der niedrige periphere Gefäßwiderstand und das über die Norm erhöhte Herzzeitvolumen. Die hyperdyname Kreislaufreaktion kann als ein *sekundäres* Phänomen zu den Vorgängen auf zellulärer und Mikrozirkulationsebene und als Mechanismus zur Kompensation der inadäquaten nutritiven Gewebeperfusion angesehen werden. Entscheidende Therapiemaßnahmen zielen daher auf den Erhalt oder die Verbesserung der Funktion von Herz und Kreislauf. Eine intakte Zirkulation allein gewährleistet allerdings noch kein suffizientes Sauerstoffangebot für den Organismus.

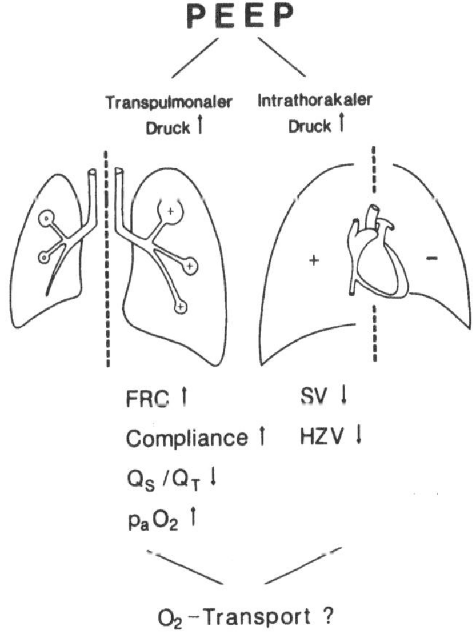

Abb. 1. Auswirkungen der Beatmung mit positiv endexspiratorischem Druck (PEEP) auf die Funktion der Lunge *(links)* und des Kreislaufsystems *(rechts)*. Der Nettoeffekt auf die Sauerstofftransportkapazität und damit die Gewebeoxygenierung ist von zahlreichen Faktoren abhängig und im Einzelfall nicht sicher vorhersagbar. *Abkürzungen: FRC* = funktionelle Residualkapazität, Q_S/Q_T = Shuntfraktion, P_aO_2 = arterieller Sauerstoffpartialdruck, *SV* = Schlagvolumen, *HZV* = Herzzeitvolumen

Bekanntlich stellt das akute Lungenversagen (ARDS) die erste und wahrscheinlich die wichtigste Organmanifestationen der Sepsis dar. Umgekehrt ist das septische Multiorganversagen auch die häufigste Komplikation des ARDS. Die Notwendigkeit einer frühzeitigen Beatmung ist daher unumstritten. Allerdings kann maschinelle Beatmung, insbesondere die Anwendung von positivem endexspiratorischem Druck (PEEP), neben ihren erwünschten Effekten auf den pulmonalen Gasaustausch auch negative Auswirkungen auf die Herz- und Kreislauffunktion haben. Der Nettoeffekt auf die letztlich entscheidende Größe, die Sauerstofftransportkapazität ist dabei nicht ohne weiteres vorhersehbar (Abb. 1).

Herzfunktion bei Sepsis

Die Tatsache, daß Herzzeitvolumen und Schlagvolumen bei den meisten Patienten mit Sepsis normal oder sogar gegenüber der Norm erhöht sind, hat dazu geführt, daß die Einschränkung der myokardialen Pumpfunktion lange Zeit als ein Spätsymptom der Sepsis, als Auslöser der hypodynamen Schockform, und diese als Ursache eines letalen Verlaufs angesehen wurde. Neuere Befunde weisen jedoch darauf hin, daß das Herzzeitvolumen der Patienten, die letztlich im Schock versterben, zu keinem Zeitpunkt niedriger ist als das der Überlebenden [7, 14].

Dilatation des linken Ventrikels im septischen Schock

Obwohl viele Patienten ein erhöhtes Herzzeitvolumen aufweisen, ist ihre Myokardfunktion bereits eingeschränkt. Trotz erheblich verminderter Auswurffraktion kann das Schlagvolumen infolge einer Dilatation des linken Ventrikels in der akuten Phase des septischen Schocks normal sein [14]. Erst in der Erholungsphase nimmt das enddiastolische Volumen wieder ab. Die passagere kompensatorische Dilatation führte in einer Studie von Parker et al. zu der paradoxen Situation, daß bei den Überlebenden des Schocks die Auswurffraktion in der akuten Phase vermindert war, während die Patienten mit normaler Auswurffraktion letztlich verstarben [14].

Eine Ursache für eine normale Auswurffraktion trotz eingeschränkter Myokardfunktion ist die ausgeprägte periphere Vasodilatation und damit die niedrige Nachlast des linken Ventrikels bei Sepsis. So konnten Groeneveld et al. zu keinem Zeitpunkt Unterschiede im hyperdynamen Kreislaufverhalten überlebender und später verstorbener Patienten feststellen [7]. Die überlebenden Patienten zeichneten sich jedoch durch einen Anstieg des peripheren Widerstands aus, während in der Gruppe der Verstorbenen die Vasodilatation auch präfinal bestehen blieb.

Somit erleiden möglicherweise alle Patienten im spetischen Schock eine Myokarddepression, die bei einigen Patienten in der passager verminderten Ejektionsfraktion zum Ausdruck kommt – aber durch Dilatation des linken Ventrikels kompensiert wird – während eine andere Gruppe von Patienten zwar infolge der niedrigen Nachlast eine normale Auswurffraktion zeigt, aber letztlich in einer persistierenden Dysregulation der peripheren Strombahn verstirbt.

Segmentale Wanddyskinesien

Bereits in einer frühen Phase des septischen Schocks kann es zu einer Einschränkung der Ventrikelfunktion kommen, die mit konventionellen hämodynamischen Parametern nicht erfaßt wird. Ellrodt et al. wiesen mit Hilfe der Radionuklidventrikulographie globale und segmentale Wandbewegungsstörungen des linken Ventrikels nach, die weder mit einer erhöhten Nachlast noch mit verminderten koronaren Perfusionsdrücken erklärbar waren [4]. Patienten mit vorbestehender Herzerkrankung (koronare Herzkrankheit, Kardiomyopathie) zeigten dabei häufiger Wandbewegungsanomalien als solche ohne kardiale Vorerkrankungen.

Kontraktilität

Weitgehend ungeklärt ist bis heute der genaue Mechanismus der Störung der myokardialen Pumpfunktion, insbesondere die Frage, ob die intrinsische Fähigkeit des Herzmuskels sich zu verkürzen, seine Kontraktilität, im Schock vermindert ist. Eine verminderte myokardiale Kontraktilität konnte im Endotoxinschock beim Hund nachgewiesen werden [8]. Untersuchungen am isoliert perfundierten Herzen deuten darauf hin, daß es sich dabei nicht um die Folge einer aktuellen Minderperfusion des Myokards handelt [1].

Myokardperfusion

Daß eine global verminderte Koronarperfusion nicht die Ursache der eingeschränkten Pumpfunktion des Herzens ist, zeigen Untersuchungen von Cunnion et al. an Patienten [3]. Der Blutfluß im Koronarvenensinus als Maß für die globale Myokarddurchblutung war im septischen Schock gleich hoch oder sogar höher als bei gesunden Kontrollpersonen. Die Laktatextraktion der Kranken mit eingeschränkter Pumpfunktion unterschied sich nicht von derjenigen der Patienten mit normaler Ejektionsfraktion. Darüber hinaus fanden Cunnion et al. bei septischen Patienten eine abnorm hohe Sauerstoffsättigung im koronar-venösen Blut und damit eine niedrige Sauerstoffextraktionsrate [3]. Dieser Befund ist bei Sepsis bekanntlich auch für andere Gewebe charakteristisch. Somit kommen auch für das Myokard ein Defekt der Sauerstoffutilisation oder eine Umverteilung des intramyokardialen Blutflusses auf der Ebene der Mikrozirkulation als Ursache der Dysfunktion in Frage.

Zirkulierende myokarddepressive Substanzen

Die Existenz zirkulierender Stoffe mit myokarddepressiven Eigenschaften beim Schock wird seit fast 20 Jahren postuliert, doch blieben die Mehrzahl dieser Arbeiten aus verschiedenen Gründen umstritten. Parillo et al. [15] konnten kürzlich eine zeitliche und quantitative Beziehung zwischen der Auswurffraktion von Patienten im septischen Schock und myokarddepressiven Eigenschaften des Serums dieser Patienten herstellen. Die Autoren bestimmen dazu in-vitro kontinuierlich die kontraktile Funktion spontan schlagender Myokardzellen, die mit dem Serum verschiedener Patienten inkubiert wurden. Der negative Effekt des Serums von Patienten in der akuten Phase des Schocks auf den Grad der Myokardzellverkürzung war deutlich ausgeprägter als der Effekt des Serums gesunder, aber auch anderer kritisch kranker Personen ohne Sepsis. Das Serum der septischen Patienten vor oder nach der akuten Schockphase wies keine myokarddepressiven Eigenschaften auf [15]. Die Existenz einer zirkulierenden myokarddepressiven Substanz im septischen Schock, wahrscheinlich handelt es sich um ein Polypeptid mit einem Molekulargewicht von 2000, scheint damit gesichert.

Rechter Ventrikel

Eine Einschränkung der myokardialen Funktion gleich welcher Genese betrifft nicht allein den linken, sondern in besonderem Maße auch den rechten Ventrikel. Während die linksventrikuläre Nachlast im septischen Schock erniedrigt ist, ist die des rechten Ventrikels infolge des erhöhten pulmonalen Gefäßwiderstandes bei Sepsis und ARDS erhöht.

Dilatation des rechten Ventrikels: Die systolische Funktion des rechten Ventrikels ist gegenüber Nachlaststeigerungen wesentlich empfindlicher als die des linken Ventrikels. Mit steigender Nachlast, z.B. bei einem Anstieg des mittleren pulmonalarteriellen Drucks, nimmt sowohl das enddiastolische als auch das endsystolische Volumen zu, der Ventrikel dilatiert. Diese Dilatation ist mit konventionellen Mitteln nicht immer zu diagnostizieren, da zwischen dem Druck im rechten Vorhof, der üblicherweise gemessen wird, und dem enddiastolischen Volumen bei Sepsis keine Korrelation besteht [11].

Ventrikuläre Interdependenz

Beide Herzkammern arbeiten nicht nur als serielle, sondern auch als parallele Pumpen, umgeben von einem bei akuten Volumenänderurngen wenig dehnbaren Perikard. Daraus folgt, daß die Druck-Volumen-Beziehung des einen durch eine Volumenzunahme des jeweils anderen Ventrikels beeinflußt wird (Abb. 2). Die diastolische Compliance des rechten ist dabei unter Normalbedingungen etwa doppelt so groß wie die des linken Ventrikels. Eine akute Dilatation des rechten Ventrikels bewirkt eine Verschiebung der diastolischen Druck-Volumen-

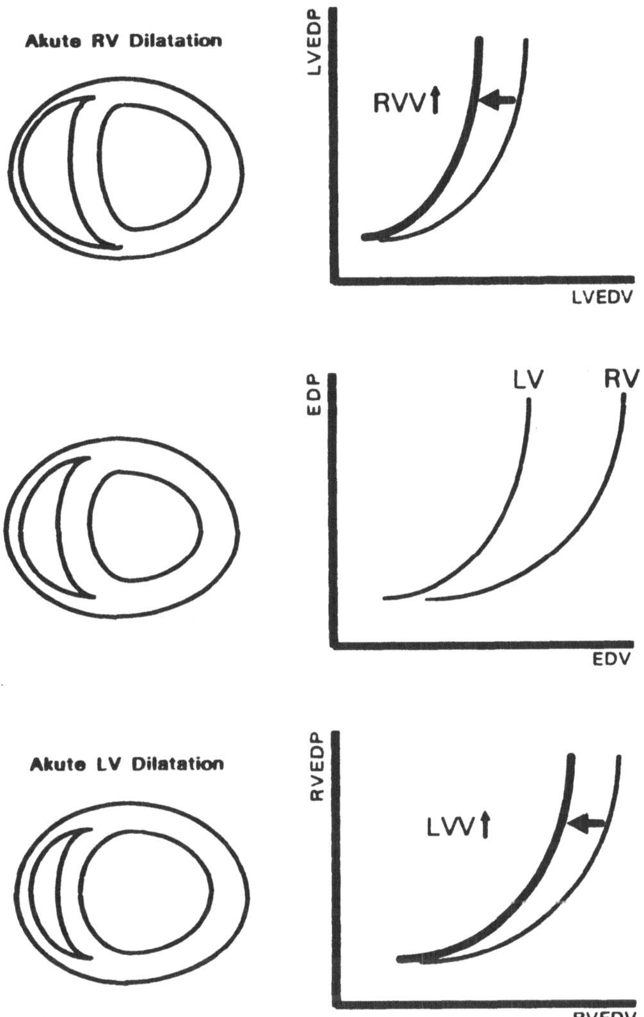

Abb. 2. Schematische Darstellung der diastolischen Druck-Volumen-Beziehung (Compliance) beider Ventrikel. Die Compliance des einen wird durch Volumenzunahme des jeweils anderen Ventrikels beeinflußt. Unter Normalbedingungen ist die diastolische Compliance des rechten etwa doppelt so groß wie die des linken Ventrikels (Mitte). Eine akute Dilatation des rechten verschlechtert die Compliance des linken Ventrikels (oben), umgekehrt eine Volumenzunahme des linken die Compliance des rechten Ventrikels (unten). *Abkürzungen: RV* = rechter Ventrikel, *LV* = linker Ventrikel, *RVV* und *LVV* = Volumen des RV bzw. des LV, *EDP* = enddiastolischer Druck, *EDV* = enddiastolisches Volumen

Kurve des linken Ventrikels nach links, d.h. die diastolische Compliance des linken Ventrikels verschlechtert sich (Abb. 2).

Ob ein solcher Mechanismus bei septischen Patienten ohne Beatmung eine Rolle spielt, ist nicht eindeutig geklärt. Zwar besteht bei diesen Patienten eine signifikante positive Korrelation zwischen den enddiastolischen Volumina beider Ventrikel, doch nimmt für jede Volumenzunahme des linken der rechte Ventrikel fast um das doppelte an Volumen zu [9]. Möglicherweise hat die von Parker et al. [14] beschriebene fehlende Dilatation des linken Ventrikels in der Gruppe der später verstorbenen Patienten ihre Ursache auch in der Interdependenz beider Herzkammern.

Herzfunktion unter Beatmung

Vorlast

Bei septischen Patienten ist mit einer z. T. massiven Verminderung des zirkulierenden Blutvolumens zu rechnen. Ursache dafür sind die systemische Vasodilation („venöses Pooling"), die Extravasation von Volumen (kapilläres Leck) und Flüssigkeitsverluste nach außen (Perspiratio, Erbrechen, Diarrhoe). Maschinelle Beatmung, insbesondere mit PEEP, bewirkt durch Drosselung des venösen Rückstroms infolge des erhöhten intrathorakalen Drucks eine weitere Reduktion der Vorlast. Nicht selten hat die dann erforderliche Volumentherapie eine zusätzliche Verschlechterung des pulmonalen Gasaustauschs zur Folge.

Nachlast

Die Effekte der Beatmung auf die Nachlast des rechten Ventrikels werden von der Höhe der Atemwegsdrücke und vom Grad der Lungenschädigung bestimmt. Während große Lungenvolumina unter PEEP durch Steigerung des pulmonalen Gefäßwiderstandes in jedem Fall eine Zunahme der rechtsventrikulären Nachlast bedeuten, kann bei pathologisch niedrigen Lungenvolumina die Rekrutierung nicht ventilierter Alveolen auch eine Senkung des pulmonalen Gefäßwiderstandes bewirken. Klinische Untersuchungen über die Wirkung verschiedener Beatmungsmodalitäten auf die Nachlast des rechten Ventrikels bei Sepsis liegen bisher nicht vor.

Ventrikuläre Interdependenz während Beatmung

Auf die Rolle der ventrikulären Interdependenz bei Patienten mit akutem Lungenversagen haben erstmals Laver et al. [12] hingewiesen. Sie beobachteten unter Beatmung mit PEEP eine Zunahme des Volumens des rechten Ventrikels und postulierten eine durch Verschiebung des interventrikulären Septums induzierte diastolische Tamponade des linken Ventrikels. Jardin et al. [10] konnten eine Linksverschiebung des Septums bei steigenden PEEP-Stufen mit Hilfe der Echokardiographie bestätigen, doch fanden andere Autoren entweder keine Hinweise auf eine abnorme Größenzunahme des rechten Ventrikels oder gar eine Rechtsverschiebung des Septums unter PEEP [17].

Als eine der Ursachen für eine mögliche Dysfunktion des rechten Ventrikels wurde eine relative Minderperfusion des dilatierten dünnwandigen Myokards seiner freien Wand angesehen [9, 11, 12]. In eigenen experimentellen Untersuchungen konnte gezeigt werden, daß eine durch Ligatur der rechten Koronararterie induzierte Ischämie der freien Wand des rechten Ventrikels keine Auswirkungen auf die hämodynamischen Nebenwirkungen der PEEP-Beatmung hat [6]. Dabei wurden die bekannten Effekte des reduzierten venösen Rückstroms während PEEP durch Volumenzufuhr eliminiert.

Mit Hilfe der transoesophagealen Echokardiographie konnte im Tierexperiment darüber hinaus eine grundlegende Änderung der dynamischen Geometrie des *linken* Ventrikels unter PEEP beobachtet werden [5]. Die Dilatation des rechten Ventrikels infolge der erhöhten Nachlast bewirkt eine diastolische Verschiebung des interventrikulären Septums nach links und eine paradoxe Auswärtsbewegung des Septums während der Systole (Abb. 3). Das abnorme Kontraktionsverhalten des Septums ist mit dem klinisch üblichen Monitoring nicht erfaßbar. Trotzdem sollten diese Vorgänge bei der Interpretation hämodynamischer Befunde beatmeter Patienten berücksichtigt werden.

Konsequenzen für die Therapie

Die Indikation zur frühzeitigen Respiratortherapie bei Sepsis und septischem Schock ist unbetritten. Allerdings kann der erwünschte positive Effekt auf die eine Komponente der Sauerstofftransportkapazität, den Sauerstoffgehalt, durch die Abnahme des Herzzeitvolumens zunichte gemacht werden (Abb. 1). Warum Beatmung gerade bei Sepsis zu hämodynamischen Nebenwirkungen führt, wird deutlich, wenn man sich vergegenwärtigt, daß alle Determinanten der Funktion von rechtem und linkem Ventrikel – Vorlast, Nachlast und Pumpfunktion – durch Beatmung in die gleiche Richtung wie durch die Sepsis selbst beeinflußt werden (Abb. 4).

Eine mäßiggradige Verminderung der Sauerstofftransportkapazität wird allgemein als wenig bedrohlich angesehen. Möglicherweise kommt aber dem Erhalt eines maximalen Sauerstoffangebots gerade bei Sepsis entscheidende Bedeutung zu [16]. Beim Gesunden hat eine Abnahme des Sauerstoffangebots in weiten

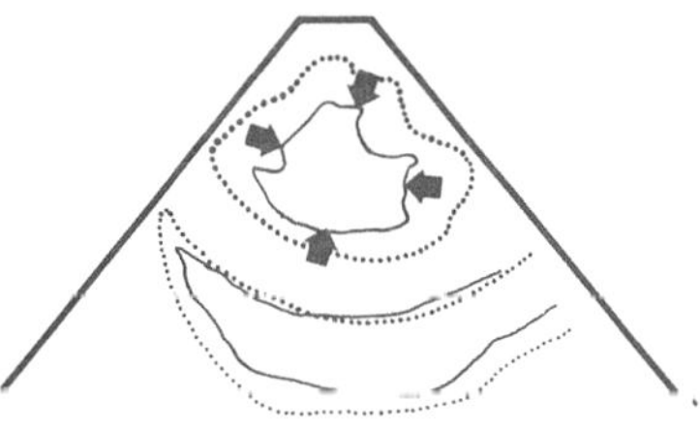

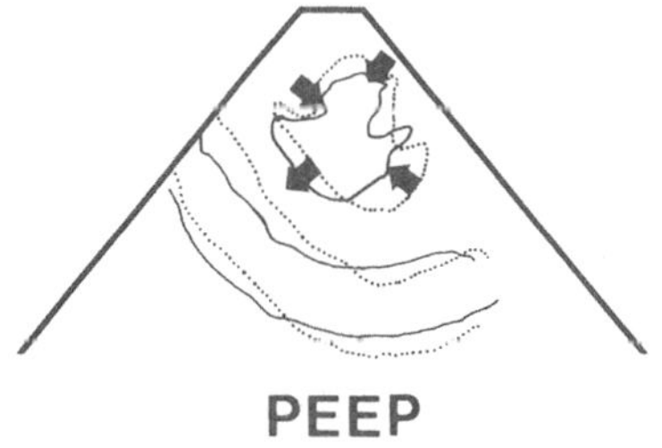

Abb. 3. Paradoxe Septumbewegungen während PEEP. Mit Hilfe der transoesophagealen Echokardiographie bestimmte Endokardkonturen sind am Ende der Diastole *(gepunktete Linien)* und der Systole *(durchgezogene Linien)* nachgezeichnet und übereinander projiziert. Man erkennt eine weitgehend konzentrische Bewegung des linken Ventrikels während der Systole ohne PEEP *(oben)*. Bei PEEP überkreuzen sich die Linien als Zeichen der Linksverschiebung des Septums in der Diastole und der paradoxen Auswärtsbewegung in der Systole *(unten)*

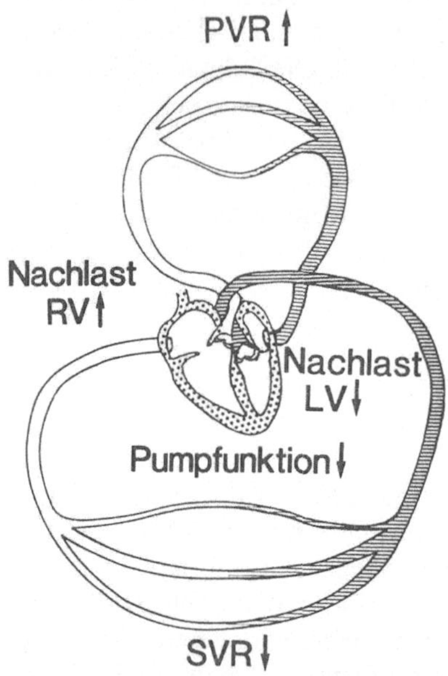

Abb. 4. Determinanten der Herzfunktion bei Sepsis (Einzelheiten siehe Text). *Abkürzungen:* *RV* = rechter Ventrikel. *LV* = linker Ventrikel, *PVR* = pulmonaler Gefäßwiderstand, *SVR* = peripherer Gefäßwiderstand

Grenzen keine Änderung der Sauerstoffaufnahme zur Folge, da die Sauerstoffextraktionsrate des Gewebes entsprechend zunimmt. Erst unterhalb einer kritischen Grenze sinkt unter normalen Bedingungen auch die Sauerstoffaufnahme. Neuere Befunde deuten aber darauf hin, daß bei kritisch Kranken die Fähigkeit der Sauerstoffextraktion trotz eines fakultativ erhöhten Angebots gestört ist [2]. Dies führt dazu, daß die Sauerstoffaufnahme vom Angebot direkt abhängig war. Vorausgesetzt, daß die Abhängigkeit der Sauerstoffaufnahme vom Angebot tatsächlich ein Sauerstoffdefizit des Gewebes anzeigt [2], und falls das Konzept einer Maximierung des systemischen Sauerstoffangebots langfristig auch die Überlebensrate septischer Patienten verbessern kann, muß bei der Optimierung der arteriellen Oxygenierung durch Beatmung gerade bei Sepsis der mögliche negative Effekt auf das systemische Sauerstoffangebot berücksichtigt werden.

Literatur

1. Adams HR, Baxter CR, Parker JL, Watts NB (1984) Contractile function and rhythmicity of cardiac preparations from Escherichia coli endotoxin-shocked guinea pigs. Circ Shock 13:241–253
2. Bihari D, Smithies M, Gimson A, Tinker J (1987) The effects of vasodilatation with prostacyclin on oxygen delivery and uptake in critically ill patients. N Engl J Med 317:397–403
3. Cunnion RE, Schaer GL, Parker MM, Natanson C, Parillo JE (1986) The coronary circulation in human septic shock. Circulation 73:637–644
4. Ellrodt AG, Riedinger MS, Kimichi A, Berman DS, Maddahi J, Swan HJ, Murata GH (1985) Left ventrivular performance in septic shock: reversible segmental and global abnormalities. Am Heart J 110:402–409

5. Forst H, Meßmer K (1987) Herzfunktion und ventrikuläre Interdependenz bei Beatmung mit positiv-endexspiratorischem Druck. In: Lawin P, Peter K, van Aken H, Prien T (Hrsg) Intensivmedizin 1987. Thieme, Stuttgart New York, S 241–248
6. Forst H, Racenberg J, Peter K, Meßmer K (1987) Right ventricular performance and positive end-expiratory pressure ventilation. In: Kox W, Bihari D (eds) Shock and the adult respiratory distress syndrome. Springer, Berlin Heidelberg New York London Paris Tokyo, pp 123–136
7. Groeneveld AB, Bronsveld W, Thijs LG (1986) Hemodynamic determinants of mortality in human septic shock. Surgery 99:140–153
8. Guntheroth WG, Jacky JP, Kawabori I, Stevenson JG, Moreno AH (1982) Left ventricular performance in endotoxin shock in dogs. Am J Physiol 242:H172–H176
9. Hoffman MJ, Greenfield LJ, Sugerman HJ, Tatum JL (1983) Unsuspected right ventricular dysfunction in shock and sepsis. Ann Surg 198:307–319
10. Jardin F, Farcot JC, Boisante L, Curien N, Margairaz A, Bourdarias JP (1981) Influence of positive end-expiratory pressure on left ventricular performance. N Engl J Med 304:387–392
11. Kimichi A, Ellrodt G, Berman DS, Riedinger MS, Swan HJ, Murata GH (1984) Right ventricular performance in septic shock: a combined radionuclide and hemodynamic study. JACC 4:945–951
12. Laver MB, Strauss HW, Pohost GM (1979) Right and left ventricular geometry: adjustments during acute respiratory failure. Crit Care Med 7:509–519
13. Meßmer K, Kreimeier U (1987) Schock. In: Schölmerich W, Schönborn H, Schuster I (Hrsg) Internistische Intensivtherapie. Thieme, Stuttgart New York, S 151–181
14. Parker MM, Shelhammer JH, Bacharach SL, Green MV, Natanson C, Frederick TM, Damske BA, Parillo JE (1984) Profound but reversible myocardial depression in patients with septic shock. Ann Int Med 100:483–490
15. Parrillo JE, Burch C, Shelhammer JH, Parker MM, Schuette W (1985) A circulating myocardial depressant substance in humans with septic shock. J Clin Invest 76:1539–1553
16. Schumacker PT, Cain SM (1987) The concept of critical oxygen delivery. Intensive Care Med 13:223–229
17. Schuster S, Weilemann LS, Erbel R, Luh W, Schinzel H, Wellek S, Meyer J (1986) Transoesophageale Echokardiographie zur Beurteilung der Hämodynamik bei Beatmung mit positiv endexspiratorischem Druck. Med Klin 81:511–519

Therapeutische Konzepte bei Anwendung vasoaktiver Substanzen

H. van Aken und J. Baum

Die gewissenhafte und den heutigen Möglichkeiten entsprechende Betreuung von Patienten im septischen Schock erfordert die Beachtung grundlegender Veränderungen bei Applikation vasoaktiver Medikamente. Die Pathogenese des septischen Schocks beginnt mit dem Einbringen von Mikro-Organismen in die Blutbahn, die dort eine Vielzahl von Mediatoren freisetzen, welche zu schwerwiegenden Veränderungen am Herz-Kreislauf-System führen:

1. Durch direkten Einfluß auf das Myokard führen sie zu einer erheblichen Funktionsstörung des Herzens;
2. Sie können über den Angriff an den peripheren Gefäßen zu Veränderungen des vaskulären Widerstandes führen, woraus Hypotension und Blutverteilungsstörungen mit Ischämie und andererseits Luxusperfusion resultieren können.

Werden diese pathophysiologischen Veränderungen der Funktion des kardiovaskulären Systems nicht konsequent therapeutisch angegangen, so können sie zum Tode des Patienten führen.

Der Stoffwechsel des septischen Patienten

Die Sepsis ist gekennzeichnet durch einen gesteigerten Metabolismus mit einem bis zu 50% gegenüber Ruhebedingungen erhöhten Sauerstoffverbrauch. Wenn die Sauerstoffversorgung insgesamt oder regional dem erhöhten Sauerstoffbedarf nicht entspricht, so resultiert ein anaerober Stoffwechsel.

Ein sehr empfindlicher und früh zu erfassender Indikator für die unzureichende Versorgung mit Sauerstoff oder auch zunehmende Leistungsschwäche des Herzens ist der Anstieg der arteriellen Laktatkonzentration.

Beim Gesunden führt ein akut auftretender Sauerstoffbedarf zu einer sofortigen Erhöhung der Sauerstoffausschöpfung, die aber bei der Sepsis ihre Grenzen erreicht, so daß den Faktoren, die den Sauerstofftransport determinieren, besondere Aufmerksamkeit zukommen muß:

$$O_2\text{-Transport} = \text{Herzzeitvolumen} \cdot \text{arterieller Sauerstoffgehalt}$$

Aus dieser Gleichung ergibt sich unschwer, daß die erste Reaktion des Herz-Kreislauf-Systems auf den durch die Sepsis erhöhten Sauerstoffbedarf eine Zunahme des Herzzeitvolumens sein müßte. Aus einer Abnahme des Herzzeitvolumens hingegen würde eine Verminderung des Sauerstofftransportes resultieren, so daß der erhöhte Sauerstoffbedarf nicht mehr gedeckt und ein septischer Schock mit protrahierter peripherer Anoxie und letztlich das Versagen verschiedenster Organfunktionen resultieren würde.

Die Funktion des Herz-Kreislauf-Systems beim septischen Schock

Entsprechend den vorangestellten Überlegungen muß eine Zunahme des Herzminutenvolumens die adäquate Reaktion des Kreislaufs auf die Entwicklung einer Sepsis sein: nur wenn dieses dem hohen peripheren Sauerstoffbedarf entsprechend gesteigert wird, hat der Patient eine gute Chance, die septische Krise zu überstehen. In vielen klinischen Studien wird übereinstimmend von einem *hyperdynamen Schock* als der frühzeitig auftretenden hämodynamischen Reaktion auf die Sepsis gesprochen. Diese Form des Schocks ist durch ein hohes Herzzeitvolumen bei erniedrigtem peripheren Gefäßwiderstand gekennzeichnet.

Aufgrund dieser Beobachtung wurde bislang angenommen, daß eine Funktionsbeeinträchtigung des Herzens erst in einer späten Phase der Sepsis auftrete: Der Tod eines Patienten im septischen Schock beruhe darauf, daß erst eine nach längerer Krankheitsdauer auftretende Myokardinsuffizienz zur Verminderung des Herzzeitvolumens, konsekutivem Blutdruckabfall und letztendlich dem deletären Organversagen führe.

Jedoch basiert diese pathophysiologische Vorstellung der langsamen Entwicklung eines „*Low-Output-Syndroms*" auf Beobachtung an einer nur geringen Zahl von Patienten, bei denen gleichzeitig eine erhebliche Hypovolämie vorlag. Bei konsequenter hämodynamischer Überwachung septischer Patienten konnte hingegen beobachtet werden, daß die hyperdyname Kreislaufsituation mit erhöhtem Herzzeitvolumen und erniedrigtem peripheren Gefäßwiderstand in der Mehrzahl der Fälle fortbesteht.

Parker et al. haben bei septischen Patienten mit positiven mikrobiologischen Befunden in der Blutkultur hämodynamische Parameter mit dem Thermodilutionskatheter über den gesamten Zeitablauf der Erkrankung bis zum Tode oder der Genesung der Patienten untersucht [6]. Alle initialen hämodynamischen Profile zeigen eine *hyperdyname Kreislaufsituation,* jedoch war diese bei der Mehrzahl der Patienten, die im Ablauf der Erkrankung verstarben, kurz vor deren Tod durch eine Erniedrigung des peripheren Gefäßwiderstandes gekennzeichnet. Bei den 29 verstorbenen Fällen war in 25 Fällen ein erniedrigter Gefäßwiderstand, hingegen nur in 4 Fällen ein erniedrigtes Herzzeitvolumen zu beobachten.

Daraus wird die Schlußfolgerung gezogen, daß bei fortgeschrittenem septischen Schock die Erniedrigung des Gefäßwiderstandes die wesentliche kritische Veränderung des Herz-Kreislauf-Systems ist, wesentlich gravierender jedenfalls als die Veränderung der myokardialen Funktion.

Die Veränderungen der Herzfunktion

Aus den gemessenen Werten läßt sich ableiten, daß die Funktion des Herzens initial sowohl bei den überlebenden wie auch in der Folge versterbenden Patienten mit septischem Schock annähernd normal ist. Jedoch ist das Herzzeitvolumen nicht der einzige Parameter, mit welchem die Herzfunktion beschrieben werden kann. Parker et al. [7] haben zu Beginn und im Ablauf septischer Erkrankungen die linksventrikuläre Auswurffraktion (LVEF) und das enddiastolische Ventrikelvolumen (LVEDV) ventrikuloszintigraphisch untersucht.

Zu Beginn eines septischen Schocks läßt sich bei den überlebenden Patienten eine Abnahme der Auswurffraktion bei gleichzeitiger Zunahme des enddiastolischen Ventrikelvolumens, d.h. eine Abnahme der linksventrikulären Leistung mit Dilatation der Kammer beobachten. Es kann also davon ausgegangen werden, daß es bei der Mehrzahl der Patienten schon in der Initialphase des septischen Schocks zu Leistungseinschränkungen des Myokards kommt. Die Analysen der weiteren Meßergebnisse zeigen, daß die beobachtete Verminderung der Auswurffraktion und Dilatation des Ventrikels in charakteristischer Weise über 4 Tage persistiert, sich danach aber wieder normale Verhältnisse einstellen. Es erscheint paradox, daß gerade bei den Patienten, die im Verlauf der Erkrankung versterben, diese Verminderung der Auswurffraktion nicht zu beobachten ist. Zusammenfassend bleibt festzustellen (Abb. 1), daß sich bei den Patienten, die den septischen Schock überleben, eine frühzeitige reversible Funktionsstörung des Myokards mit entsprechender Zunahme des linksventrikulären Volumens einstellt.

In einem Zeitraum von 7 bis 10 Tagen nach Beginn des septischen Schocks normalisieren sich Funktion und Größe des Ventrikels wieder; während dieser Phase der Erkrankung ist das Herzzeitvolumen erhöht.

Ein Vergleich der linksventrikulären Auswurffraktion bei Patienten mit Polytrauma, Sepsis und septischem Schock zeigt eine zunehmende Störung der linksventrikulären Funktion, wenn die Sepsis in einen septischen Schock einmündet [8]. Bei polytraumatisierten Patienten hingegen ist sogar eine Zunahme der linksventrikulären Kontraktilität zu beobachten, die zu einer dem erhöhten Sauer-

ACUTE PHASE OF SEPTIC SHOCK

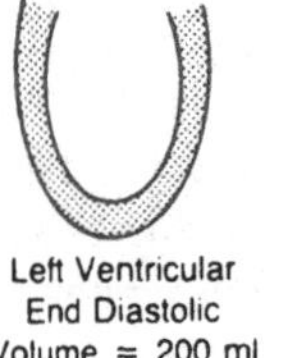
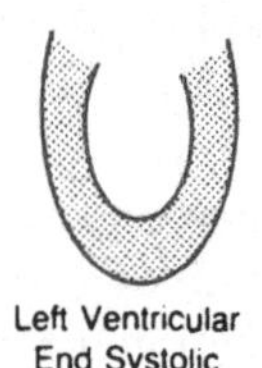

RECOVERY PHASE OF SEPTIC SHOCK

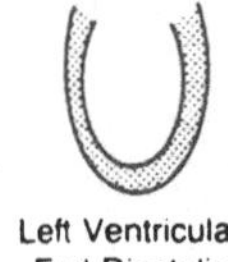
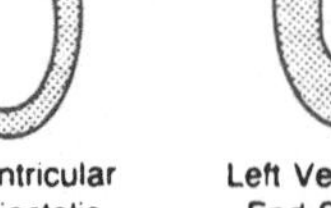

Abb. 1. Schematische Darstellung der reversiblen Myokarddepression bei den Überlebenden eines septischen Schocks. (Aus [73])

stoffbedarf entsprechenden Zunahme des Herzminutenvolumens führt. Obwohl die Plasmakonzentration endogener Katecholamine bei beiden Patientengruppen in gleicher Weise ansteigt, nimmt die Kontraktilität des Myokards nur bei den polytraumatisierten Patienten zu. Daß eine entsprechende Zunahme der Kontraktilität nicht auch bei septischen Patienten zu beobachten ist, mag auf folgende Faktoren zurückzuführen sein:

1. das Auftreten eines Plasmafaktors, der zur Depression der myokardialen Funktion führt;
2. strukturelle Veränderungen am Myokard (interstitielles Ödem), und/oder
3. die Hemmung der β-Rezeptoren.

Nimmt die Kontraktilität des Myokards ab (Abb. 2), so führt die daraus resultierende Dilatation des Ventrikels entsprechend dem Frank-Starling-Mechanismus zu einer Aktivierung der „Preload-Reserve" und somit zu einem Erhalt des Schlagvolumens (A→B, B→C). Bei schwerer myokardialer Insuffizienz (A→D) hingegen kann eine Zunahme des Preload keine Leistungssteigerung bewirken und das Schlagvolumen nicht konstant gehalten werden (D→E).

Bei einem weiteren Vergleich polytraumatisierter mit septischen Patienten wurde nachgewiesen, daß der Erhalt des Schlagvolumens, das der Aufrechterhaltung einer adäquaten Sauerstoffversorgung dient, bei septischen Patienten durch eine größere Zunahme des enddiastolischen Ventrikelvolumens gewährleistet wird [8]. Beim Übergang zum septischen Schock mit weiterer Zunahme der myokardialen Insuffizienz wird das Schlagvolumen durch noch größere enddiastolische Volumenzunahme und weitere Zunahme des linksventrikulären „Preload" aufrecht erhalten.

Zum Schutz vor einem kritischen Anstieg des enddiastolischen Füllungsdrucks, der aus der vermehrten Ventrikelfüllung resultieren könnte, nimmt die diastolische Dehnbarkeit (Compliance) des Ventrikels zu, so daß trotz der Vergrößerung des enddiastolischen Volumens der Füllungsdruck konstant bleibt (Abb. 3).

Parker et al. [7] haben beobachtet, daß bei Fehlen einer dem großen Füllungsvolumen entsprechenden Zunahme der myokardialen Compliance die Mortalität zunimmt.

Eine weitere initiale pathophysiologische Veränderung bei der Sepsis ist die Verminderung des intravasalen Volumens, die auf 2 Mechanismen beruht:

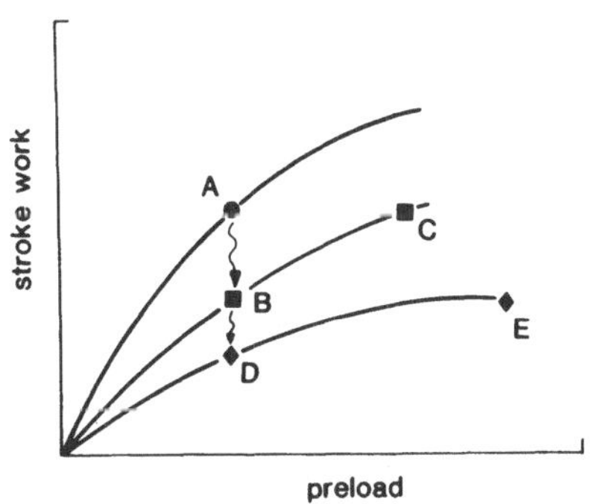

Abb. 2. Bei einer Abnahme der Kontraktilität des Myokards führt die daraus resultierende Dilatation des Ventrikels entsprechend dem Frank-Starling-Mechanismus zu einer Aktivierung der „Preload-Reserve" und somit zu einem Erhalt des Schlagvolumens (A→B, B→C). Bei schwerer myokardialer Insuffizienz (A→D) hingegen kann eine Zunahme des „Preload" keine Leistungssteigerung bewirken und das Schlagvolumen nicht konstant gehalten werden (D→E)

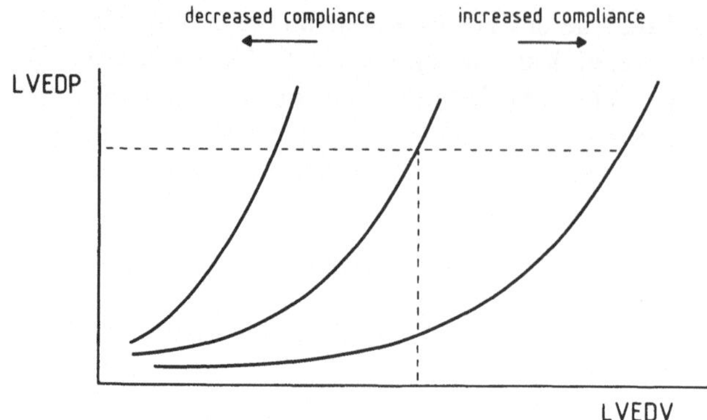

Abb. 3. Der Einfluß der Veränderung der linksventrikulären Compliance auf den linksventrikulären enddiastolischen Druck (LVEDP) und das linksventrikuläre enddiastolische Volumen (LVEDV)

1. Es kommt zu Verteilungsstörungen des intravasalen Volumens durch die Weitstellung peripherer Gefäße und dadurch bedingten Abstrom in das kapazitive System.
2. Bei generalisierter Zunahme der mikrovaskulären Permeabilität tritt Flüssigkeit in das Interstitium aus, was zur Ausbildung interstitieller Ödeme führt.

Die erhebliche Reduzierung des intravasalen Volumens ist aber unter dem Aspekt problematisch, daß in der Sepsis nur durch eine Erhöhung des linksventrikulären Preload das Schlagvolumen und somit das HMV aufrecht erhalten werden kann, das dem erhöhten O_2-Bedarf gerecht wird.

So ist die Therapie der Sepsis initial durch „aggressive Flüssigkeitsgabe" gekennzeichnet, durch welche der Blutdruck stabilisiert werden kann: Die resultierende Zunahme des Preload führt zur Steigerung des Herzminutenvolumens, wodurch die Abnahme des Gefäßwiderstandes kompensiert wird.

$$BP = CO{\uparrow}*TPR{\downarrow}$$

Die Gefäßstrombahn im Schock

Die meisten septischen Patienten haben einen mehr oder minder erniedrigten peripheren Gefäßwiderstand, wobei dieser bei den Patienten mit schlechter Prognose niedriger ist als bei denen mit großer Überlebenschance [7].

Alle klinischen Beobachtungen weisen darauf hin, daß beim septischen Schock *die Ansprechbarkeit auf Noradrenalin* abnimmt. Für dieses Phänomen wurden verschiedene Erklärungen angegeben [1, 2]:

1. Hemmung der α_1-adrenergen Rezeptoren (verminderte Dichte der Membran-Rezeptoren), wobei eine prolongierte Gabe von Katecholaminen zu weiterer Zunahme der Hemmung und Verminderung der Ansprechbarkeit der Rezeptoren führen kann;
2. Endotoxine hemmen die Regulation peripherer Gefäße, was zu einem Verlust der normalen physiologischen Vasokonstriktion bei Blutdruckabfall führt;

3. endogene Prostanoide vermindern die Freisetzung von Noradrenalin im Schock;
4. beim septischen Schock werden die verschiedensten vasokonstriktorisch und -dilatatorisch wirkenden Mediatoren freigesetzt, wodurch bei generalisierter Vasodilatation die therapeutische Gabe von Vasokonstriktiva ineffektiv sein kann.

So stellt sich die vordringliche Frage, *welches Pharmakon gewählt werden soll,* wenn die klinische Situation eine therapeutische Erhöhung des Gefäßwiderstandes mittels Katecholamingabe erfordert. Die Antwort auf diese Fragestellung muß komplex ausfallen, da:

- bei vielen Katecholaminen eine dosisabhängige Veränderung ihrer Wirkung zu beobachten ist,
- die Ansprechbarkeit der Gefäße verschiedener Organsysteme auf Katecholamine unterschiedlich ist, und
- kontrollierte vergleichende Untersuchungen über den Einsatz differenter Katecholamine beim Schock fehlen.

Verallgemeinernd läßt sich feststellen, *daß die Wahl eines Katecholamins weniger von den pharmakologischen Charakteristika als vielmehr von der klinischen Situation des Patienten bestimmt werden sollte.*

Bei Patienten mit hohem ventrikulären Füllungsdruck scheint Dobutamin das Mittel der Wahl zu sein, beim oligurischen Patienten wäre Dopamin zu bevorzugen und im Falle eines Patienten mit ausgeprägter Bradykardie Isoproterenol. In der eigenen Klinik wird bei Patienten mit septischem Schock vorzugsweise Noradrenalin in Kombination mit niedrigen Dosen Dopamin eingesetzt. Auch zu dieser Fragestellung fehlen vergleichende kontrollierte klinische Untersuchungen.

Neue pharmakologische Ansätze: Die den septischen Schock kennzeichnende Abnahme des peripheren Gefäßwiderstandes und der daraus resultierende Blutdruckabfall stellen somit ein erhebliches therapeutisches Problem dar. Neuere Erkenntnisse über die Mechanismen pharmakomechanischer Übertragung an der Gefäßmuskulatur erleichtern das Verständnis neuerer therapeutischer Ansätze.

Abbildung 4 zeigt das Modell eines adrenergen Rezeptors der Gefäßwand [3]. Die Kopplung des Katecholaminmoleküls an die Rezeptoroberfläche kann 2 Reaktionen hervorrufen:

1. Eröffnung eines Kalzium-Kanals oder
2. Aktivierung eines Katalysatorproteins (Couplin protein).

Die Eröffnung der Kalzium-Kanäle führt zu einer Zunahme der intrazellulären Ca^{++}-Konzentration, wodurch eine Kalzium/Calmodulin abhängige Kinase aktiviert wird, welche ihrerseits die Phosphorilierung des Leichtketten-Myosins und letztlich die Vasokonstriktion bewirkt. Durch die Hydrolyse von Polyphosphoinositid wird IP_3 und Diacylglycerol freigesetzt: IP_3 mobilisiert das intrazel-

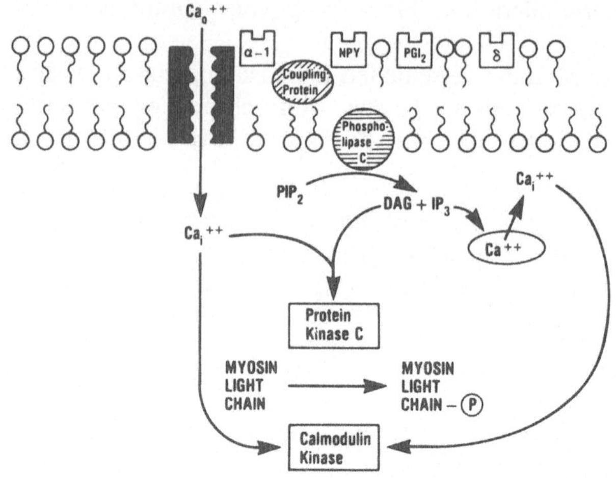

Abb. 4. Modell eines adrenergen Rezeptors der Gefäßwand. (Aus [3])

luläre Ca^{++} und führt über den Mechanismus der Phosphorilierung des Leicht-ketten-Myosins wiederum zur Vasokonstriktion.

Diacylglycerol aktiviert darüber hinaus direkt die Proteinkinase C, indem es deren Affinität zum intrazellulären Kalzium steigert, so daß dieses Enzym schon bei niedrigen Konzentrationen freien Kalziums aktiviert wird. Die aktivierte Proteinkinase C führt über die Phosphorilierung des Leichtketten-Myosins ebenfalls zur Kontraktion der glatten Gefäßmuskulatur. Es ist deshalb anzunehmen, daß solche Substanzen, die die Proteinkinase C hemmen, eine neue Gruppe vasodilatierender Pharmaka, und solche Substanzen, die dieses Enzym aktivieren, eine neue Gruppe vasokonstriktiv wirkender Pharmaka darstellen könnten.

Durch die Entwicklung von Kalzium-Kanal-Blockern mit besonderer Affinität zur glatten Gefäßmuskulatur und entsprechenden Agonisten wird man ebenso in der Lage sein, den muskulären Tonus der Gefäßwand therapeutisch zu beeinflussen.

Darüber hinaus scheint die Aktivität α_1-adrenerger Rezeptoren durch bestimmte Peptide und Prostaglandine beeinflußt werden zu können. So potenziert anscheinend das vor kurzem entdeckte Neuropeptid Tyrosin (NPY) – wie in einer Anzahl von experimentellen Untersuchungen beobachtet werden konnte – die Wirkung von Noradrenalin auf die glatte Gefäßmuskulatur.

Auch Prostaglandine, und hier vorzüglich das Prostacyclin, modulieren den Tonus der Gefäßmuskulatur, wobei das genannte ein potenter Vasodilatator ist, der über die Aktivierung der Adenylzyclase in der glatten Muskulatur wirkt. Prostacyclin scheint im septischen Schock freigesetzt zu werden, woraus abzuleiten ist, daß spezifische Prostaglandinantagonisten von Nutzen bei der Behandlung dieses Krankheitsbildes sein könnten.

Kalzium: Die Funktion α_1-adrenerger Rezeptoren ist an die Verfügbarkeit von Kalzium gebunden, wobei beachtet werden sollte, daß bei 64% kritisch kranker Patienten eine Hypocalcämie zu beobachten ist. Diese muß immer dann in Erwägung gezogen werden, wenn ein Patient mit Hypotension auf die Gabe von Flüssigkeit oder vasoaktive Pharmaka nicht mit entsprechendem Blutdruckanstieg reagiert. Gegebenenfalls trägt sie wesentlich dazu bei, daß die Gabe solcher Medikamente, die den transmembranösen Kalziumtransport beeinflussen, ineffektiv bleibt.

Die initiale Therapie der Hypocalcämie erwachsener Patienten besteht in der Applikation eines Bolus von 100–200 mg Kalzium in freier, d. h. ionisierter Form über 10 min, gefolgt von einer Erhaltungsdosis von 1–2 mg/kg KG/h mittels Infusion. Dabei enthalten 10 ml einer 10% Kalziumgluconatlösung 93 mg, 10 ml einer Kalziumchloridlösung 272 mg Kalzium in ionisierter Form.

Glucagon: Glucagon verstärkt, wie die Katecholamine, die Bildung von Cyclo-AMP, dies jedoch unter Umgehung adrenerger Rezeptoren. Endogenes Glucagon wird bei jedem Schock ausgeschüttet, wodurch eine Hyperglykämie sowie die Zunahme des Herzminutenvolumens und der Herzfrequenz bewirkt werden. Die therapeutische Anwendung von Glucagon in einer Dosierung von 66 μg/kg KG/min [4] führt zur Steigerung der Herzfrequenz auch bei β-Rezeptorenblockade und ist in der Lage, die Hypotension im Gefolge einer anaphylaktischen Reaktion zu beheben. Dennoch ist Glucagon nicht das Mittel der ersten Wahl bei der Therapie von Schockzuständen, es kann aber speziell bei Schockpatienten, die mit β-Rezeptorenblockern vorbehandelt sind, eingesetzt werden.

Low Output Syndrom: Die Darstellung wäre unvollständig, wenn die durch niedriges Herzzeitvolumen und ausgesprochen hohen systemischen Gefäßwiderstand, also durch das Low Output Syndrom, gekennzeichnete Sepsis unerwähnt bliebe. Wie bereits ausführlich dargestellt, ist eine nicht rechtzeitig behandelte Hypovolämie oft die Ursache einer solchen pathophysiologischen Entwicklung, so daß auch hier eine bilanzierte vorsichtige Flüssigkeitsgabe der erste Schritt zur Behandlung sein sollte.

Leider läßt sich ein solcher Zustand, ist er einmal eingetreten, sehr schwer therapieren. So ist es überaus diffizil zu entscheiden, ob in einer gegebenen klinischen Situation die Gabe von Flüssigkeit oder die Applikation eines positiv inotropen oder alternativ eines vasodilatierenden Medikamentes indiziert ist.

Wie auf dieser Kurvenschar der afterloadabhängigen Ventrikelfunktionskurven für das normale Herz, aber auch für mittlere und schwere Funktionsstörun-

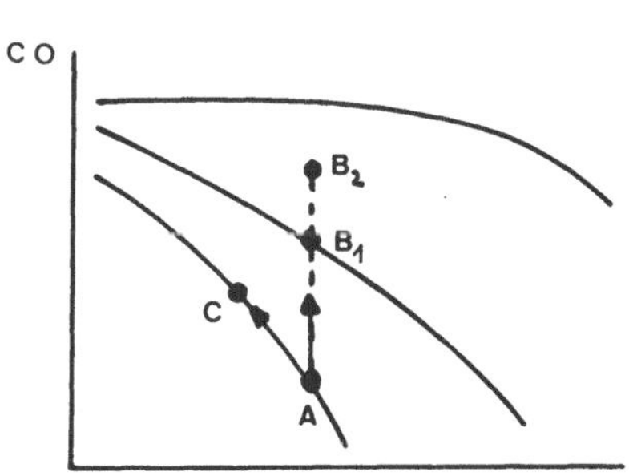

Abb. 5. Ausstrom-Widerstandskurven von normaler, mäßiger und schwerer Myokarddysfunktion. Zur Erklärung der Punkte A, B₁, B₂ und C s. S. 20

gen des Myokards, zu erkennen ist, bringt ein positiv inotropes Medikament den Patienten von einem Punkt A nach B_1 oder sogar B_2, je nachdem, wie er auf eine inotrope Stimulation reagiert (Abb. 5).

Wird auf diese Weise ein zufriedenstellender Anstieg des Schlagvolumens und eine Verbesserung des Herzzeitvolumens erreicht, so sinkt konsekutiv der systemische Gefäßwiderstand. Eine direkte Einflußnahme auf den Gefäßwiderstand hingegen bringt den Patienten auf derselben Funktionskurve nach links in die Richtung eines besseren Schlagvolumens (Punkt C); dieser Anstieg des Schlagvolumens wird jedoch, im Vergleich zur Inotropiesteigerung, gering bleiben.

Wichtig ist, daß die alleinige Gabe von einem Vasodilator auch mit Gefahren verbunden ist: Der Preload kann sinken und damit das Herzzeitvolumen weiter abfallen, so daß eine reflektorische Tachykardie resultiert. Ferner kann der koronare Perfusionsdruck auf kritische Werte sinken. Diese Probleme können durch exakte Dosierung und ggf. durch gleichzeitige Volumenzufuhr vermindert werden.

Schlußfolgerungen

Auch wenn es heute noch kein ideales Therapeutikum zur Behandlung der Sepsis gibt, kann man doch auf dem Boden eines besseren Verständnisses der gravierenden hämodynamischen Veränderungen und neuerer Erkenntnisse über die Regulation des Tonus peripherer Gefäße den Patienten mit dieser kritischen, lebensbedrohenden Krankheit bereits effektiver als bisher helfen.

Literatur

1. Chernow B, Rainey TG, Lake CR (1982) Endogenous and exagenous catecholamines in critical care medicine. Crit Care Med 10:409–416
2. Chernow B, Roth BL (1986) Pharmacologic manipulation of the peripheral vasculature in shock: Clinical and experimental approaches. Circ Shock 18:141–155
3. Chernow B, Roth BL (1985) Pharmacologic suppoiort of the cardiovasculature in septic shock. In: Sprung C, Sibbald W (eds) Nwe horizons, a focus on septic shock. Fullerton. Soc Crit Care Med, chapter 11
4. Hall-Bayer K, Zaloga GP, Chernow B (1984) Glucagon – hormone or therapeutic agent? Crit Care Med 12:584–589
5. Houston MC, Thompson WL, Robertson D (1984) Shock-diagnosis and management. Arch Intern Med 144:1433–1439
6. Parker MM, Shelhamer JH, Natanson C, et al (1985) Prognostic hemodynamic parameters in septic shock in humans. Clin Res 33:294 A
7. Parker MM, Shelhamer JH, Backarach SL, Green MV, Natanson C, Frederick TM, Damske BA, Parillo JE (1984) Profound but reversible myocadial depression in patients with septic shock. Ann Intern Med 100:483–490
8. Sibald WJ (1987) Myocardial performance in the sepsis syndrome. In: Lawin P, Peter K, van Aken H, Prien T (Hrsg) Intensivmedizin 1987, Band 62, INA. Thieme, Stuttgart New York

Störungen des Hämostase-Systems bei Sepsis und Multiorganversagen

J. van de Loo

Einführung

Einen Teil des klinischen Syndroms Sepsis, insbesondere in der operativen Medizin, stellen die Störungen des hämostatischen Systems und ihre Organfolgen dar. Es werden im folgenden die aktuellen Vorstellungen über die Pathophysiologie dieser Störungen, die Möglichkeiten ihrer Diagnostik und schließlich die gängigen Verfahren zur Prävention und zur Behandlung der manifesten Erkrankung besprochen.

Pathophysiologie der Hämostasestörungen bei Sepsis

Als klinisch bedeutsame Störungen des hämostatischen Systems bei Sepsis werden

a) die septische Thrombozytopenie,
b) die septische Thrombozytopathie und
c) die diffuse intravaskuläre Gerinnung (Verbrauchsreaktion, Verbrauchskoagulopathie, diffuse intravascular coagulation: DIC) verstanden.

Ob es eine isolierte septische Thrombozytopenie gibt, ist nicht klar. Möglicherweise sind die beobachteten Zustände doch die DIC mit besonders ausgeprägter Thrombozytopenie oder ungenügend untersuchtem Gerinnungs- und fibrinolytischem System. Der septischen Funktionsstörung von Thrombozyten ist bislang wenig Aufmerksamkeit geschenkt worden. Für die bislang beobachteten Zustände ist nicht klar, ob es sich hierbei um unmittelbare Sepsiswirkungen oder aber um die bekannten Funktionsstörungen bei der Gabe verschiedenartiger Antibiotika, insbesondere Cephalosporine, handelt.

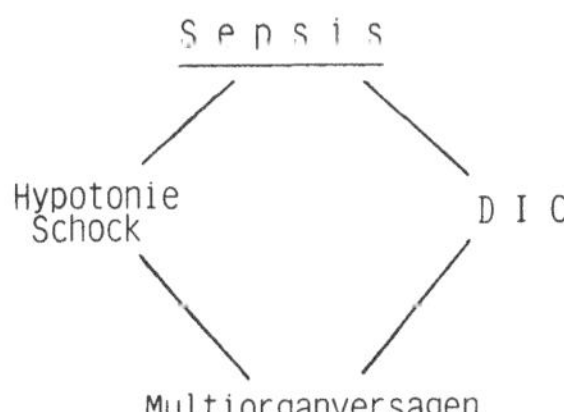

Abb. 1. Vereinfachtes Schema zur Pathogenese des Multiorganversagens bei Sepsis

Dem gegenüber steht offenbar die DIC in der klinischen Praxis und in der Bedeutung für das folgenschwere Vielfachversagen von Organen ganz im Vordergrund. Abbildung 1 soll die wesentlichen Zusammenhänge klar und einfach darstellen: Septische Hypotonie und Schock mit nachfolgender Hypoxämie einerseits und DIC mit nachfolgenden Fibrindepositionen in der Mikrozirkulation von Organen andererseits sind die wesentlichen pathogenetischen Faktoren der septischen Schädigung von Nieren, Lunge, Gehirn und anderen Organen.

Wie das septische Kreislaufversagen, so entwickelt sich auch die DIC schrittweise. Wir unterscheiden die klinisch inapparenten, kompensierten Stadien von den klinisch manifesten, dekompensierten. Dabei ist darauf hinzuweisen, daß laboranalytisch meßbare Störungen des hämostatischen Systems zu den regelmäßigen Veränderungen zahlreicher entzündlicher, präseptischer Zustände gehören. In der Regel bilden sie sich zurück, ohne zu klinischen Symptomen zu führen.

In Abhängigkeit von der Ursache der Sepsis entwickelt sich die DIC unterschiedlich häufig und unterschiedlich ausgeprägt (Tabelle 1). Die wichtigste Information ist dabei das seltene Auftreten schwerer, dekompensierter Verbrauchsreaktionen bei der peritonitischen Sepsis gegenüber ihrer Häufigkeit bei Sepsis in Granulozytopenie, d. h. bei aggressiver Polychemotherapie. Nach einer älteren Untersuchung von Effeney et al. [3] haben Sepsis-Patienten mit schwerer DIC nur geringe Überlebenschancen (Tabelle 2).

Bakterielle Endotoxine als auslösende Faktoren

In aller Regel sind gram-negative Bakterien, gelegentlich aber auch Staphylokokken und in der Onkologie zunehmend Pilze, die Erreger einer Sepsis. Die Lipopolysaccharide gram-negativer Keime stellen offenbar das wesentliche pa-

Tabelle 1. Häufigkeit der DIC bei verschiedenen Sepsis-Formen

Sepsis bei	Kompensierter Verbrauch	Dekompensierter Verbrauch
Peritonitis (Gram −)	Häufig	Selten (∼ 10%)
Polytrauma (Gram −)	Häufig	Selten (< 20%)
Granulozytopenie (Gram − und +)	Häufig	Häufig (> 60%)

Tabelle 2. Schweregrad der DIC bei 48 Patienten mit Sepsis und Multiorganversagen. (Aus [3])

Ausmaß der DIC	Zahl der Patienten	Zahl der Infektionen [n]	[%]	Überlebende mit Infektionen [n]	[%]
Schwer	21	15	71	1	5
Mittel	16	10	63	6	27
Beginnend	11	1	9	10	91

thogene Agens dar. Sie bestehen charakteristischerweise aus der O-Unit, die die serologische Spezifität trägt und als Rezeptor für Bakteriophagen dient, das Cor, verantwortlich für die Komplementaktivation, und – für unseren Zusammenhang zentral – das Lipid A, welches die pyrogene Wirkung, die Kreislaufreaktion durch Vasodilatation und insbesondere die DIC auslöst. In Abbildung 2 ist dargestellt, auf welchem Weg Endotoxine eine Vielzahl von Enzymsystemen des Körpers aktivieren. Dabei spielt offenbar der aktivierte Faktor XII des Gerinnungssystems eine zentrale Rolle, den man bislang nur als Hageman-Faktor in der Initialzündung der Gerinnungskaskade kannte.

Endotoxine aktivieren aber nicht nur Enzymsysteme, sondern auch Zellen. Müller-Berghaus hat diese Zusammenhänge jüngst umfassend dargestellt [8].

Die Endothelzelle im Mittelpunkt des pathogenetischen Prozesses

Die Forschung der letzten 5 Jahre hat gezeigt, daß die multifunktionale Endothelzelle, besonders aus dem Bereich der Venolen, die zentrale Rolle in der Ent-

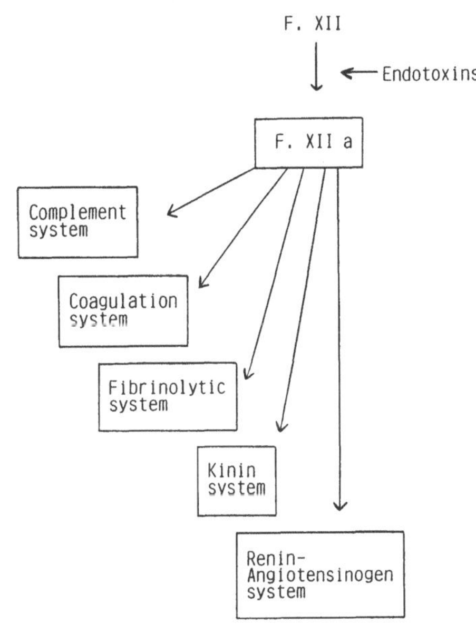

Abb. 2. Schematische Darstellung der Endotoxin-induzierten Aktivierung verschiedener Enzymsysteme über aktivierten Faktor XII

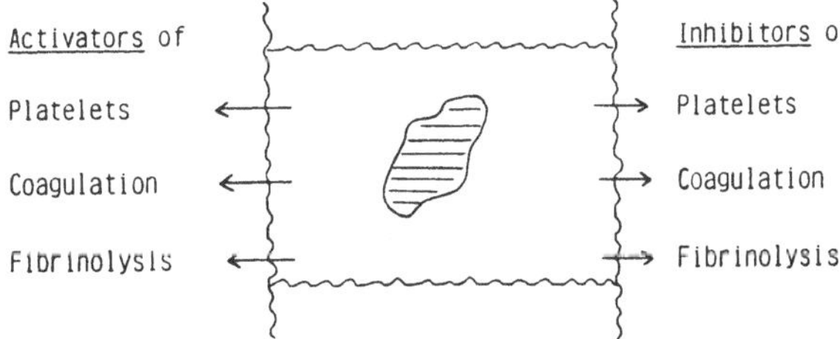

Abb. 3. Schematische Übersicht der Syntheseleistung und Freisetzung aktivierender und hemmender Faktoren des Hämostase-Systems unter Endotoxin-Einfluß

wicklung der schweren Hämostasestörungen spielt, die Aktivierung der Enzymsysteme demgegenüber eher von sekundärer Bedeutung ist. Abbildung 3 veran-
schaulicht, daß Endothelzellen unter der Einwirkung von Endotoxinen sowohl
Aktivatoren als auch Inhibitoren von Plättchen, Gerinnungs- und fibrinolytischem System synthetisieren und abgeben können. Zahlreiche dieser Faktoren
sind in den letzten Jahren chemisch gut definiert, z.T. rein dargestellt worden.
Tabelle 3 gibt eine Übersicht über die verschiedenartigen Substanzen, die die
Interaktion von Endothelzellen mit dem hämostatischen System vermitteln.

Präventive Diagnostik von Hämostasestörungen bei Sepsis

Der Ausdruck „Präventive Diagnostik" soll darauf hinweisen, daß alle Anstrengungen zu machen sind, die Diagnose einer schweren Hämostasestörung schon
vor deren folgenschweren Organmanifestationen zu stellen. Damit ist sie ein rei-
nes Laboratoriumsproblem, da die DIC die ersten klinischen Symptome in der
Regel gleichzeitig mit Organschädigungen zeigt. Es werden im folgenden also in
erster Linie die Möglichkeiten einer Frühdiagnostik diskutiert, außerdem die
Frage, wie umfangreich oder wie einfach das diagnostische Laborprogramm sein
kann. Insbesondere wird aber auf die Forderung Wert gelegt, die Dynamik des
sich entwickelnden Krankheitsprozesses durch möglichst frühzeitige und dann
häufiger wiederholte Laborkontrollen zu erfassen.

Tabelle 4 zeigt ein großes Programm von Plättchen- und Gerinnungstesten
und deren unterschiedlich charakteristische Reaktionen bei kompensiertem Verbrauch (= drohende Verbrauchskoagulopathie) oder bei dekompensiertem Verbrauch (= Verbrauchskoagulopathie). Es zeigt sich, daß bei der drohenden Verbrauchskoagulopathie, also dem klinisch noch inapparenten Krankheitsbild, nur
wenige Tests regelmäßig charakteristische Befunde zeigen. Langsam abfallende
Thrombozytenzahlen, abfallende Fibrinogenwerte und langsam ansteigende

Tabelle 3. Interaktionen von Endothelzellen mit anderen Zellen und Enzymsystemen

System	Aktivierung durch Synthese/Freisetzung	Hemmung durch Synthese/Freisetzung
Thrombozyten	v. Willebrand Faktor (vWF) Plättchen-aktivierender Faktor (PAF)	Prostacyclin (PGI$_2$)
Gerinnungs-system	Gewebe-Thromboplastin Faktor VIII	Thrombomodulin (= Thrombinhemmung) Glykosaminoglykane (= fördern Thrombin-AT III-Bindung) Protein S
Fibrinolytisches System	Gewebetyp-Plasminogen-aktivator (tPA) Prourokinase	Plasminogenaktivator-Inhibitor 1 (PAI-1)

Tabelle 4. Labor-Diagnostik DIC

Test	Kompensierter Verbrauch = drohende VK	Dekompensierter Verbrauch = VK
Thrombozyten	N; abfallend	↓
Fibrinogen	N; abfallend	↓
Äthanoltest o. ä.	Ø; (+)	+
FDP	↗	↑↑
Thrombinzeit	N	↗
Reptilasezeit	N	↗
aPTT	N	↗
Fragmentozyten	Ø	+
Antithrombin III	N; ↘	↓
Antiplasmin	N	↓
Enzym-Inhibitor-Komplexe	N; ↗	↑

Fibrinogen-Spaltprodukte sind nach wie vor die zuverlässigsten Leitpunkte. Alle übrigen Tests, insbesondere die Inhibitor-Bestimmungen, bringen keinen zusätzlichen diagnostischen Gewinn. Das Ausmaß der Thrombozytopenie ist bei Sepsis für die Wahrscheinlichkeit einer DIC maßgebend. Nach Neame et al. [9] entwickelten nur 4 von 19 Sepsis-Patienten, die Thrombozytenwerte über 50000 hatten, eine DIC. Demgegenüber hatten 23 von 31 Patienten mit Sepsis und Thrombozyten unter 50000 Zeichen einer DIC.

Tabelle 5. Hämostaseologisches Profil bei 53 Sepsis-Patienten. (Aus [1])

	Kein Schock n = 30	Schock überlebt n = 12	Fataler Schock n = 11
F. XII Prothrombin complex F.VII Antithrombin Protein C Prekallikrein Fibronectin	Niedrig	Niedrig	Niedrig
Plättchenzahl α₁-Antiplasmin Plasminosgen	Normal	Niedrig	Niedrig
Fibrinogen F. VIII:C	Hoch	Niedrig	Niedrig
X-oligomer D-Dimer F. VIII: vW Ag	Hoch	Hoch	Hoch ↑→↑↑
Plasminogen activator inhibitor (PAI)	→	→	↑→↑↑

Blombäck et al. [1] versuchten in einer jüngsten Untersuchung, die prädiktive Wertigkeit eines ausführlichen hämostaseologischen Profils bei Sepsis-Patienten zu untersuchen. Die meisten in Tabelle 5 dargestellten Meßwerte des Gerinnungs-, fibrinolytischen und Plättchensystems waren nicht in der Lage, den Schweregrad der Sepsis-bedingten Kreislaufinsuffizienz, und damit die Prognose, zu determinieren. Wiederum waren Plättchenzahlen und Fibrinogenwert sowie allenfalls α-Antiplasmin und Plasminogen für die Prädiktion des Schweregrades der septischen Hämostasestörung verwertbar. Es zeigt sich also zusammenfassend, daß zahlreiche Hämostasetests auf den progredienten Gerinnungsdefekt bei Sepsis reagieren, daß nur einige wenige mit der Kinetik des septischen Schocks korrelieren und daß die Vielfalt der neu getesteten Faktoren keine zusätzlichen, klinisch relevanten Informationen gebracht hat.

Diese Aussage gilt auch für den Versuch der Arbeitsgruppe Egbring (Tabelle 6), [4] die Endotoxin-bedingte Aktivierung verschiedener Enzymsysteme durch Nachweis der als Neoantigen gemessenen Enzym-Inhibitor-Komplexe zu messen. Bei 77 Patienten mit Sepsis war das Leukozytenelastase-Inhibitorsystem mit 65% am häufigsten meßbar erhöht. In etwa der Hälfte der Fälle fand sich entweder eine Aktivierung aller 3 gemessenen Enzymsysteme oder zumindest der Leukozyten-Phosphatase und des fibrinolytischen Enzyms Plasmin.

Faßt man alle diese Informationen zusammen, so erscheint eine rationelle, aber auch ökonomische Diagnostik der DIC bei septischen Patienten mit den 4 seit Jahren bewährten Variablen: Thrombozytenzahl, Fibrinogen, Fibrinogen-Spaltprodukte und Äthanoltest zuverlässig möglich (s. Tabelle 4, oberes Drittel).

Prävention und Therapie

Bis heute sind die Meinungen zur medikamentösen Prävention und zur Therapie der manifesten DIC diskrepant. Es werden vielfach Maßnahmen empfohlen und angewandt, die im strengen wissenschaftlichen Sinne nicht geprüft sind. Diese

Tabelle 6. Protein-Inhibitor-Komplexe bei 77 Patienten mit Sepsis. (Aus [4])

α_1-AT-ELP	AT III-Thrombin	α_2-AP-Plasmin	[%]
+	+	+	20
+	+	−	9
+	−	+	9
+	−	−	27
−	−	−	14
−	−	+	8
−	+	+	5
−	+	−	8
65%	42%	42%	

α_1-AT-ELP = alpha$_1$-Antitrypsin-Leukozytenelastase; AT III = Antithrombin III; α_2-AP = alpha$_2$-Antiplasmin

Situation hat ihren sachlichen Grund in der Schwierigkeit, eine streng vergleichende klinische Studie bei einem Krankheitsbild durchzuführen, das außerordentlich heterogen ist. Es hält sehr schwer, vergleichbare Gruppen mit genügender Fallzahl und wirklich vergleichbarem Risiko zu studieren.

Tierexperimentelle Erfahrungen

In dieser Situation geben die Ergebnisse von Tierversuchen gewisse Hinweise. Tabelle 7 stellt verschiedene tierexperimentelle Untersuchungen mit Endotoxininduziertem Schock und Multiorganversagen zusammen, in denen unterschiedliche, teils antikoagulatorisch, teils antifibrinolytisch, teils plättchenhemmend wirksame Substanzen angewandt wurden. Zahlreiche der gemessenen hämostatischen Variablen erwiesen sich unter einer solchen Therapie signifikant verändert. Besonders interessant sind die Kaninchenexperimente von Ditter et al., in denen Prostacyclininfusionen sowohl die Mortalität als auch die Häufigkeit glomerulärer Fibrinablagerungen signifikant reduzieren konnten.

Tabelle 7. Prävention und Behandlung der DIC bei Sepsis und Multiorganversagen – Ergebnisse tierexperimenteller Studien (1987)

Substanz	Tier-modell	Hämostatische Variablen, signifikant verändert	Autor
α_1-Antitrypsin	Schweine	Fbg, FDP, AT III, F XI	de la Cadana et al.
Aprotinin	Schweine	Plättchen, Ethanol Gelation Test, Fibrinaktivität	Svartholm et al.
Heparin	Kaninchen	Prothrombin-Zeit Fibrinogen	Tanaka et al.
Antithrombin III	Hunde	Antithrombin III, α_2-Antiplasmin, FDP, Protamin-Sulfat-Test	Mijakawa et al.
Prostacyclin	Kaninchen	Mortalität, glomeruläre Fibrinablagerungen	Ditter et al.

Tabelle 8. Experimenteller DIC und Antithrombin III-Gabe. (Aus [6])

Variable	Behandlung	0	2 h	4 h	Δ max. [%]
Fibrinogen: [mg/dl]	No AT III	272	176	84	70
	+ AT III	288	249	138	60
Plättchen: [$\times 10^3/\mu$l]	No AT III	228	108	101	55
	+ AT III	288	95	101	70
FDP: [μg/ml]	No AT III	4,6	10,9	27,0	250
	+ AT III	3,6	4,0	5,6	55

Tabelle 8 stellt die Ergebnisse prophylaktischer Antithrombin III-Gabe bei Endotoxin-induzierter, experimenteller DIC dar. Es zeigt sich, daß der maximale Fibrinogenabfall und die maximale Plättchenreduktion nach AT III kaum unterschiedlich ausfallen, der Anstieg der Fibrinogen-Spaltprodukte allerdings unter AT III-Gabe signifikant geringer bleibt. – So interessant alle diese tierexperimentellen Ergebnisse sind, so wenig erlauben sie eine Deduktion für die Humanmedizin. Bei der komplexen Pathogenese des menschlichen septischen Schocks und seiner hämostatischen Komplikationen ist der Endoxin-induzierte tierexperimentelle Zustand einer Verbrauchskoagulopathie nur begrenzt als Modell akzeptabel. Es führt kein Weg am kritisch durchgeführten kontrollierten klinischen Therapieversuch vorbei.

Therapieempfehlungen

Wenngleich dies selbstverständlich ist, muß zunächst auf das primäre Ziel der Beseitigung der Sepsisursache hingewiesen werden. Das kann z. B. eine baldige Hysterektomie oder eine peritoneale Lavage bei diffuser Peritonitis sein. Bei der septischen Hämostasestörung von Patienten in zellulärer Aplasie steht hier nur die – zumeist ungezielte – antibiotische Kombinationstherapie zur Verfügung.

Heparin: Im Vordergrund der Diskussion um die Therapie steht einerseits die Unterbrechung einer sich entwickelnden Verbrauchsreaktion durch *Heparin* und andererseits die *Substitution* „verbrauchter" Hämostase-Proteine. Auch wenn der Wert einer Heparintherapie bei DIC bislang nicht durch einen überzeugenden klinischen Versuch erwiesen ist, wird die Therapie doch vielfältig durchgeführt. Heparin sollte allerdings nur dann verabfolgt werden, wenn kein Verdacht auf undefinierte innere Blutungen besteht bzw. mit dem Eintritt von Blutungen in unübersichtlichen Körperregionen nach menschlichem Ermessen nicht zu rechnen ist. Insofern besteht bei Zuständen nach Bauch- und Thoraxtraumata in der Regel eine strikte Kontraindikation.

Substitutionstherapie: Fibrinogenersatz scheint bei Abfall unter 50 mg/dl oder beim Nachweis raschen Abfalls auch bei höheren Meßwerten gut begründet, soweit der intravasale Gerinnungsprozeß durch Heparin geblockt werden kann. Ob Antithrombin-III-Infusionen den sich entwickelnden Verbrauchsprozeß aufhalten können, ist bislang nicht überzeugend geprüft. Die dem angeborenen AT III-Mangel zuzuordnende venöse Thromboseneigung spielt bei einem nur Tage andauernden Mangelzustand postoperativ oder bei Sepsis offenbar keine Rolle.

In den Tabellen 9 und 10 sind therapeutische Richtlinien bei drohender Verbrauchskoagulopathie ohne Blutung und in Kombination mit bedrohlichen Blutungen nach einem Vorschlag von Heinrich [5] zusammengestellt. Diese vorsichtigen Empfehlungen tragen der noch ungesicherten Situation Rechnung und machen insbesondere auf die Gefahren kritischer Heparinanwendung aufmerksam. Die Gabe von Antifibrinolytika ist in aller Regel nicht indiziert, da anzunehmen

Tabelle 9. Therapeutische Richtlinien bei VK mit bedrohlichen Blutungen

1. Sofortige Substitution von Gerinnungsfaktoren durch
   - frisch gefrorenes Plasma
   - Frischblut oder -plasma nur bei unmittelbarer Lebensgefahr (cave Virusübertragung!)
2. Keine Präparate, die möglicherweise aktivierte Faktoren enthalten: PPSB, Cohn-Fraktion, Kryopräzpitat, Fibrinogen!
3. Gleichzeitig Heparin i.v. – 15–30000 E/24 h –, wenn Blutungsquellen bekannt und übersehbar sind!

Tabelle 10. Therapeutische Richtlinien bei VK ohne schwere Blutung

1. Rasche Therapie der auslösenden Krankheit!
2. Vorsichtige Gerinnungshemmung: 15–30000 E Heparin i.v./24 h
   Cave: Unerkannte oder unübersichtliche innere Blutungen!
   Wenn AT III unter 60%: Kurzfristige Substitution (40 E/kg/12 h)
3. Keine plättchenhemmenden Substanzen!
4. In der Regel keine Antifibrinolytika!

ist, daß hierdurch Mikrothrombosen in der Mikrozirkulation stabilisiert bzw. nicht wieder spontan lysiert werden können.

Zusammenfassung

1. Die Endotoxin-geschädigte Endothelzelle scheint im Mittelpunkt der Pathophysiologie von Hämostasestörungen bei Sepsis zu stehen. Die Störungen der hämostatischen Enzym- und Zellsysteme stehen in vielfältiger Interaktion mit anderen Enzymsystemen und Zellen.
2. Die pathologische Aktivierung von Gerinnung und Plättchen ist frühzeitig und einfach meßbar. Die Beurteilung der Dynamik einzelner Störungen (z.B. Fibrinogen, Plättchen) ist aussagekräftiger als der einzelne Meßwert! Frühzeitige Erstmessung postoperativ oder posttraumatisch ist daher unerläßlich.
3. Bei septischem Schock ist Heparin dann indiziert, wenn die Sepsisursache limitiert und rasch zu beseitigen ist. Cave unübersichtliche Blutungsquellen!
4. Ersatz der physiologischen Protease-Inhibitoren und verbrauchter Gerinnungsproteine durch Produkte wie frisch gefrorenes Plasma.

Literatur

1. Blombäck M, Hesselvik S, Brodin B, Maller R, Gaffney P (1987) Coagualation, fibrinolysis and kallikrein activation in severe infection and sepsis: Relation to outcome. Thrombos Haemos 58:514 (Abstr. 1896)

2. De la Cadena RA, Flores D, Scott CS, et al (1987) Recombinant alpha$_1$-Antitrypsin Pittsburgh atenuates experimental gram-negativ septicaemia. Thrombos Haemos 58:394 (Abstr. 1443)
3. Effeney DJ, Blaisdell SW, McIntyre KW, Graziano CJ (1978) The relationship between sepsis and disseminated intervascular coagulation. J Trauma 18:689
4. Egbring R, Seitz R, Lerch L, Karges HE (1985) alpha$_1$-antitrypsin-elastase (alpha$_1$-AT-ELP) and alpha$_2$-antiplasmin-plasmin (alpha$_2$AP-PI) complexes as indicator of abnormal proteolysis in patients with septicemia. A comprehensive replacement of coagulation factors and inhibitors. Thrombos Haemos 54:256
5. Heinrich D (1988) Erworbene plasmatische Gerinnungsstörungen. In: Riecker G et al (Hrsg) Therapie innerer Krankheiten. 6. Aufl, S 411, 412
6. Mammen ES, Miyakwa T, Phillips T et al (1985) Human antithrombin concentrates and experimental disseminated intravascular coagulation. Sem Thromb Haemos 11:373
7. Miyakawat, Farag AM, Assarian GS, et al (1987) Antithrombin III substitution in experimental DIC and used by endotoximia. Thrombos Haemos 58:395 (Abstr. 1148)
8. Müller-Berghaus G (1987) Septicaemia and the vessel wall. In: Verstraete M, Vermylen J, Lijnen R, Arnout J (eds) Thrombosis and haemostasis. Leuven, University Press, p 619
9. Neame PB, Kelton JG, Walker I, et al (1980) Thrombocytopenia in septicaemia: The role of disseminated intravascular coagulation. Blood 56:88
10. Svartholm E, Haglunk U, Jungberg J, Hedner U (1987) The effect of Aprotinin on experimental porcein septic schock. Thrombos Haemos 58:394 (Abstr. 1444)

Die Bedeutung der Prostaglandine in der Pathophysiologie der Sepsis

W. Oettinger

Die Prostaglandine gehören zu einem der vielen biologischen Mediatorsysteme, die in der Pathogenese des sepsisbedingten Multiorganversagens eine mutmaßliche Rolle spielen. Der Begriff Mediator bezieht sich auf ihre Funktion als Vermittler jener Effekte, die der Generalauslöser der gram-negativen chirurgischen Sepsis, das Endotoxin, auf eine Reihe von Organen und Organellen ausübt (vgl. Abb. 1).

Eine mögliche klinische Bedeutung der Interaktion Endotoxin-Prostaglandin-Freisetzung legen folgende Grundlagenkenntnisse nahe:

Pathophysiologische Grundlagen

Endotoxin ist, wie in den verschiedensten experimentellen Modellen vielfach belegt, der am stärksten wirksame Stimulator der Prostaglandinbiosynthese, sei es in vitro oder in vivo. Es ist nicht die einfache Ischämie oder Hypoxie, nicht die Anaphylaxie und auch nicht das bloße Gewebetrauma [8].

Ihre physiologische Funktionen charakterisieren die Prostaglandine als klassische Gewebshormone: So ist Thromboxan, einer der potentesten Vasokonstriktoren und Zell-Aggregatoren, ein wesentlicher Kofaktor der lokalen Blutgerinnung, $PGF_{2\alpha}$ gilt als Bronchokonstriktor sowie als lokaler Mediator der Kontraktilität des graviden Uterus. Prostacyclin, der direkte Gegenspieler des Thromboxan, soll zusammen mit diesem eine entscheidende Rolle in der endothelnahen Hämostaseregulation spielen [8]. Auf den Dualismus des Systems, hier Vasokonstriktion, da Vasodilatation, durch Mediatoren, die ein und derselben Muttersubstanz, nämlich der Arachidonsäure, entstammen, wird in Abbildung 2 hingewiesen.

Es ist eine weitere, wichtige Voraussetzung für die Interpretation zirkulierender Prostaglandinkonzentrationen in der Sepsis, wenn man von der Tatsache auszugehen hat, daß diese Substanzen beim Gesunden in Ruhebedingungen nicht nachweisbar sind.

Mit Blick auf die häufig zu beobachtende diskrepante Kreislaufreaktion der Sepsis (pulmonale Hypertension-periphere Widerstandsabnahme) erkennt man in der Prostaglandinkaskade nicht nur ein biologisch hoch-aktives Mediatorsystem, das aus ein und demselben Syntheseweg beides, Vasokonstriktoren und Dilatoren liefert, sondern auch ausgerechnet in der Lunge, dem ersten Zielorgan der schweren Sepsis, wesentlich reguliert wird. Es ist ein Ergebnis der Grundla-

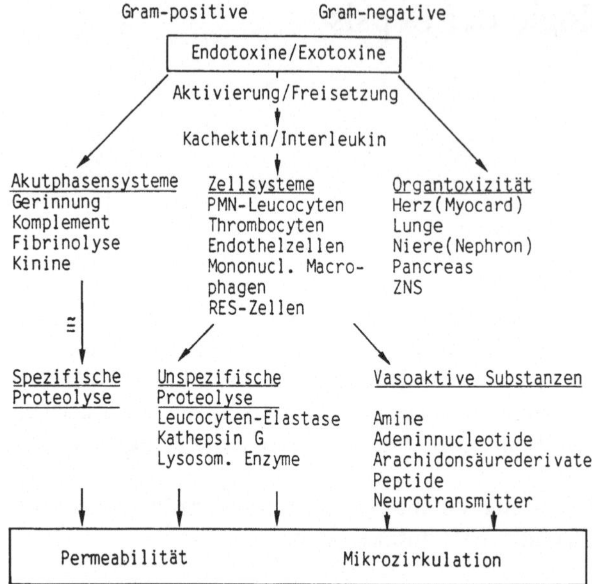

Abb. 1

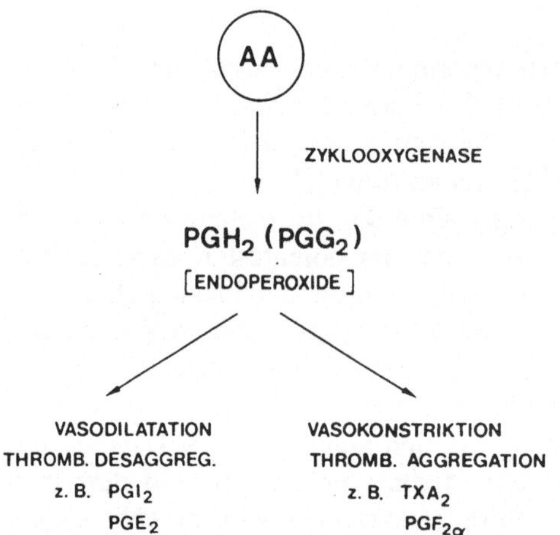

Abb. 2. Dualismus des Systems

genforschung, daß z. B. die Prostaglandine der E- und F-Serie während nur einer einzigen Kreislaufpassage durch die gesunde Lunge zu mehr als 90% inaktiviert werden [9].

Aufgrund ihrer physiologischen Grundausstattung interagieren die Prostaglandine demnach einerseits mit den Basismechanismen der Schockpathogenese, nämlich Mikrozirkulationsstörungen, und endothelvermittelter Zellaggregation mit der Konsequenz der Permeabilitätsschädigung [4]. Zum anderen versieht die gesunde Lunge regulatorische Funktionen an eben diesem Mediatorsystem, die möglicherweise unter dem Einfluß einer Sepsis Veränderungen erleiden.

Es ist aus experimentellen Befunden bekannt, daß das überwiegend in der Lunge vorhandene und für die Prostaglandininaktivierung verantwortliche Enzym, eine spezifische Dehydrogenase, durch den Einfluß von Endotoxin gehemmt wird. Umgekehrt wurde gezeigt, daß Lungen- aber auch Jejunum-Homogenate nach Endotoxinvorbehandlung vermehrt Prostaglandine synthetisieren [2, 5]. D.h., daß im Falle einer Freisetzung von Prostaglandinen von 2 verschiedenen dafür verantwortlichen Mechanismen ausgegangen werden kann, einmal verminderte Inaktivierung, zum anderen Stimulation der Biosynthese.

Für beide Mechanismen ergeben sich aus unseren klinischen Untersuchungen Hinweise.

Klinische Konsequenzen

Die Lunge als Generator und metabolisches Filter von Prostaglandinen im septischen Schock

Tabellen 1 und 2 zeigen Befunde an insgesamt 87 Patienten, die einen nach Organfunktionen und hämodynamischen Kriterien definierten septischen Schock erlitten hatten, wobei zwischen initialer Phase, voll ausgeprägter Schockphase und Erholungsphase unterschieden wird [7]. Aus diesen Tabellen sind folgende wesentliche Befunde abzuleiten:

(A) Prostaglandin $F_{2\alpha}$ wird in Abhängigkeit vom Schweregrad der Sepsis, also am stärksten im voll ausgeprägten septischen Schock, in der systemischen Zirkulation nachweisbar. Das Produkt seiner Inaktivierung, nämlich der Metabolit

Tabelle 1. Prostaglandin $F_{2\alpha}$ ($PGF_{2\alpha}$) und $KH_2PGF_{2\alpha}$ im septischen Schock (pg/ml, n = 87)

	Normalwert	Septischer Schock		
		Phase 1	Phase 2	Phase 3
$PGF_{2\alpha}$	< 60	240–550	1252 ± 350*	240–550
$KH_2PGF_{2\alpha}$	< 300	570 ± 92	370 ± 72*	680 ± 137

* $p < 0,001$ bzw. $< 0,05$ für Unterschiede zwischen den Schockphasen. Vgl. dazu auch Text

Tabelle 2. Arterielle und gemischt-venöse Konzentrationen von $PGF_{2\alpha}$ bei Patienten im septischen Schock im Vergleich zu solchen von nichtseptischen Intensivpatienten (pg/ml)

	Nichtseptischer Intensivpatient	Septischer Schock
$PGF_{2\alpha}$ mv	233 ± 17	734 ± 290
$PGF_{2\alpha}$ a	48 ± 31	1252 ± 350
n	37	87

KH_2-$PGF_{2\alpha}$, wird just zu dem Zeitpunkt, wo eine Inaktivierung am meisten von Nöten wäre, nämlich in der Schockphase, in Konzentrationen vorgefunden, die im Vergleich zur Vorphase und Erholungsphase signifikant geringer sind. D.h., daß die definitionsgemäße respiratorische Funktionseinbuße im septischen Schock mit einer für das Prostaglandinsystem relevanten Störung der pulmonalen metabolischen Inaktivierungskapazität einhergeht. D.h. ferner, daß die Prävention des septischen Lungenversagens auch einen wesentlichen Faktor der Prostaglandinfreisetzung, nämlich die Störung der PG-Inaktivierung, verhindert.

(B) Transpulmonale Konzentrationsgradienten, wie für $PGF_{2\alpha}$ in Tabelle 2 angegeben, belegen eine Netto-De-Novo-Synthese von Prostaglandin $F_{2\alpha}$ und im eigenen Krankengut auch von TXB_2. Dies spricht zusammen mit dem unter Punkt (A) genannten dafür, daß die Lunge im septischen Schock von ihrer physiologischen Clearancefunktion in eine Stimulatorfunktion umschaltet.

(C) Es ist ein weiterer Befund der eigenen klinischen und experimentellen Untersuchungen, der auch von anderen Autoren Bestätigung findet, daß im septischen Schock nicht nur für $PGF_{2\alpha}$ solche transpulmonalen Gradienten gefunden werden, sondern auch für Thromboxan. Dabei zeigt sich, daß in der Frühphase des septischen Schocks arterielle und gemischt-venöse Konzentrationsgradienten von Thromboxan mit einer Steigerung des pulmonalen Gefäßwiderstandes korrelieren [3, 8].

Unterschiedliche endogene Wirkprofile

Es ist ferner bekannt, daß die systemische Freisetzung von Prostaglandinen in der Sepsis nicht nur zu einer uniformen Nachweisbarkeit aller derzeit meßbaren Arachidonsäurederivate führt. Es kommt vielmehr zu differenzierten pharmakologischen Wirkprofilen, die im wesentlichen durch das Verhältnis von Thromboxan zu Prostacyclin bestimmt zu sein scheinen. Im eigenen, streng stratifizierten Krankengut, können die bislang vorliegenden Befunde dahin interpretiert werden, daß ein Überwiegen der endogenen Prostacyclinfreisetzung ein Überwiegen der endogenen Prostacyclinfreisetzung über die des Thromboxans nicht nur mit günstigeren Funktionsdaten, sondern auch mit einer definitiv besseren Prognose einhergehen. Dabei gilt das umgekehrte, wenn in multiplen täglichen Verlaufskontrollen das endogene Thromboxan vorherrscht [8].

Diagnostische Überlegungen

Nachdem die Prostaglandine normalerweise im zirkulierenden Plasma nicht nachweisbar sind, liegt es nahe, die Freisetzung dieser Substanzen in der Sepsis zu diagnostisch-prognostischen Prävalenzuntersuchungen zu nützen. Voraussetzung dafür ist die Spezifität des Phänomens Prostaglandinfreisetzung für die Sepsis. Dieses Problem wird an anderer Stelle ausführlich und kontrovers diskutiert [9]. Nach den eigenen, bisher vorliegenden Befunden kann dazu folgendes belegt werden:

Prostaglandinkonzentrationen, wie sie in Tabellen 1 und 2 für Patienten im septischen Schock angegeben sind und den Nanogrammbereich erreichen, sind in dieser Höhe bisher bei keinem anderen klinischen kritischen Zustand gefunden worden [9]. Auch ein eigenes Krankengut von Patienten mit einer diffusen bakteriellen Peritonitis, die jedoch zu keinem intensivpflichtigen Organversagen geführt hatte, zeigt zwar eine relativ unspezifische Prostaglandinfreisetzung ins zirkulierende Blut; Prostaglandinkonzentrationen über 500 pg sind jedoch in diesem Krankengut eine große Seltenheit.

Therapeutische Ansätze

Erste Versuche, die Freisetzung von Prostaglandinen und Thromboxan durch Cyclooxygenaseinhibitoren wie z.B. Indomethacin, Ibuprofen und anderen Nicht-Steroidalen-Antiinflammatorischen-Substanzen (NSAID) haben aus mehreren Gründen keine klinische Anwendung gefunden: Die generelle Blockade der Prostaglandin-Biosynthese verhindert auch die Bildung von protektiven Prostaglandinen und führt zu einem übergewichtigen Substratangebot an den Lipoxygenase-Stoffwechsel, was die vermehrte Bildung von Leukotrienen zur Folge hat. So beobachtet Ogletree eine verstärkte pulmonale Ödembildung nach Indomethacingabe im Endotoxinschock des Schafes [6]. Andere Autoren bestätigen negative Effekte auf Lungen- und Nierenfunktion nach Indomethacin [8]. Die selektive Inhibition von Thromboxan mit synthetischen TX-Rezeptor-Antagonisten und TX-Synthetase-Hemmern wurden in zahllosen Tiermodellen und wenigen klinischen Untersuchungen erprobt. Die bisherigen Ergebnisse sind entweder wegen Nebenwirkungen (schwere Hypotension), mangelnder Patientenstratifikation oder unzureichender Thromboxan-Antagonisation für die klinische Anwendung nicht konklusiv. Mehr versprechende Resultate sind dagegen von der therapeutischen Applikation von dilatorischen Prostaglandinen, z.B. PGI_2, zu erwarten. Die Basis dafür ergibt sich aus den genannten protektiven Wirkprofilen bei Patienten mit schwerer Sepsis und der vielfachen experimentellen Bestätigung dieser Hypothese. Ihre klinische Prüfung ist derzeit an verschiedenen Zentren in Gange. Bihari berichtet bereits über die günstige Wirkung von exogenem Prostacyclin auf die Sauerstoffverfügbarkeit bei septischen Patienten [1].

Diskussion und Schlußfolgerungen

Nach dem derzeitigen Kenntnisstand kann man von folgenden für die Klinik relevanten Beziehungen des Prostaglandinsystems zum Sepsissyndrom ausgehen.

- Prostaglandine und Thromboxan sind in Abhängigkeit vom Schweregrad der Sepsis in Körperflüssigkeiten nachweisbar. Der Gastrointestinaltrakt ist nicht nur häufig Ausgangspunkt einer Sepsis und ein reiches Reservoir an präfor-

miertem Endotoxin, sondern auch enzymatisch bestens ausgestattet für die Prostaglandinbiosynthese [10].
- Die Freisetzung der Prostaglandine ist partiell auf die gestörte Inaktivierungskapazität der durch Sepsis geschädigten Lunge zurückzuführen. Aus einer Differenzierung der endogenen Prostaglandin-Wirkprofile bei Patienten ergeben sich Hinweise für eine protektive Bedeutung dilatorischer Prostaglandine. Diese führten zu derzeit laufenden klinischen Studien mit Prostacyclin oder Prostacyclin-Analoga.
- Vorläufige Befunde an Patienten mit unterschiedlich schwerem Verlauf einer Peritonitiserkrankung lassen erkennen, daß die simultane quantitative Erfassung von Endotoxin und Prostaglandinen dazu beitragen könnte, den Schweregrad einer Sepsis besonders dann besser zu beurteilen, wenn sich der Patient durch Vorbehandlung, längerwährender Intensivtherapie usw. der rein klinischen Beurteilung entzieht.

Kontroversen zu diesen Aussagen entstehen vornehmlich aus 3 Problemkreisen: Genauigkeit und Zuverlässigkeit der Bestimmungsmethoden, Vergleichbarkeit von bis dato spärlichen Patientenkollektiven und mangelnder Stratifikation innerhalb eines Patientenkollektives.

Prostaglandinbestimmungen sind äußerst fehleranfällig und erfordern die ständige Kontrolle durch Doppelbestimmungen mittels Massenspektrometrie und/oder HPLC. Die Korrelation von Plasmakonzentrationen zu Organfunktionen erscheint nur dann sinnvoll, wenn statt der sporadischen Messung eines einzelnen Agonisten wenigstens ein Profil unter Einfluß des entsprechenden Antagonisten auf einer möglichst engmaschigen zeitlichen Basis bestimmt wird.

Der effektivste Ansatz freilich gegen die Kausalbeziehung Endotoxin-Mediatorfreisetzung wäre die Elimination oder Antagonisierung oder Neutralisation von Endotoxin selbst. In Ergänzung der seit alters gültigen mechanischen Elimination der Sepsisquelle durch chirurgische Verfahren sind derzeit immunologische Methoden in der Erprobungsphase. Sie reichen von der Leukozyten-Antigen-Maskierung durch monoklonale Antikörper bis zur klinischen Applikation von Endotoxin-Antiseren.

Solange diese Möglichkeiten jedoch nicht auf breiter Basis in der Klinik erprobt und praktikabel sind, lassen die aus der Prostaglandinforschung naheliegenden Zusammenhänge derzeit noch den Schluß gerechtfertigt erscheinen, als toxisch erkannte Komponenten dieses Systems, z. B. das Thromboxan selektiv zu antagonisieren. Die gerade anlaufenden Untersuchungen mit Prostacyclin oder Prostacyclin-Analoga werden allerdings noch den Beweis antreten müssen, ob diese Schlußfolgerung zutrifft.

Literatur

1. Bihari D, Smithies M, Gimson A, Tinker J (1987) The effects of vasodilatation with prostacyclin on oxygen delivery and uptake in critically ill patients. N Engl J Med 317:397–402
2. Blackwell GJ, Flower RJ, Hermann AG (1976) Effect of endotoxin on 15-hydroxyprostaglandin-dehydrogenase in the rabbit jejunum and lung. Arch Int Pharmacodyn Ther 220:325

3. Frölich JL, Ogletree M, Peskar BA, Brigham KL (1980) Pulmonary hypertension correlated to pulmonary thromboxane synthesis. In: Samuellson B, Ramwell PW, Paoletti R (eds) Advances in prostaglandins and thromboxane research. Raven Press 7, New York, pp 745–750
4. Messmer K (1987) Microcirculatory changes in endotoxinemia and septic shock. In: Vincent JL, Thijs LG (eds) Septic shock. (Update in intensive care and emergency medicine) Springer, Berlin Heidelberg New York London Paris Tokyo, pp 35–42
5. Nakano J, Pracan AV (1973) Metabolic degradation of prostaglandin E_1 in the lung and kidney of rats in endotoxin shock. Proc Soc Exp Biol Med 144:506
6. Ogletree ML, Brigham KL (1979) Indomethacin augments endotoxin induced increased lung vascular permeability in sheep. Am Rev Respir Dis 119:383–389
7. Oettinger WKE, Walter GO, Jensen UM, Beyer A, Peskar BA (1983) Endogenous prostaglandin $F_{2\alpha}$ in the hyperdynamic state of severe sepsis in man. Br J Surg 70:237–239
8. Oettinger W (1987) Role of Prostaglandins and thromboxane. In: Vincent JL, Thijs LG (eds) Septic shock. (Update in intensive care and emergency medicine) Springer, Berlin Heidelberg New York London Paris Tokyo, pp 89–107
9. Piper P, Vane J, Wyllie J (1970) Inactivation of prostaglandins by the lung. Nature 255:600–604
10. Peskar BM, Weiler H, Kröner EE, Peskar BA (1981) Release of prostaglandins by small intestinal tissue of man and rat in vitro and the effect of endotoxin in the rat in vivo. Prostaglandins 21, 9

Selektive Darmdekontamination – Ein neues Konzept der Vorbeugung septischer Komplikationen

C. P. Stoutenbeek, H. K. F. van Saene und D. F. Zandstra

Einleitung

Infektionen und „multiple organ failure" sind die Hauptursachen der späten Mortalität bei Intensivpatienten. Die am häufigsten beteiligten Mikroorganismen sind gramnegative Stäbchen. Mehr als 80% der Infektionen sind *endogen,* d.h. sie werden verursacht von Keimen der oralen oder intestinalen Flora [5]. Infektionen, die durch Aufnahme einer Flora verursacht werden, bezeichnet man als *„primär endogen",* z.B. eine Harnwegsinfektion durch intestinale *E. coli* oder eine Pneumonie durch orale *S. pneumoniae.* Diese Infektionen sprechen gewöhnlich auf die meisten Antibiotika gut an. Viel wichtiger sind die Infektionen durch im Krankenhaus akquirierte Mikroorganismen, die zuerst die Mundhöhle und den Magen-Darm-Kanal kolonisieren und von dieser Quelle aus den Patienten infizieren, d.h. sie sind *„sekundär endogen",* z.B. eine Pneumonie durch *P. aeruginosa,* die während des Aufenthalts auf der Intensivstation oft die Mundhöhle kolonisiert hat. Diese Infektionen mit multiresistenten Stämmen, sind meistens sehr schwierig zu behandeln und führen zu einer erhöhten Mortalität. Obwohl die bei sekundär endogenen Infektionen beteiligten Stämme nicht zu der ursprünglichen Flora gehören, sondern von außen akquiriert sind, werden diese Infektionen nicht als exogen betrachtet, weil die Vermehrung der Keimzahlen in der Mundhöhle und im Magen-Darm-Kanal für die Pathogenese wesentlich ist. *Exogene* Infektionen werden durch Keime verursacht, die nicht in der oralen oder intestinalen Flora vorkommen. Dieser Unterschied zwischen exogen und primär oder sekundär endogen ist für die Prävention außerordentlich wichtig. Im Jahre 1981 ist in der chirurgischen Intensivstation der Universitätsklinik in Groningen eine neue Methode der Vorbeugung septischer Komplikationen benutzt worden [2].

Diese Methode gründet sich auf 2 Prinzipien:

1) selektive Darmdekontamination (SDD) mit oralen nichtresorbierbaren Antibiotika, um sekundäre endogene Infektionen zu verhüten;
2) kurze systemische antibiotische Prophylaxe zur Vorbeugung primärer endogener Infektionen.

Selektive Darmdekontamination

Die Antibiotika, die für SDD gebraucht werden, sind selektiv wirksam gegen *aerobe* gramnegative Bakterien, um die anaerobe Flora so gut wie möglich zu erhalten. Die *anaerobe* Flora, die 99,9% der gesamten Flora bildet, ist wenig pathogen, aber sie ist wichtig für die normale Physiologie (Peristaltik usw.). Van der Waaij et al. haben gezeigt, daß die anaerobe Flora wesentlich zur Abwehr der Kolonisation exogener Keimen beiträgt und daß eine Zerstörung der anaeroben Flora eine Kolonisation mit exogenen Keimen fördert [11]. Die Antibiotika, die für SDD gebraucht werden, sind *P*olymyxin E (Colistin), *T*obramycin und *A*mphotericin B (Fungizon) (PTA). Für die selektive Dekontamination des Magen-Darm-Kanals wird eine wäßrige Lösung von 100 mg Polymyxin E, 80 mg Tobramycin und 500 mg Amphotericin B 4mal pro Tag durch die Magensonde gegeben. Die Mundhöhle wird einzeln dekontaminiert mit einer 2%igen Lösung der gleichen Antibiotika in einer klebrigen Paste (Orabase). 4mal pro Tag wird die Mundhöhle geputzt und eine kleine Menge Paste im Mund am Ober- und Unterkiefer verteilt. Die SDD wird während des ganzen Aufenthaltes in der Intensivstation durchgeführt, bis der Patient imstande ist, zu essen und zu trinken [7].

Systemische antibiotische Prophylaxe

Zur systemischen antibiotischen Prophylaxe wird ein Antibiotikum gebraucht, das wirksam gegen die Bakterien ist, die bei der Aufnahme in der oralen oder intestinalen Flora anwesend sein können, d.h. nicht nur gegen die „community flora", wie *S. aureus, S. pneumoniae, H. influenzae* oder *E. coli,* sondern auch gegen die häufigsten Krankenhauserreger, wie *Klebsiella, Proteus, Enterobacter spp.* [8]. Außerdem soll das Antibiotikum die anaerobe Flora nicht beeinträchtigen und geringe Nebenwirkungen und eine breite therapeutische Dosierung haben. In Groningen haben wir dafür Cefotaxim (50–100 mg/kg KG/Tag) benutzt. Es wird im Prinzip nur in den ersten 4 Tagen gegeben, es sei denn, es gäbe eine klare Indikation, die Prophylaxe durchzuführen.

Indikationen für SDD

Die Indikationen für diese Methode sind:

1) Vorbeugung von Infektionen bei „High-risk-Patienten",
2) Vorbeugung von „multiple organ failure",
3) Vermeidung einer Resistenzbildung unter systemischen Antibiotika,
4) Prävention von Krankenhausepidemien mit multiresistenten Stämmen,
5) Behandlung bestehender Infektionen.

1) Vorbeugung von Infektionen bei „High-risk-Patienten": Jetzt gibt es eine Reihe von Studien, die zeigen, daß SDD sehr effektiv zur Prävention endogener Infektionen ist [1, 5, 10].

Aber nicht nur endogene Infektionen können mit SDD vermieden werden, sondern auch exogene Infektionen. Obwohl die konventionellen Maßnahmen zur Prävention exogener und Kreuzinfektionen, wie z. B. Händewaschen und Desinfektion, Isolation, Gebrauch von Disposables, Sterilisation usw., noch immer wichtig sind, sind sie aber nur wirklich effektiv, wenn zuerst alle Quellen potentiell pathogener Keime mit SDD aufgeräumt werden.

2) Vorbeugung von „multiple organ failure": Die aeroben Bakterien sind verantwortlich für 90% der Endotoxinproduktion im Darm, obwohl sie weniger als 1% der gesamten Flora ausmachen [3, 4]. Wenn die Anzahl aerober Bakterien zunimmt, steigt der Endotoxingehalt im Darm. Das Endotoxin kann im Zustand zunehmender Durchlässigkeit des Darms (z. B. beim Schock) die Blutbahn erreichen, und wenn die Leber nicht imstande ist, alles Endotoxin abzufangen und zu eliminieren oder wenn die Menge zu groß ist, kommt es zur systemischen Endotoxinämie und zu septischen Bildern ohne deutlichen Infektionsherd. Dieses kann zu „multiple organ failure" führen und ist dann oft fatal. SDD senkt den Endotoxingehalt im Darm ungefähr um 90% [3, 4]. Obwohl es bis jetzt noch keine Studien gibt, in denen die systemischen Endotoxinspiegel im Hinblick auf die Entwicklung von „multiple organ failure" gemessen wurden, gibt es klare Anzeichen dafür, daß „multiple organ failure" vorgebeugt und durch Kolonisation mit gramnegativen Bakterien vermieden werden kann.

3) Vermeidung einer Resistenzbildung unter systemischen Antibiotika: Resistenzbildung ist v. a. die Konsequenz des *systemischen* Antibiotikagebrauchs, nicht nur für die Prophylaxe, sondern auch in der Therapie. Systemische Antibiotika werden in kleinen Mengen ausgeschieden in Speichel, Galle und Mukus, und deshalb werden niedrige perinhibitorische Spiegel in der Mundhöhle und im Darm erreicht, wo empfindliche Stämme eliminiert und resistente Stämme ausselektiert werden, oder sogar eine Resistenz induziert wird. Resistenz gegen die Antibiotika, die für SDD verwendet werden, ist relativ selten, einerseits durch den spezifischen Wirkungsmechanismus und andererseits durch die sehr hohen intraluminalen Antibiotikaspiegel [9].

4) Prävention von Krankenhausepidemien mit multiresistenten Stämmen: Die wichtigsten Quellen multiresistenter Keime sind die Patienten. Epidemien mit multiresistenten Stämmen können vorgebeugt oder unter Kontrolle gehalten werden durch Identifikation aller Träger und Behandlung mit SDD und gleichzeitig durch Schutz aller neu aufgenommen Patienten mit SDD gegen eine Kolonisation mit diesen Stämmen.

5) Behandlung bestehender Infektionen: Die Behandlung der schon bestehenden Infektionen erfolgt, um gleichzeitig die Quelle der pathogenen Bakterien aufzuräumen und den Infektionsherd zu behandeln, mit systemischen oder lokalen Antibiotika. Hierdurch steigt die bakteriologische und klinische Erfolgsrate, und es können Superinfektionen und Resistenzbildung vermieden werden [6].

Literatur

1. Kerver AJH, Rommes JH, Verhage EAE: Prevention of colonization and subsequent infection in surgical intensive Care Patients. A prospective randomized study. Crit Care Med (submitted for publication)
2. Saene van HKF, Stoutenbeek CP, Miranda DR, Zandstra DF (1983) A novel approach to infection control in the Intensive Care Unit. Proceedings of a symposium on prevention and control of infection in intensive care. Acta Belg Anaest 34:193–209
3. Saene van JJM, Lerk CF, Stoutenbeek CP, Saene van HKF: Faecal endotoxin in human volunteers: normal values (submitted)
4. Saene van JJM, Keyzer JJ, Lerk CF, Stoutenbeek CP, Saene van HKF: Reduction of intestinal endotoxin pool by oral polymyxin E in volunteers (submitted)
5. Stoutenbeek CP, Saene van HKF, Miranda DR, Zandstra DF (1984) The effect of selective decontamination of the digestive tract on colonization and infection rate in multiple trauma patients. Intensive Care Med 10:185
6. Stoutenbeek CP, Saene van HKF, Miranda DR, Zandstra DF, Langrehr D (1986) Nosocomial gram-negative pneumonia in critically ill patients. A 3-year experience with a novel therapeutic regimen. Intensive Care Med 12:419
7. Stoutenbeek CP (1987) Infection prevention in intensive care. Infection prevention in multiple trauma patients by selective decontamination of the digestive tract (SDD). Dissertation, University Groningen
8. Stoutenbeek CP, Saene van HKF, Miranda DR, Zandstra DF (1987a) The effect of oropharyngeal decontamination using topical non-absorbable antibiotics on the incidence of nosocomial respiratory tract infections in multiple trauma patients J Trauma 27:357
9. Stoutenbeek CP, Saene van HKF, Zandstra DF (1987b) Effect of oral non-absorbable antibiotics on the emergence of resistance ICU patients. J Antimicrobial Chemotherapy 19:513
10. Unertl K, Ruckdeschel G, Selbmann HK, Jensen U, Forst H, Lenhart FP, Peter K (1987) Prevention of colonization and respiratory infections in long-term ventilated patients by local antimicrobial prophylaxis. Intensive Care Med 13:106–113
11. Waaij van der D, Berghuis-de Vries JM, Lekkerkerk-van der Wees JEC (1971) Colonization resistance of the digestive tract in conventional and antibiotictreated mice. J Hyg Camb 69:405

Chirurgische Therapie beim septischen Patienten

H. Bünte

Letalität und Zeitfaktor

Nach schweren Traumen und großen chirurgischen Eingriffen steht die Sepsis unter den singulären Komplikationen an der Spitze der Todesursachen. Ein Viertel der Intensivpatienten stirbt an einer Sepsis. Betroffen sind vor allem ältere Menschen, Patienten mit Risikofaktoren und solche, bei denen der operative Eingriff oder das Trauma mit hohen Blutverlusten, langdauernden Operationszeiten und ausgedehnten Gewebszerstörungen verbunden war.

Die Sterblichkeit hängt ganz entscheidend vom *Faktor Zeit* ab. Gemeint ist der Zeitraum zwischen dem Infektionsbeginn und der chirurgischen Therapie.

Hierzu ein Beispiel:

Bei der Peritonitis als Ursache der Sepsis starb in einem Kollektiv unserer Klinik kein Patient nach Magenperforation beim Ulkusleiden mit Hyperazidität. Hier treten bekanntlich innerhalb ganz kurzer Zeit massivste Beschwerden und eindeutige Symptome auf, die zur Sofortlaparotomie veranlassen. Demgegenüber führen Kolonperforationen erst viele Stunden später zu eindeutigen Peritonitiszeichen. Die Operation erfolgt, wenn die kotige Peritonitis eingetreten ist und geht mit einer Letalität von 50% einher.

Die Ausgangspunkte der Sepsis (Abb. 1)

Sie können beliebig in den Körperhöhlen (Thorax, Bauchhöhle), den Weichteilen (Mediastinum, Retroperitoneum), parenchymatösen Organen und Hohlorganen (Galle, Kolon), aber auch in der Körperperipherie (Wunden, Infusionskatheter) gelegen sein.

Nicht immer steht die Größe der Läsion in Relation zur Entstehung der Sepsis, sondern auch die Aggressivität der Erreger.

Therapie

Die Therapie der Sepsis ist Teamwork. Die Priorität hat die chirurgische Herdsanierung (Abb. 2). Hinzu kommen die antibiotische Zusatztherapie, die Korrek-

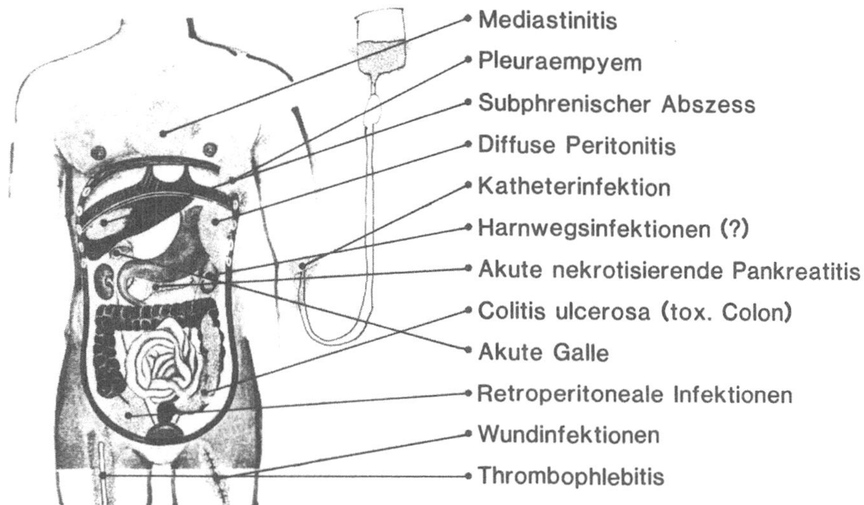

Abb. 1. Ausgangspunkte der Sepsis

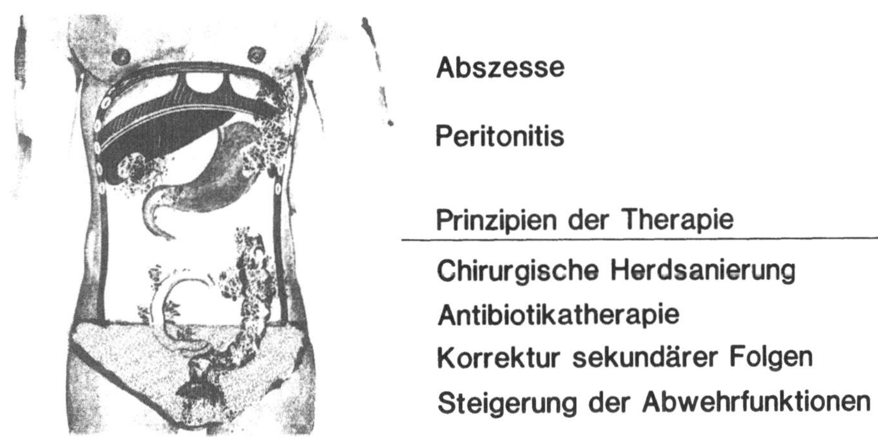

Abb. 2. Prinzipien der Therapie am Beispiel der Infektionen der Bauchhöhle

tur sekundärer Folgen, die Unterstützung oder der Ersatz gestörter Organfunktionen (Lunge, Niere) und die Verbesserung der Abwehrfunktionen.

Wir werden uns auftragsgemäß im weiteren auf die Darstellung der chirurgischen Therapie beschränken. Sie richtet sich nach der Grunderkrankung. Ziel ist die frühest mögliche Diagnose und Beseitigung des Infektionsherdes (Abb. 3).

Das therapeutische Vorgehen kann sehr einfach sein: z. B. der Wechsel eines infizierten Katheters, die Eröffnung einer gefährlich infizierten Wunde.

Die chirurgische Therapie kann oft mit geringem Aufwand schnell und effektiv sein: z. B. die Cholezystektomie beim Gallenblasenempyem oder die Drai-

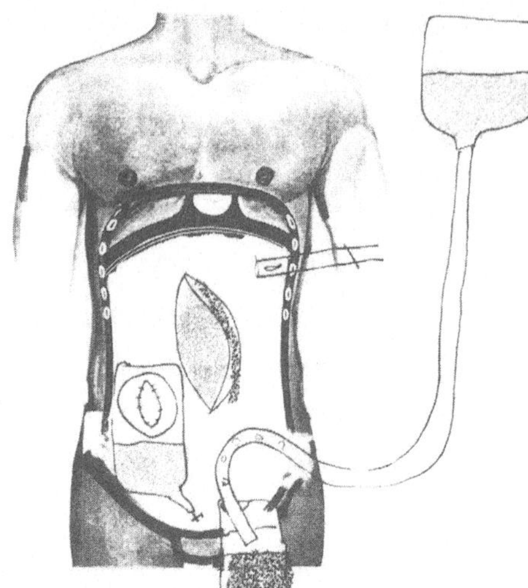

Abb. 3. Prinzipien der chirurgischen Herdsanierung am Beispiel der Infektionen der Bauchhöhle

nage eines Pleuraempyems. Sie kann aber auch die höchsten chirurgischen Ansprüche verlangen, insbesondere bei den Infektionen der Bauchhöhle, dem toxischen Megakolon, der diffusen kotigen Peritonitis, den ausgedehnten infizierten Pankreasnekrosen.

Prinzipiell geht es bei allen eben genannten, wo auch immer lokalisierten Infektionsherden, wie wir jetzt anhand der Infektionen der Bauchhöhle zeigen möchten, um

1. die quantitative Entfernung des infektiösen Materials,
2. den sicheren und dauerhaften Verschluß der Eintrittspforte.

Die Entfernung des infektiösen Materials, das bedeutet die Eröffnung von Abszessen, Entfernung der infizierten Abszeßmembran, Reinigung der Bauchhöhle und Debridement der Eingeweide, die Drainage, die Spüldrainage, die kontinuierliche Lavage, die Etappen-Lavage (Abb. 3).

Die komplette Beseitigung des infektiösen Materials gelingt niemals. Oft kann aber die Keimzahl soweit reduziert werden, daß die natürliche Abwehr und gut gelegte Drainagen den Rest besorgen.

Vielfach wissen wir aufgrund schlechter Erfahrungen von vornherein, daß ein Eingriff nicht genügt, das infektiöse Material dauerhaft zu beseitigen. Vor allem gehören hierzu die Spätstadien der diffusen, insbesondere kotigen Peritonitiden.

In dieser Situation legt der Operateur schon beim Ersteingriff den Termin für eine geplante Relaparotomie zwischen 40 und 60 h später fest.

Diese geplanten Relaparotomien sind fester Bestandteil der chirurgischen Sepsistherapie. Sie werden fortgesetzt, bis die Bauchhöhle sich gereinigt hat.

Getrennt sind die Auffassungen, ob zwischen den Spülungen der Bauchhöhle der Bauch offen gelassen, mit Reißverschluß provisorisch bedeckt oder, was wir bevorzugen, um die Retraktion der Wundränder zu vermeiden, jedesmal regulär verschlossen werden soll.

Zum 2. Punkt, dem sicheren und dauerhaften Verschluß der Infektionsquelle, möchte ich nur einige Beispiele nennen: die Übernähung oder Resektion des perforierten Magens, Dünndarmteilresektionen.

Beim toxischen Megakolon mit Sepsis ist die primäre Proktokolektomie der Darmfistelung vorzuziehen. Quellen der Sepsis, welche sich nicht verschließen lassen, werden ausgiebig und wiederholt drainiert, z. B. die infizierten Pankreasnekrosen.

Besonders risikoreich verlaufen retroperitoneale Infektionen, weil sie sehr spät diagnostiziert und operiert werden, z. B. Ureterläsionen, die dann zur Urinphlegmone und Sepsis führen.

Ähnliche Verläufe beobachten wir bei retroperitonealen Duodenalrupturen, welche häufig auch bei der ersten explorativen Laparotomie übersehen werden und dann im septischen Schock enden.

Problematisch und aufwendig, vor allem wegen der oft unstillbaren Blutungen, sind die Infektionen nach Beckentraumen mit phlegmonösen Entzündungen der umgebenden Weichteile (Abb. 4).

Kurzum, die Versorgung der Infektionsquellen bei der Sepsis umfaßt das gesamte Repertoire der Chirurgie und ist oft nur möglich mit Provisorien, zum Beispiel der Anlage von Stomata, Fistelung der Harnwege, bis schließlich die definitive Versorgung erfolgen kann.

Perioperative Therapie

Ich möchte mich auf ein paar Sätze zur Antibiotikatherapie und Schockbekämpfung beschränken.

Die Antibiotikatherapie soll grundsätzlich gezielt die vermuteten oder nachgewiesenen Keime angehen. Zu beachten sind die Organfunktionen und die Ab-

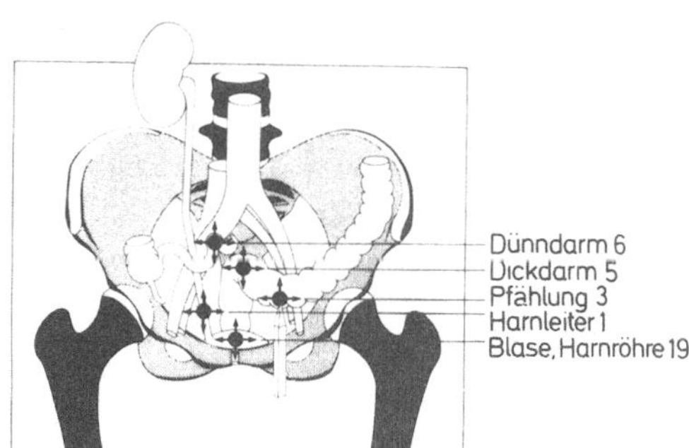

Abb. 4. Ausgangspunkte der Sepsis nach Beckentraumen

wehrlage. Als Basistherapie eignen sich β-Laktamase-Antibiotika und Aminoglykoside (Tabelle 2).

Die Bekämpfung des Schocks spielt ganz besonders in den initialen Phasen nach Traumen und septischen Operationen eine entscheidende Rolle. Alle natürlichen oder bei normalen Kreislaufverhältnissen nicht zur Sepsis führenden Keimansiedlungen in den Hohlorganen, z. B. im Dickdarm, dringen im Schockzustand in die Blut- und Lymphwege ein und begünstigen die Entwicklung der Sepsis. Ursache ist, daß stoffwechselaufwendige Abwehrvorgänge, z. B. auch die Magensäureproduktion, im Schockzustand zum Erliegen kommen. Im Frühstadium sind diese Veränderungen reversibel. Zuwarten und Beobachten ist meistens falsch. Eine frühzeitig durchgeführte Probelaparotomie, retrospektiv überflüssigerweise durchgeführt, schadet wenig, eine zu spät durchgeführte Herdsanierung geht mit hoher Letalität einher.

Zusammenfassend ist festzustellen: Die Therapie der Sepsis besteht aus der chirurgischen Versorgung des Infektionsherdes und begleitender Therapiemaßnahmen. Zahlreiche Konsiliarärzte werden gebraucht, wenn es erst einmal zum Versagen mehrerer Organe gekommen ist. Die Letalität der Sepsis ist hoch, deshalb sollte die Behandlung im Stadium der noch lokalisierten Infektion erfolgen.

Tabelle 1. Ursachen und Herdsanierung bei der Sepsis

Infektionsherd	Chirurgische Therapie
Mediastinitis	Reinigung-Drainage
Pleuraempyem	Dekortikation-Drainage-Spülung
Abszesse	Ausräumung-Drainage
Peritonitis	Laparotomie-Relaparotomien, Spülung-Drainage
Katheterinfektionen	Katheterwechsel
Harnwegsinfektion	Antibiotische Therapie
Nekrotisierende Pankreatitis	Nekrosektomie-Drainage
Colitis ulcerosa	Proktokolektomie-Fistelung
Akute Galle	Cholezystektomie
Retroperitoneale Infektionen	Rekonstruktion-Drainage
Wundinfektionen	Eröffnung-Drainage
Thrombophlebitis	Konservative Theapie

Tabelle 2. Prinzipien der Antibiotikatherapie bei Sepsis

Grundsätzlich gezielte Therapie
Berücksichtigung des Ausgangspunktes (typische Erreger)
Berücksichtigung der Organfunktion (Leber, Niere)
Berücksichtigung der Abwehranlage (Granulozyten)
Basistherapie: β-Laktam-Antibiotika, Aminoglycoside

Literatur

1. Bjertnaes LJ (1985) New aspects in the treatment of sepsis. Intensivmedizin, Notfallmedizin, Anästhesiologie (INA) 52:4–5
2. Bleichrodt RP, Stontenbeek CP (1987) Relaparotomies in diffuse peritonitis: The Surgeon's point of view. Intensivmedizin, Notfallmedizin, Anästhesiologie (INA) 62:117–124
3. Lanwers PL, Ferdinande P, Kerremans R, Penninckx F (1987) Planned relaparotomies in severe generalized peritonitis. The internist's point of view. Intensivmedizin, Notfallmedizin, Anästhesiologie (INA) 62:124–131
4. Wilson RF (1985) Special problems in the diagnosis and treatment of surgical sepsis. Surg Clin North America 65:965–989

Der sepsiskranke Patient mit akutem Nierenversagen:
Hämofiltration – Hämodialyse?

A.-E. Lison

Trotz aller Fortschritte in der Intensivmedizin werden immer wieder Krankheitszustände bei Sepsis beobachtet, die einer Therapie mit modernen Blutreinigungsverfahren bedürfen. In einer eigenen Analyse der in den Universitätsklini-
ken Münster beobachteten Erkrankungen mit einem akuten Nierenversagen, das
einer maschinellen Entgiftung bedurfte, wurde deutlich, daß seit 1978 die Frequenz solcher Ereignisse nicht abgenommen und daß der Schweregrad der Mul-
timorbidität eher zugenommen hat [4]. Da die modernen Blutreinigungsverfahren aber auch extrarenale Störungen z. B. des Flüssigkeitshaushaltes positiv beeinflussen können, sollen die wichtigsten Vertreter dieser Behandlungsverfahren
im folgenden Beitrag kritisch miteinander verglichen werden. Zur ausführlichen
Information über die Funktion und die Durchführung der Hämodialyse und der
Hämofiltration wird auf die Publikationen u. a. von Franz [3] und Lison [10] ver-
wiesen.

Hämodialyse

Für den Fall des akuten Nierenversagens beim Kranken mit Sepsis hat sich die
Behandlung mit der Hämodialyse unter Verwendung von Bikarbonat-gepuffer-
tem Waschwasser bewährt. Diese Modifikation hat leider aber wegen relativ ho-
her Gerätekosten bisher noch keine ausreichende Verbreitung gefunden. Bei der
problemlos in jeder größeren Klinik verfügbaren Azetat-gepufferten Hämodia-
lyse kommt es in den ersten 2 h der Behandlung auch beim künstlich beatmeten
Patienten [2] zu einem erheblichen Bikarbonatverlust mit daraus resultierender
Verminderung des HZV [15], Anstieg des Sauerstoffverbrauches und der CO_2-
Elimination sowie zu einem Rückgang der pulmonalen Gasaustauschrate [9, 11].
Im Gegensatz dazu gelingt es mit Hilfe der Bikarbonat-Hämodialyse [2, 9] vom
Beginn der Hämodialyse an, eine Normalisierung des pH, einen Anstieg des
pCO_2 und der Alkali-Reserve zu erzielen. Damit wird beim azidotischen Sepsis-
kranken eine erhebliche Steigerung des HZV mit abfallendem Pulmonalarteriendruck, Normalisierung des Säure-Basen-Haushaltes und der Reaktion der peripheren Widerstandsgefäße erzielt [2, 6]. Es darf auch davon ausgegangen werden, daß die metabolische Leistung der Leber von diesem Verfahren profitiert,
auch wenn entsprechende Untersuchungen noch nicht verfügbar sind.

Aufgrund aller vorliegenden Daten muß also die Forderung erhoben werden,
daß für den Kranken in der Intensivtherapie nur eine Behandlung mit der Bikar-
bonat-gepufferten Hämodialyse akzeptiert werden kann. Neben dem Puffer muß

auch großer Wert auf die Auswahl einer geeigneten Membran im Dialysator gelegt werden [2, 7]. Stehen solche Möglichkeiten nicht zur Verfügung, sollte der Kranke in eine entsprechend eingerichtetes Zentrum verlegt werden. Wegen der von der Azetat-gepufferten Hämodialyse ausgehenden Gefährdung für den intensivpflichtigen Kranken (Atmung, Stoffwechsel, Kreislauf, HZV) sollte diese Variante der maschinellen Blutreinigungsverfahren nur noch für die Langzeitbehandlung chronisch Nierenkranker mit strenger Überwachung der Indikationsstellung eingesetzt werden [3, 9].

Hämofiltration

Die Hämofiltration unterscheidet sich von der Hämodialyse durch eine veränderte Membran, die bis zum Molekulargewicht von ca. 22 000 D eine konstante Clearance aufweist, um dann mit weiter steigendem Molekulargewicht schnell

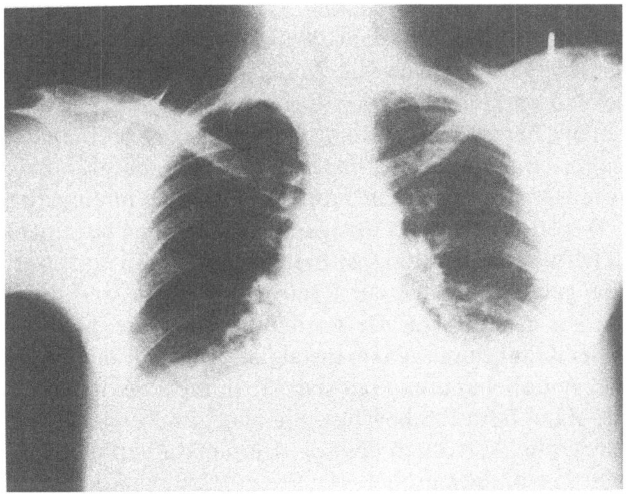

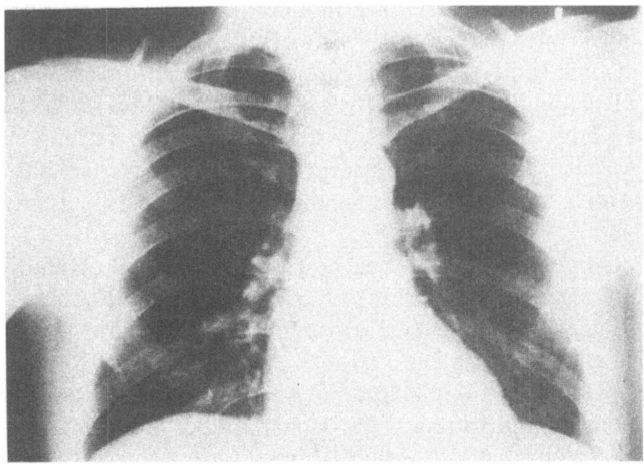

Abb. 1a, b. Röntgenthorax bei einem Kranken mit iatrogener Überwässerung; **a** vor und **b** nach Ultrafiltration von 9 l Plasmawasser

ineffektiv zu werden. Hinter dem Filter wird gezielt zusammengesetztes Plasmawasser im gewünschtem Volumen ersetzt. Dieses Blutreinigungsverfahren ist sehr viel besser kreislaufverträglich [1, 3, 5, 9, 10]. Im Prinzip ahmt die Blutreinigung mit Hämofiltrationsmembranen annähernd die Filtration in den Glomeruli nach [14, 16].

Die Hämofiltrationsbehandlung kann in 3 Varianten mit unterschiedlicher Indikation durchgeführt und damit der individuellen Problemlage in der Intensivstation angepaßt werden [1, 3, 5, 8–12, 16]. Neben der gravimetrisch gesteuerten Hämofiltration, die bei einem Blutfluß von 350–450 ml/min den Austausch von 18 l Plasmawasser in 2,5–4 h gestattet und in der Regel als intermittierendes Verfahren Verwendung findet, stehen noch die arteriovenöse und die venovenöse Variante zur Verfügung. Bei der arteriovenösen Form werden keine Pumpen benötigt. Auf diese Weise ist eine sehr schonende Therapie auch bei instabilem Kreislauf möglich. Als Nachteile sind die komplette Abhängigkeit der Entgiftungsleistung vom Systemdruck, Blutungsrisiken durch Dauerheparinisierung und die Notwendigkeit, ein großes arterielles Gefäß (in der Regel die A. femoralis) zu punktieren, zu nennen. Das Verfahren kann in jeder Intensiveinheit Verwendung finden, bindet aber zur Überwachung der Filterleistung und der Bilanzen eine ganze Pflegekraft. Andererseits ist gerade mit der kontinuierlichen arteriovenösen Hämofiltration das sonst schwierige Ernährungsproblem bei Kranken mit Sepsis und akutem Nierenversagen problemlos zu lösen [13]. Als Minimalforderung an eine effektive Entgiftung muß für die kontinuierliche arteriovenöse Hämofiltration ein Filtratfluß von 600 ml/h gefordert werden.

Wegen der großen Flüssigkeitsverschiebung bei einer solchen kontinuierlichen Entgiftungsbehandlung ist die Arzneitherapie erschwert. Es gibt bisher zwar einige gute Vorschläge zur Realisierung, doch sind die wesentlichen Fragen, besonders in bezug auf die Antibiotika-Therapie, noch unbeantwortet [8, 12].

Bei Kranken mit einem instabilen Kreislauf mit einer Indikation zu einer Blutreinigungsbehandlung hat sich die pumpengetriebene, venovenöse, kontinuierliche Hämofiltration bewährt. Sie bietet im Vergleich zur arteriovenösen Variante den Vorteil, daß auch das sog. Unipunkturverfahren möglich ist, bei dem lediglich ein einzelnes größeres venöses Gefäß punktiert werden muß und die Blutreinigung auch bei extrem instabilem Kreislauf möglich wird. Für dieses Verfahren sollten nur Geräte Verwendung finden, die allen Sicherheitsanforderungen, wie sie auch in der Hämodialyse gestellt werden müssen, entsprechen [5, 8, 10, 16].

Die nicht unerheblichen Risiken der kontinuierlichen Blutreinigungsverfahren (Technik, Folgeschäden für den Organismus) verlangen eine enge Kooperation zwischen Intensivmedizinern und Nephrologen. Kann diese nicht angeboten werden, muß der Kranke in ein entsprechend ausgerüstetes Zentrum verlegt werden.

Grundsätzlich muß beachtet werden, daß alle Hämofiltrationsvarianten nicht zur schnellen Korrektur von Störungen im Elektrolyt- und Harnsäurehaushalt geeignet sind. Hier liegt unverändert die Domäne der Hämodialyse [1, 3, 9, 10]. Bei allen anderen Indikationen zum Einsatz von Blutreinigungsverfahren ist die Hämofiltration der Hämodialyse ebenbürtig, für die Therapie einer Sepsis und deren Komplikationen der letzteren aber eindeutig überlegen [1, 8, 10–12, 16]. Die Erfahrungen in vielen Kliniken sprechen dafür, eine der Formen der kontinuierlichen Hämofiltration bei der Sepsis bereits einzusetzen, ehe Zeichen des Multiorganversagens nachweisbar werden.

Literatur

1. Baldamus CA (1986) Hämofiltration als Behandlungsmethode des akuten Nierenversagens. Anästh Intensivmed 27:87–90
2. Bouffard Y, Viale JP, Annat G, Guillaume Ch, Percival C, Bertrand O, Motin J (1986) Pulmonary gas exchange during hemodialysis. Kidney Int 30:920–923
3. Franz HE (1985) Blutreinigungsverfahren. 3. Aufl. Thieme, Stuttgart
4. Godejohann T (1987) Akutes Nierenversagen und Hämodialyse. Diss., Münster
5. Götz E, Schmitt J (1987) Klinische Erfahrungen mit der kontinuierlichen Hämofiltration unter Verwendung einer Rollerpumpe. In: Menzel H (Hrsg) Kontinuierliche Hämofiltration auf Intensivbehandlungsstationen. Zuckschwerdt, München, S 46–54
6. Goris RJA (1987) Pathophysiology of multiple organ failure with „sepsis". Med Klin 82:546–547
7. Hörl WH, Steinhauer HB, Schollmeyer P (1985) Plasma levels of granulocyte elastase during hemodialysis: Effects of different dialyzer membranes. Kidney Int 28:791–796
8. Kroh U, Lennartz H (1986) Kontinuierliche volumenkonstante Hämofiltration (CVHF)-Alternatives Blutreinigungsverfahren bei operativen Intensivpatienten. In: Deutsch E et al (Hrsg) Akutes Nierenversagen und extrakorporale Therapieverfahren. Schattauer, Stuttgart, S 309–316
9. Lison AE (1986) Vor- und Nachteile der Hämodialyse-Behandlung während intensivmedizinischer Therapie. Anästh Intensivmed 27:83–86
10. Lison AE (1988) Dialyse-Hämofiltration. In: Lawin P (Hrsg) Praxis der Intensivbehandlung. Thieme, Stuttgart (5. Aufl.)
11. Mauritz W, Sporn P, Schindler I, Zadrobilek E, Roth E, Appel W (1986) Akutes Nierenversagen bei abdomineller Sepsis. Vergleich von Hämodialyse und kontinuierlicher arteriovenöser Hämofiltration. Anaesth Intensivther Notfallmed 21:212–217
12. Pollok M (1987) Pharmakokinetische Überlegungen bei kontinuierlicher Hämofiltration. In: Menzel H (Hrsg) Kontinuierliche Hämofiltration auf Intensivbehandlungsstationen. Zuckschwerdt, München, S 12–16
13. Puchstein Ch, Sicking K, Zander J (1987) Ernährungsprobleme bei pulmonaler Insuffizienz und Respirator-Therapie. In: Menzel H (Hrsg) Kontinuierliche Hämofiltration auf Intensivbehandlungsstationen. Zuckschwerdt, München S 65–76
14. Rösick F, Böhler J, Kramer P (1982) Einfluß des kolloidosmotischen Druckes auf die Höhe der Filtrationsrate bei CAVH. In: Kramer P (Hrsg) Arteriovenöse Hämofiltration. Nieren-(Ersatz)-Therapie im Intensivpflegebereich. Vandenhoeck & Ruprecht, Göttingen Zürich, S 131–134
15. Sporn P, Mauritz W, Redl G, Schindler I, Zadrobilek E (1985) Überwachung der Nierenfunktion bei abdomineller Sepsis. Anaesth Intensivther Notfallmed 20:282 286
16. Wigger W, Grieben K, Matthaei D, Kramer P (1982) Steuerung des Wasser- und Elektrolythaushaltes durch CAVH. In: Kramer P (Hrsg) Arterio-venöse Hämofiltration. Nieren-(Ersatz)-Therapie im Intensivpflegebereich. Vandenhoeck & Ruprecht, Göttingen Zürich, S 135–144

ARDS

Die Bedeutung der Granulozyten im ARDS –
Sind sie notwendig?

G. Schlag und H. Redl

In der Pathophysiologie des Polytraumas spielen die sog. „Organe im Schock" für den posttraumatischen Verlauf und damit für die Prognose eine sehr bedeutsame Rolle. Die morphologischen (vorwiegend ultrastrukturellen) und funktionellen Veränderungen können durch eine rechtzeitige Behandlung oder – noch besser – durch eine in viele Richtungen einsetzende Prophylaxe sehr häufig reversibel verlaufen. Bei irreversiblen Veränderungen können diese einen „locus minoris resistentiae" bilden und die Grundlage zu einem späteren multiplen Organversagen darstellen.

Gerade die Lunge – mit dem gefürchteten posttraumatischen ARDS – ist für die Prognose und den Ausgang eines Polytraumas sehr wichtig und oft von vitaler Bedeutung, liegt doch die Letalität des generellen ARDS noch immer bei 60% und kann im septischen ARDS bis zu 80% ansteigen. Es ist daher nur allzu verständlich, daß seit Jahren über den Pathomechanismus des speziellen posttraumatischen Lungenversagens gearbeitet und auch gerätselt wird. Erst in den letzten Jahren hat sich die Ansicht weitgehendst verbreitet, daß die polymorphkernigen neutrophilen Granulozyten (PMN) eine wichtige Rolle in der Pathogenese des ARDS spielen.

Im posttraumatischen Geschehen haben wir grundsätzlich zwischen einem „frühen" ARDS – welches vor Jahren mit dem Namen „Fettemboliesyndrom" bezeichnet wurde – und dem „späten" oder auch oft „septischen" ARDS zu unterscheiden.

Die Fettembolie hat heute ihre Bedeutung im frühen posttraumatischen ARDS komplett verloren und ist nur als morphologisches Symptom zu betrachten. Ganz anders kann es beim Exitus im Schock zugehen, wenn es zu einer massiven Einschwemmung von Mark und Fett aus dem Frakturbereich und den zerstörten Weichteilen kommt. Dieses sehr seltene Bild bietet sich bei Autopsien von während des Schocks Verstorbenen. In diesen Fällen ist es durch die Fett-, Mark- und Mikrothrombeneinschwemmung (Thrombozyten, Granulozyten und Fibrin) zu einem „akuten mikrozirkulatorischen Syndrom" der Lung gekommen, welches zu einer Ausflußblockade des rechten Ventrikels und dadurch zu einem akuten Rechtsherzversagen führen kann [42].

Das frühe posttraumatische ARDS tritt meistens nach 48–72 h auf, dem fast immer ein hypovolämisch-traumatischer Schock voranging. Es erhebt sich nun die Frage – sind für die Entwicklung des frühen ARDS die PMN notwendig oder nicht?

Bedeutung der polymorphkernigen Neutrophilen (PMN)

In frühen Untersuchungen an humanen Lungenbiopsien fiel uns eine immer zu beobachtende Leukostase der Lunge auf, wobei die PMN schon unmittelbar im Schock (bis zu 1 h post Trauma) vorhanden waren [43–45, 47–49]. In experimentellen Untersuchungen konnten wir durch [111]Indium-oxin-markierte Granulozyten die Leukostase im Schock (low flow syndrome) bestätigen, die hochsignifikant gegenüber dem Ausgangswert war (p < 0,001) [44]. Auch beim polytraumatisierten Patienten ohne direkten Lungenschaden (Contusion, Aspiration) konnten wir bei der Autopsie durch eine spezielle Esterasefärbung der PMN eine hochsignifikante Leukostase morphometrisch in jedem Lungenlappen gegenüber verstorbenen Patienten ohne Trauma beobachten. Es wurden nur Patienten dazu ausersehen, die innerhalb 48 h nach dem Trauma verstarben [9]. So kann man die Leukostase der Lunge als das morphologische Leitsymptom des hypovolämisch-traumatischen Schocks ansehen, wie es auch von anderer Seite vielfach beobachtet wurde [5, 37, 52].

Was scheint nun die Ursache dieser Leukostase zu sein? Hier müssen wir auf die Beobachtungen von Craddock et al. [6–8] und Hammerschmidt et al. [15, 16] zurückkommen, die im Rahmen ihrer Arbeitsgruppen in Minneapolis bei der Hämodialyse sehr häufig eine Komplementaktivierung mit einer Sequestrierung von Granulozyten in der Lunge fanden, welche sich klinisch als ein ARDS manifestierte.

Die Komplementaktivierung scheint daher der Trigger zur Granulozytenaktivierung zu sein, wobei die Komplementaktivierung vorwiegend auf dem alternativen Wege (Trauma, Ischämie, Hämodialyse) und auch auf dem klassischen Wege (z. B. Endotoxin) erfolgt (Abb. 1).

Klinisch führt die Komplementaktivierung bekanntlich zu einer Leukopenie (Granulozyten), wie wir das sowohl im Trauma, aber auch in der akuten Endotoxinämie beobachten können.

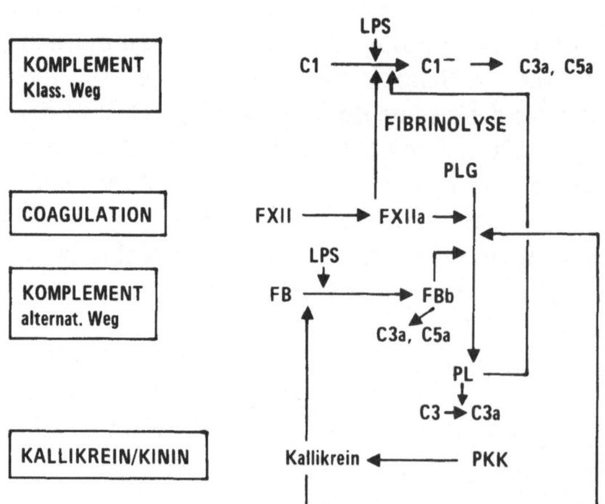

Abb. 1. Möglichkeiten der Komplementaktivierung nach Polytrauma im Rahmen der Aktivierung der humoralen Achse. *Cl* = Komplement Cl; *C3a, C5a* = Anaphylatoxine; *LPS* = Endotoxin; *PLG* = Plasminogen; *PL* = Plasmin; *FB* = Komplement Faktor B; *PKK* = Präkallikrein

Die Aktivierung der Granulozyten ist die Voraussetzung zur Sequestration in der Lunge wie auch in der Leber, wobei durch die Aktivierung toxische Substanzen aus den Granulozyten freigesetzt werden, die zum Gewebsschaden führen können. Die Leukostase in der Lunge kann aber auch durch Flowverminderung in den Pulmonalgefäßen ausgelöst werden, wie es von Hogg's Gruppe [27] durch Drosselung des Flows in der Vena cava inferior experimentell bewiesen wurde. Diese Flowverminderung spielt sicher auch eine sehr wichtige Rolle im Schock („low flow syndrome"), weil auch wir zu diesem Zeitpunkt die meisten radioaktiv markierten Granulozyten in der Lunge vorfanden.

Es scheint sich hier eine Margination der Granulozyten – besonders im Bereich der Venulen – auszubilden. Nach Wiederauffüllung des Kreislaufes kommt es zu einer teilweisen Ausschwemmung der Granulozyten, wobei wir jedoch noch immer eine signifikante Erhöhung ($p < 0,05$) gegenüber den Ausgangswerten beobachten konnten [44].

Polytrauma (Fraktur, Weichteiltrauma, Ischämie) führt zur Aktivierung des Komplementsystems und wurde sowohl klinisch als auch experimentell nachgewiesen [20, 22, 46]. Der Mediator zwischen dem zerstörten Gewebe und dem Komplementsystem ist z.Z. nicht bekannt. Auf jeden Fall fanden wir [33] wie auch Kapur et al. [25] eine Korrelation zwischen C3a (Splitprodukt) bzw. C3 und dem Traumascore ISS („injury severity score"). Weiters wurde auch ein Zusammenhang zwischen hohen C3a-Spiegel und dem Auftreten eines Multiorganversagens gezeigt [21].

Als letzter Beweis dieser experimentellen und klinischen Beobachtung der Rekrutierung von Granulozyten in der Lunge ist deren Aktivierung nachzuweisen. Durch die Aktivierung kommt es bekanntlich zum Ausstoß von Proteinasen (Elastase, Kollagenase, Kathepsin D u.a.) sowie zur Freisetzung von toxischen Sauerstoffradikalen (O_2^-, H_2O_2, OH^-), die zu Gewebszerstörungen (enzymatisch, Lipidperoxidation von Zellmembranen) führen.

Durch den Nachweis der Granulozyten – Elastase als PMN-Elastase-alpha$_1$-Proteaseninhibitorenkomplex (PI) [31, 32] – wurde uns in der Klinik die Möglichkeit gegeben, aktivierte Granulozyten nachzuweisen [23] und mit einem Grenzwert von z.B. < 400 µg/l einen Prädiktor für die Entwicklung des posttraumatischen ARDS zu finden (Abb. 2). Diese hier beschriebenen Beobachtungen sind nur im akutesten posttraumatischen Geschehen erarbeitet worden und noch unbeeinflußt von der septischen Komponente.

	ARDS	
	ja	nein
>	13	6
400 ug/L		
<	2	20

Abb. 2. Voraussagekraft der Bestimmung von neutrophiler Elastase (als alpha$_1$-Proteaseninhibitorkomplex) im Plasma von Polytraumatisierten für das Auftreten eines akuten Lungenversagens bei Verwendung von 400 µg/l als Entscheidungsgrenze. (Aus [33])

Wie kommt es nun zur Schädigung der Lunge?

Als ein wichtiges morphologisches Symptom der „Lunge im Schock" waren sehr häufig Endothelzellenschwellungen in den Kapillaren der Alveolarsepten – sehr rasch im Schock – zu beobachten. Es kam zu einem intrazellulären Ödem mit vollkommenem Verlust der Zellstruktur. Diese Veränderungen waren meistens mit einem perivaskulären Ödem – also einem beginnenden Permeabilitätsschaden – verbunden. Auch diese Veränderungen konnten wir sowohl im Menschen als auch experimentell nachweisen, ohne daß es noch zu einer septischen Entwicklung kam.

Als eine Folge der entzündlichen Reaktion kommt es zu einer initialen Adhärenz der PMN am Endothel, zur Diapedese (Abb. 3) und zur Migration in das Interstitium und teilweise auch in den Alveolarraum. Ein sichtbares Zeichen der Aktivierung der PMN ist die Degranulierung, die vor allem intravaskulär, aber auch im Interstitium nachzuweisen ist. Verschiedene extrazelluläre Substanzen können die PMN-Degranulation stimulieren, wobei chemotaktische Faktoren (bakterielle Peptide – FMLP), das Komplementspaltprodukt C5a, der Lipoxygenaseprodukte HETE und Leukotrien B4 und der „platelet activating factor" (PAF) in Betracht kommen.

Granulabestandteile, wie z. B. Laktoferrin, fördern die Adhärenz [1, 17]. Laktoferrin kann heute im Plasma nachgewiesen werden und gibt klinisch den Hin-

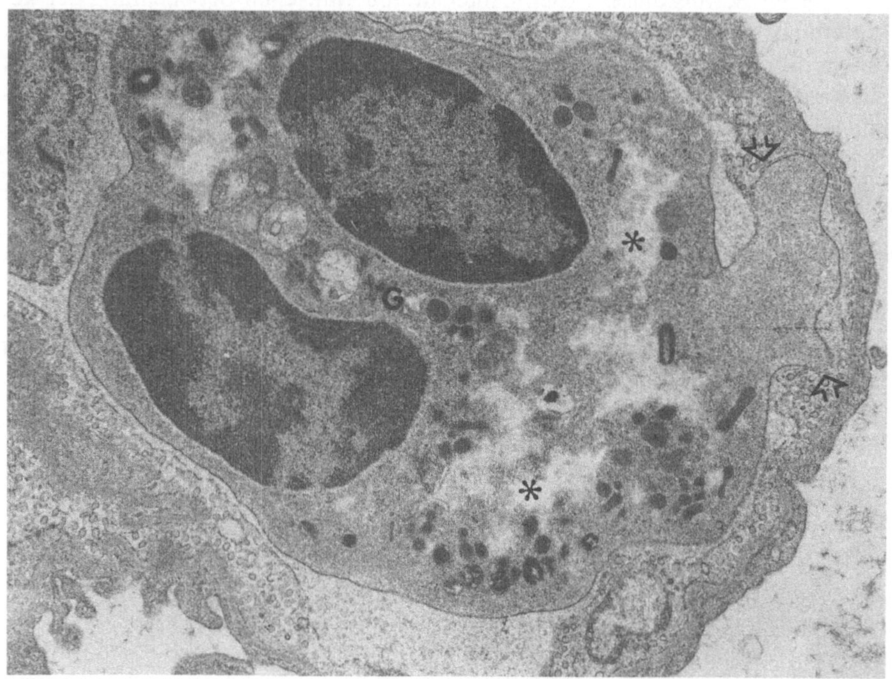

Abb. 3. Auswandern von teilweise degranulierten (*) PMN (G) aus einer Lungenkapillare mit Zurückdrängen des Endothels *(Pfeil)*. (*EM Vergr.:* × 12000)

weis der Granulozytenaktivierung. Glykoproteine – wie z. B. Laktoferrin – spielen bei der Adhärenz sicher eine sehr wichtige Rolle. Viele Mediatoren (Leukotriene, kationische Proteine, Lipopolysaccharide, Interleukin-1, PGE_2), sowie auch Membranglykoproteine sind an dieser Adhärenz beteiligt. Die Adhäsion im Sinne einer gehemmten Motilität (hochaffin) führt zum Festhalten der PMN am Endothel [11], die die Voraussetzung zur Membranschädigung durch toxische Sauerstoffradikale bietet. Schon im Schock kann es vorerst zu einer niederaffinen Adhäsion kommen, die die Grundlage zur Migration – z. B. zwischen dem Endothel – bilden kann. Man könnte in diesem Fall auch annehmen, daß die PMN nicht aktiviert sind und – nach der Hypothese von Brigham u. Meyrick [3] – erst durch das Durchwandern der Endothelzellen aktiviert werden. Jetzt kommt es erst zur direkten Schädigung der Endothelzellen. Die frühzeitige Auswanderung der PMN ist bereits während des Schockgeschehens beobachtbar (Abb. 3).

Durch die Ausstoßung von Sauerstoffradikalen (O_2^-, H_2O_2) wird die Endothelzelle geschädigt, wobei es zur Blasenbildung und sogar zur Denudation [36] und als Folge zu den typischen Permeabilitätsveränderungen kommen kann. Die Freisetzung von Proteinasen – wie z. B. Elastase, Kollagenase und Kathepsin D – könnten die Lyse der Basalmembran, den direkten Zellschaden (Endothel) und die Matrixzerstörung im perivaskulären Gewebe verursachen. Nicht zu vergessen ist auch die Freisetzung weiterer Mediatoren aus den aktivierten PMN wie z. B. Leukotriene, Prostaglandine, PAF und auch Histamin, die alle zu Gewebeschäden führen können. Auch die in den PMN enthaltenen kationischen Proteine können direkt und nicht enzymatisch zur Ödembildung infolge Permeabilitätszunahme führen [35].

Es ist durch viele Untersuchungen klargestellt, daß aktivierte PMN zu schweren Endothelzellschäden in der Lunge führen können und damit die Grundlage des Permeabilitätsödems mit Ausbreitung in das Interstitium bilden. Auf dieser Basis entsteht das frühe posttraumatische ARDS, welches noch auf den intravaskulären und interstitiellen Raum beschränkt sein kann. Der Alveolarbereich ist in diesen Fällen – vorausgesetzt, daß kein direkter Lungenschaden vorliegt – noch nicht befallen.

Im frühen posttraumatischen ARDS nehmen die PMN in der Pathogenese des Lungenschadens eine Schlüsselposition ein, die sowohl experimentell als auch klinisch bewiesen ist.

Wie kann es nun zu einem ARDS bei einer sog. Neutropenie kommen?

Wir möchten hier die Bedeutung auf „sogenannte" legen, weil bei peripherer Neutropenie es gar nicht ausgeschlossen ist, daß PMN versteckt, z. B. in der Leber oder Lunge (Margination) vorhanden sind. Wir konnten in einem Fall mit Neutropenie einen deutlich erhöhten neutrophilen Elastase-alpha$_1$-AP-Komplex (mit 1 h Plasmahalbwertszeit) finden, so daß sicher irgendwo aktivierte PMN vorlagen (Pacher – persönliche Mitteilung). Durch die Infusion von Granulozyten kam es zur typischen Auslösung eines akuten ARDS. Dies würde genau den Beobachtungen von Rinaldo u. Borovetz [38] entsprechen, die bei der Normalisierung einer Leukopenie schwere Lungenveränderungen im Sinne eines Permeabilitätsödems beobachten konnten.

Zahlreiche experimentelle Studien mit einer medikamentös herbeigeführten Leukopenie zeigten, daß sonst vorhandene Lungenschäden verhindert werden konnten [12, 18, 19, 24, 51].

In der letzten Zeit wurde über ARDS bei neutropenischen Patienten berichtet [26, 28, 34], die aber alle septisch waren. In diesen Fällen beruht die Pathogenese des ARDS auf einem wesentlich komplexeren Geschehen und ist mit dem posttraumatischen Früh-ARDS nicht zu vergleichen. Experimentelle Studien an neutropenischen Tieren, wie z. B. mit Ölsäure [13] oder mit Ethchlorvynol-induziertem Lungenödem sollen nicht als Argumente der ARDS-Entwicklung ohne PMN angeführt werden. Hier wird allein durch das Agens ein schwerer Lungenschaden produziert. Diese Argumente gelten auch für den direkten Lungenschaden (Kontusion).

Das späte ARDS – welches in seltenen Fällen unabhängig von PMN auftritt – könnte durch einen zweiten pathogenetischen Weg zustandekommen, wie es Ognibene et al. [34] darstellen. Wir wissen heute, daß die Makrophagen, besonders in der Sepsis, eine wichtige Rolle spielen und gerade durch das Endotoxin aktiviert werden. Endotoxin als Mediator der gramnegativen Sepsis spielt besonders bei den schwersterkrankten Patienten und auch beim Schwerstverletzten eine wichtige Rolle. Die Endotoxinämie ohne septischen Fokus ist im posttraumatischen Verlauf bekannt und durch den Zusammenbruch der Darmbarriere im Schockgeschehen erklärbar. Wir bezeichnen die frühzeitige posttraumatische Endotoxinämie als „septische Herausforderung" des Organismus – gleichzeitig kann es jedoch auch bei diesem Geschehen zu einer Bakteriämie kommen.

Endotoxin führt auch zusätzlich zu einer Komplementaktivierung – besonders auf dem klassischen Weg –, und durch die Splitprodukte wie z. B. C5a kommt es ebenfalls zur Aktivierung von Makrophagen.

Die Stimulation der pulmonalen Makrophagen (sowie auch in der Leber) bewirkt neben anderen wichtigen Mediatoren wie z. B. tumor necrotising factor (TNF), PAF, IL-1 auch die Freisetzung toxischer Sauerstoffradikale und Proteinasen, die wie bei den PMN zu Lungenschäden führen [2, 14].

So gibt es verschiedene Wege der Aktivierung von pulmonalen Makrophagen auch ohne direkte Intervention von PMN, die ebenfalls einen Link zur Aktivierung von Makrophagen bewirken können. Andererseits kommt es durch die Komplementbedingte (C5a) Aktivierung der Makrophagen zur Sekretion von chemotaktischen Faktoren für PMN [40, 41], die letzten Endes auch zur Akkumulierung von vorhandenen PMN im Alveolarbereich führen und in der bronchoalveolären Lavageflüssigkeit nachweisbar sind. Dort erfolgt eine weitere Aktivierung und Freisetzung von PMN-spezifischen Mediatoren wie der Elastase, was sich auch direkt durch Immunoassay nachweisen läßt. So fanden wir in Zusammenarbeit mit M. Jochum, München, daß Elastase-alhpa$_1$-Komplexspiegel in Lavage teilweise weit über den Plasmaspiegeln lagen (Abb. 4) und sogar freie Aktivität nachweisbar war, wie auch von Dwenger und Schweitzer [10] berichtet wurde. Dies ist wahrscheinlich auf oxidierten und damit inaktivierten alpha$_1$-PI zurückzuführen [4]. Somit besteht auch eine gegenseitige Beeinflussung zellulärer Elemente im akuten Lungenschaden, sowohl mit als auch ohne PMN.

Die Möglichkeit eines Lungenschadens im Schock ohne PMN kann auch in einer anderen Form zustandekommen. Im Stadium des „low flow syndrome"

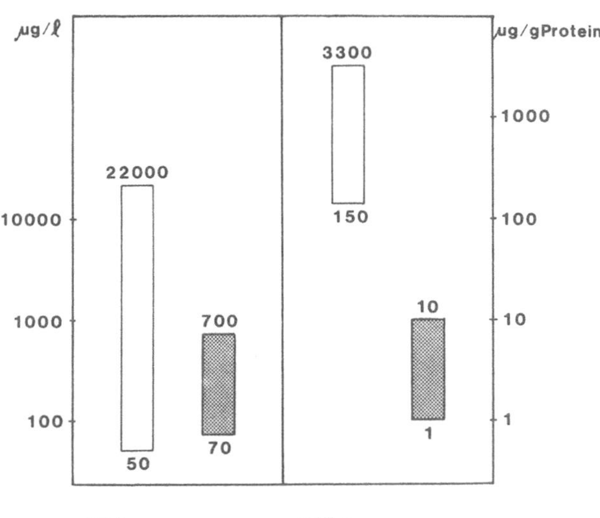

Abb. 4. Typische Elastasespiegel im Plasma (septische postoperative Patienten) und in der Lavage (Verbrennungspatienten), dargestellt pro Liter Plasma beziehungsweise Lavage *(links)* und pro Gramm Gesamtprotein *(rechts).* (Daten aus Gemeinschaftsstudien mit R. Pacher, D. Traber, D. Herndon und M. Jochum)

sind verschiedene Areale – besonders im Mittel- und Oberlappen der Lunge – schlecht perfundiert, wie wir es experimentell nachweisen konnten. In diesen Gewebsarealen haben wir auch keine Granulozytenansammlungen durch den Myeloperoxidasenachweis gefunden. Ein Produkt der Lipidperoxidation – das Malondialdehyd (MDA), welches durch Sauerstoffradikale infolge der Reperfusion entstehen kann, wurde im Gewebe ebenfalls nicht im erhöhten Maß gefunden. Trotzdem besteht die hypothetische Annahme, daß in diesen „no flow" Regionen durch die Reperfusion Sauerstoffradikale gebildet werden können und zu Membranschäden der Lungenkapillare führen. Dies würde auch mit der Beobachtung von Risberg et al. [39] übereinstimmen, die in der isolierten Lunge keine konjugierten Diene (Lipidperoxidationsprodukte) trotz Radikalbildung fanden. Sie schlossen daraus, daß Lipidperoxidation – die wir eindeutig im Skelettmuskel nach Reperfusion (Schock) nachweisen konnten – für die Ödembildung durch Sauerstoffradikale nicht alleine verantwortlich gemacht werden kann.

Durch die Reperfusion kann es im Rahmen der toxischen Sauerstoffradikale auch zur Aktivierung entzündlicher Zellen – wie den PMN – kommen. Es kommt zur Bereitstellung chemoattraktiver Substanzen [30], die z. B. aus geschädigten Zellen ($O_2^{\,-}$) freigesetzt werden können. So könnte man sich einen Link zwischen Reperfusion und toxischen Sauerstoffradikalen mit einer entzündlichen (nicht bakteriellen) Reaktion vorstellen. Vica versa könnten aber auch durch eingeschwemmte PMN-Aggregate Zirkulationsunterbrechungen in den Kapillaren hervorgerufen werden, die zur Ischämie und als Folge über die Aktivierung von Xanthinoxidase zur Sauerstoffbildung mit weiteren Gewebsschäden führen [29, 30, 50].

Die Granulozyten sind im Früh-ARDS in der Pathogenese an erster Stelle zu nennen. Zusätzlich besteht die theoretische Möglichkeit, daß es durch die Wiederauffüllung des Kreislaufs im hypovolämisch-traumatischen Schock zu Reperfusionsschäden in nicht durchbluteten Abschnitten der Lunge kommen kann. Umgekehrt kann die Ischämie wiederum zu PMN-Invasion durch chemoattraktive Substanzen führen. Im Spät-ARDS, welches sich vor allem im Interstitium und Alveolarraum abspielt, sind sehr wohl PMN beteiligt, die durch chemoattraktive Substanzen der aktivierten Makrophagen (z. B. durch Endotoxin, C5a) in den Alveolarbereich einwandern, wie es durch PMN-Markersubstanzen klinisch bewiesen wurde (neutrophile Elastase, Myeloperoxidase, MDA).

Bei neutropenischen Patienten spielen in der Pathogenese sicher die durch Bakteriämie und Endotoxinämie aktivierten Makrophagen die wichtigste Rolle, wo besonders Mediatoren der Sepsis (IL-1, TNF, PAF) zu schweren Lungenschäden beitragen können. Abgesehen davon, daß auch bei neutropenischen Patienten marginierte PMN vorhanden sein können, die indirekt durch den Marker „neutrophile Elastase" vermutet werden können.

Literatur

1. Boxer L, Haak R, Yang H, Wolach J, Whitcomb J, Butterich C, Baehner R (1982) Membrane-bound lactoferrin alters the surface properties of polymohphonuclear leukocytes. J Clin Invest 70:1049–1051
2. Brieland JK, Kunkel RG, Fantone JC (1987) Pulmonary alveolar macrophage function during acute inflammatory lung injury. Am Rev Resp Dis 135:1300–1306
3. Brigham KL, Meyrick B (1984) Granulocyte dependent injury of pulmonary endothelium: a case of miscommunication? Tissue Cell 16:137–155
4. Cochrane CG, Spragg RG, Revak SD, Cohen AB, McGuire WW (1983) The presence of neutrophil elastase and evidence of Oxidation activity in bronchoalveaolar lavage fluid of patients with adult respiratory distress syndrome. Am Rev Respir Dis 127:S25–S27
5. Connell RS, Swank RL, Webb MC (1975) The development of pulmonary ultrastructural lexions during hemorrhagic shock. J Trauma 15:116–129
6. Craddock PR, Fehr J, Brigham KL, Jacob HS (1975) Pulmonary capillary leukostasis: a complement (C') mediated complicatioion of hemodialysis. Clin Res 23:402A
7. Craddock PR, Fehr J, Dalmasso AP, Brigham KL, Jacob HS (1977a) Pulmonary vascular leukostasis resulting from complement activation by dialyzer cellophane menbranes. J Clin Invest 59:879–888
8. Craddock PR, Fehr J, Brigham KL, Kronenberg RS, Jacob HS (1977b) Complement and leokocyte medaited pulmonary dysfunction in hemodialysis. N Engl J Med 296:769–774
9. Dinges HP, Redl H, Schlag G (1984) Quantitative estimation of granulocyte in the lung after polytrauma – dog and human autopsy data. Eur Sugr Res 16:100–101
10. Dwenger A, Schweitzer G (1986) Bronchoalveolar lavage fluid and plasma proteins, chemiluminescence response and protein contents of polymorphonuclear leukocytes from blood and lavage fluid in traumatizes patients. J Clin Chem Clin Biochem 24:73–88
11. Fehr, J, Bütler S (1985) Zur Bedeutung der Prostaglandine für die in vitro Adhäsivität und die in vivo Margination der neutrophilen Granulozyten. Klin Wschr 63:152–157
12. Flick MR, Perel G, Staub NC (1981) Leukocytes are required for inceased lung microvascular perimeability after microemboli in sheep. Circ Res 48:344–351
13. Flick MR, Julien M, Heuffel JM (1983) Leukocytes are not required for oleic acid induced lung injury in sheep. Physiologist 26:55A.
14. Gerberich GF, Jaffe HA, Willoughby JB, Willoughby WF (1986) Relationship between pulmonary inflammation, plasma transudation, and oxygen metabolite secretion by alveolar macrophages. J Immunol 137:114–121

15. Hammerschmidt DE, Craddock PR, McCullogh JJ, Kronenberg RS, Dalmasso AP, Jacob HS (1978) Complement activation and pulmonary leukostasis during fiber filtration leukopheresis. Blood 51:721–730

16. Hammerschmidt DE, Harris PDED, Wayland JH, Craddock PR, Jacob HS (1981) Complement-induced granulocyte aggregation in vivo. Am J Pathol 102:146–150

17. Harlan JM (1985) Leukocyte-endotheloal interactions. Blood 65:513–525

18. Heath CA, Lai L, Bizios R, Malik AB (1986) Pulmonary hemodynamic effects of antisheep serum-induced leukopenia. J Leuk Biol 39:385–397

19. Heflin AC Jr, Brigham KL (1981) Prevation by granulocyte depletion of increades vascular permeability of sheep lung following endotoxemia. J Clin Invest 68:1253–1260

20. Heideman M (1985) The role of complement in trauma. Acta Chir Scand Suppl 522:233–244

21. Heideman M, Hugli TE (1984) Anaphylatoxin generation in multisystems organ failure. J Trauma 24:1038–1043

22. Heideman M, Kaijser B, Gelin LE (1978) Complement activatioion and hematologic, hemodynamic, and respiratory reactions early after soft-tissue injury. J Trauma 18:696–700

23. Jochum M, Fritz H (1983) Plasma levels of human granulocytic elastase alpha 1 proteine inhibitor complex (E-alpha 1 PI) in patients with septicemia and acute leukemia. In: Goldberg D, Werner M (eds) Selected topics in clinical enzymology. de Gruyter & Co, Berlin New York, pp 85–100

24. Johnson A, Malik AB (1980) Effect of granulocytepenia on extravascular lung water content after micro-embolization. Am Rev Resp Dis 122:561–566

25. Kapur MM, Jain P, Gidh M (1986) The effect of trauma and serum C3 activation and its correlation with injury severity score in man. J Trauma 26:464–466

26. Laufe MD, Simon RH, Flint A, Keller JB (1986) Adult respiratory distress syndrome in neutropenic patients. Am J Med 80:1022–1026

27. Martin BA, Wright JL, Thommasen H, Hogg JC (1982) Effect of pulmonary blood flow on the exchange between the circulating and marginating pool of polymorphonuclear leukocytes in dog lungs. J Clin Invest 69:1277–185

28. Maunder RJ, Hackman RC, Riff E, Albert RK, Springmeyer SV (1986) Occurrence of the adult respiratory distress syndrome in neutropenic patients. Am Rev Resp Dis 133:313–316

29. McCord JM (1986) Superoxide radical: a likely link between reperfusion injury and inflammation. Adv. Free Rad Biol Med 2:325–345

30. McCord JM (1987) Oxygen-derived radicals: a link between reperfusion injury and inflammation. Fred Proc 46:2402–2406

31. Neumann S, Hennrich N, Gunzer G, Lang H (1983) Enzyme linked immunoassay for complexes of human granulocyte elastase with alpha$_1$-proteinase inhibitor in plasma. In: Goldberg DM, Werner M (eds) Progress in clinical enzymology II. Masson, New York, p 293

32. Neumann S, Jochum M (1984) Elastase-alpha$_1$-proteinase inhibitor complex. In: Bergmeyer HV, Bergmeyer J, Graßl M (eds) Methods of enzymatic analysis, vol 5, 4th edn, p 184

33. Nuytinck JKS, Goris RJA, Redl H, Schlag G, van Munster PJJ (1986) Posttraumativ complications and inflammatory mediators. Arch Surg 121:886–890

34. Ognibene FP, Martin SE, Parker MM, Schlesinger T, Roach P, Burch C, Shelahmer JH, Parrillo JE (1986) Adult respiratory distress syndrome in patients with severe neutropenia. N Engl J Med 315:547–551

35. Peterson MW, Stone P, Shashy DM (1987) Cationic neutrophil proteins increase transendothelial albumin movement. J Appl Physiol 62:1521–1530

36. Pretorius JP, Schlag G, Redl H, Botha WS, Goosen DJ, Bosman H (1987) The „lung in shock" as a result of hypovolemic-traumatic shock in baboons. J Trauma (in press)

37. Ratliff NB, Wilson JW, Mikat E, Hackel DB, Graham TC (1971) The lung in hemorrhagic shock. IV. The role of the polymorphonuclear leukocyte. Am J Pathol 65:325–334

38. Rinaldo JE, Borovetz H (1985) Deterioration of oxygenation and abnormal lung microvascular permeanbility during resolution of leukopenia in patients with diffuse lung injury. Am Rev Resp Dis 131:579–583

39. Risberg B, Smith L, Schoenberg MH, Younes M (1987) Lipid peroxidation is not a major factor involved in the edema formation in perfused lungs. Eur Surg Res 19:164–170

40. Ronnins RA, Russ WD, Rasmussen JK, Clayton MM (1987a) Activation of the complement system in the adult respiratory distress syndrome. Am Rev Resp Dis 135:651–658
41. Robbins RA, Russ WD, Thomas KR, Rasmussen JK, Kay HD (1987b) Complement component C5 is required for release of alveaolar macrophage-derived neutrophil chemotactic activity. Am Rev Resp Dis 135:659–664
42. Schlag G &1974) Experimentelle und klinische Untersuchungen mit Knochenzementen. Brüder Hollinek, Wien
43. Schlag G, Redl H (1980) Die Leukostase in der Lunge beim hypovolämisch-traumatischen Schock. Anaesthesist 29:606–612
44. Schlag G, Redl H (1985a) Morphology of the microvascular system in shock: lung, liver, and skeletal muscles. Crit Care Med 13:1045–1049
45. Schlag G, Redl H (1985b) Morphology of the human lung after traumatic injury. In: Zapol W, Falke K (eds) Acute respiratory failure. Dekker, New York, pp 161–183
46. Schlag G, Redl H (1986) Oxygen radicals in hypovolemic-traumatic shock. In: Novelli GP, Ursini F (eds) Oxygen free radicals in shock. International Workshop Florence 1985. Karger, Basel, pp 94–108
47. Schlag G, Regele H (1972) Lungenbiopsien bei hypovolämisch-traumatischem Schock. Med Welt 23:1755–1758
48. Schlag G, Voigt WH, Schnells G, Glatzl A (1976) Die Ultrastruktur der menschlichen Lunge im Schock. Anaesthesist 25:512–521
49. Schlag G, Voigt WH, Redl H, Glatzl A (1980) Vergleichende Morphologie des posttraumatischen Lungenversagens. Anaesth Intensivther Notfallmed 15:315–339
50. Schmid-Schönbein GW (1987) Capillary plugging by granulocytes and the no-reflow phenomenon in the microcirculation. Fed Proc 46:2397–2401
51. Shasby DM, Fox RB, Harada RN, Regine JE (1982) Reduction of the edema of acute hyperoxic lung injury by granulocyte depletion. J Appl Physiol 52:1237–1244
52. Teplitz C (1976) The core pathobiology and integrated medical science of adult acute respiratory insufficiency. Surg Clin North Am 56:1091–1131

Extrakorporale CO_2-Elimination und niederfrequente Überdruckbeatmung – Eine kritische Bestandsaufnahme

H. Lennartz, W. Höltermann und M. Knoch

Einleitung

Die Letalität von Patienten mit schwerem progredienten ARDS beträgt nach Zapol über 90%. Nach neueren Schätzungen sterben jährlich in den USA ca. 50 000 Patienten an einem progredienten ARDS. Ursache dafür ist das Fehlen einer wirksamen kausalen Therapie. Zahreiche Ansätze, wie Eingriffe in den Prostaglandinstoffwechsel und die Gabe von Antioxidantien, waren bislang ohne beweisbaren Einfluß auf die Letalität dieser Patienten. Die Beatmung mit hohen inspiratorischen Drücken und PEEP und wegen der zunehmenden Hypoxie mit immer höheren, notwendigen inspiratorischen Sauerstoffkonzentrationen, leitet schließlich einen Circulus vitiosus ein, der nicht mehr zu durchbrechen ist. Die früheren Bemühungen, über eine extrakorporale Membranoxigenierung die Prognose dieser Patienten zu verbessern, müssen nach ECMO-Studie als gescheitert angesehen werden [11]. Ebenso haben sich auch die Hoffnungen, die in die Hochfrequenzbeatmung resp. Jet-Ventilation gesetzt werden, bei der Behandlung dieser Patienten nicht erfüllt [2].

Als Alternative zur konventionellen Beatmung wurde 1978 erstmals von Kolobow ct al. [6] die extrakorporale CO_2-Elimination und niederfrequente Überdruckbeatmung vorgestellt.

Gattinoni [4] berichtete dann 1980 über erste Patienten, die mit dieser Methode behandelt wurden. Erst nach diesen ersten erfolgversprechenden Berichten und dem Bericht von Falke [3] setzten wir diese Methode mit Unterstützung der Arbeitsgruppe von Gattinoni bei 30 Patienten mit schwerem ARDS ein.

Ziel unserer Untersuchungen war es, bei diesen Patienten, bei denen es zu einem Versagen der konventionellen Respiratortherapie gekommen war, bei denen der Gasaustausch zusammengebrochen war, eine steife Lunge bestand und durch die aggressive Respiratortherapie ein Barotrauma sich entwickelte, durch Umkehr des therapeutischen Prinzips mit Ruhigstellung der Lunge eine Besserung der Lungenfunktion zu erreichen (Abb. 1).

Patienten und Methode

Von 65 Patienten, die uns zur Behandlung überwiesen wurden, wurden 30 Patienten im Alter zwischen 6 und 50 Jahren mit der $ECCO_1$-R + LFPPV behandelt.

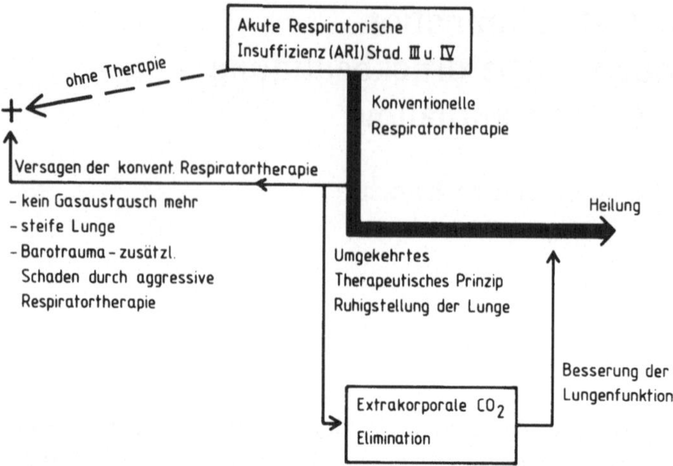

Abb. 1

Die von Pontopiddan et al. 1979 vorgeschlagene Klassifikation des schweren ARDS wurde von uns modifiziert (Tabelle 1).

Ausgeschlossen wurden Patienten, die ein Schädel-Hirn-Trauma mit intrazerebraler Blutung und akuten Blutungen, hypoxischen Hirnschaden, chronisch obstruktive Atemwegserkrankungen im Finalstadium, kardiales Lungenödem,

Tabelle 1. ARDS-Klassifikation für die Behandlung mit ECCO$_2$-R + LFPPV. (Nach Pontopiddan)

Nach 24–48 h konventioneller Therapie mit Inversed Ratio Ventilation und PEEP sowie sämtlichen begleitenden Maßnahmen
pO$_2$ <50 mmHg bei FiO$_2$ ≥0,6
ARDS-typischer Röntgenthoraxbefund
Intrapulmonaler Rechts-Links-Shunt >30%
Spitzenbeatmungsdruck >50 cm H$_2$O
Unbeeinflußbares erhöhtes extravaskuläres Lungenwasser

Tabelle 2. Kontraindikationen für die Behandlung mit der ECCO$_2$-R

1. Schädelhirntrauma mit intrazerebraler Blutung
2. Akute Blutung
3. Hypoxischer Hirnschaden
4. Chronisch-obstruktive Atemwegserkrankung im Finalstadium
5. Große Parenchymfisteln
6. Fortgeschrittene Fibrose
7. Kardiales Lungenödem
8. Infaustes Karzinomleiden
9. Alter über 65 Jahre

ein infaustes Karzinomleiden hatten oder über 65 Jahre alt waren, sowie ein Patient mit Aids (Tabelle 2).

Mit Hilfe des Doppellumenkatheters nach Pesenti [9] als Gefäßzugang für den extrakorporalen Kreislauf wird die Vena cava bis zur Zwerchfellhöhe über die Vena femoralis kanüliert. Der partielle venovenöse Bypass führt über 2 in Serie angeordnete Membranlungen mit je 4,5 qm Oberfläche zum Patienten zurück. Die Membranlungen werden zur CO$_2$-Elimination parallel im Gegenfluß zum extrakorporalen Blutfluß mit einem angefeuchteten Sauerstoff-Luft-Gemisch von 15–30 l/min durchströmt. Bei einem extrakorporalen Blutfluß von 1,5–3 l/min, bei unseren Patienten entsprechend 30% des Herzzeitvolumens, ließen sich ca. 250–350 ml CO$_2$/min eliminieren und damit der paCO$_2$ im Normbereich halten. Die Oxigenierung erfolgte als apnoische Oxigenierung über die Lunge des Patienten, die mit einem Servoventilator 900 C in IMV-Stellung bei einer Arbeitsdruckbegrenzung von 40 cm H$_2$O und zusätzlicher intratrachealer Sauerstoffinsufflation von 1 l/min mit einer Frequenz von 4–5/min gebläht wird (Abb. 2).

Der PEEP wird schrittweise so lange erhöht, bis eine ausreichende Oxigenierung erreicht ist. Die Höhe des PEEP lag bei unseren Patienten zwischen 20–35 cm H$_2$O. Bei Besserung des Gausaustauschs erfolgt das Weaning über eine Reduktion des PEEP, bis eine CPAP- oder IMV-Beatmung möglich ist. Anschließend erfolgt die Reduktion des Lungenblutflusses und des Membrangasflusses, bis bei ausreichendem Gasaustausch unter CPAP mit 8–12 cm H$_2$O, bei einem

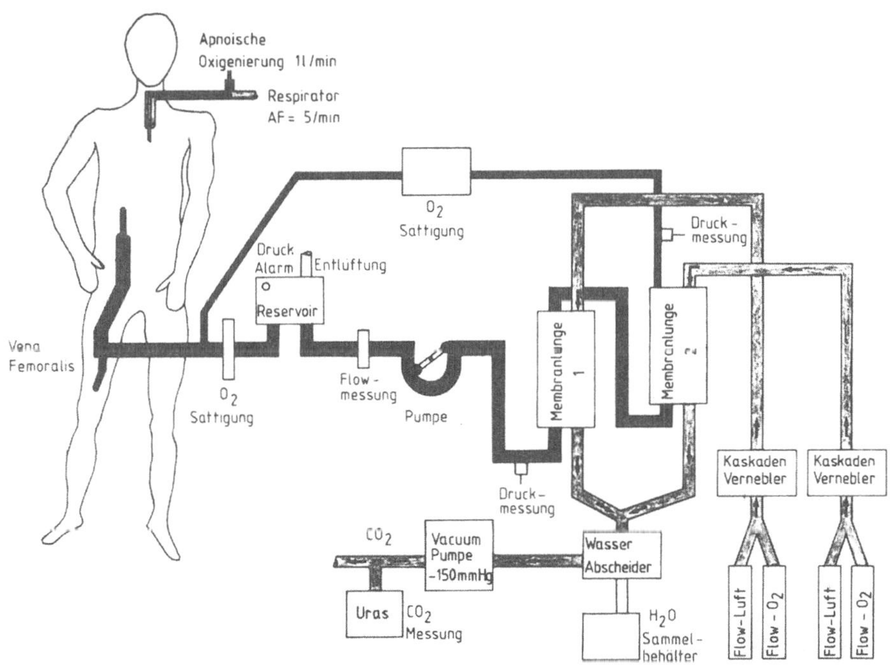

Abb. 2. Funktionsschema der extrakorporalen CO$_2$-Elimination + LFPPV

FiO_2 von 0,4, die Katheter entfernt wurden. Vor und während der Behandlung wurden die wichtigsten Gausaustauschparameter $AaDO_2$, Shunt und Compliance im Verlauf registriert sowie der pulmonal-arterielle Mitteldruck und das extravaskuläre Lungenwasser mit der Doppelindikatormethode nach Lewis [8].

Ergebnisse

Von 65 Patienten, die zur extrakorporalen CO_2-Elimination überwiesen wurden, erfüllten 41 Patienten die Kriterien zum Anschluß. Von allen überwiesenen Patienten verstarben 29, 36 überlebten, angeschlossen wurden 30 Patienten, von denen 16 überlebten und 14 verstarben. 11 Patienten wiesen Kontraindikationen auf, diese wurden nicht angeschlossen, sondern konventionell weiter therapiert. Diese 11 Patienten verstarben und von den restlichen 24 Patienten, bei denen unter konventioneller Therapie sich der Gasaustausch besserte, überlebten 20 und 4 verstarben (Tabelle 3).

Von den 30 Patienten, die mit der extrakorporalen CO_2-Elimination und niederfrequenten Überdruckbeatmung behandelt wurden, konnten wir eine Besserung des Gasaustausches bei 22 Patienten (Responder) erreichen. Von diesen 22 Patienten überlebten 16 = 73% von 22. 27% der Responder verstarben. Von 30 Patienten waren 8 Patienten Nonresponder. Das heißt, sie zeigten keine Besserung des Gasaustausches unter der Therapie (Tabelle 4).

Tabelle 3. Aufschlüsselung des Behandlungsverlaufes von 65 Patienten, die wegen eines ARDS 1985–87 überwiesen wurden

Patienten wegen ARDS überwiesen Überlebt/verstorben	$ECCO_2$-R Überlebt/verstorben	Kontraindikation zur $ECCO_2$-R Überlebt/verstorben	Konventionelle Behandlung möglich Überlebt/verstorben
36/29	16/14	0/11	20/4

Tabelle 4. $ECCO_2$-R + LFPPV. Outcome of the responders (n = 22)

Surviver	Nonsurviver
16 (73%)	6 (27%)

Tabelle 5. Todesursachen der Nonresponder (n = 8) von 30 Patienten

6 Patienten	Schwerste fortgeschrittene Lungenfibrose
1 Patient	Mit Lungenfibrose und großen bronchopleuralen Fisteln
1 Patientin	Lungenfibrose + retroperitonealem Hämatom bei Katheterimplantation in die Vena Iliaca

Die Todesursachen der 8 Nonresponder sind in der nächsten Tabelle aufge-
schlüsselt. Bei 6 Patienten fand sich eine schwerste fortgeschrittene Lungenfibrose, bei einem Patienten fanden wir eine Lungenfibrose mit großen bronchopleuralen Fisteln. Eine Patientin hatte eine Lungenfibrose mit einem retroperitonealen Hämatom bei Katheterimplantation in die Vena iliaca, die deswegen durchgeführt wurde, weil beide Femoralvenen durch Thromben während Thrombosierung nach Hämofiltration verschlossen waren (Tabelle 5).

Die Todesursachen der 6 Patienten, deren Gasaustausch sich besserte, sind in
der folgenden Tabelle dargestellt. Eine Patientin verstarb 3 Wochen nach extrakorporaler CO$_2$-Elimination mit wiederhergestelltem Gasaustausch an einer sep-
tisch-toxischen Enterocholitis (Tabelle 6).

Bei einer kleinen Patientin war es nach einem Trauma zu zystisch degenerati-
ven multiplen Lungenveränderungen mit Bronchuseinschluß gekommen. 1 Patientin verstarb an einer myokardialen Insuffizienz, 1 Patient an einem multiplen
Organversagen bei Candida Sepsis nach extrakorporaler CO$_2$-Elimination, 1 Patient verstarb an einer Mediastinitis und Sepsis bei Oesophagotrachealfistel 6
Wochen nach extrakorporaler CO$_2$-Elimination und 1 Patient verstarb 1 Woche
nach extrakorporaler CO$_2$-Elimination wegen einer traumatischen Blutung in die
Leber mit Leberausfall.

Bei allen Patienten fanden wir vor Beginn der Therapie eine extrem erhöhte
AaDO$_2$ auf Werte von 500 und darüber, ausgenommen die Patientengruppe, die
konventionell weiter therapiert werden konnte. Im Verlauf der Therapie kam es
dann innerhalb von 2–14 Tagen zu einer deutlichen Abnahme der AaDO$_2$ bei den
Respondern und Survivern (Abb. 3). Gleichsinnig zur Abnahme der AaDO$_2$, d.h.
zur Besserung des Gasaustausches, kam es bei den Patienten auch zu einer Abnahme des pulmonalarteriellen Mitteldruckes, der vor der Therapie deutlich erhöht war (Abb. 4). Die überlebenden Patienten (n = 16) in der extrakorporalen
CO$_2$-Eliminationsgruppe, 20 in der konventionellen Gruppe, zeigten in einem Zeitraum von 24 h eine deutliche Abnahme des extravaskulären Lungenwassers und
des Shunts. In der Patientengruppe (n = 11), die die Anschlußkriterien erfüllten,
aber wegen Kontraindikationen nicht angeschlossen wurden, kam es während der
Behandlung nur zu einer leichten Reduktion des PAPM. Das extravaskuläre Lungenwasser, im Mittel aller Patienten zu Beginn über 20 ml/kg, konnte bei den
verstorbenen (n = 11) nicht auf Werte unter 10 ml/kg gesenkt werden (Abb. 5).

Beziehen wir unsere Ergebnisse im wesentlichen auf das extravaskuläre Lungenwasser, so fanden wir im Mittel die höchsten Werte, 24,4 ml/kg, bei den

Tabelle 6. Todesursache der Responder (n = 6)

1 × 3 Wochen nach ECCO$_2$-R	Septisch-toxische Enterocolitis
1 ×	Zystisch-degenerative, multiple Lungenveränderungen nach Trauma
1 ×	Myokardiale Insuffizienz
1 ×	MOF bei Candida Sepsis
1 ×	Oesophago-Trachealfistel, Mediastinitis, Sepsis
1 × 1 Woche nach ECCO$_2$-R	Traumatische Blutung in die Leber mit Leberausfall

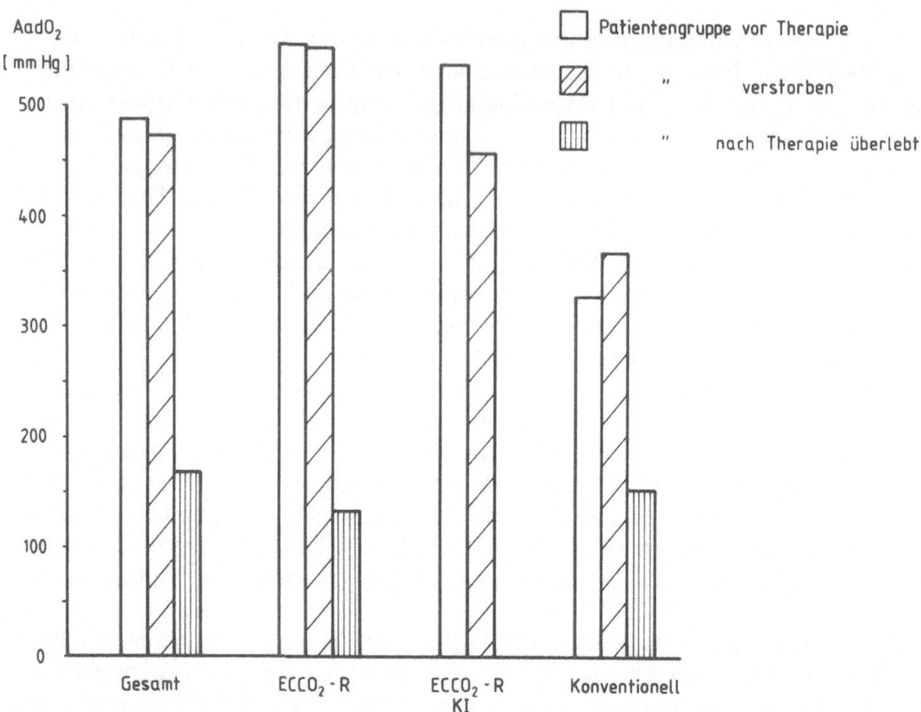

Abb. 3. Verhalten der AaDO$_2$ bei 59 Patienten mit ARDS, von denen 30 Patienten mit der extrakorporalen CO$_2$-Elimination + LFPPV behandelt wurden

Patienten, die angeschlossen wurden und überlebten. Zum Abschluß der Therapie betrug das extravaskuläre Lungenwasser in dieser Gruppe 9,5 ml/kg. Die Nonresponder (n = 8) hatten vor der Behandlung ein extravaskuläres Lungenwasser von 21,7 ml/kg und kurz vor dem Tod 20,5 ml/kg.

Der Erythrozytenfiltrationswiderstand beträgt im Mittel im Zufluß der Membranlunge 2,55 ± 0,11 KPa/µl/s. Im Verlauf der Behandlung mit Optimierung der Blutgasverhältnisse sowie des Säure-Basen-Status nähert sich der Erythrozytenfiltrationswiderstand auch im Zufluß der oberen Diskreminanzgrenze zwischen Gesunden und Kranken von 1,65 KPa/l/s. Damit besserten sich die Fließeigenschaften des Blutes erheblich. eine Schädigung der Erythrozytenmembran durch die Passage durch die Membranlungen trat nicht auf.

Bei 8 der 30 Patienten wurde bisher das Verhalten des Prokollagen-III-Peptids ausgewertet. Die Patienten wiesen vor Anschluß an den Bypass extrem erhöhte Werte für das Prokollagen-III-Peptid auf, als Ausdruck der gesteigerten Fibrosierungsaktivität. Während des Bypasses kam es bei den Patienten, deren Gasaustausch sich besserte (Responder), zu einer signifikanten Abnahme des Prokollagen-III-Peptids auf nahezu Normalwerte. Bei einer Patientin, die im irreversiblen Status asthmaticus von uns behandelt wurde, war das Prokollagen-III-Peptid nicht erhöht. 2 Patienten, die untersucht wurden, waren Nonresponder. Hier blieb das Prokollagen-III-Peptid unverändert hoch (Tabelle 7).

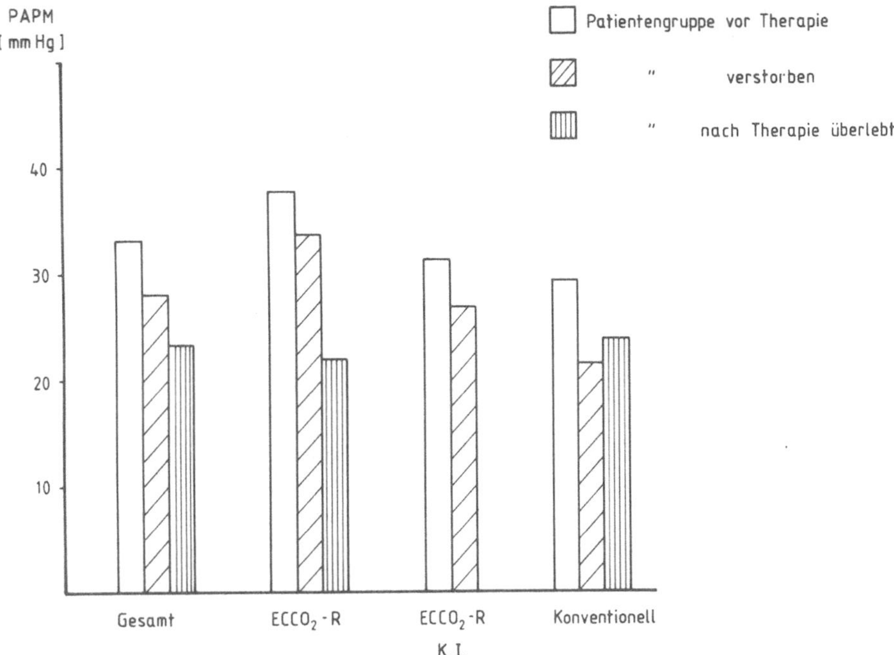

Abb. 4. Verhalten der PAPM bei 59 Patienten mit ARDS, von denen 30 Patienten mit der extrakorporalen CO₂-Eliminatin + LFVVP behandelt wurden

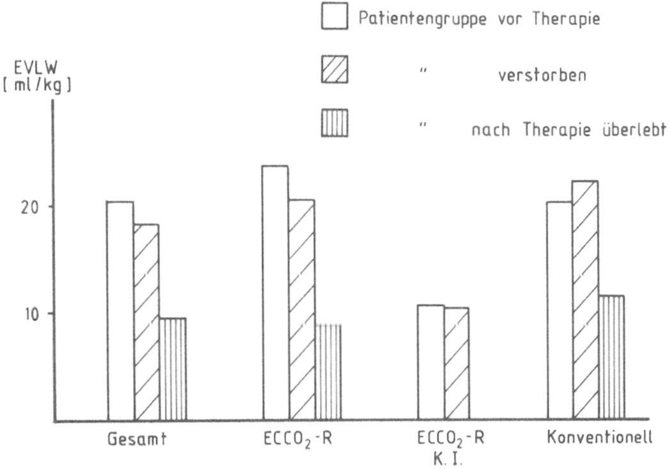

Abb. 5. Verhalten der EVLW bei 59 Patienten mit ARDS, von denen 30 Patienten mit der extrakorporalen CO₂-Elimination + LFVVP behandelt wurden

Bei allen unseren Patienten (30) fanden wir vor Anschluß an den partiellen venovenösen Bypass im Mittel eine zentralvenös gemischte Sauerstoffsättigung von 55,7%, die nach Anschluß sofort anstieg und während des Bypasses im Mit-

Tabelle 7. Verhalten des Prokollagen-III-Peptids im Serum bei 8 ARDS-Patienten

	Name		Vor ECCO$_2$-R	Nach ECCO$_2$-R
Responder	M. K.	♀	194 ng/µl	37 ng/µl †
	J. S.	♂	204 ng/µl	28 ng/µl
	S. D.	♀	180 ng/µl	20 ng/µl †
	H. M.	♂	166 ng/µl	21 ng/µl
	M. F.	♀	8 ng/µl	21 ng/µl
	I. R.	♀	180 ng/µl	38 ng/µl
Nonresponder	S. K.	♀	204 ng/µl	204 ng/µl
	A. d. P.	♀	94 ng/µl	130 ng/µl

tel bei 79,7% lag. Dies steht im deutlichen Gegensatz zu den Befunden von Jardin et al. [5] bei der extrakorporalen Membranoxigenierung (ECMO). Unter ECMO findet sich eine mehr als 50%ige Reduktion des Lungenblutflusses und keine Besserung der zentralvenös gemischten Sauerstoffsättigung.

Diskussion

Das Versagen der konventionellen Beatmung, wozu wir auch aus unserer Sicht den Einsatz von high PEEP, high frequency und inversed ratio rechnen, bei schwerem ARDS veranlaßte uns, die von Gattinoni [4] beschriebene Methode aufzugreifen. Die Frage der optimalen Voraussetzungen zur Heilung der erkrankten Lunge ist bis jetzt synonym mit einem Optimum von Blutgaswerten, unabhängig von den Einstellungen am mechanischen Respirator. Als erster hat Benzer [1] mit der Einführung der Rechengröße PIF daraufhingewiesen, daß die Blutgase und die Einstellung des Respirators bei der Prognosestellung des Patienten im Zusammenhang betrachtet werden müssen. Das Verständnis der Vorteile und der Grenzen der Beatmung setzt voraus, daß man sich vergegenwärtigt, daß die Beatmung physiologisch gesehen eine Unterstützung und nicht eine ätiologisch therpeutische Maßnahme darstellt.

Um mit Kolobow [7] zu sprechen: „Es ist höchst unwahrscheinlich, daß die mechanische Beatmung optimale Voraussetzungen für die Heilung der Lunge schafft".

Wir wenden die absolute Ruhigstellung der Lunge mit apnoischer Oxigenierung an, um alle möglichen pulmonalen und extrapulmonalen Komplikationen wie Nierenversagen, Leberversagen und Barotrauma zu vermeiden. Das unterschiedliche Verhalten der Besserung des Gasaustausches, die Normalisierung biochemischer Parameter wie Prokollagen-III-Peptid, Normalisierung der Erythrozytenverformbarkeit und die Normalisierung des extravaskulären Lungenwassers zeigt aus unserer Sicht ebenso wie die protrahierte Besserung des Röntgenthoraxbefundes die Zeichen der funktionellen resp. anatomischen Besserung der Lunge.

Die absolute Ruhigstellung des erkrankten Organs, ein bewährtes Prinzip ärztlicher Therapie, die im Gegensatz zur ECMO zu einer besseren Durchblutung und verbesserten Sauerstoffversorgung des Organs führt, wie wir im Vergleich zu Jardin zeigen konnten, haben u.E. bei dieser Therapie eine überragende Bedeutung. Dadurch sind u.E. die besseren Ergebnisse gegenüber der ECMO zu erklären. Mit zunehmender Erfahrung ist die Anwendung der extrakorporalen CO$_2$-Elimination + LFPPV sicherer und leichter geworden. Die Blutung als wesentliche Komplikation bei unseren ersten Patienten ist jetzt durch engmaschige Kontrollen und größere Erfahrung beherrscht. Ein Erfolg der Behandlung ist jedoch nur dann zu erwarten, wenn sie vor der Entwicklung irreversibler Lungenschäden wie Fibrose, Abszesse, Empyeme, große Fisteln usw. möglichst frühzeitig einsetzt. Hier stimmen wir mit Falke überein, obwohl wir die Indikation nicht so eng setzen wie Falke und schon bei höherem paO$_2$ und unabhängig von der Compliance eine Indikation zur extrakorporalen CO$_2$-Elimination und niederfrequenten Überdruckbeatmung sehen.

Zusammenfassung

Es wird über die Behandlung von 30 Patienten, die ein schweres ARDS unterschiedlicher Genese hatten, mit Hilfe der ECCO$_2$ + LFPPV berichtet. 16 Patienten konnten geheilt entlassen werden.

Aufgrund der bisherigen Ergebnisse ist festzustellen, daß die extrakorporale ventilatorische Unterstützung bei entsprechender kritischer Anwendung eine echte Alternative zur konventionellen Behandlung darstellt. Die Letalität sollte bei ausgewählter Indikation und früherem Einsatz noch weiter gesenkt werden können, da die Komplikationen wie Blutungen und Sepsis bei entsprechender Erfahrung vermeidbar und beherrschbar sind. Möglicherweise hätten von den Nonrespondern (8 Patienten) bei früherem Einsatz der Methode einige Patienten überleben können. Die extrakorporale ventilatorische Unterstützung ist nach unserer Erkenntnis nicht die Methode der Ultima ratio, sie sollte vor der Ausbildung irreversibler Lungenschäden eingesetzt werden. Die Indikation ist nicht der erhöhte pCO$_2$, sondern der Zusammenbruch des Gasaustausches der Lunge.

Literatur

1. Benzer H (1983) Bedarfsadaptierte Beatmungskonzepte. ZAK 13.–17. 9., Zürich. Anaesthesist (Suppl) 32:82
2. Carlon GC, Combs AH, Groeger JS (1983)84) Ventilation at supraphysiologic frequencies. Theoretical, technical, experimental, and clinical basis. Acute Care 10:123
3. Falke K, Schulte HD (1985) Extrakorporale CO$_2$-Elimination mit niedrigfrequenter Beatmung zur Behandlung des schweren akuten Lungenversagens. Dtsch Med Wschr 110:663
4. Gattinoni L, Agostoni A, Pesenti A, Pelizzola A, Rossi G, Langer M, Vesconi S, Uziel L, Fox U, Longoni F, Kolobow T (1980) Treatment of acute respiratory failure with low frequency positive-pressure ventilation and extracorporal removal of CO$_2$. Lancet II:292

5. Jardin F, Regnier B, Gastine H, Lemaire F (1979) Pulmonary hemodynamics and gas exchange during venoarterial bypass with membrane-lung oxygenation. In: Unger F (ed) Assisted circulation. Springer, Berlin Heidelberg New York
6. Kolobow T, Gattinoni L, Tomlinson T, Pierce JE (1978) An alternative to breathing. J Thoracic Cardiovasc Surgery 75:261
7. Kolobow T, Pesenti A, Solca ME, et al (1980) A new aproach to the prevention and treatment of acute pulmonary insufficiency. Intern J Artific Org 3:86
8. Lewis FR, Virgil B, Elings PHD (1970) Bedside measurement of lung water. J Surg Res 27:250
9. Pesenti A, Kolobow T, Riboni A, Gattinoni L, Damia G (1982) Single vein cannulation for extracorporal respiratory support. Life support system. Suppl Proc, 9th Meeting Europ Soc Artific Org (Bruxelles, p 165)
10. Zapol WM, Falke KJ (1985) Preface. In: Zapol WM, Falke KJ (eds) Acute respiratory failure. Lung biology health and disease, vol 24. Dekker, New York Basel
11. Zapol WM, Snider MT, Hill JD, Fallat RJ (1979) Extracorporeal membrane oxigenation in severe acute respiratory failure: A randomized prospective study. JAMA 242:2193–2196

Medikamentöse Therapie des ARDS

W. Kellermann

Die Vielzahl der Faktoren, die ein akutes Atemnotsyndrom des Erwachsenen auslösen können, und die Komplexität der beteiligten Pathomechanismen erschweren die Suche nach einem medikamentösen Therapieansatz, der über die supportive Therapie hinausgreift. An 1. Stelle muß daher die Behandlung der Grunderkrankung, z.B. die Behebung eines Schockzustandes, stehen. Ist dies nicht möglich, so kann potentiell ein Eingriff in den Ablauf der zellulären und humoralen Pathomechanismen ein weiteres Fortschreiten der Erkrankung verhindern. Die Manifestationen des Syndroms, wie pulmonale Hypertension und Lungenödem, sind ebenfalls einer Pharmakotherapie zugänglich. Über die Beeinflußbarkeit der Reparaturphase der Erkrankung im Sinne einer Vorbeugung und Vorbereitung der Wiederherstellung des geschädigten Organs ist bisher wenig bekannt.

Man kann heute von einer zentralen Stellung der polymorphkernigen Granulozyten in der Pathogenese des ARDS ausgehen [29, 46] (s. Abb. 1). Nach einem auslösenden Ereignis kommt es z.B. nach Freilegen von Oberflächen durch eine Aktivierung des Hagemann-Faktors über das Kallikrein/Kinin-System zur Stimulation des Gerinnungs- und des Komplementsystems. Dieses kann z.B. bei Sepsis durch Endotoxine auch direkt aktiviert werden. Hierdurch kommt es zu einer Attraktion und Aktivierung von zirkulierenden und gewebsständigen polymorphkernigen Granulozyten. Gleichartig können auch gewebsständige Makrophagen aktiviert werden. Die Freisetzung potentiell toxischer lysosomaler Inhaltstoffe, wie Sauerstoffradikale, Proteasen und Arachidonsäuremetabolite führt dann, in Interaktion mit dem pulmonalen Endothel, zu einer Schädigung der Endothelbarriere und zur Entstehung eines proteinreichen interstitiellen Lungenödems.

Eine medikamentöse Therapie der Neutrophilen-vermittelten Lungenschädigung – und hierauf muß sich diese Übersicht im wesentlichen beschränken – kann somit:

1. in einer Verhinderung der Attraktion und Aktivierung von Granulozyten bestehen (durch Behebung der Grunderkrankung oder z.B. durch die Elimination von Endotoxin), des weiteren

2. in einer Beeinflussung der Produktion toxischer lysosomaler Substanzen in neutrophilen Granulozyten, oder

3. in einer Neutralisierung dieser Substanzen.

Welche Therapieansätze lassen sich hieraus ableiten, welche sind tierexperimentell untersucht oder gar klinisch geprüft? Zur Vermeidung der Entstehung eines ARDS nach einem auslösenden Insult könnte die Hemmung primärer, am Beginn der Kausalkette stehender Mediatoren beitragen. Neben in Zukunft wohl interessanten Ansätzen zur Hemmung von Zytokinen (z. B. Tumor-Nekrose-Faktor) oder des „Platelet Activating Factor" gehören dazu insbesondere die Elimination von Endotoxin durch Antikörper gegen den Core- oder den Lipid-A-Bestandteil des Endotoxinmoleküls und die Therapie mit Antikörpern gegen den Komplementfaktor C5a.

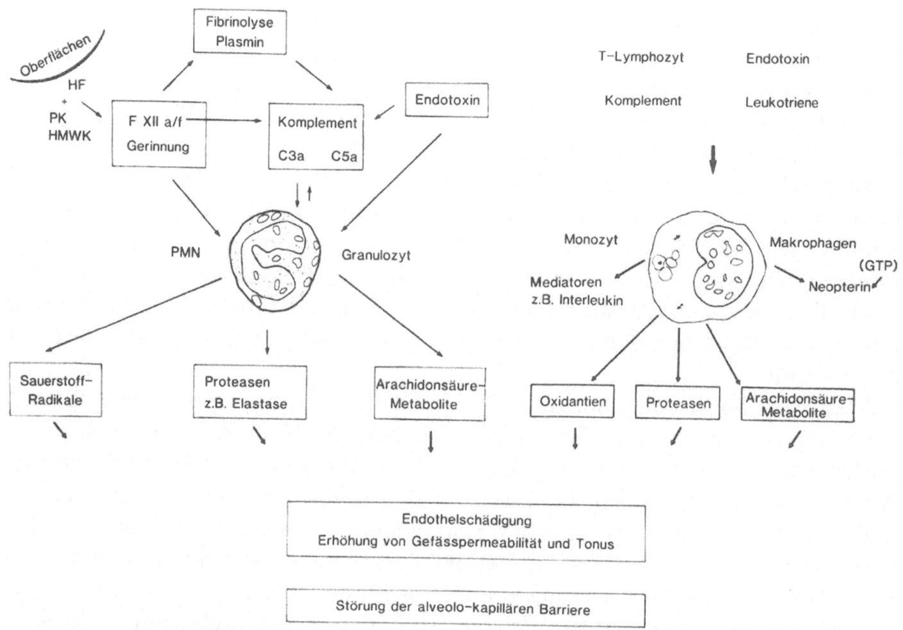

Abb. 1. Rolle von polymorphkernigen neutrophilen Granulozyten und von Makrophagen in der ARDS-Pathogenese (s. Text)

Tabelle 1. Therapie mit Endotoxin-Antikörpern

Tierexperiment:	Monoklonale AK, Lipid-A	
	Permeabilität ↓	Feely 1987 [11]
	Überleben ↑	Teng 1985 [47]
Klinik:	Polyklonale AK, Sepsis (E. coli J5)	
	Mortalität ↓ (44% vs 77%)	Ziegler 1982 [53]
	Schockinzidenz ↓	Baumgartner 1985 [2]

Therapie mit Endotoxin-Antikörpern

Endotoxine, die v. a. aus der Bakterienzellwand freigesetzt werden, können das Komplementsystem über den alternativen Weg aktivieren. Auch eine direkte Endothelschädigung ist möglich. Von Feely wurde mittels 99m-Tc-DTPA bei Tieren der Effekt von monoklonalen Antikörpern gegen Endotoxin untersucht [11], (s. Tabelle 1). Eine Permeabilitätsteigerung nach Endotoxininfusion konnte verhindert werden; dennoch wurde auch hier eine erhebliche Leukozytensequestration in der Lunge nachgewiesen. Ziegler berichtete über eine Verringerung der Mortalität (von 77% auf 44%) bei Sepsispatienten unter einer Therapie mit polyklonalen Anticore-Lipopolysaccharidantikörpern [53]. Inzwischen sind auch menschliche Antikörper und in Zukunft monoklonale Antikörper gegen den Lipid-A-Anteil erhältlich [47]. In ersten klinischen Prüfungen scheinen diese monoklonalen Antikörper gepooltem Serum in der Prävention des septischen Schocks überlegen zu sein [2].

Anti-C5a-Antikörper-Therapie

Das Anaphylatoxin C5a ist eines der potentesten Chemotaxine mit Wirkung auf polymorphkernige Granulozyten. Hammerschmidt et al. postulierten die Erhöhung der „C5a like activity" als Prädiktor eines ARDS [14]. In eigenen Untersuchungen war bei Patienten mit Sepsis und nach Trauma die Anaphylatoxin C3a-Konzentration im Plasma innerhalb der ersten 4 Tage nach dem Akutereignis bei ARDS deutlich gegenüber den Werten der Patienten, die kein ARDS entwickelten, erhöht (s. Abb. 2). Diese Daten zeigen die Aktivierung des Komplementsy-

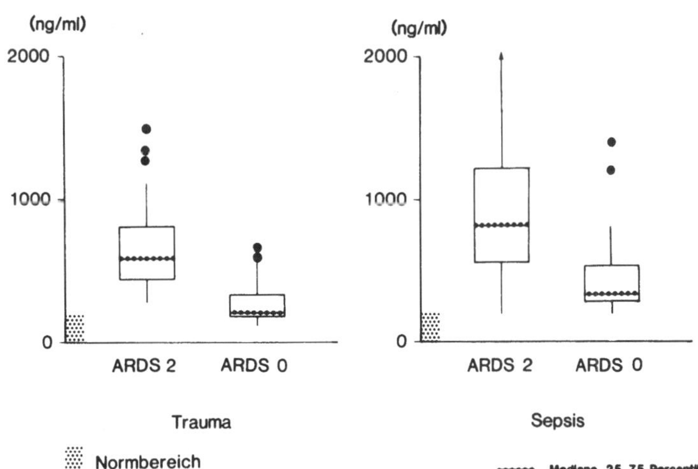

Abb. 2. C3a-Plasmakonzentration nach Trauma (li) und Sepsis (re). ARDS2: ARDS, ARDS0: kein ARDS. Mediane und der Interquartilbereich der C3a-Konzentration sind in Form eines Boxplots aufgetragen (eigene Daten, s. Text)

stems im Rahmen der ARDS-Entwicklung, erlauben jedoch keine prognostische Aussage [8].

An genetisch C5a-defizienten Mäusen konnte die Bedeutung der Komplementaktivierung für die Ödembildung der Lunge nachgewiesen werden [18, 27], (s. Tabelle 2). In Untersuchungen an septischen Primaten fanden Stevens et al. eine höhere Überlebensrate und eine Hemmung der Leukozytenaggregation (nach E. coli-Infusion) durch eine Therapie mit Anti-C5a-Antikörpern [43]. In einer 2. Studie war die alveoloarterielle Sauerstoffpartialdruckdifferenz unter Anti-C5a-Therapie erheblich niedriger und das extravaskuläre Lungenwasser geringer erhöht als bei den septischen Tieren [44]. Auch hier ist noch keine klinische Validierung getroffen.

Hauptansatz der Pharmakotherapie des ARDS kann die Inhibition oder Neutralisierung sekundärer Mediatoren darstellen: von Sauerstoffradikalen und Oxidantien, von lysosomalen proteolytischen Enzymen und von Produkten des Arachidonsäurestoffwechsels.

Therapie mit Proteinase-Inhibitoren

Die (patho-)physiologische Bedeutung lysosomaler Proteasen wie Kathepsin G, Kollagenasen, und Elastase wird durch den hohen Anteil von Antiproteasen an den Plasmaproteinen unterstrichen. Bei Patienten mit ARDS nach Trauma und Sepsis waren in eigenen Untersuchungen die Elastase-Plasmaspiegel im Mittel über das 6fache der Norm erhöht. Für eine medikamentöse Therapie zu beachten ist v. a. der rasche Abfall in den ersten Tagen (s. Abb. 3). Eine Proteaseninhibition wird wahrscheinlich nur dann erfolgversprechend sein können, wenn sie entsprechend frühzeitig einsetzt.

Von den therapeutisch anwendbaren Antiproteasen hat der natürliche Inhibitor der Leukozytenelastase, das α-1-Antithrypsin (α-1-PI) Eingang in die Therapie des Lungenemphysems bei der erwachsenen Form des angeborenen α-1-PI-Mangels gefunden [13]. Sowohl infolge der benötigten großen Menge als auch wegen der leichten Oxidierbarkeit (am Methionin-Rest) kommt ein Einsatz bei ARDS z. B. nach Sepsis wohl kaum in Frage. Die Proteaseninhibition mit Aprotinin nach Pankreatitis und Sepsis ist evtl. unter dem Aspekt der Dosierung neu zu diskutieren. Man weiß inzwischen, daß die angewandte Dosis erheblich zu niedrig gewählt war, die Ergebnisse von Studien mit höherer Dosierung bleiben abzuwarten. Tuxen konnte in einer prospektiven Studie bei ARDS die positiven

Tabelle 2. C5a-Antikörpertherapie

Tierexperiment:	Polyklonale AK, Primaten	
	PMN-Aggregation $\downarrow$ Mortalität $\downarrow$	Stevens 1985 [43]
	AaDO$_2$ $\downarrow$ EVLW $\downarrow$ Leukopenie (—)	Stevens 1986 [44]

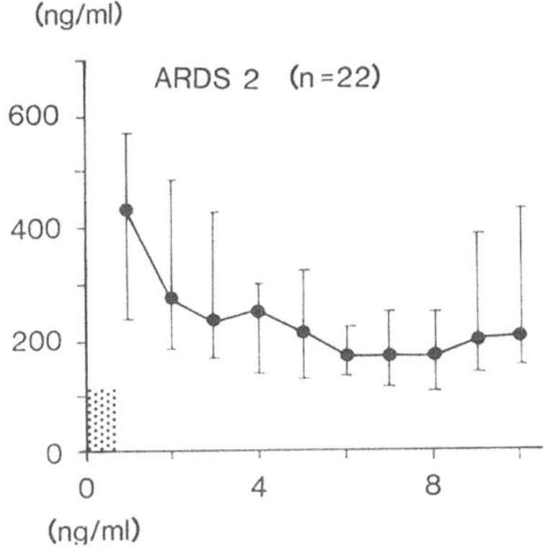

Abb. 3. Verlauf der Plasma-Elastasekonzentration bei ARDS nach Sepsis, Mediane u. Interquartilbereich (eigene Daten, s. Text)

Ergebnisse einer vorherigen retrospektiven Untersuchung nicht verifizieren [50].

Eglin C ist eine Antiprotease (bestehend aus 70 Aminosäuren), ursprünglich aus Blutegel isoliert, mit hoher Affiniät zu Elastase. Im Gegensatz zu der physiologischen Antiprotease α-1 PI ist Eglin C relativ oxidationsfest. Im Hamster-Emphysemmodell schützt Eglin die Tiere vollständig vor Emphysembildung [32]. Durch Elastaseinhibition mit Eglin C konnte im Experiment an der isolierten Lunge eine Permeabilitätszunahme nach Leukozytenstimulation, die ohne Eglin zu verzeichnen war, verhindert werden [24]. Die Substanz wird inzwischen gentechnologisch hergestellt und befindet sich in der 1. Phase der pharmakologischen Prüfung. Die Strukturaufklärung des Inhibitormoleküls bietet über ihre aktuelle Bedeutung hinaus die Möglichkeit, in Zukunft neue Hemmstoffe gezielt zu synthetisieren.

Bei diesen pharmakotherapeutischen Eingriffen in den Entzündungsablauf können allerdings auch potentiell negative Auswirkungen wie die Störung der bakteriellen Abwehr induziert werden. So können hohe Eglin C-Dosen im Experiment an der Maus den pulmonalen antimikrobiellen Mechanismus beeinflussen [9].

Antioxidanzien-Therapie

Im Mittelpunkt der Sauerstoffradikalbildung bei der Phagozytose steht das Superoxidanion. Die Superoxiddismutase (SOD) sorgt intrazellulär für die Reduzierung des Superoxidanions zu H_2O_2, das durch die Katalase weiter zu H_2O und molekularem Sauerstoff gespalten wird. In der Haber-Weiß-Reaktion entsteht unter Katalyse von Eisenionen das hochtoxische Hydroxylradikal. Dieses besitzt die höchste biooxidative Potenz. Myeloperoxidase (aus den spezifischen Granula) bildet mit Chlorid und H_2O_2 hypochlorige Säure, ebenfalls ein biologisch potentes Oxidans.

Eine Reihe von Antioxidanzien, Enzyme und Sauerstoffradikalfänger wurden hinsichtlich ihrer therapeutischen Nutzbarkeit untersucht. Dazu gehören die antioxidativen Enzyme SOD und Katalase, ferner Eisen- und Schwermetall-Chelatbildner wie Apolactoferrin und Desferoxamin sowie Sauerstoffradikalfänger wie Dimethylsulfoxid, α-Tocoferol, Dimethylthioharnstoff und N-Acethylcystein.

Tierexperimentell konnte Johnson eine Permeabilitätserhöhung nach intratrachealer Instillation von Phorbol-Myristat-Azetat (PMA) mittels Katalase, nicht aber durch SOD weitgehend unterbinden [19], (s. Tabelle 3). Dies unterstreicht die theoretisch geringere Schutzwirkung durch die Dismutasereaktion und die Beteiligung aktiverer Sauerstoffverbindungen bei dieser Form der Lungenschädigung. Martin konnte im Tiermodell eine Abnahme der Zytotoxizität auf Hyperoxie und Paraquat durch Katalase [21], Tate eine Reduktion der Thromboxan-Produktion an der isolierten Lunge der Ratte unter SOD nachweisen [45]. Durch Einschluß in Liposomen konnten Turrens et al. höhere Blutspiegel von SOD und Katalase bei Ratten unter Hyperoxie sowie eine Abnahme des Lungenödems und eine Zunahme der Überlebenszeit verzeichnen [49].

Vitamin E (α-Tocopherol) ist unter physiologischen Bedingungen ein wichtiger Sauerstoffradikalfänger, aktives Zentrum ist der Chromanring. Martin konnte eine Minderung der Zytotoxizität nach Hyperoxie und Paraquat durch α-Tocoferol belegen [38]. Im Tierversuch an der isoliert perfundierten Kaninchenlunge hemmt Tocoferol dosisabhängig die Zunahme des Lungengewichts als Zeichen der Permeabilitätssteigerung [24]. Bei Patienten mit akutem Lungenversagen sind die Vitamin E-Plasmaspiegel vermindert [34]. Ob eine enteral hochdosierte Therapie zur Erzielung ausreichender Spiegel bei den Patienten mit gestörter enteraler Resorption möglich ist, ist eher ungewiß.

Beeinflussung des Arachidonsäuremetabolismus

Die Metabolite der Arachidonsäure werden über 2 Stoffwechselwege gebildet, den Zyklooxigenaseweg, er führt zur Bildung von Prostaglandinen, und den Lipoxigenaseweg, auf welchem Leukotriene entstehen. Sie sind vasoaktiv und erhöhen beim Entzündungsgeschehen die Gefäßpermeabilität. Prostaglandine werden in der Lunge sowohl gebildet als auch aus der Zirkulation eliminiert. Prostaglandin I_2 (Prostacyclin) ist ein potenter Vasodilatator, Thromboxan ein Vaso-

Tabelle 3. Antioxidanzientherapie: Enzyme (Tierexperiment)

Katalase:	Permeabilität ↓	Johnson 1982 [19]
	Zytotoxizität ↓	Martin 1981 [21]
SOD:	Permeabilität ↑	Johnson 1982 [19]
	TXA2 ↓	Tate 1984 [45]
Katalase u. SOD-Liposomengeschützt:	Lungenödem ↓	Turrens 1984 [49]
	Überlebenszeit ↑	

konstriktor, der wahrscheinlich am Zustandekommen der pulmonalen Hypertension beim akuten Lungenversagen beteiligt ist.

Zyklooxigenasehemmer

Therapeutisch verfügbar ist die Inhibition des Zyklooxigenasewegs, wünschenswert ist v. a. die Hemmung der Thromboxanwirkung. So läßt sich im Tierversuch die Erhöhung des Pulmonalarteriendrucks nach Infusion komplementaktivierten Plasmas sowie der korrespondierende Thromboxananstieg durch den Zyklooxigenasehemmer Indomethacin verhindern [6], (s. Tabelle 4). Das „capillary leak" wird jedoch nicht beeinflußt [25]. Die Zyklooxigenasehemmer Indomethacin und Meclofenamat senken im Tier-Modell nach Endotoxininfusion den pulmonalarteriellen Druck und stabilisieren den mittleren arteriellen Druck [6, 12]. Indomethacin kann jedoch auch zu einer Steigerung der Gefäßpermeabilität und zu einem Anstieg von Lipoxigenaseprodukten führen [15]. Ibuprofen, das auch die Thromboxansynthese sowie die Neutrophilen- und Blättchenaggregation hemmt, führt nach Endotoxinämie beim Schaf zu einer Abnahme des Atemwegswiderstandes und des pulmonalen arteriellen Drucks, außerdem zu einer Zunahme des arteriellen Sauerstoffpartialdrucks ohne Veränderung des Herz-Zeitvolumens [40]. Lymphfluß und Proteingehalt sowie Gefäßpermeabilität werden durch Ibuprofen nicht beeinflußt [25]. Eine Verringerung der Mortalität konnte Short nach Ibuprofen im Streptokokken-Sepsis-Modell an der Ratte belegen [36].

Thromboxansynthesehemmer (wie Dazoxiben) führen zu vergleichbaren Veränderungen der pulmonalen Hämodynamik. Bei Patienten mit ARDS wurde in Fallberichten ebenfalls über eine Senkung des mittleren Pulmonalarteriendrucks berichtet [36].

Prostaglandin E₁-Therapie

Prostaglandine vom E-Typ, z. B. Prostaglandin E_1, wirken vaso- und bronchodilatorisch. Prostaglandin E_1 hemmt in vitro die Neutrophilenaggregation, -chemotaxis und -Enzymfreisetzung sowie (geringer) die O_2-Radikalliberierung [10,

Tabelle 4. Zyklooxigenasehemmertherapie (Tierexperiment)

Indomethacin und Meclofenamat	PAP↓	Cooper 1980 [6]
	MAP↑	Fletcher 1980 [12]
	Permeabilität↑, Leukotriene↑	Higgs 1980 [15]
Ibuprofen	AWR↓, CO (—), paO_2↑, PAP↓	Snapper 1983 [40]
	Lymphfluß + Proteingehalt (—)	Ogletree 1982 [25]
	Chronotropie↓, PAP↓	Adams 1982
	PAP↓	Jacobs 1982
	EVLW↓	Kopolovic 1984
	Mortalität↓	Short 1982 [36]
	Mortalität↓	Bone 1986

22, 30, 52], (s. Tabelle 5). Im Tiermodell wurde von Smith unter Prostaglandin E$_1$-Therapie eine Senkung des pulmonalen Hochdrucks und des Lungenödems (nach Endotoxinämie beim Schaf) sowie eine Verminderung der Thromboxanspiegel gemessen [39]. Eine Reduktion der Gefäßpermeabilität fanden Ogeletree nach Endotoxingabe [26] und Staub im Luftemboliemodell [42]. Dagegen konnte Brockmann keine Veränderungen der pulmonalen und systemischen Hämodynamik, des Gasaustausches und der Mortalität an septischen Primaten unter Prostaglandin E$_1$-Gabe feststellen [5].

Die Therapie mit PGE$_1$ hat inzwischen mit kontrollierten Studien Eingang in die klinische Therapie des ARDS gefunden (s. Tabelle 6). Als Vasodilatator führt Prostaglandin E$_1$ zu einer dosisabhängigen Abnahme des pulmonalen Gefäßwiderstands, einer Zunahme des Herzauswurfs und der Sauerstoff-delivery [1, 35]. Da das Medikament während einer Lungenpassage in der Regel aus der Zirkulation eliminiert wird, sollten systemische Nebenwirkungen nicht auftreten. Sie sind jedoch dosis- oder shunt-abhängig beschrieben. Durch Störung der hypoxischen pulmonalen Vasokonstriktion kann es zu einer Verschlechterung der arteriellen Oxygenierung kommen (s. Abb. 4).

Holcroft konnte in einer zunächst offen (1), dann doppelblind geführten Studie (2) an ARDS-Patienten eine deutliche bessere Oxigenierung und eine höhere Überlebensrate in der PGE$_1$-therapierten Gruppe berichten [17], (s. Tabelle 6).

Tabelle 5. PGE-Typ Prostaglandintherapie (PGE$_1$): Untersuchungen in vitro und im Tiermodell

in vitro:	Neutrophilen-Aggregation ↓	Fantone 1980 [10]/Gee 1986
	-Chemotaxis ↓	Rivkin 1975 [30]
	-Enzymfreisetzung ↓	Weissmann 1976 [52]
	-O$_2$-Radikalbildung ↓	
	Lymphokinproduktion ↓	Fisher 1981
Tiermodell:	TXA$_2$ ↓, PAP ↓, Lungenödem ↓	Smith 1982 [39]
	Permeabilität ↓	Ogletree 1979 [26]
	Permeabilität ↓	Staub 1978 [42]
	MAP (−), PAP (−)	Brockmann 1986 [5]
	paO$_2$ (−), Mortalität (−)	

Tabelle 6. Prostaglandintherapie: Klinische Studien

Klinik:	PGE$_1$	
	PAP ↓, CaO$_2$ ↑, CO ↑	Appel 1984 [1]
	PAP ↓, SVR ↓, CO ↑, paO$_2$ ↑, DO$_2$ ↑	Shoemaker 1985
	PAP ↓, MAP ↓, PaO$_2$ ↓	Tokioka 1985
	Mortalität ↓ (36% vs 53%)	Holcroft (1) o.J.
	Mortalität ↓ (35% vs 71%)	Holcroft (2) 1986 [17]
	Prostacyclin	
	PAP ↓	Richardson 1984
	PVR ↓, SVR ↓,	Burghuber 1984
	Plättchenaggregation ↓	

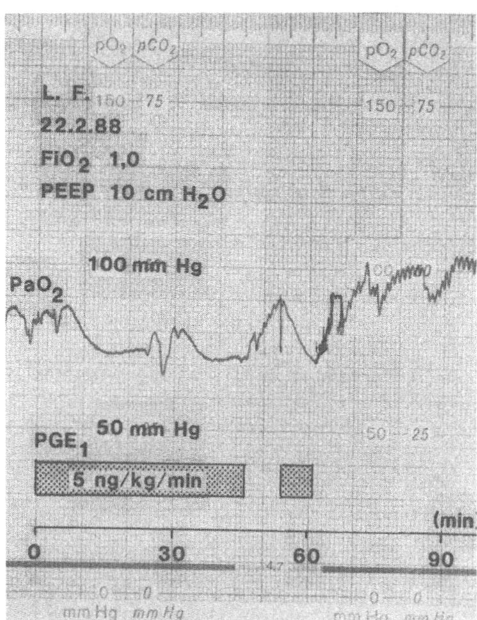

Abb. 4. Intravasale kontinuierliche arterielle pO$_2$-Registrierung unter PGE$_1$-Therapie bei einem Patienten mit schwerem ARDS nach Trauma. (Beatmung mit FiO$_2$ 1,0, PEEP 10 cm H$_2$O). Der Kurvenverlauf zeigt den reproduzierbaren adversen Einfluß von PGE$_1$ auf die Oxigenierung: Abfall des paO$_2$ unter PGE$_1$, Wiederanstieg nach Absetzen, gleiches Verhalten bei Wiederholung

Die vorläufige Auswertung einer inzwischen durchgeführten Multicenterstudie bestätigte jedoch diese positive Aussage nicht.

Kortikosteroidtherapie

Arachidonsäure wird durch eine Phospholipase-katalysierte Reaktion aus Phospholipiden der Zelle mobilisiert. Hier greifen Kortikosteroide, wahrscheinlich durch Aktivierung der Lipocortinbildung, hemmend ein. Angriffspunkte der Kortikoide sind außerdem zusätzlich die direkte Aktion am mikrovaskulären Endothel sowie eine Interaktion bei der Aktivierung von Granulozyten durch Komplement.

Während in tierexperimentellen Untersuchungen (meist nach Endotoxininfusion beim Schaf) die Hemmung der Thrombozytenaggregation, Minderung der Freisetzung von Arachidonsäuremetaboliten [7], die Reduktion des proteinreichen Lymphflusses [4] und die Senkung der Mortalität (E. coli-Sepsis bei Affen) [16] evident sind, sind die klinischen Daten sehr ambivalent (s. Tabelle 7). In einer prospektiven älteren Studie konnte bei Patienten mit septischem Schock unter einer über 2 Tage fortgeführten Methylprednisolontherapie von 30 mg/kg eine Senkung der Mortalität von 38% auf 10% verzeichnet werden [33]. Auch einen Rückgang der Gefäßpermeabilität bei ARDS (nachgewiesen durch Jodalbumin in der Bronchiallavage) konnte Sibbald bei ARDS-Patienten nachweisen [37]. Hingegen konnte Sprung in einer prospektiven Studie zwar einen Rückgang des Multiorganversagens, nicht jedoch eine Senkung der Mortalität feststellen [41]. Die erwartete Beeinflussung des Komplementsystems konnte Schein unter

Tabelle 7. Kortikosteroidtherapie

Tierexperiment:

Thrombozytenaggregation ↓, Arachidonat-Freisetzung ↓	Demling 1981 [7]
Lymphe: Fluß ↓, Proteingehalt ↓	Brigham 1981 [4]
Mortalität ↓ (+ Antibiotika)	Hinshaw 1980 [16]
Mortalität (−) (>2 h nach Bakteriämie)	Greismann 1979

Klinik:

Mortalität ↓ (38,4% vs 10%)	Schumer 1976 [33]
Permeabilität ↓	Sibbald 1981 [37]
MOF ↓, Mortalität (−)	Sprung 1984 [41]
ALV (−), Mortalität (−), Infektion (−) ↑	Weigelt 1985 [51]
ALV (−), Komplementaktivierung (−)	Schein 1987 [31]
Schock (−), Mortalität (−) ↑, Sekundärinfektion ↑	Bone 1987 [3]
Mortalität (−), Sekundärinfektion ↑	Veterans Adm. Group 1987 [48]

klinischen Bedingungen nicht belegen [31]. Weigelt konnte auch bei frühzeitiger Kortikosteroidtherapie keinen Einfluß auf das Ausmaß des akuten Lungenschadens nachweisen; insgesamt nahm jedoch die Inzidenz von Infektionen zu [51]. Ähnliche Ergebnisse wurden Ende 1987 in einer Studie der Veterans Administration Group unter Federführung von Hinshaw [48] und in einer Studie von Bone [3] veröffentlicht: Die Inzidenz von infektiösen Komplikationen stieg nach Steroidtherapie erheblich an. Besonders die Zahl der Bakteriämien, d.h. von sekundären Septikämien, hatte erheblich zugenommen. In Abwägung der hohen Mortalität septischer Komplikationen bei ARDS [23] kann daher keine Indikation für die Therapie des akuten Lungenversagens mit Glukokortikoiden gestellt werden.

Surfactant-Ersatz-Therapie

Beim akuten Atemnotsyndrom der Neugeborenen sind Surfactant-Mangel oder -Dysfunktion ursächlich für die respiratorische Insuffizienz. Beim Erwachsenen ist eine Störung des Surfactant-Systems zwar nicht Ursache des Syndroms, jedoch ein wichtiges Glied in der Pathogenese und verantwortlich für einen Teil der pathophysiologischen Veränderungen. Nahezu alle der genannten Mediatoren, insbesondere Fibrin- und Fibrinogenspaltprodukte, können den Surfactant inaktivieren. Lachmann konnte am Lavagetiermodell des ARDS zeigen, daß sich Oxigenation und Compliance durch Zugabe von Surfactant drastisch anheben ließen [20]. Hierbei waren natürliche Surfactant-Präparationen einem künstlichen Surfactant überlegen. Inzwischen liegen einzelne Berichte über die klinische Anwendung von Surfactant-Präparaten vor [28]. Obwohl die Surfactant-Replacement-Therapie bei Neugeborenen, die inzwischen möglich ist, nicht ohne weiteres auch quantitativ auf den Erwachsenen übertragbar ist, könnte ein Surfactant-Ersatz, besonders in der Phase der schweren Complianceabnahme, als adjuvante Therapie nützlich sein.

Die genannten Substanzen können jedoch nicht isoliert betrachtet werden. Anhand einer einfachen schematischen Vorstellung, wie sie der Genese des Lungenödems, ausgedrückt in der Starling-Gleichung, zugrunde liegt, läßt sich das Zusammenspiel vieler Mediatorsysteme an einem pathophysiologischen Substrat aufzeigen (s. Abb. 5). Infolge der Vernetzung der Pathomechanismen und der damit gegebenen Möglichkeit, daß bei Blockierung eines Aktivierungsweges ein anderer beschritten werden kann, ist andererseits eine suffiziente medikamentöse Therapie wohl nicht mit einer Einzelsubstanz zu erwarten. Die multifaktorielle Genese des Syndroms, das Fehlen prädiktiver biochemischer Marker für eine frühzeitige Erfassung, und die Vielfalt der Pathomechanismen läßt eine große Zahl theoretisch möglicher Therapiekonzepte entstehen, von welchen bis heute nur ein kleiner Teil zur klinischen Erprobung gelangt (s. Abb. 6). Die fundiertere Kenntnis der Pathomechanismen sowie experimentelle Therapiestudien mit neueren, teilweise gentechnologisch hergestellten Inhibitorsubstanzen, sollten jedoch in Zukunft dazu beitragen, das therapeutische Spektrum zu erweitern.

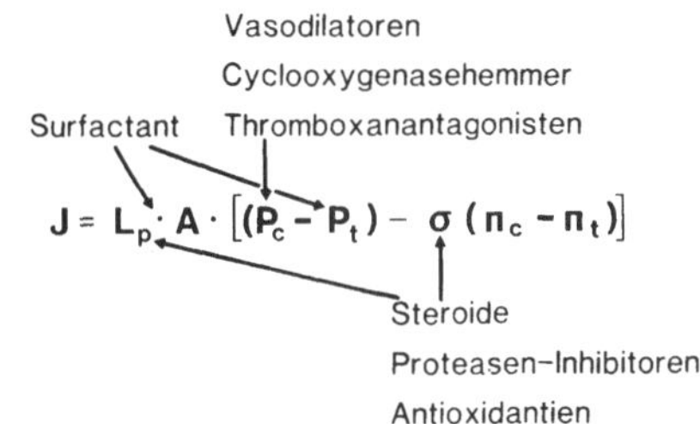

$$J = L_p \cdot A \cdot \left[(P_c - P_t) - \sigma\,(n_c - n_t) \right]$$

Abb. 5. Angriffspunkte der medikamentösen Therapie anhand der Starling-Gleichung bei Lungenödem. Die Reduzierung des kolloidosmotischen Drucks (π) begünstigt die Ödembildung. Der hydrostatische Kapillardruck (P_c) kann z. B. durch Vasodilatoren, auch durch Prostaglandine vom E-Typ bzw. durch die Verminderung der pulmonalen Hypertension mit Zyklooxigenasehemmern oder Thromboxanantagonisten gesenkt werden. Beatmung und Surfactant beeinflussen den Filtrationskoeffizienten (L_p*A) über die Austauschfläche (A) und den hydrostatischen Gewebsdruck (P_t). Auch Steroide haben einen mehrfachen Ansatzpunkt: den Filtrationskoeffizienten, den Reflexionskoeffizienten für Kolloide (σ) als Faktor der Permeabilität und den hydrostatischen Kapillardruck über die Beeinflussung des Arachidonsäuremetabolismus (J = Nettoflux)

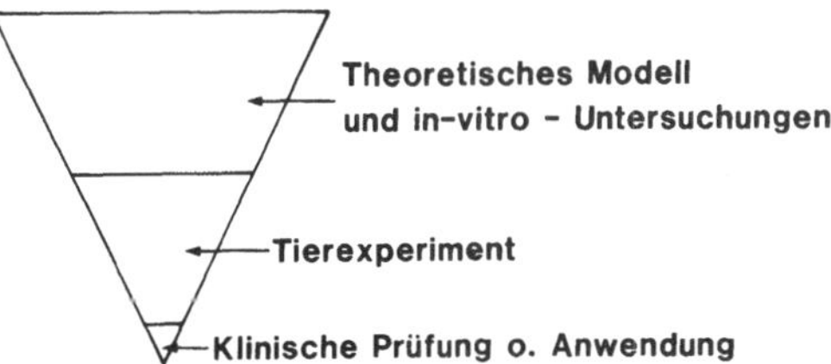

Abb. 6. Differenz zwischen theoretischen Therapieansätzen und klinischer Prüfung bzw. Anwendung der medikamentösen Therapie des ARDS

Literatur

1. Appel PL, Shoemaker WC (1984) Hemodynamic and oxygen transport effects of prostaglandin E1 in patients with adult respiratory distress syndrome. Crit Care Med 12:528
2. Baumgartner J-D, Glauser MP, McCutchan JA, et al (1985) Prevention of gram-negative shock and death in surgical patients by antibody to endotoxin for glycolipid. Lancet ii:59
3. Bone RC, Fisher CJ Jr, Clemmer TP, Slotman GJ, Metz CA (1987) Early methylprednisolone treatment for septic syndrome and the adult respiratory distress syndrome. Chest 92:1032
4. Brigham K, Bowers R, McKeen C (1981) Endotoxin-induced lung injury in anesthetized sheep. Effect of methylprednisolone. Circ Shock 8:351
5. Brockmann DC, Stevens JH, O'Hanley P, et al (1986) The effects of prostaglandin E1 on the adult respiratory distress syndrome in septic primates. Am Rev Respir Dis 134:885
6. Cooper JD, McDonald WD, Ali M, Menkes E, Masterson J, Klement P (1980) Prostaglandin production associated with the pulmonary vascular response to complement activation. Surgery 88:215
7. Demling R, Smith M, Gunther R, et al (1981) Methylprednisolone prevention of increased lung vascular permeability following endotoxemia in sheep. J Clin Invest 67:1103
8. Duchateau J, Haas M, Schreyen H, et al (1984) Complement activation in patients at risk of developing the adult respiratory distress syndrome. Am Rev Respir Dis 130:1058
9. Esposito AL, Quinn LA, Lucey EC, Snider GL (1987) Effect of the elastase inhibitor, Eglin-c, on antibacterial mechanisms in experimental pneumonia. Am Rev Respir Dis 135:676
10. Fantone JC, Kunkel SL, Ward PA, Zurier RB (1980) Suppression by prostaglandin E1 of vascular permeability induced by vasoactive inflammatory mediators. J Immunol 125:2591
11. Feeley TW, Minty BD, Scudder CM, Jones JG, Royston D, Teng NNH (1987) The effect of human antiendotoxin monoclonal antibodies on endotoxin-induced lung injury in the rat. Am Rev Respir Dis 135:650
12. Fletcher JR, Ramwell PW (1980) Prostaglandins in shock: to give or to block? Adv Shock Res 3:57
13. Groutas WC (1987) Inhibitors of leukocyte elastase and leukocyte cathepsin G. Agents for the treatment of emphysema and related ailments. Med Res Rev 7:227
14. Hammerschmidt DE, Weaver LJ, Hudson LD, Craddock PhR, Jacob HS (1980) Association of complement activation and elevated plasma-C5a with adult respiratory distress syndrome. Lancet i:947
15. Higgs GA, Eakins KE, Mugridge KG, et al (1980) The effects of nonsteroidal antiinflammatory drugs on leukozyte migration in carrageenin induced inflammation. Eur J Pharmacol 66:81
16. Hinshaw LB, Archer LT, Beller-Todd BK, et al (1980) Survival of primates in LD100 septic shock following steroid/antibiotic therapy. J Surg Res 28:151
17. Holcroft JW, Vassar MJ, Weber CJ (1986) Prostaglandin E1 and survival in patients with the adult respiratory distress syndrome. A prospective trial. Ann Surg 203:371
18. Hosea S, Brown E, Hammer C, Frank M (1980) Role of complement activation in a model of adult respiratory distress syndrome. J Clin Invest 66:375
19. Johnson KJ, Ward PA (1982) Acute and progressive lung injury after contact with phorbol myristate acetate. Am J Pathol 107:29
20. Lachmann B, Robertson B, Vogel J (1980) In vivo lung lavage as an experimental model of the respiratory distress syndrome. Acta Anaesth Scand 24:231
21. Martin WJ, Gadek JE, Hunninghake GW, Crystal RG (1981) Oxidant injury of lung parenchymal cells. J Clin Invest 68:1277
22. Metzger Z, Hoffeld J, Oppenheim J (1981) Regulation by PGE2 of the production of oxygen intermediates of LPS-activated macrophages. J Immunol 127:1109
23. Montgomery AB, Stager MA, Carrico CJ, Hudson LD (1985) Causes of mortality in patients with the adult respiratory distress syndrome. Am Rev Respir Dis 132:485
24. Neuhof H (1987) Pers. Mittlg.

25. Ogletree M, Brighamm KL (1982) Effects of cyclo-oxygenase inhibitors on pulmonary vascular responses to endotoxin in unanesthetized sheep. Prostaglandins, Leukotrienes Med 8:489
26. Ogletree ML, Brigham KL (1979) PGE1 reduces lung transvascular filtration during endotoxin induced high permeability in sheep. Clin Res 27:402A
27. Parrish DA, Mitchell BC, Henson PM, Larsen GL (1984) Pulmonary response of fifth component of complement-sufficient and -deficient mice to hyperoxia. J Clin Invest 74:956
28. Richman PS, Spragg RG, Merritt TA, Robertson B, Curstedt T (1987) Administration of porcine-lung surfactant to humans with ARDS: Initial experience. Am Rev Res Dis 135(Suppl):A5
29. Rinaldo JE (1986) Mediation of ARDS by leukocytes – Clinical evidence and implications for therapy. Chest 89:590
30. Rivkin I, Rosenblatt J, Becker EL (1975) The role of cyclic AMP in the chemotactic responsiveness and spontaneous motility of rabbit peritoneal neutrophils. The inhibition of neutrophil movement and the elevation of cyclic AMP levels by catecholamines, prostaglandins, theophylline, and cholera toxin. J Immunol 115:1126
31. Schein RMH, Bergman R, Marcial EH, Schultz D, Duncan RC, Arnold PI, Sprung Ch L (1987) Complement activation and corticosteroid therapy in the development of the adult respiratory distress syndrome. Chest 91:850
32. Schnebli HP, Seemüller U, Fritz H, et al (1985) Eglin C, a pharmacologically active elastase inhibitor. Eur J Respir Dis 139 (Suppl):66
33. Schumer W (1976) Steroids in the treatment of clinical septic shock. Ann Surg 184:333
34. Seeger W, Ziegler A, Wolf HR (1987) Serum alpha-tocopherol levels after high-dose enteral vitamin E administration in patients with acute respiratory failure. Intensive Care Med 13:395
35. Shoemaker WC, Appel PL (1986) Effects of prostaglandin E1 in adult respiratory distress syndrome. Surgery 99:275
36. Short B, Miller M, Fletcher J (1982) Improved survival in the suckling rat model of group B streptococcal sepsis after treatment with non-steroidal antiinflammatory durgs. Pediatrics 70:343
37. Sibbald WJ, Anderson RR, Reid B, Holliday RL, Driedger AA (1981) Alveolo-capillary permeability in human septic ARDS. Chest 79:133
38. Simon LM, Suttorp N (1985) Lung cell oxidant injury: Decrease in oxidant mediated cytotoxicity by N-acetylcysteine. Eur J Respir Dis 66 (Suppl 139):132
39. Smith ME, Holcroft JW, Demling RH (1982) Prostaglandin E1 and prostacyclin infusion decrease thromboxane production in endotoxin-induced lung injury. J Surg Res 32:283
40. Snapper JR, Hutchison AA, Ogletree ML, Brigham KL (1983) Effects of cyclooxygenase inhibitors on the alterations in lung mechanics caused by endotoxemia in the unanesthetized sheep. J Clin Invest 72:63
41. Sprung CL, Caralis PV, Marcial EH, et al (1984) The effects of high-dose corticosteroids in patients with septic shock. New Engl J Med 311:1137
42. Staub NC, Ohkuda K (1978) PGE1 reverses increased lung microvascular permeability during air emboli. Microvasc Res 15:271
43. Stevens JH, O'Hanley P, Shapiro J, et al (1985) Effects of anti-C5a antibodies in the adult respiratory distress syndrome in septic primates. Clin Research 33:473A
44. Stevens JH, O'Hanley P, Shapiro JM, Mihm FG, Satoh PS, Collins JA, Raffin ThA (1986) Effects of anti-C5a antibodies on the adult respiratory distress syndrome in septic primates. J Clin Invest 77:1812
45. Tate RM, Morris HG, Schroeder WR, Repine JE (1984) Oxygen metabolites stimulate thromboxane production and vasoconstriction in isolated saline-perfused rabbit lungs. J Clin Invest 74:608
46. Tate RM, Repine JE (1983) Neutrophils and the adult respiratory distress syndrome. Am Rev Respir Dis 125:552
47. Teng NH, Kaplan HS, Herbert JM, et al (1985) Protection against gram-negative bacteremia and endotoxemia with human monoclonal IgM antibodies. Proc Natl Acad Sci USA 82:1790

48. The Veterans Administration Systemic Sepsis Cooperative Study Group (1987) Effect of high-dose glucocorticoid therapy on mortality in patients with clinical signs of systemic sepsis. New Engl J Med 317:659
49. Turrens JF, Crapo JD, Freeman BA (1984) Protection against oxygen toxicity by intravenous injection of liposome-entrapped catalase and superoxide dismutase. J Clin Invest 73:87
50. Tuxen DV, Cade JF (1986) Effect of aprotinin in adult respiratory distress syndrome. Anaesth Intensive Care 14:390
51. Weigelt JA, Norcross JF, Borman KR, Snyder WH (1985) Early steroid therapy for respiratory failure. Arch Surg 120:536
52. Weissman G, Goldstein I, Hoffstein S (1976) Prostaglandines and the modulation by cyclic nucleotides of lysosomal enzyme release. Adv Prostaglandin Thromboxane Res 2:803
53. Ziegler EJ, McCutchan JA, Fierer J, Glauser MP, Sadoff JC, Douglas H, Braude AI (1982) Treatment of gram-negative bacteremia and shock with human antiserum to a mutant escherichia coli. New Engl J Med 307:1225

Der beatmete Patient

Verfahren der Beatmung: Indikation und Effizienz

H. Benzer, M. Baum, W. Koller, B. Lexer, N. Mutz, C. Putensen
und G. Putz

Bei der Auswahl einer geeigneten Beatmungsmethodik habe ich u.a. zu differenzieren, welche Teilfunktionen der äußeren Atmung vorwiegend gestört sind (Abb. 1).

Wir stellen uns zunächst die Frage, ob die CO_2-Elimination oder die Oxygenierung gestört sind.

Die Oxygenierung benötigt eine adäquate inspiratorische Sauerstoffkonzentration (FiO_2) und eine entsprechende gasaustauschende Oberfläche (FRC).

Eine ausreichende CO_2-Elimination ist dann möglich, wenn eine entsprechende alveoläre Ventilation gegeben ist.

Ist die CO_2-Elimination gestört, müssen wir den Patienten beatmen. Zeigt der Patient eine Spontanatmung, die jedoch für eine adäquate CO_2-Elimination nicht ausreicht, dann ist es vielfach vorteilhafter, diese „Rest-Spontanatmung" nicht durch Sedierung oder Relaxation zu eliminieren, sondern sie zu unterstützen (augmentieren) [5].

Zu den augmentierenden Beatmungsverfahren zählen wir

– die Intermittierende Maschinelle Beatmung (IMV
– die Hochfrequenz-Beatmung (HFV)

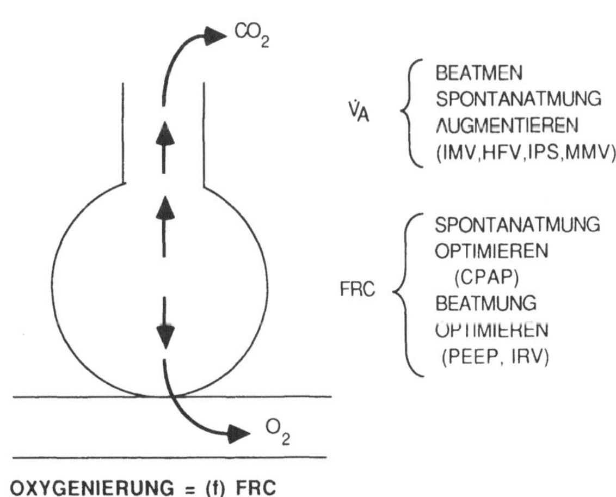

Abb. 1. Störung der Funktion der äußeren Atmung und Auswahl eines geeigneten Beatmungsverfahrens

– die Beatmung mit Inspiratorischem Pressure Support (IPS) und
– die Mandatory Minute Volume Ventilation (MMV).

Bei Störung der Oxygenierung kann bei entsprechender Indikation durch Erhöhung der inspiratorischen Sauerstoffkonzentration behandelt werden.

V. a. aber werden wir vorrangig versuchen, die gasaustauschende Oberfläche zu optimieren, also Alveolen zu rekrutieren. Bei ausreichender Spontanatmung optimiert man durch Spontanatmung bei kontinuierlich erhöhtem Atemwegsdruck (CPAP). CPAP läßt sich bei einem kooperativen Patienten auch bei akuter Lungeninsuffizienz (ARF) mittels Maske erzielen, bei weniger kooperativen Patienten wird man CPAP über eine endotracheale Intubation applizieren.

Bei kontrollierter Beatmung erfolgt die Optimierung der gasaustauschenden Oberfläche entweder durch eine Erhöhung des endexspiratorischen Druckes (PEEP) oder durch Veränderung des Atemzeitverhältnisses, wobei dann die Inspiration verlängert und die Exspiration absolut verkürzt wird. Wir nennen diese Beatmungsform Inversed Ratio Ventilation (IRV), [1, 6].

Stellgrößen (Abb. 2) für die Oxygenierung sind im wesentlichen die inspiratorische Sauerstoffkonzentration (FiO_2), der endexspiratorische Druck (PEEP) und das Atemzeitverhältnis (IRV). Zur Stellgröße für die Oxygenierung wird bei einer extrakorporal eingesetzten künstlichen Lunge die Membran (extrakorporale Membranoxygenierung – ECMO).

Stellgrößen für die CO_2-Elimination sind bei Beatmung mit konventioneller Volumensverschiebung das Atemzugvolumen und die Beatmungsfrequenz. Dies gilt sowohl für die konventionelle mechanische Beatmung, für die High-frequency positive pressure Ventilation (HPPV) als auch für die High-frequency jet ventilation (HFJV), soweit Frequenzen unter 200/min verwendet werden. Bei Hochfrequenzmethoden, bei denen das Atemzugvolumen verschwindend bis unendlich klein wird [4], erfolgt die CO_2-Elimination ohne „Bulk Flow" über einen alternativen Gasaustausch. Zu jenen Methoden, die die Lungenbewegung minimieren, zählen v. a. die Hochfrequenz-Beatmung mit sehr hohen Frequenzen, die

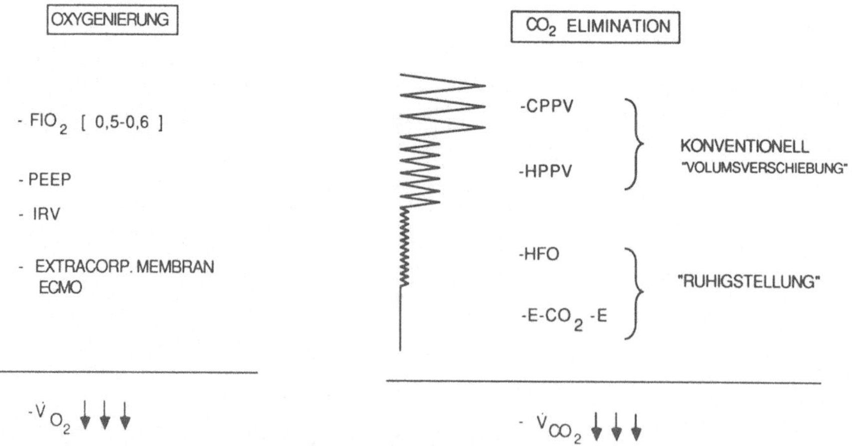

Abb. 2. Stellgrößen für die Oxygenation und CO_2-Elimination

High-Frequency-Oscillation (HFO), und die sogenannte extrakorporale CO_2-Elimination (E-CO_2-E), [11]. Diese letzteren Methoden arbeiten nach dem Prinzip der „Ruhigstellung" des erkrankten Organs, also der erkrankten Lunge. Man stellt sich vor, daß durch eine Ruhigstellung der schwer erkrankten Lunge u. a. durch Verbesserung der Durchblutung eine Heilung eher gegeben wäre. Das therapeutische Prinzip solcher Methoden ist bis heute weder experimentell noch klinisch abgeklärt.

Eine Effizienzsteigerung von Beatmungsverfahren kann unter bestimmten Bedingungen auch von der Patientenseite her realisiert werden.

Bei schweren Lungenveränderungen (akutes Lungenversagen) mit schwieriger Oxygenierung kann man die Gesamtsituation dadurch verbessern, daß man beim Patienten den Sauerstoffbedarf senkt, andererseits kann man bei erschwerter CO_2-Elimination die Situation dadurch optimieren, daß man die CO_2-Produktion vermindert.

Solche Maßnahmen wird man im besonderen beim septischen Patienten einsetzen, man wird bei ihm v. a. trachten, das Fieber zu senken, dies evtl. auch über die Hämofiltration.

Seit Jahren hat sich in unserem Arbeitsbereich eine immer wieder modifizierte Beatmungsstrategie bewährt, die wir als „Step by Step Approach" (Abb. 3) bezeichnen [5, 10]. In dieser Strategie unterscheiden wir 4 Stufen (Steps) der Atemhilfe, diese Stufen unterscheiden sich durch ihre Beatmungsinvasivität.

Die Beatmungsinvasivität steigert sich von der Stufe I bis zur Stufe IV. Die Invasivität wird durch die Größe PIF, das Produkt aus PEEP, Atemzeitverhältnis und inspiratorischer Sauerstoffkonzentration, charakterisiert [10].

Die Stufen I und II beinhalten Methoden, bei denen die Spontanatmung in den Behandlungsprozeß miteinbezogen wird. Zur Stufe I gehört die Spontanatmung bei kontinuierlich erhöhtem Überdruck (CPAP), zur Stufe II gehören die sog. augmentierenden Beatmungsverfahren (IMV, IPS, MMV, HFP).

Die Stufe III und die Stufe IV beinhalten kontrollierte Beatmungsverfahren.

In der Stufe III wird eine kontinuierliche Überdruckbeatmung durch Erhöhung des endexspiratorischen Druckes (PEEP) durchgeführt.

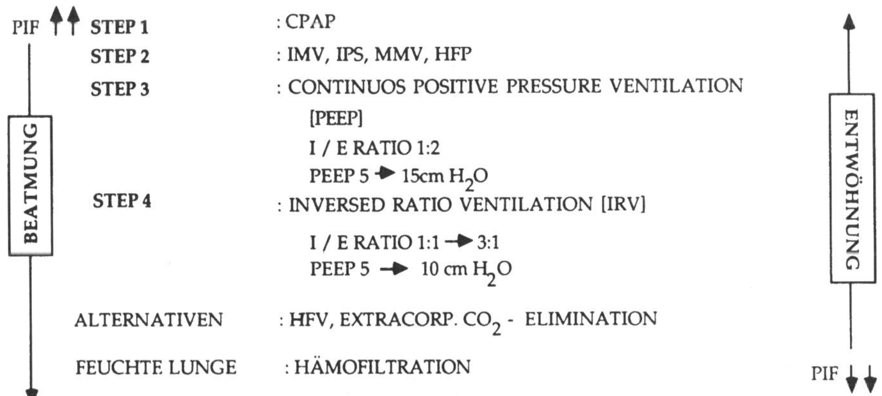

Abb. 3. Beatmungsstrategie: Step by Step Approach (Wien–Innsbruck)

In der Stufe IV kommt der Inversed Ratio Ventilation (IRV) zur Anwendung.

Zu diesen klassischen Stufen kommen noch sog. „alternative" Verfahren und die Hämofiltration bei „pulmonaler Indikation" [9]. Der Einstieg in die künstliche Beatmung kann natürlich in jeder dieser Stufen erfolgen.

Wir sprechen von „Beatmung", wenn die Atemhilfe in einer Stufe verweilt oder wenn die Invasivität (PIF) gesteigert wird; die Entwöhnungsphase hat dann begonnen, wenn die Invasivität der Beatmung (PIF) verringert werden konnte.

Eine wesentliche Bedeutung in diesem Beatmungskonzept haben die Methoden der Stufe I und II, also Verfahren, bei denen die Spontanatmung nicht ausgeschaltet wird.

Die Verfahren der Stufe I und der Stufe II sind Konzepte, die sowohl im Rahmen der künstlichen Beatmung als auch in der Entwöhnungsphase eingesetzt werden:

- Spontanatemmethoden zählen wir zu den echten Beatmungsverfahren, die sowohl während der Beatmung als auch für die Entwöhnung eingesetzt werden.
- Eine Indikation zur Anwendung der Methoden der Stufe I und II liegt prinzipiell immer dann vor, wenn Beatmungsreste vorhanden sind.
- Durch Einbeziehung der Spontanatmung in den Beatmungsvorgang können negative Rückwirkungen der künstlichen Beatmung auf andere Organsysteme reduziert werden. Ein großer Vorteil der Spontanatemmethoden liegt darin, daß die Patienten weder tief sediert noch relaxiert werden. Aufgrund klinischer Beobachtungen können wir heute sagen, daß bei frühzeitigem und damit rechtzeitigem Übergang von der kontrollierten Beatmung auf Spontanatemmethoden ein Beitrag zur Verhinderung des Multiorganversagens (MOFS) geleistet werden kann.
- Spontanatemmethoden sind im Prinzip technisch einfach zu realisieren, sie sind jedoch von der Patientenseite her anspruchsvoll [7]. Technisch kompliziert wurden diese Methoden durch die Entwicklung neuer, vom Prinzip her oft schwer verständlicher Konzepte und durch den Einsatz von nicht befriedigend funktionierenden Demand-Ventilen. Kritisch kranke Patienten und solche mit schwerem Lungenversagen profitieren von den Spontanatemmethoden nur dann, wenn letztere die Atemarbeit nicht erhöhen. Diese Methoden werden immer dann fehlschlagen, wenn sie mit einer Erhöhung der Atemarbeit verbunden sind [8]. Mangel an Verständnis für diese Methoden und deren Wirkungsweise sowie Mängel im technischen Bereich führen nicht selten zum Mißerfolg bei ihrer Anwendung und damit in der Folge zur „Langzeit-kontrollierten Beatmung".

In der Stufe III unseres Beatmungskonzeptes erfolgt die Optimierung der Überdruckbeatmung durch eine Erhöhung des endexspiratorischen Druckes (PEEP). In dieser Stufe III – bei vielen Patienten der Einstieg in die Beatmung – beatmen wir mit einem konventionellen Atemzeitverhältnis von 1:2, wir beginnen mit einem endexspiratorischen Druck von 5 cm Wasser und steigern diesen „titrierend" bis 10-15 cm H_2O. Beim Titrieren gehen wir so vor, daß wir zunächst versuchen, die inspiratorische Sauerstoffkonzentration (FiO_2) nicht über 0,5-0,6 zu steigern. Besteht keine Kontraindikation gegen eine Erhöhung des intrathorakalen Druckes, verbessern wir die Oxygenierung v.a. mittels PEEP.

Aufgrund von experimentellen Ergebnissen, die wir im Jahre 1969 im Tierexperiment fanden [2], gestalten wir die Langzeitbeatmung prinzipiell mit einer Erhöhung des endexspiratorischen Druckes. Im Tierexperiment konnten wir damals feststellen, daß eine intermittierende Überdruckbeatmung, ohne Erhöhung des endexspiratorischen Druckes, zu einer kontinuierlichen Verschlechterung der Lungencompliance führt (Abb. 4). Eine Erhöhung des endexspiratorischen Druckes auf 5 cm Wasser verhinderte diese kontinuierliche Verschlechterung der Lungencompliance. Damals stellten wir fest, daß die Ursache für eine derartige Verschlechterung der Lungenmechanik in einer Störung der Funktion des Surfactant zu suchen war. Eine endexspiratorische Druckerhöhung auf 5 cm Wasser konnte diesem Funktionsverlust des Surfactant entgegenwirken.

In der Stufe IV unseres Beatmungskonzeptes wird das Atemzeitverhältnis verändert. Wir wenden dann die sog. Inversed Ratio Ventilation (IRV) an. Wir beatmen in dieser Stufe die Patienten volumenkonstant mit einem niedrigen inspiratorischen Flow [1]. Das I/E-Verhältnis wird langsam über 1:1 bis maximal 3:1

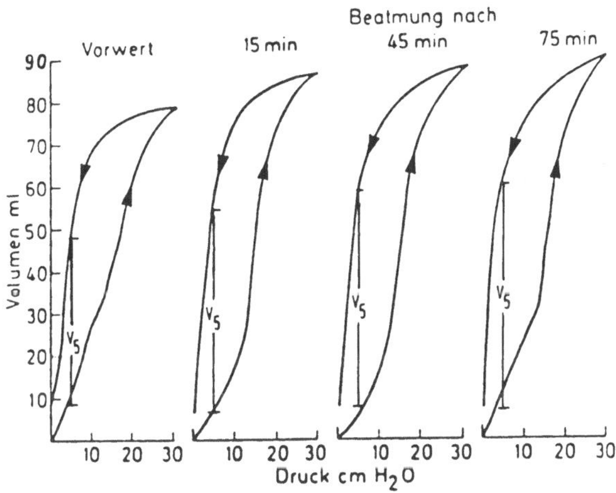

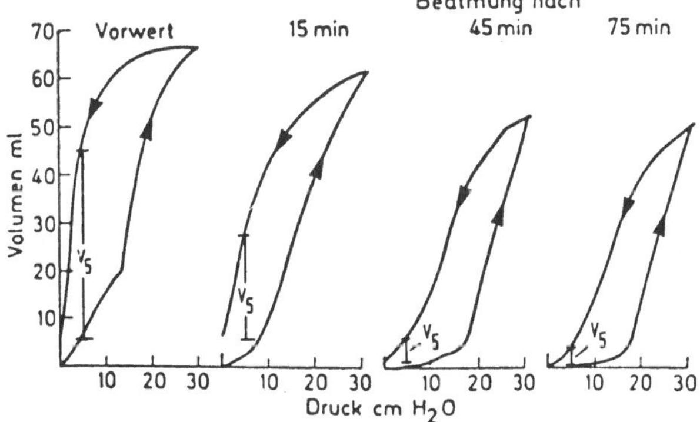

Abb. 4. Veränderung der Volumen-Druck-Kurve bei intermittierender Überdruckbeatmung mit einem endexspiratorischen Druck von 0 cm Wasser (unten) und bei kontinuierlicher Überdruckbeatmung mit einem endexspiratorischen Druck von 5 cm Wasser (oben) im Tierexperiment (Kaninchen)

verändert. Gleichzeitig kann der am Respirator eingestellte PEEP verringert werden. Wir sollten danach trachten, IRV anstelle von PEEP einzusetzen.

Die lange Inspirationszeit ermöglicht bei niedrigerem Flow eine bessere endinspiratorische Gasverteilung (Abb. 5).

Die absolut kurze Exspirationszeit führt in Alveolarbereichen mit langer Zeitkonstante zu einem Airtrapping. In Alveolarkompartimenten mit verschiedenen Zeitkonstanten entstehen verschiedene, individuelle PEEP-Niveaus.

Auf diese Weise wird die endexspiratorische Gasverteilung homogener, sog. langsame Alveolen bleiben offen [1, 6]. Es ist daher wichtig, daß bei der Inversed Ratio Ventilation eine absolut kurze Exspirationszeit verwendet wird, je schlechter die Lunge ist, um so größer wird natürlich das Airtrapping. Wenn man beim Monitoring neben dem Atemwegsdruck gleichzeitig den Flow registriert, kann man in Abhängigkeit vom Airtrapping am Ende der Exspiration noch einen Restflow beobachten. Bei kritischer Einstellung muß dies zur Überwachung eingesetzt werden, die Flowüberwachung dient gleichzeitig der Effizienzbeurteilung dieser Beatmungsmethode.

Die lange Inspirationszeit bei niedrigem Flow ermöglicht die Absenkung der inspiratorischen Atemwegsdrücke, bei entsprechender Einstellung des endexspiratorischen Druckes, bei langem Atemzeitverhältnis und kleinem Tidalvolumen erlaubt diese Beatmungsform sogar eine gewisse „Ruhigstellung" der Lunge. Diese Beatmungsform entspricht der neuerdings propagierten „Airway Pressure Release Ventilation" [12].

Die Indikation für eine Inversed Ration Ventilation liegt dann vor, wenn die PEEP-Titrierung ausgeschöpft ist.

Im besonderen stellen umschriebene Lungenveränderungen eine Indikation für IRV dar. Sie wird sich vielfach bei einseitigen Lungenveränderungen, bei Kontusionsherden, nach Thoraxtrauma und bei basalen Atelektasen z. B. im

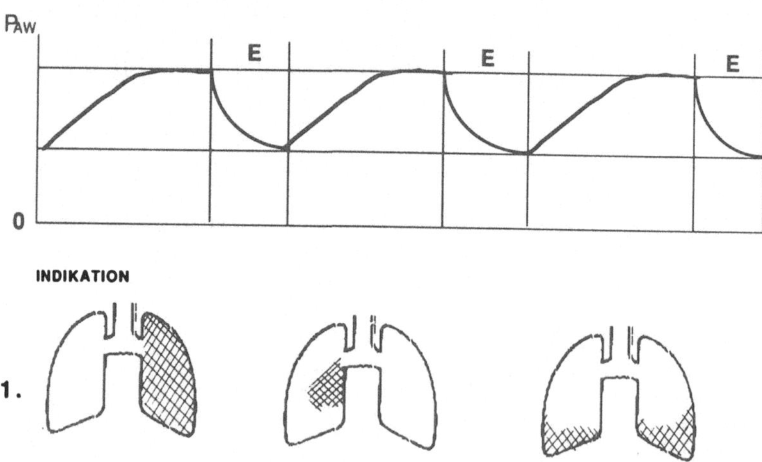

Abb. 5. Atemwegskurve bei Inversed Ratio Ventilation und Indikation zur Beatmung mit verlängertem Atemzeitverhältnis

Rahmen einer Peritonitis bewähren. Bei einseitiger Lungenveränderung kann die Inversed Ratio Ventilation an die Stelle einer getrennten Lungenbeatmung treten.

Die arteriovenöse Hämofiltration hat in jüngerer Zeit auch im Rahmen einer „pulmonalen Indikation" Bedeutung gefunden. Sie dient dann einer Verminderung des extravaskulären Lungenwasers. Die Hämofiltration erlaubt, unabhängig von der Nierenfunktion und unabhängig vom schwer kalkulierbaren Duiretikum, eine gezielte Flüssigkeitsbilanz [9].

Die *Hochfrequenzbeatmung* hat derzeit im Rahmen der Langzeitbeatmung an der Intensivstation bei Erwachsenen nur sehr begrenzte Indikationen. Sie wird bei bronchopleuralen Fisteln eingesetzt und hat sich v. a. im Rahmen der Entwöhnung bewährt [4].

Die extrakorporale *CO₂-Elimination* hat heute einen beachtlichen technischen Entwicklungsstand erreicht. Ihr Wert wird sich v. a. im Rahmen einer „Ruhigstellung des erkrankten Organs" dann vorteilhaft auswirken, wenn die Methode „frühzeitig" und nicht im Endstadium eingesetzt wird [11].

Die Beurteilung der *Effizienz* eines Beatmungsverfahrens ist schwierig und komplex.

Man wird die Effizienz am *Gasaustausch,* an der *Atemmechanik,* bei gleichzeitiger Beurteilung der *Nebenwirkungen* und am *Langzeitergebnis* messen und beurteilen (Abb. 6). Die Effizienz darf niemals am Gasaustausch allein beurteilt werden. Bei Vernachlässigung der Atemmechanik könnte das eine reine Blutgaskosmetik werden. Nur die gleichzeitige Beachtung der Atemmechanik erlaubt uns eine Beatmung, die der erkrankten Lunge auch die Möglichkeit zur Abheilung geben kann.

Zur globalen Erfassung des Gasaustausches hat sich bei uns die alveoloarterielle Sauerstoffdruckdifferenz bewährt. Wir verrechnen letztere zum sog. „Quotienten" [3].

Eine begleitende Überwachung der Atemmechanik muß erfolgen. Die adäquate Erfassung der Atemmechanik ist in der klinischen Praxis nicht einfach zu realisieren. Die in den Respirator eingebauten üblichen Compliance- und Resistancerechner haben sich nicht bewährt. Eine bessere Einsicht in die Atemmechanik gibt die Erfassung des Volumendruckdiagrammes.

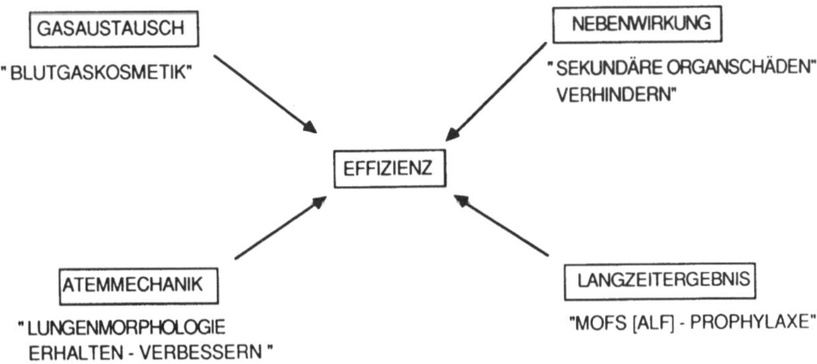

Abb. 6. Effizienzbeurteilung des Beatmungsverfahrens

Wir versuchen derzeit, eine vor Jahren für die Erfassung der Oberflächenspannung im Experiment und in der Neonatologie von uns entwickelte Methode weiter zu verfolgen und in den Respirator zu integrieren. Dazu wurde eine Dräger-Evita entsprechend umgebaut. Automatisch wird der endexspiratorische Druck während eines Zyklus in kleinen Stufen erhöht und anschließend wiederum in Stufen gesenkt (PEEP-Welle). Das nach jeder PEEP-Steigerung in der Lunge gefangene Gasvolumen stellt – mit Einschränkungen – ein Maß für den Gewinn an funktioneller Residualkapazität bzw. ein Maß für die Rekrutierung von Alveolarkompartimenten dar. Auf diese Weise gelingt es, die Höhe des endexspiratorischen Druckes besser und sinnvoller titrieren zu können, man kann unnötige Erhöhungen des endexspiratorischen Druckes verhindern und vermeidet Überblähung von Alveolen und Umverteilung der Perfussion.

Die gleichzeitige Betrachtung der Compliancekurve während der In- und Exspiration ermöglicht die Erfassung des „idealen PEEP" und möglicherweise für die Zukunft auch eine Einschätzung der Surfactant-Funktion.

Eine umfassende Effizienzbeurteilung muß laufend die Rückwirkungen der Beatmung auf die Organsysteme abwägen. Auf diese Weise gelingt es, sekundäre Organschäden in der Lunge, im Bereich des Kreislaufs, im Bereich der Niere, der Leber, des Magen-Darmtraktes und des Pankreas zu verhindern.

Letztendlich wird die Effizienz eines Beatmungsverfahren vom Langzeitergebnis zu beurteilen sein. Wir müssen heute daran denken, Beatmungsverfahren so einzusetzen, daß sie ein Multiorganversagen verhindern und nicht – bei schlechtem Einsatz – fördern.

Die Effizienz eines jeden Beatmungsverfahrens kann durch eine geeignete „Intensivpflege" ganz wesentlich beeinflußt und gesteigert werden:

Im Rahmen der *Pflege* soll auf einen sorgfältigen Lagewechsel geachtet werden, die fiberoptische Absaugung leistet einen wesentlichen Beitrag zur Beatmung, eine geeignete Analgosedierung erlaubt die künstliche Beatmung ohne Relaxation und die erfolgreiche Miteinbeziehung der Spontanatmung.

Eine sorgfältig durchgeführte *Flüssigkeitsbilanz* ist oft der beste Weg, ein akutes Lungenversagen zu verhindern oder zu behandeln.

Eine Effizienzsteigerung des Beatmungsverfahrens kann man häufig durch Optimierung beim Patienten erzielen. Bei septischen Patienten und akutem Lungenversagen kann man durch Senken des Fiebers, dies evtl. über den Hämofilter, die CO_2-Produktion und die Sauerstoffaufnahme reduzieren.

Die beste Effizienzsteigerung eines Beatmungsverfahrens wird man dadurch erzielen, daß jüngere Assistenten und Intensivschwestern an der Intensivstation durch systematische Schulung in die „Kunst" der künstlichen Beatmung eingeführt werden.

Literatur

1. Baum et al (1980) Inversed Ratio Ventilation (IRV). Anaesthesist 29:592
2. Benzer H (1979) Respiratorbeatmung und Oberflächenspannung in der Lunge. (Anaesthesiologie und Wiederbelebung, Bd 38 Springer, Berlin Heidelberg New York
3. Benzer H et al (1979) Der alveolo-arterielle Sauerstoffquotient (paO_2-paO_2paO_2). Anaesthesist 28:539

4. Benzer H et al (1986) Klinische Anwendung verschiedener Techniken der Hochfrequenzbeatmung. In: Klinische Anaesthesiologie und Intensivmedizin, Springer, Berlin Heidelberg New York Tokyo Bd 187, S 266
5. Benzer H, Koller W (1986) Die Strategie der Beatmung. Intensivmed 24:214–219
6. Cole Agh, Weller SF, Sykes MK (1984) Inversed ratio ventilation compared with PEEP in adult respiratory failure. Intensive Care Med 10:5, 227
7. Frankenberger H, Schwanbom E (1979) Konstruktionsmerkmale verschiedener Respiratorsysteme. In: Ahnefeld FW et al (Hrsg) Akutes Lungenversagen. Springer, Berlin Heidelberg New York (Klinische Anaesthesiologie und Intensivtherapie, Bd 20, S 150)
8. Katz JA, Mark JD (1985) Inspiratory work with and without continuous positive airway pressure in patients with acute respiratory failure. Anesthesiology 63:598
9. Koller W et al (1983) Arteriovenöse Haemofiltration als Agens der Beatmung. Besser als Diuretika? Anaesthesist 32:85
10. Kolelr W et al (1983) Ein Modell zur einheitlichen Behandlung und Therapieauswertung beim schweren ARDS. Anaesthesist 32:576
11. Lennartz H et al (1987) ECCO2-Elimination und LEPPV – eine kritische Bestandaufnahme (ZAK München)
12. Stock M Christine, Downs JB, Deborah A, Frolicher A (1987) Airway pressure release ventilation. Crit Care Med 15:5, 462

Vasoaktive Substanzen

Vasoaktive Substanzen in der Regionalanästhesie

H. Gerber

Regionale rückenmarksnahe Anästhesieverfahren wie Spinal- und Epiduralanästhesie gehen regelmäßig mit einer Blockade der präganglionären sympathischen Fasern einher. Beim flachliegenden normovolämen Patienten mit einer segmentalen Sympathikusblockade bis T5 werden nur geringe hämodynamische Veränderungen beobachtet, da durch Kompensationsmechanismen wie gesteigerter Sympathikotonus im ungeblockten Teil und der klinischen Prophylaxe mit Volumen meist ein Abfall des Blutdrucks verhindert werden kann.

In einer retrospektiven Untersuchung des Verlaufs von über 6000 Spinalanästhesien wurde bei 6,3% der Patienten ein Abfall des systolischen Blutdrucks um mehr als ein Drittel des Ausgangswertes beobachtet [14].

Welche Mechanismen bewirken den Blutdruckabfall bei der Spinal- und Epiduralanästhesie?

Mit zunehmender Blockadehöhe nimmt die Sekretion von Noradrenalin ab. Entsprechend erniedrigt sich auch der mittlere arterielle Druck. Erreicht die Blockade die Höhe T6, ist auch die Adrenalinsekretion durch die Unterbrechung der Innervation des Nebennierenmarks erniedrigt [9].

Wird die Verteilung des Blutvolumens in den einzelnen Körperregionen mit Hilfe von Tc99 markierten Erythrozyten und einer Gammakamera dargestellt, kann bei Probanden mit einer Epiduralanästhesie bis T5 eine Zunahme des Blutgehaltes in den denervierten Beinen beobachtet werden. Diese Zunahme geschieht auf Kosten des intrathorakalen Blutvolumens und des Blutvolumens in der oberen Extremität. Erstaunlicherweise wird auch eine Volumenabnahme im Splanchnikusgebiet beobachtet [1].

Zusammenfassend wird der Blutdruckabfall bei Spinal- und Epiduralanästhesie dadurch bewirkt, daß es zur Dilatation der arteriellen Widerstandsgefäße, zur Dilatation der Venen und zur Abnahme der adrenergen Innervation des Herzens kommt. Bei der Epiduralanästhesie können hohe Blutkonzentrationen des Lokalanästhetikums ebenfalls zum Blutdruckabfall beitragen.

Die negativen Auswirkungen der Spinal- ud Epiduralanästhesie auf den Kreislauf können durch verschiedene Maßnahmen verhindert werden.

An erster Stelle steht die Volumenexpansion im venösen Niederdruckbereich durch die Gabe von Elektrolytlösungen als Prophylaxe vor der Anästhesie [10]. Wenn eine hohe segmentale Blockade geplant ist (bis T5), sollten vorher 1000 ml Elektrolytlösung über 30 min gegeben werden; bei einer tiefen Blockade sind 500 ml ausreichend. Die Vorgabe von Volumen kann zwar einen Blutdruckabfall nicht ganz verhindern, jedoch in seiner Auswirkung wesentlich mildern.

Nach Injektion des Lokalanästhetikums bei der Spinal- oder Epiduralanästhesie sollten alle Lagerungsmöglichkeiten benutzt werden, um eine Hypotension zu verhindern.

Durch eine leichte Trendelenburglage kann der Blutgehalt der Beine von ca. 500 bis 700 ml mobilisiert werden. Wann und wieweit eine Trendelenburglage angebracht ist, hängt von der Art der Spinal- und Epiduralanästhesie ab. Entscheidend ist, ob durch die Trendelenburglage der Sympathikusblock extendiert und dadurch die hämodynamische Instabilität verstärkt wird. Beim geburtshilflichen Patienten muß zusätzlich die Lage und das Gewicht des Uterus berücksichtigt werden.

Reicht die prophylaktische Volumengabe und die Lagerung nicht aus, um eine Hypotension zu vermeiden, müssen Vasopressoren eingesetzt werden.

Bei der Wahl eines Vasopressors können Katecholamine und Sympathikomimetika benutzt werden, die eine direkte und/oder indirekte Wirkung auf α- und/oder β-Rezeptoren haben. Weiterhin können Substanzen mit direkter Wirkung auf die glatte Gefäßmuskulatur wie Dihydroergotamin nützlich sein.

Nach ihrer Wirkung können die am häufigsten in der Klinik benutzten Medikamente folgendermaßen zusammen gruppiert werden:

- Sympathikomimetika mit direkter und indirekter α- und β-Wirkung: Ephedrin, Mephentermin,
- Sympathikomimetika mit direkter α- und β-Wirkung: Etilefrin (Effortil), Akrinor
- Sympathikomimetika mit direkter α-Wirkung: Norfenefrin (Novadral), Phenylephrin (Neosynephrin), Methoxamin

Werden die Substanzen Akrinor, Ephedrin, Etilefrin und Norfenefrin in ihrer Wirkung in Gegenwart einer hohen segmentalen Blockade mit Bupivacain zur Behandlung einer Hypotension miteinander verglichen, ergibt sich zwischen den Pharmaka mit gleichzeitiger α- und β-Rezeptorwirkung kein wesentlicher Unterschied. Die Wirkungsdauer ist nach den relativ kleinen Dosierungen innerhalb von 10 bis 15 min abgeklungen. Der reine α-Rezeptorstimulator Norfenefrin unterscheidet sich durch den stärkeren Anstieg des Blutdrucks und den Abfall der Pumpleistung des Herzens [8].

Da der unterschiedliche Grad der α-Rezeptoraktivität Auswirkungen auf die Pumpleistung des Herzens haben kann, wurden die oben geprüften Substanzen bei Patienten am kardiopulmonalen Kreislauf untersucht [2]. Bei konstanter Leistung der Pumpe der Herzlungenmaschine bedeutet eine Erhöhung des Perfusionsdrucks eine Konstriktion im arteriellen System: eine Zunahme des venösen Reservoirvolumens, einen vasokonstriktorischen Effekt (Zunahme des venösen Rückstroms) am venösen System. Wie bei der Untersuchung in Gegenwart einer Epiduralanästhesie kam es auch hier zu einer Zunahme des arteriellen Drucks (Perfusionsdrucks), der wiederum mit Norfenedrin am stärksten war. Die Wirkung auf das venöse System war zwischen den einzelnen Medikamenten wenig verschieden. Der Grund kann in dem relativ hohen Sympathikotonus liegen, den Patienten während des kardiopulmonalen Bypasses unter balancierter Anästhesie haben.

An einem Tiermodell unter Benutzung wiederum eines kardiopulmonalen Bypasses wurde die Bedeutung der α-Rezeptorstimulation und der β-Rezeptorstimulation auf den venösen Rückstrom bestimmt [6].

Wird Isoproterenol als reiner β-Agonist infundiert, steigt der venöse Rückstrom an, während auf der arteriellen Seite der diastolische Druck abfällt. Wird Methoxamin als reiner α-Agonist infundiert, nimmt der venöse Rückstrom stark ab, während der systolische und diastolische Druck stark ansteigt. Wird schließlich Noradrenalin als α- und β-Agonist infundiert, sieht man sowohl eine Zunahme des venösen Rückstroms als auch eine Zunahme des systolischen und diastolischen Blutdrucks. Aus diesen Untersuchungen ergibt sich, daß offenbar für den venösen Rückstrom eine β-agonistische Wirkung notwendig ist. Diese Untersuchungen wurden unter einer Allgemeinanästhesie mit Barbituraten durchgeführt. Welche Befunde können unter totaler Sympathikusblockade mit einer Spinalanästhesie erhoben werden [3]? Im Vergleich von verschiedenen Dosierungen von Phenylephrin, Isoproterenol und Ephedrin zeigt sich bei den Medikamenten mit β-agonistischer Wirkung eine Zunahme des Reservoirvolumens als Ausdruck eines gesteigerten venösen Rückstroms, während das Reservoirvolumen unter ansteigenden Dosierungen von Phenylephrin abnahm. Da eine Zunahme des venösen Rückstroms für Erhaltung einer stabilen Hämodynamik während der Regionalanästhesie wichtig ist, sollte als Vasopressor ein Sympathomimetikum mit α- und β-agonistischer Wirkung verwendet werden.

Geburtshilfliche Anästhesie: Bei der Wahl des Vasopressors bei der Spinal- oder Epiduralanästhesie muß nicht nur die globale Hämodynamik, sondern auch die Durchblutung der einzelnen Organe betrachtet werden. Für den Fötus ist eine gute uterine Durchblutung lebenswichtig. Bei gleicher Wirkung auf den mütterlichen Blutdruck kann bei der Gabe eines α-Agonisten die uterine Durchblutung drastisch herabgesetzt werden [11]. Der Vasopressor der Wahl in der Geburtshilfe ist Ephedrin. Zu beachten ist, daß die Vasopressoren schnell auf den Fötus übergehen und dort Nebenwirkungen auslösen können, die auch noch einige Zeit in der postpartalen Periode bestehen bleiben [12].

Dihydroergotamin (DHE): DHE wirkt direkt und selektiv auf die Kapazitätsgefäße in der Skelettmuskulatur und in der Haut, unabhängig vom Zustand ihrer Innervation [13]. Bei freiwilligen Probanden mit einer Epiduralanästhesie bis T5 kam es dadurch zu einer Umverteilung des Blutvolumens aus der Muskulatur und der Haut in den Thorax. In einer klinischen Studie wurde bei Patienten mit einer Epiduralanästhesie bis T5 die Hypotension erfolgreich durch die Gabe von 10 µg/kg DHE behoben [15].

Gründe für die Anwendung von DHE sind das Einsparen von Volumen, v.a. bei geriatrischen Patienten. Dem muß gegenübergestellt werden, daß DHE bei Schwangeren kontraindiziert ist und bei Patienten mit koronarer Herzerkrankung wahrscheinlich ebenfalls nicht benutzt werden sollte.

Dopamin: Dopamin kann als kontinuierliche Infusion zur Behandlung der Hypotension bei Regionalanästhesie eingesetzt werden. Die Wirkung von Dopamin, wiederum im Tiermodell unter totaler Spinalanästhesie und Herzbypass getestet, zeigt im Gegensatz zur Wirkung beim innervierten Zustand eine Zunahme des arteriellen Mitteldrucks und eine Zunahme des Reservoirvolumens als Ausdruck des erhöhten venösen Rückstromes [4]. In einer klinischen Untersuchung wurde ebenfalls eine höhere Empfindlichkeit auf Dopamin bei einer thorakalen Epiduralanästhesie im Vergleich zu einer balancierten Allgemeinanästhesie gefunden [7].

Ein Blutdruck unter 100 mm Hg systolisch, ein Abfall um mehr als 30% beim Normotoniker und mehr als 20% beim Hypertoniker muß behandelt werden. Durch die prophylaktische Gabe von Ephedrin kann ein starker Blutdruckabfall vermindert werden [5].

Zusammenfassung

1. Kreislaufveränderungen nach Spinal- und Epiduralanästhesie werden durch Volumenverteilung innerhalb des Körpers hervorgerufen.
2. Gabe von Elektrolytlösungen und Trendelenburglage sind die ersten Maßnahmen bei Hypotonie.
3. Vasopressoren mit α-Rezeptor-Affinität erhöhen zwar den Systemdruck, können jedoch den Organfluß und den venösen Rückfluß vermindern.
4. Der Vasopressor der Wahl bei der Spinal- und Epiduralanästhesie sollte deshalb sowohl eine α-Rezeptor-Aktivität als auch eine ausgeprägte β-Rezeptor-Aktivität besitzen (z. B. Ephedrin, Akrinor, Etilefrin, Noradrenalin, Dopamin).

Literatur

1. Arndt JO et al (1985) Peridural anesthesia and the distribution of blood in supine humans. Anesthesiology 63:616–623
2. Boldt J et al (1986) Untersuchung zur isolierten Beeinflussung des Gefäßsystems durch verschiedene blutdrucksteigernde Medikamente (Akrinor, Etilefrin, Ephedrin, Norfenefrin, Amezinium) während der extrakorporalen Zirkulation beim Menschen. Anaesthesist 35:93–98
3. Butterworth JF et al (1986) Argumentation of venous return by adrenergic agonists during spinal anesthesia. Anesth Analg 65:612–6
4. Butterworth JF et al (1987) Effect of total spinal anesthesia on arterial and venous responses to dopamine and dobutamine. Anesth Analg 66:209–14
5. Engberg G, Wiklund L (1978) The use of ephedrine for prevention of arterial hypotension during epidural blockade. Acta Anaesth Scand 66:1–26
6. Imai Y et al (1978) Role of the peripheral vasculature in changes in venous return caused by isoproterenol, norepinephrine, and methoxamine in anesthetized dogs. Circ Res 43:553–561
7. Lundberg J et al (1987) Hemodynamic effects of dopamine during thoracic epidural analgesia in man. Anesthesiology 66:641–646
8. Müller H et al (1985) Hämodynamische Veränderungen nach der Bolusgabe verschiedener Vasopressiva zur Blutdruckstabilisierung bei Periduralanästhesie. Reg Anästh 8:43–49
9. Pflug AE, Halter JB (1981) Effect of spinal anesthesia on adrenergic tone and the neuroendocrine responses to surgical stress in humans. Anesthesiology 55:120–126
10. Ramanathan S et al (1983) Maternal and fetal effects of prophylactic hydration with crystalloids or colloids before epidural anesthesia. Anesth Analg 62:673–8

11. Ralston DH et al (1974) Effects of equipotent ephedrine, metaraminol, mephentermine, and methoxamine on uterine blood flow in the pregnant ewe. Anesthesiology 40:354–370
12. Shnider SM (1983) Vasopressors in obstetrics. Reg Anesth 8:74–80
13. Stanton-Hicks M et al (1987) Venoconstrictor agents mobilize blood from different sources and increase intrathoracic filling during epidural anesthesia in supine humans. 66:317–322
14. Stratmann D et al (1979) Klinische Verläufe von über 6000 Spinalanästhesien mit Bupivacain. Reg Anäst 2:49–56
15. Zimpfer M et al (1979) Aufhebung des Blutdruckabfalls bei Spinalanästhesie durch Dihydroergotamin (DHE). Reg Anäst 2:43–47

Der Transplantationspatient

Transplantationsmedizin – Perspektiven

W. Brendel

Mir ist die Aufgabe zuteil geworden, über die Zukunft der Organtransplantation ein paar Gedanken zu äußern. Nun bin ich kein Prophet und möchte deshalb versuchen, eine reale Ausgangsbasis zu finden, von der man derzeit ausgehen kann, um die mögliche weitere Entwicklung der Transplantation von Niere, Leber, Herz, Herz-Lunge und Pankrease kurz und summarisch abzuleiten.

Dann ergibt sich folgendes Bild: alle Transplantationen der lebenswichtigen Organe steigen ab 1981 deutlich zahlenmäßig an – zumindestens in der westlichen Welt. So stieg z.B. die Frequenz der Lebertransplantation seit 1980/81 auf rd. das 10fache an. Ich gehe darauf jetzt nicht näher ein, weil darüber Herr Pichlmayr noch gesondert berichten wird.

Grundsätzlich dasselbe findet man bei der Herztransplantation, nämlich auch dort einen sprunghaften Anstieg ab den Jahren 1980/81, wobei die Überlebenszeiten sich von Jahr zu Jahr deutlich verbesserten.

Bei der Nierentransplantation gibt es seit 1968 eine ständige Zunahme der durchgeführten Transplantationen, die aber längst nicht ausreicht, den Bedarf zu decken; die Warteliste steigt etwa seit 1978 steiler an als die der durchgeführten Transplantationen. Schon daran mag man erkennen, daß alle medizinischen Anstrengungen, die Ergebnisse der Transplantation zu verbessern, nicht viel bringen, wenn das Spenderproblem nicht besser geregelt wird, sei es durch ständige Appellation an die Spendenbereitschaft, sei es durch entsprechende Transplantationsgesetze, z.B. in den Ländern, in denen es noch kein solches Gesetz gibt wie in der Bundesrepublik Deutschland, den skandinavischen Ländern und ich glaube auch Holland.

Die Zahlen für die Lungen- oder Herz-Lungentransplantation sind noch so gering, um einen Trend erkennen zu können.

Man kann also sagen, daß zumindest im westlichen Europa alle lebenswichtigen Organe in zunehmendem Maße transplantiert werden, also ein Bedürfnis nach solchen Transplantationen besteht, das befriedigt werden soll. Die Ergebnisse sind in den Jahren 1980–86 deutlich verbessert worden. Die Einjahresfunktions- und Überlebenszeit für Nierentransplantate beträgt in besseren Zentren rd. 90%, und dasselbe gilt für die Herztransplantation; bei der Leber- und Pankreastransplantation sind die Ergebnisse noch nicht so günstig und liegen im Schnitt zwischen 60 und 70%. Rückblickend wurden in diesen Fällen die Ergebnisse seit 1980 pro Jahr um 5–10% verbessert. Diese Verbesserung ist einmal bedingt durch eine kritischere Indikationsstellung, zum anderen durch eine Verbesserung der immunsuppressiven Therapie, ich nenne nur Ciclosporin A, aber auch durch eine Verbesserung der postoperativen immunologischen Überwachung transplantierter Patienten. Es erscheint mir an dieser Stelle wichtig, darauf hinzuweisen, daß die Verbesserung der Transplantationsergebnisse nicht durch eine Verbesserung der chirurgischen Technik oder des chirurgischen Könnens erzielt wurden, sondern durch Verbesserung der postoperativen Überwachung transplantierter Patienten und der immunsuppressiven Therapie, und dies gilt für alle bisher erwähnten Transplantationen in gleicher Weise. Wie sich rückblickend herausgestellt hat, ist offenbar jeder geübte Chirurg in der Lage, Organe zu transplantieren, und das ist, um es mal salopp auszudrücken, das Problematische an der derzeitigen Entwicklung der Organtransplantation, weil es jeden Chirurgen verleitet, dies auch zu tun und damit eine dezentrale Entwicklung der Transplantationsmedizin einzuleiten. Natürlich geht nichts ohne den Chirurgen, er steht – abgesehen von dem, der für die Spenderauswahl zuständig ist – am Anfang der Transplantationsprozedur, aber was dann kommt, ist ebenso wichtig wie der primäre chirurgische Eingriff, nämlich die postoperative klinische und die langfristige ambulante Überwachung transplantierter Patienten. Diese kann auch der transplantierende Herz- oder Bauchchirurg oder Urologe übernehmen, aber nur dann, wenn er über die speziellen Kenntnisse der Transplantationsimmunologie und ihre relevanten Methoden verfügt. Toni Monaco, der Leiter des Bostoner Transplantationszentrums, hatte deshalb 1986 auf der Tagung der Internationalen Transplantation Society bereits die Forderung aufgestellt, daß jeder verantwortliche Transplantations-Chirurg, der allein die volle Verantwortung übernehmen will, eine mindestens 2jährige Ausbildung in einem immunologischen Labor nachweisen soll, um überhaupt die Bedeutung der transplantationsbezogenen Begriffe und deren Methoden verstehen zu können. Er muß ein Grundwissen auf den Gebieten der Immungenetik und der Immunzytologie haben sowie über Toleranz und Enhancement und über die Lymphozyten-Subpopulationen wie Killer-, Suppressor und Helperzellen und über die Bedeutung der wichtigsten Mediatoren wie Lymphokine, Interferone, etc. Bescheid wissen. Ich glaube nicht, daß ein Chirurg, der voll im operativen klinischen Einsatz steht, dies neben seiner klinischen Tätigkeit alles lernen und bewältigen kann. Dazu kommt, daß er sich einer solchen Ausbildung nur unterziehen wird und die Zeit dafür aufbringt, wenn sich das auch für ihn lohnt. Kein Chirurg wird Jahre seines Lebens ausschließlich den Grundlagen der Organtransplantation und der Transplantationsimmunologie widmen, wenn er damit nach einigen Jahren nicht auch eine existenzgesicherte Stellung erwerben kann.

Fassen wir zusammen, so können wir feststellen, daß weltweit ein ausgesprochenes Bedürfnis nach vermehrter Transplantation lebenswichtiger Organe besteht, und daß es eine Aufgabe heutiger Medizin ist, dieses Bedürfnis auch zu befriedigen. Ebenso müssen wir konstatieren, daß die langfristig guten Ergebnisse der Organtransplantation nicht vom Chirurgen abhängig sind, sondern von der postoperativen Überwachung, der postoperativen immunologischen Kontrolle und der immunsuppressiven Therapie. Diese postoperative Überwachung ist für alle Organe im Prinzip gleich, zumindest was das immunologische Monitoring und die immunsuppressive Therapie betrifft. Dies alles spricht nicht für eine Dezentralisierung der Organtransplantation, sondern für eine Zusammenfassung in Transplantationszentren mit entsprechend ausgestatteten Labors und entsprechend ausgebildetem Personal. Tatsächlich sind es solche Zentren, aus denen die guten Ergebnisse, aber auch neue Innovationen der Transplantationsmedizin kommen; in den USA z.B. aus Minneapolis, Boston, San Franzisco und Madison, in England aus Cambridge und Oxford und in der Bundesrepublik aus Hannover und München. In diesen Universitäten haben sich die Strukturen entwickelt, die für eine moderne Transplantationsmedizin gefordert werden müssen – gleichgültig, ob man dies jetzt als Transplantationszentrum oder Klinik bezeichnet. Im Augenblick, so befürchte ich, macht sich eine Tendenz breit, daß jede größere chirurgische Klinik glaubt, eine eigene Transplantationsgruppe aufbauen zu müssen. Das heißt, die Organtransplantation nicht als eigenen selbständigen Zweig moderner Medizin auffassen, sondern als Teilgebiet spezieller Chirurgie, wie Gefäßchirurgie oder Urologie. Das würde eine Erschwerung der Verteilung gespendeter Organe bedeuten und des Erfahrungsaustausches bzgl. der immunsuppressiven Therapie und beobachteter Nebenwirkungen und wäre, was die Ausnutzung und den Einsatz der notwendigen speziellen Labors und ihres Personals anbetrifft, extrem unökonomisch. Dies alles zwingt, wie Sie wohl schon gemerkt haben, zu der Forderung nach Transplantationskliniken, wenn möglich dort, wo unter einem Dach diejenigen Fächer vertreten sind, die Organe transplantieren, aber auch die Laboratorien, die das postoperative Monitoring übernehmen. Es muß einen verantwortlichen Leiter solcher Transplantationszentren geben, der alles organisiert, für die Qualität der postoperativen Überwachung sorgt und für die dazu notwendigen Laboratorien verantwortlich ist. Das kann ein Transplantationschirurg sein, wenn er die eingangs erwähnte Ausbildung besitzt, kann aber ebenso gut ein anderer immunologisch ausgebildeter Transplantationsmediziner sein. Da ich hier vor Anästhesisten spreche, sei es mir erlaubt, Analogien zum Entstehen des Fachs Anästhesiologie zu ziehen. Ich kann mich noch gut an meine Anfangszeit als Assistent einer chirurgischen Klinik erinnern, wo eine heftige Diskussion entbrannte, ob jede – auch kleinere – chirurgische Abteilung einen eigenen Anästhesisten benötigte, oder ob die Narkose nicht auch von einem vorübergehend abgestellten chirurgischen Assistenten gemacht werden könnte. Tatsächlich wurde dies ja auch jahrelang praktiziert, bis schließlich die Macht des Faktischen dazu zwang, die Anästhesiologie als ein selbständiges Fachgebiet moderner Medizin zu etablieren. In derselben Phase stehen wir jetzt mit der Transplantationsmedizin. Auch die Transplantationsmedizin ist – wie die Anästhesiologie – ein fachübergreifendes Arbeitsgebiet, und so wie in Ihrem Fach, der Anästhesiologie, z.B. in der Intensivmedizin Kenntnisse über Physiologie und Pathophysiologie von Atmung, Kreislauf, Herz und klinischer Pharmakologie notwendig sind, geht es in der Transplantationsmedizin fachübergreifend mit den notwendigen Kenntnissen der Transplantationsimmunologie v.a. der zellulären Immunologie, der Pharmakologie und Kinetik immunsuppressiver Medikamente und deren Nebenwirkungen usw. Die fachübergreifende Aufgabe modernerer Transplantationsmedizin ergibt sich auch aus den Gesetzen der Immungenetik, nach denen die Empfänger- und Spenderauswahl getroffen werden müssen. Schon allein dieses bedingt eine zentrale Struktur eines Transplantationszentrums, denn es darf natürlich nicht dem Zufall überlassen werden, wer welches Organ erhält, und dies gilt erst recht für die immer häufiger auftretende Situation, daß von einem Spender mehrere Organe entnommen werden können. Dann muß natürlich eine Stelle und eine Persönlichkeit vorhanden sein, die entscheidet, ob zuerst das Herz oder die Leber oder die Bauchspeicheldrüse entnommen und einem wartenden Patienten weitergegeben wird. Dieses kann nur eine erfahrene, über Eigeninteressen stehende Persönlichkeit sein, eben der Leiter eines Transplantationszentrums, der für den Erfolg seines Zentrums arbeitet und nicht nur für den Erfolg einer einzigen Transplantationsart, also sagen wir Leber, Herz, Niere oder Pankreas.

Wie könnte es jetzt weitergehen? Es ist keine Frage, daß derzeit die Hoffnungen auf einer Verbesserung der immunsuppressiven Therapie beruhen. Der Sprung in der Transplantationsfrequenz, den allein die Einführung des Ciclosporins bewirkte, ist offenkundig. Neue immunsuppressive Medikamente, wie z. B. ein anderes Pilzprodukt, das Desoxyspergualin und andere, sind in experimenteller und z. T. auch klinischer Erprobung. Im Augenblick geht der Trend dahin, die Immunsuppression mit kleinen Dosen verschiedenster Medikamente durchzuführen, also eine Art immunsuppressiven Cocktail zu verabreichen. Die einzelnen Medikamente sollen deshalb gleichzeitig in kleinen Dosen verwendet werden, damit deren eigene Nebenwirkungen, wie z. B. die nephrotoxische des Ciclosporins, nicht zur Geltung kommen. Hinzu kommen noch die Möglichkeiten monoklonaler Antikörper, an denen derzeit in vielen Instituten und Kliniken gearbeitet wird.

Der früher oft diskutierten Möglichkeit, eine echte immunologische Toleranz gegen Transplantationsantigene zu erzielen, erscheint derzeit keine Chancen mehr gegeben zu werden. Vielleicht könnte diese Idee aber wieder einmal reaktiviert werden, denn wer weiß, was die Molekularbiologen und Gentechniker in den nächsten Jahren oder Jahrzehnten auf diesem Gebiet noch herausbringen.

Erwähnung verdient vielleicht aber noch die Möglichkeit einer Extremitätentransplantation, die experimentell schon an mehreren Zentren gelang, wobei es auch zu einer Revitalisierung nervaler Funktionen kam. Eine allogene Extremitätentransplantation am Menschen, meines Wissens zum ersten Mal von dem Münchener Chirurgen Lexer vor dem 1. Weltkrieg durchgeführt, ist aber neuerdings nicht mehr versucht worden und dürfte auch einige Spenderprobleme aufwerfen. Erwähnenswert wäre vielleicht noch, daß auf dem Symposion anläßlich der 1000. Lebertransplantation von Tom Starzl berichtet wurde, daß in China inzwischen 14 Hodentransplantationen durchgeführt wurden, wovon eine bereits zur Geburt eines gesunden Kindes geführt hat. Man wundert sich, daß ausgerechnet in China, das bekanntlich versucht, seine Geburtenrate möglichst niedrig zu halten, Hodentransplantationen klinisch durchgeführt werden.

Dagegen scheint die Idee einer xenogenen Organtransplantation weltweit wieder an Interesse zu gewinnen. Nächstes Jahr findet in den USA ein großes Symposion darüber statt. Die schon in den 60er Jahren von Starzl und Reemstma erzielten Ergebnisse mit Pavian- und Schimpansennieren, womit Funktionszeiten bis zu 9 Monaten erreicht wurden, waren ja gar nicht so schlecht, und die aufgetretenen Komplikationen beruhten retrospektiv betrachtet im wesentlichen auf Infektionen infolge einer vermutlich zu hohen Dosierung immunsuppressiver Präparate aus Angst, die xenogenen Organe zu verlieren. Mit den heutigen Erfahrungen und den heute verfügbaren Methoden zur Unterscheidung zwischen Abstoßungskrise und Infektionsart ließen sich meiner Ansicht nach schon heute die Ergebnisse xenogener Organtransplantation wesentlich verbessern. Hierbei sehe ich eine echte Indikation für die xenogene Herztransplantation, und zwar nicht als Dauertransplantation, sondern wie das künstliche Herz als transitorische lebensrettende Maßnahme, bis ein humanes Spenderherz verfügbar wird. Ich würde lieber vorübergehend mit einem Pavianherzen, das mir freie Beweglichkeit und ungestörten Schlaf ermöglicht, leben als mit einem Kunstherz, dessen Betrieb durch einen durch die Thoraxwand geleiteten Pumpenschlauch aufrechterhalten wird, mich Tag und Nacht ans Bett oder zumindest einen Krankenstuhl fesselt und ebenso Tag und Nacht die Anwesenheit eines oder mehrerer entsprechender Spezialisten erfordert, um die Betriebsfähigkeit ständig zu kontrollieren. Ob eine xenogene Transplantation auch zum vorübergehenden Ersatz einer Leber möglich ist, wird vielfach diskutiert, ist bisher aber weder experimentell noch klinisch erprobt worden.

Lassen Sie mich jetzt zum Schluß kommen: Was immer experimentell und klinisch eines Tages machbar erscheint – alles ist und bleibt Utopie, wenn nicht genügend Spenderorgane verfügbar werden. Es ist und bleibt die Tragik der Transplantationsmedizin, daß sie von dem Tod junger und gesunder Menschen abhängig ist, um das Leben anderer Menschen zu retten. Wenn die Verkehrsunfälle, wie wir alle hoffen, durch welche Maßnahmen auch immer, drastisch reduziert werden, hat die Transplantationschirurgie oder -medizin keine große Zukunft, es sei denn, die xenogene Organtransplantation kann einmal realisiert werden. Meine Mitarbeiter und ich verfolgen schon deswegen auch weiterhin Forschungsprojekte auf dem Gebiet der xenogenen Organtransplantation und insbesondere der Immunsuppression bei zoologisch nahe verwandten Spender/ Empfängerkombinationen.

Logistik der Organbereitstellung – Aktuelle Typisierungsstrategien

Organisation im Transplantationszentrum Wien

F. Mühlbacher

Die Transplantation von soliden Organen hat weltweit seit Beginn dieses Deze-
niums starken Aufschwung genommen. Derzeit sind international 4081 Herz-
und Herz-Lungentransplantationen [3] registriert, bis Ende 1986 972 Pankreas-
transplantationen [8] allein in Europa bis März 1987 1218 Lebertransplantationen [1]. Nierentransplantationen werden international nicht registriert, die 5 eu-
ropäische Länder umfassende Organisation Eurotransplant registrierte 1986
2486 Nierentransplantationen [2]. Die Aktivitäten des Transplantationszentrums
Wien sind in Tabelle 1 zusammengefaßt.

Nach den Erfahrungen von Eurotransplant [2] können rein nach der Zahl alle
Patienten auf der Warteliste für Herz, Leber und Pankreas auch mit Organen
versorgt werden, die steigenden Kurven von Patienten auf der Warteliste sind
parallel zu den Kurven der Transplantationsfrequenzen. Bei diesen Organen besteht derzeit kein absoluter Organmangel; der relative Organmangel, der sich
hauptsächlich aus der klinischen Dringlichkeit bei Herz und Leber, für die keine
künstlichen Ersatzorgane vorhanden sind, ergibt, führt noch immer zu Todesfäl-
len von Patienten auf der Warteliste. Allerdings wird dieses Problem durch langsam steigende Spenderfrequenzen, besonders aber durch die internationale Zu

Tabelle 1. Transplantationsfrequenzen in Wien

	1982	1983	1984	1985	1986	1987	Gesam
Niere	36	54	124	95	140	118	1137
Leber	4	9	13	17	17	22	84
Herz			3	13	22	14	52
Pankreas			1	2	—	3	6
						bis	
						September	

Tabelle 2. Organbedarf/Mill. Einw./Jahr. (Aus [4])

Nieren	40–50
Leber	10–15
Herz	10–15
Pankreas	10–15

sammenarbeit in der Organisation von Mehrfachorganspendern (MOD) deutlich gebessert. Dieser Umstand führt aber andererseits zu höheren Organaustauschraten, die mit einem Anwachsen von Transportkosten verbunden sind. War der Anteil an importierten Spenderorganen zur Lebertransplantation bis 1986 ca. 30%, so wurden 1987 bereits 67% der Spenderorgane außerhalb des Wiener Spenderorganisationsbereiches entnommen. Der tatsächliche Organbedarf an Spenderorganen ist in Tabelle 2 zusammengefaßt. Diese Schätzungen beruhen auf epidemiologischen Studien, die eine enorme geographische Variabilität aufweisen, zudem sind bei Herz, Leber und Pankreas die Diskussionen über die Indikationsstellungen im Fluß. Harte Daten für den Bedarf an Nieren gibt es von der European Dialysis and Transplant Association (EDTA). Hier wurde jahrelang für Österreich eine Inzidenz an Patienten, die eine Nierenersatztherapie benötigen, mit 60/Millionen Einwohner/Jahr angegeben. Aus diesen Daten errechnet sich für den vom Wiener Zentrum betreuten Raum ein jährlicher Nierenbedarf von 200 Spenderorganen, also 62,5 Nieren/Million/Jahr, bei 3,2 Million Einwohner im Versorgungsbereich.

Spenderaufkommen

Das Spenderaufkommen wird ebenso in Spender/Million Einwohner/Jahr angegeben. Tabelle 3 zeigt das Spenderaufkommen in einzelnen Zentren, wobei Zentren mit geringer Einwohnerzahl oder dichter urbaner Struktur besonders hohe Spenderfrequenzen aufweisen. Auf nationaler Ebene (Tabelle 4) werden

Tabelle 3. Spenderfrequenz in Einzelzentren (operierte Organspender/Mill. Einw./Jahr)

Zentrum	Einwohner [Mill.]	Jahr	[n]
Berlin [9]	3,2	1984	30
Berlin [9]	3,2	1985	24
Innsbruck [4]	0,5	1986	50
München [7]	5	1984	20
Philadelphia	8,5	1986	24
Wien	3,2	1987	22

Tabelle 4. Spender/Mill. Einw./Jahr

Land	1985		1986	
	[n]	[p/m]	[n]	[p/m]
Österreich	104	13,3	116	15,5
Belgien	106	10,6	136	13,4
Deutschland	630	10,2	781	12,9
Luxemburg	4	13,3	4	13,4
Holland	135	9,9	188	12,4

dann die realistischen Zahlen, die auch gesundheitspolitische Bedeutung haben, offenbar. Aus diesen Zahlen und dem geschätzten Bedarf an Spendernieren ergibt sich aber die große Diskrepanz zwischen Bedarf und Angebot. Abbildung 1 reflektiert das weltweite Problem des absoluten Organmangels zur Nierentransplantation anhand der Wiener Daten.

Einfluß der Legislative auf die Organspende

Grundvoraussetzung für die Organspende ist das Akzeptieren des Hirntodes als Kriterium des physischen Todes eines Menschen. In fast allen europäischen Ländern wird der Hirntod anerkannt. Weiters muß das Recht auf Bestimmung über den eigenen Körper respektiert werden und damit die Frage der Zustimmung zur Organentnahme. Es bieten sich 2 Lösungen an: Erfordernis zur ausdrücklichen Zustimmung eines potentiellen Organspenders (Zustimmungslösung) oder Erfordernis einer Ablehnungserklärung (Widerspruchslösung), wobei eine nicht geäußerte Ablehnung als Zustimmung aufgefaßt wird. Die legislativen Lösungen in den einzelnen Ländern unterscheiden sich noch hinsichtlich des Personenkreises, der in die Willensäußerung einbezogen werden kann, ob etwa auch die Angehörigen mitbestimmen könnten. Der Europarat hat in der Resolution 78 (1978) seinen Mitgliedsländern die Widerspruchslösung empfohlen. Nach einer Europaratsumfrage anläßlich der europäischen Gesundheitsministerkonferenz im November 1987 haben 13 Mitgliedsstaaten diese Empfehlung übernommen. Österreich hat 1982 die Widerspruchslösung in einer sehr klaren Form eingeführt, wobei jeder nur für sich selbst oder für Personen, für die er das Vormundsrecht besitzt, entscheiden kann; sonst haben Anverwandte keine Ein-

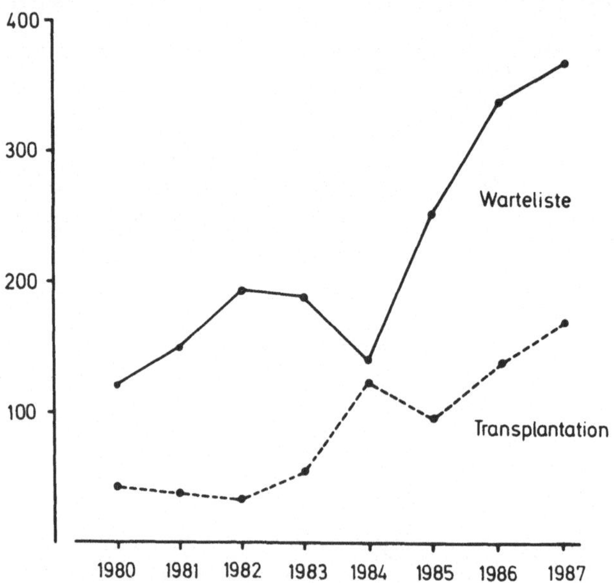

Abb. 1. Entwicklung von Warteliste (solide Linie) und Transplantationsfrequenz (unterbrochene Linie) in den Jahren 1982 bis 1987

flußmöglichkeit auf diese Entscheidung. Nach Tabelle 4 liegen jene Länder mit Widerspruchslösung (Österreich, Belgien) im Spenderaufkommen weit vor jenen mit Zustimmungslösung oder ähnlichen de facto Regelungen (Holland, Deutschland). Besonders Belgien verzeichnet seit Einführung der Widerspruchslösung mit Jahresbeginn 1987 eine deutliche Spenderfrequenzzunahme, was darauf hindeutet, daß doch die Widerspruchslösung vom Standpunkt der Transplantation auch als Vorteil betrachtet werden kann. In Ländern mit starker religiöser Bindung ist zusätzlich von Bedeutung, daß Papst Johannes Paul II in einer Ansprache die Spende von Blut oder eines Organes als „... Geste der menschlichen und christlichen Solidarität" (La Traccia, 15. Oct 1984, 853) bezeichnet hat. Nach persönlichen Eindrücken und nach Tabelle 3 dürfte aber das persönliche Engagement der individuellen Zentren die größte Bedeutung haben und dabei das Ausmaß, in dem es den Transplantationsverantwortlichen gelingt, die medizinische Umwelt zur uneigennützigen Mitarbeit zu motivieren. Eine anonyme zentrale Organisation oder gesetzliche Maßnahmen halte ich für ungeeignet.

Struktur der Spenderorganisation

Dem Modell einer zentralen Organspendereinheit, in der alle presumptiven Spender aufgenommen, diagnostisch abgeklärt und ggf. als Organspender operiert werden, steht das Modell der ambulanten Spenderbetreuung gegenüber. In diesem Modell verbleibt der potentielle Organspender im Krankenhaus der Erst-

Tabelle 5. Struktur des Teams

Im Dienst:	1 Koordinator	(1)
	1 Anästhesist	(6)
	2 Neurologen	(10)
	1 Chirurg	(9)
	Typisierungslabor	
	Routine Labor	
	Blutbank	
Unterstützende Einheiten	Intensivstation chirurgische Klinik	

Tabelle 6. Spender, Mehrfachorganspender

Jahr	1982	1983	1984	1985	1986	1987
Spender	30	19	57	39	58	53
Sp./Mill./Jahr	4,3	5,9	17,6	12,2	18,1	(22)*
MOD	4	8	12	22	32	21
[%]	13	42	23	56	55	40 bis Sept.

* hochgerechnet

oder Definitivversorgung. Dort wird die Hirntoddiagnostik durchgeführt und auch die Spenderoperation. Voraussetzung ist eine mitarbeitswillige Intensivstation, Hirntoddiagnostik, Perfusionstechnik und Operationsteam können vom Zentrum beigestellt werden. Das ambulante Modell wurde in Wien zusätzlich zur zentralen Organspendereinheit eingeführt. 1987 wurden bereits fast 50% der Spender ambulant betreut, 40% davon als Mehrfachorganspender mit mehreren Operationsteams. Die Personalstruktur ist in Tabelle 5 dargestellt. Eigens für die Transplantation wurde nur der Koordinator angestellt, die übrigen Tätigkeiten werden von den Angehörigen der jeweiligen Fachkliniken auf Überstundenbasis erbracht. Absolut unterbesetzt ist der Koordinatorposten mit nur einer einzigen Person. Unser Koordinator ist ein jungpromovierter Arzt, der auch die Voraussetzungen für eine Laufbahn als chirurgischer Klinikassistent erfüllt. Trotz außerordentlicher Effizienz muß ein Teil dieser Agenden noch immer vom diensthabenden Transplantationschirurgen wahrgenommen werden. Erstrebenswert wäre ein derartiger Koordinator pro 60 Transplantationen, für unser Zentrum also 3 Personen. Besonders hinzuweisen aber ist auf die unterstützenden Einheiten am unteren Rand der Tabelle: Die Transplantationseinheit ist voll integriert in die chirurgische Klinik, 18 von 40 Klinikärzten waren oder sind Mitglieder des Transplantationsteams, eine unerschöpfliche Reserve. Darüber hinaus haben Transplantationsaktivitäten Priorität gegenüber dem Routinebetrieb. Ähnlich verhält es sich mit der Intensivstation, die nicht nur offene Koordinationsaufgaben abdeckt, sondern auch die anästhesiologische Reserve darstellt. Unter diesen Betriebsbedingungen können auch mehrere Spenderbetreuungen parallel abgewickelt werden. Dieses Strukturmodell ist geeignet, bei minimalem zusätzlichen Personalaufwand die schubweise anfallende Arbeit im Transplantationsbereich mit voller Qualität zu bewältigen. Hinsichtlich zentraler oder ambulanter Spenderbetreuung wird voll auf die Möglichkeiten und Wünsche des Spenderkrankenhauses eingegangen. Flexibilität scheint auch hier der Schlüssel zur Motivationssteigerung der kooperativen Krankenhäuser zu sein. Diese Struktur hat es auch ermöglicht, die in Tabelle 6 dargestellte Steigerung der Spenderfrequenzen zu erreichen.

Typisierung

Im eigenen Zentrum konnten wir die Abhängigkeit der Transplantationsergebnisse bei Nieren vom Grad der Verträglichkeit im HLA-System dokumentieren (Abb. 2) und damit die Ergebnisse großer Studien [5] bestätigen. Daher werden auch weiterhin HLA-Kriterien zur Organverteilung herangezogen. Zur Verkürzung der kalten Ischämiezeit (KIZ), die als wichtigster Risikofaktor für die Entwicklung eines akuten Nierenversagens nach der Transplantation identifiziert wurde [6], entnehmen wir nach erstmaliger Hirntodfeststellung, noch in der Beobachtungszeit von 6 h, in der der Hirntod durch Wiederholung der Untersuchungen bestätigt wird, Lymphknoten aus der Leiste zur Typisierung. Mit dieser Maßnahme gelingt es, die KIZ um 6–8 h zu reduzieren. Sollten auch bei Herz- und Lebertransplantationen HLA-Kriterien beachtet werden, so wäre auf diese Weise volle Typisierung und Kreuzproben möglich, ohne die KIZ zu verlängern (Abb. 3).

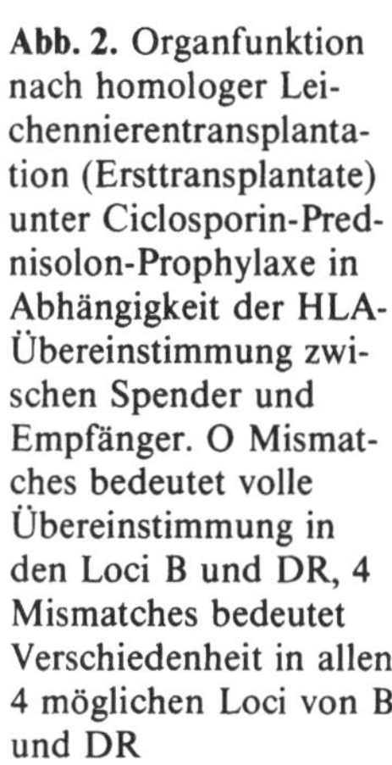

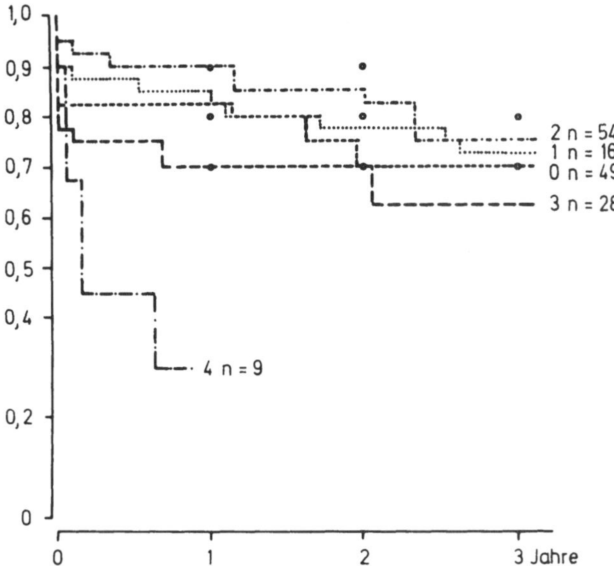

Abb. 2. Organfunktion nach homologer Leichennierentransplantation (Ersttransplantate) unter Ciclosporin-Prednisolon-Prophylaxe in Abhängigkeit der HLA-Übereinstimmung zwischen Spender und Empfänger. O Mismatches bedeutet volle Übereinstimmung in den Loci B und DR, 4 Mismatches bedeutet Verschiedenheit in allen 4 möglichen Loci von B und DR

Empfängerauswahl

Die Empfängerauswahl erfolgt in erster Linie nach HLA-Kriterien, weiters nach klinischer Dringlichkeit, Sensibilisierungsgrad und organisatorischen Gesichtspunkten wie etwa die Wartezeit auf ein passendes Organ. Soweit möglich werden dabei die Regeln der Eurotransplant Organisation beachtet. Das in Abbildung 4 dargestellte Flußdiagramm entspricht unserem derzeitigen Vorgehen. Es ist aber wichtig zu betonen, daß wir in diesem Diagramm nicht die wissenschaft-

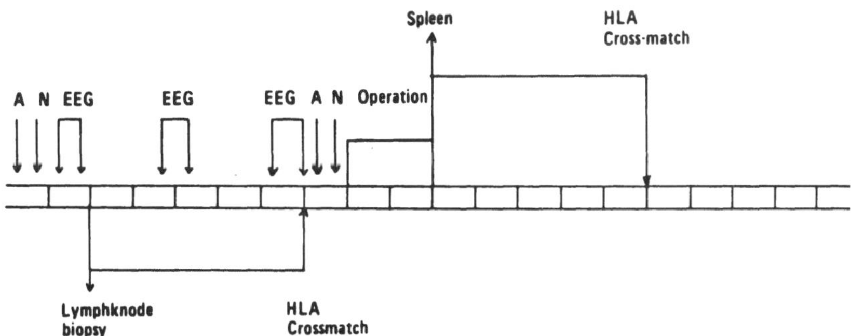

Abb. 3. Darstellung des Zeitablaufes von Hirntoddiagnostik und Gewebstypisierung aus Lymphknoten. A = Untersuchung durch den Stationsarzt. N = Untersuchung durch Neurologen. EEG = Elektroenzephalogramm mit Befundung durch Neurologen. Lymphknoten/Milz: Entnahmezeitpunkte zur Diagnostik. HLA, Crossmatch = Frühestmöglicher Zeitpunkt für Ergebnis der Gewebstypisierung und der Kreuzprobe. Die vertikalen Striche im Mittelbalken bedeuten die Zeit in Stunden, an ihnen ist die Zeitersparnis bei Typisierung aus Lymphknoten ablesbar

lich belegte Bedeutung der HLA-Kriterien als entscheidend betrachten, sondern die Tatsache, daß es ein für alle einsehbares Verfahren der Empfängerauswahl gibt. Nur bei strikter Einhaltung solcher Regeln ist es möglich, dem durch den eklatanten Organmangel entstehenden Druck auf die verantwortlichen Ärzte zu entgehen und damit der gesetzlichen Forderung zu entsprechen, nach der Rechtsgeschäfte im Bereich der Transplantation verboten sind.

Wenngleich heute bei Leber, Herz und Pankreas noch kein absoluter Mangel besteht, so ist nicht auszuschließen, daß auch für diese Organe einmal die Situation eintreten wird, die vergleichbar ist mit dem Organmangel bei Nieren heute. Es wird daher unsere Aufgabe sein, zunächst das Spenderpotential noch effizienter auszuschöpfen als bisher. Zu denken wäre an Verwendung von „Non heart beating donors". Für die Nierentransplantation ist auch die Organspende durch Verwandte ein denkbarer Weg. Die Ausweitung auf Xenotransplantation ist noch Utopie, vielleicht morgen schon reale Hoffnung.

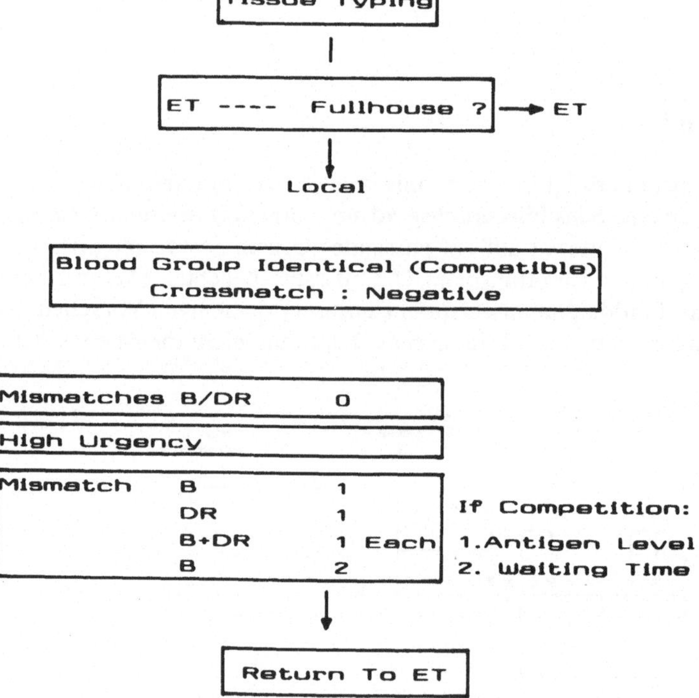

Abb. 4. Flußdiagramm zu Vorgehen bei Nierenempfängerauswahl. ET = Eurotransplant. Die Auswahl im untersten Kasten erfolgt noch immer hierarchisch nach HLA-Kriterien, im Falle von Gleichwertigkeit entscheidet der Sensibilisierungsgrad, dann die Wartezeit

Literatur

1. Bismuth H, Castaing D, Ericzon BG, Otte JB, Rolles K, Ringe B, Sloof M (1987) Hepatic transplantation in Europe. Lancet (in press)
2. Cohen B (1987) Annual report 1986, Eurotransplant Foundation. Leiden/The Netherlands
3. Kaye MP (1987) Registry: International society for heart transplantation. Clin Transplantation 1:177–178
4. Margreiter R (1987) What can be done about the insufficient supply of grafts? Transpl Proc 19 (1):79–87
5. Opelz G (1987) Effect of HLA matching in 10000 cyclosporine treated cadaver kidney transplants. Transp Proc 19(1):641–646
6. Piza F, Mühlbacher F, Schemper M (1987) Der Einfluß von Risikofaktoren auf regionale Früh- und Langzeitergebnisse nach Nierentransplantation. Wiener Klin Wochenschrift 99(19):666–671
7. Schulz Ch, Angstwurm H, Land W (1987) Organisatorische Voraussetzungen zur Erfassung von Organspendern in einem Flächenstaat. Anästh Intensivmed 28:19–23
8. Sutherland DER, Moundry KC (1987) Pancreas transplant registry report 1986. Clin Transplantation 1:3–17
9. Wagner K, Mohlzahn M, Scholle J, Schultze G, Neumayer HH (1987) Erfassung von Organspendern in einem Ballungsraum – Berliner Modell. Anästh Intensivmed 28:13–18

Immunologisches Monitoring
transplantierter Patienten

C. Hammer, C. Lersch, B. M. Kemkes und W. Land

Die Funktion transplantierter Organe wird in erster Linie durch immunologische Abstoßungsreaktionen beeinträchtigt. Noch immer gehen 8–10% der Nierentransplantate und etwa 20% der transplantierten Herzen bei Patienten ohne Risiko im ersten Jahr nach Transplantation verloren. Alle Abstoßungsreaktionen, auch solche, die nicht zum Verlust des Organs führen, resultieren in unterschiedlichen Formen der Funktionsstörung. Sie treten meist in den ersten 3 Monaten nach Transplantation auf und können auf vielfältige Weise, z. B. durch klinisch-physikalische Methoden, klinisch-chemische Tests, Histologie sowie zytologische und immunologische Untersuchungsmethoden überwacht werden.

Um solche zytoimmunologische Methoden sinnvoll anwenden zu können, muß der Ablauf der akuten zellulären Abstoßungsreaktion bekannt sein. Wir wissen heute, daß es Makrophagen und ihnen verwandte Zellen sind, die das in den Körper gebrachte neue, fremde Antigen, im Falle der Nierentransplantation die Tubuluszelle, erkennen. Zusammen mit einer hormonartigen Substanz, dem Interleukin I, wird durch sie die Information „fremd" an die nächste Front der immunologischen Abwehr weitergeleitet. 3 Hauptpopulationen von Lymphozyten werden damit aktiviert. An erster Stelle die T4-positiven Helferzellen, die alle anderen Populationen, T8-positive sogenannte zytotoxische und Suppressorzellen zur spezifischen Aktion anregen. Wieder hilft ein Interleukin II bei dieser Aktivierung. Aufgrund der unterschiedlichen Antigene auf ihrer Oberfläche können die Lymphozyten heute mit recht einfachen Methoden charakterisiert und damit differenziert werden (Abb. 1), [1].

Es sind v. a. sensibilisierte Lymphozyten, die in das Transplantat einwandern und dieses in Form einer zellulären Immunantwort zerstören. Sie verlassen auch in großer Zahl das Transplantat wieder. Das bedeutet, daß solche „Markerzellen" in unterschiedlicher Zahl entweder im Transplantat, im peripheren Blut oder in anderen lymphatischen Organen wie Milz oder Lymphknoten zu finden sind.

Für das zytologische Monitoring hat diese Migration von Zellen eine besondere Bedeutung. Die Zellwanderung ins periphere Blut ist unterschiedlich stark ausgeprägt, da einige Transplantate wie Niere, Pankreas und Lunge eine große Zahl solcher sensibilierter Zellen über ihre Ausscheidungsprodukte, z. B. Urin oder Pankreassaft und Bronchialsekret, entlassen können. Andere Transplantate wie Herz, Leber und Knochenmark sind dazu nicht in der Lage. Bei ihnen wandern die Lymphozyten ausschließlich ins zirkulierende Blut (Abb. 2).

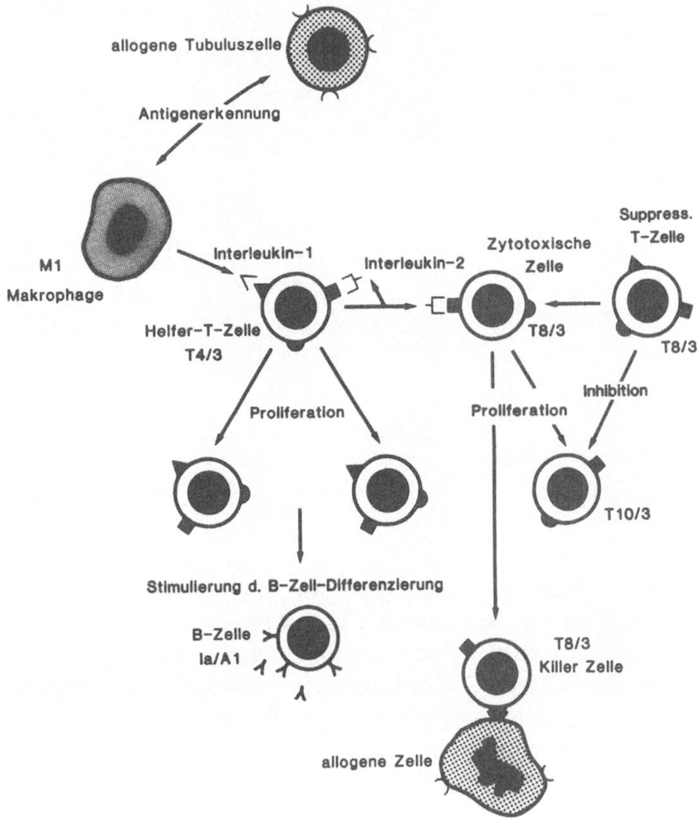

Abb. 1. Ablauf einer Abstoßungsreaktion

Aus diesem Grund ist das zytologische und immunologische Monitoring bei
verschiedenen Organen unterschiedlich erfolgreich. Während bei der ersten
Gruppe keine aussagekräftigen zytologischen Überwachungen über das periphere Blut möglich sind, wohl aber über Biopsien und Urinzytologie, Pankreas-
saftzytologie oder bronchoalveoläre Lavage, kann ein relativ zuverlässiges Monitoring aufgrund rezirkulierender Zellen bei Herz und Knochenmark im peripheren Blut durchgeführt werden.

Für das Monitoring in Betracht gezogen werden alle Populationen von weißen
Blutzellen, die in das Transplantat infiltrieren. Dazu gehören Lymphozyten und
ihre aktivierten Formen, große granulierte Lymphzyten (LGLs), Monozyten und
Makrophagen und die Leukozytensupopulationen aller Aktivierungsgrade [2].

Somit begnügt sich das immunologische Monitoring nicht nur mit der Feststellung einer zellulären Abstoßungsreaktion, sondern erlaubt zusätzlich die Ab-
schätzung. 1. des Immunstatus des Empfängers, 2. die Differentialdiagnose zwischen Virusinfekt, bakteriellem Infekt und Abstoßungsreaktion und stellt 3. die
Anpassung an bzw. den Effekt der immunsuppressiven Therapie fest.

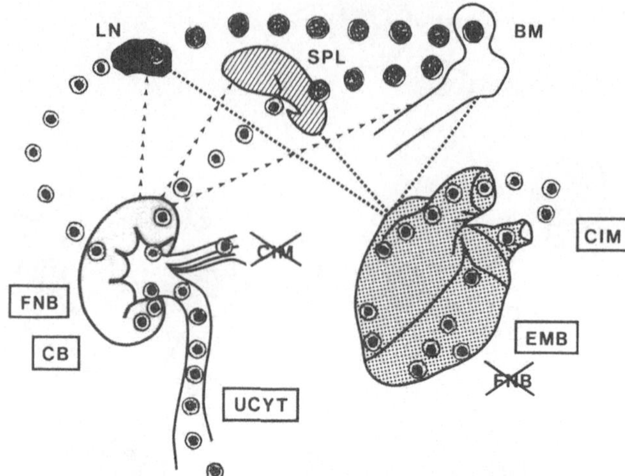

Abb. 2. Unterschiede in der Wanderung sensibilisierter Inflammationszellen bei Nieren- und Herztransplantaten machen ein zytoimmunologisches Monitoring möglich. (LN = Lymphknoten, SPL = Milz, BM = Knochenmark) FNB = Feinnadelbiopsie, CB = Corebiopsie, UCYT = Urin-zytologie, EMB = Endomyocardbiopsie, CIM = zytoimmunologisches Monitoring

Dazu stehen eine ganze Reihe von in vitro-Tests zur Verfügung, auf die nicht im Detail eingegangen werden kann (Tabelle 1), [3].

Präoperativ wird v. a. der immunologische Status mit Hilfe von Stimulationstesten abgeschätzt. Die präformierten Antikörper bei sensibilisierten Patienten, meist multiparen Frauen, Patienten mit Zweit- oder Mehrtransplantaten oder nach Bluttransfusion können gemessen werden. Ein sog. Cross Match, d. h. die

Tabelle 1. Testsysteme für in vitro-Überwachung

Prä OP:	Mitogen-St.	PHA, PWM, Con A
	Allogene St.	MLC
	Antikörper	HLA/RBC/Endoth.
	Zytotoxizität	LMC, CML, ADCC
Post OP:	T-B-ZELL-POP.	E-Rosetten SP/E-Total
		EA-Rosetten
		EAC-Rosetten
		Fluoreszenz
		Flowcytometry
	Antwort:	Mitogen-St.
		Allogene St.
		Spont. Blasten
		Haemol. Plaques
	Zytotoxizität:	LMC
		CML
	Antikörper:	AK-Zytotox
		ADCC/K-Zelle
		Endothel. AK
		Immunkomplexe
	Regulation:	Helfer/Suppressor
		Monoklonaler AK

Testung von Antikörpern und Zellen zwischen Spender und Empfänger, gibt die beste Auskunft in bezug auf Kompatibilität.

Nach Transplantationen sind vor allem die Zahlen der immunologisch aktiven Zellen, also der T-Zellen, interessant. Verschiedenste Rosetten und Fluoreszenztechniken und die heute allgemein etablierte Durchflußzytometrie werden hier genutzt. Mit Hilfe monoklonaler Antikörper gelingt es, die Regulatorzellen, d.h. die Helferzellen und Suppressorzellen, zu quantifizieren.

Nur wenige Zentren wenden diese aufwendigen und zeitraubenden Tests für die klinische Patientenüberwachung an. Der größte Nachteil dieser in vitro-Tests ist neben der starken Schwankung der Ergebnisse ihre Dauer. Häufig können die Resultate erst nach 6–7 Tagen erhalten werden, also viel zu spät, um daraus therapeutische Konsequenzen zu ziehen [4, 5].

Daher stellen nach wie vor die pathologisch-histologischen und zytologischen Untersuchungen an Biopsien bei allen Transplantaten die zuverläßigste Methode zur Diagnosestellung der akuten Abstoßungsreaktion dar. Sie erlauben aber nur selten die Differentialdiagnose zu Infektionen. Der größte Nachteil der Stanzbiopsien ist ihre Größe und damit die Traumatisierung von Transplantat und Patient. Deshalb wurde versucht, für die wichtigsten Transplantate wie Niere, Herz und Leber weniger invasive Methoden auf zytoimmunologischer Basis zu entwickeln.

Feinnadelaspirationszytologie

Mit der Feinnadelaspirationszytologie wurde eine risikoarme Methode zur Gewinnung von zytologischem Material aus den Transplantatnieren entwickelt, die es im Notfall sogar erlaubt, mehrmals täglich das Geschehen im Transplantat zu kontrollieren [6]. Mit dieser Methode gelingt es, innerhalb von weniger als 1 h die Diagnose zu stellen. Es ist möglich, Abstoßungsreaktionen, ischämische Schäden und akute Tubulusnekrose sowie Virusinfektionen oder bakterielle Infektionen, arterielle und venöse Thrombosen und selbst Lymphozelen zu erfassen.

Die Feinnadelaspirationszytologie erlaubt die Darstellung der Lymphozytensubpopulationen, die an der Abstoßungsreaktion beteiligt sind, und die Unterteilung in die funktionellen Subpopulationen im Transplantat und im peripheren Blut.

Eine Spinalnadel wird dazu in einen Pol des Nierentransplantates eingestochen. Pulssynchrones Vibrieren zeigt den richtigen Sitz der Nadel an. Mittels einer 20 ml Spritze, in der 10 ml Medium enthalten sind, wird Sog erzeugt und unter leichten Bewegungen Zellmaterial aspiriert. Zur Kontrolle wird aus der Fingerbeere ein Tropfen Blut entnommen.

Biopsiematerial und Blut werden nach adäquater Verdünnung mit einer Zytozentrifuge auf Objektträgern ausgebreitet. Die nach Pappenheim gefärbten Zellen können durch Geübte makroskopisch differenziert werden.

Infiltratzellen bestehen meist aus Lymphozyten und deren aktivierten Formen bis hin zu Lymphoblasten. Monozyten und Makrophagen werden als Zeichen für Virusinfektion bzw. späte irreversible Abstoßungsreaktion ebenso berücksichtigt wie Granulozytensubpopulationen und deren Vorläuferzellen, die meist bei bakteriellen Infekten auftreten. Ihr zahlenmäßiges Vorkommen wird berechnet und als Faktor ausgedrückt.

Weiterführende Methoden wie Klonierung von Aspiratzellen aus dem Transplantat, Markierung der Zellen mit monoklonalen Antikörpern usw. erlauben eine weitere Differenzierung.

Ausgewertet werden Präparate, die mehr als 5 Tubuluszellen pro 100 Leukozyten enthalten. Pathologische Veränderungen wie Ischämieschäden und Cyclosporinintoxizität bei Endothel- und Tubuluszellen können erkannt werden.

Die vollständige Auswertung von Aspirat und Blut erlaubt es in den meisten Fällen, Beginn, Heftigkeit, Dauer und Verlauf einer Abstoßungsreaktion abzuschätzen.

Während der Abstoßungsreaktion dominieren Subpopulationen der Lymphozyten, vor allem der sogenannten T8 positiven zytotoxischen T-Zellen, von denen man annimmt, daß sie das Transplantat zerstören. Sie sind pathognomonisch für schwere zelluläre Abstoßungsreaktionen und machen den größten Teil der T3-positiven T-Zellen aus.

Das Verhältnis von T4 positiven Helferzellen und T8-positiven Suppressorzellen liegt über 1,3. Monozyten und Makrophagen deuten auf weit fortgeschrittene Abstoßungsreaktionen hin. Trotz dieser markanten Veränderungen im Transplantat, häufig auch im Urin, sofern solcher überhaupt produziert wird, finden sich nur geringe Veränderungen im peripheren Blut [7]. Virusinfekte, v. a. solche mit CMV, HZV und EBV, führen zu typischen Veränderungen im zytologischen Bild im Transplantat und im peripheren Blut.

Während bei einer Abstoßungsreaktion die Lymphozyten nur im Transplantat ansteigen, nehmen sie bei Virusinfekt sowohl im Transplantat als auch im peripheren Blut zu. Die Helferzellen, die bei einer Abstoßungsreaktion im Transplantat eher zunehmen, fallen bei Virusinfekt ab. Suppressorzellen nehmen bei Virusinfekt unverhältnismäßig zu. Der Faktor zwischen Helfer- und Suppressorzellen liegt meist unter 0,5, dies im Transplantat und im peripheren Blut (Tabelle 2), [8].

Tabelle 2. Charakteristische Veränderungen im Transplantat (FNB) und peripheren Blut (PB) bei schwerer Abstoßungsreaktion (AR II) und Virusinfekt im Vergleich zu immunologisch unauffälligen Nierentransplantaten (AR 0)

	AR 0	AR II	Virusinfekt
Ly in FNB	8,5	23,9	31,7
Ly in pB	7,7	6,3	18,3
OKT 3	9,8	18,3	29,2
OKT 4	4,8	8,2	4,5
OKT 8	4,9	13,3	25,6
OKT 4/OKT 8	1,2	0,7	0,2
pB 4/8	2,6	2,4	0,45

Berechnungen haben ergeben, daß Ergebnisse der Feinnadelaspirationszytologie in 87% der Fälle mit denen der Stanzbiopsie übereinstimmen. Bei exakter Auswertung können die gefährlicheren Stanzbiopsien zahlenmäßig reduziert werden. Trotzdem bleibt die Biopsie der sicherste Nachweis einer Abstoßungsreaktion [9].

Zytoimmunologisches Monitoring

Bei herztransplantierten Patienten kann in Abständen von etwa 7 Tagen eine Endomyokardbiopsie nach Caves vorgenommen werden. Dies ist ein traumatischer Eingriff, der nicht ganz ohne Nebeneffekte ist.

Da im Gegensatz zur Niere ein Entkommen der Abstoßungszellen aus dem Kreislauf beim Herzen nicht möglich ist, zirkulieren immunologisch aktive Zellen für einige Zeit im Blut. Es sind Lymphozyten, die an der Abstoßungsreaktion beteiligt sind und entweder aus dem Herzen selbst stammen oder in lymphatischen Organen gebildet werden bzw. dahin wandern. Da bei Herztransplantationen die Zeit bis zur Diagnosestellung eine wichtige Rolle spielt, wurde bei der Entwicklung des zytoimmunologischen Monitorings besonderer Wert auf die rasche und einfache Durchführung gelegt.

Dieses zytoimmunologische Monitoring besteht aus 2 Teilen, einem Routineschnelltest und einer differenzierten Methode (Abb. 3). Für den sog. Schnelltest werden nur 75 µl Blut benötigt. Ähnlich wie bei der Feinnadelaspirationszytologie kann eine grobe Diagnose innerhalb von 20 min gestellt werden. Beim Auftreten typischer Zellen wie Blasten, LGLs oder Promyelozyten im Blut, liegt ein Verdacht auf akute Abstoßungsreaktion, Virusinfekt oder bakteriellen Infekt vor. Auch hier kann durch differenzierte Untersuchungen mittels Fluoreszenzzytologie und monoklonalen Antikörpern sowie Chemilumineszenz die Diagnose gesichert werden [10].

Im Falle einer akuten Abstoßungsreaktion finden wir ein aktiviertes mononukleäres Konzentrat. Das Verhältnis zwischen Helfer- und Suppressorlymphozyten, das durch die Phänotypen T-4 und T-8 ausgedrückt wird, bewegt sich zwi-

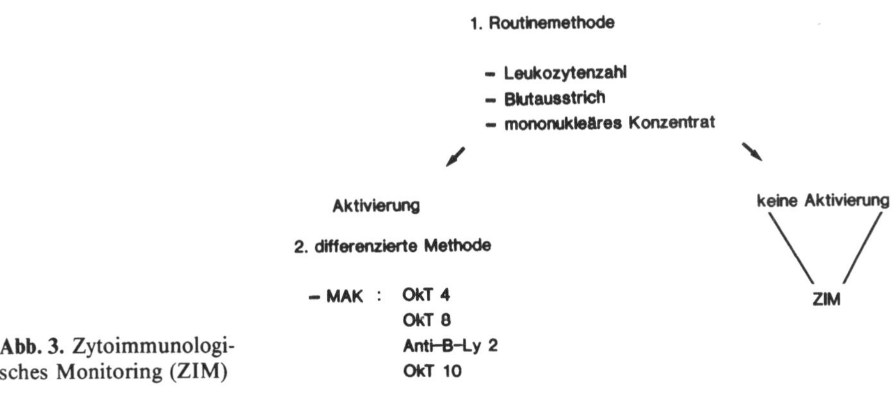

Abb. 3. Zytoimmunologisches Monitoring (ZIM)

schen 1,0 und 1,5. Die B-Zellen überschreiten 15% der Gesamtlymphozyten nicht (Tabelle 3).

Während viraler Infektion tritt ebenfalls ein aktiviertes mononukleäres Konzentrat auf, jedoch mit unterschiedlicher Komposition. Das T-4/T-8-Verhältnis ist umgekehrt und meist niedriger als 1,0, im Höhepunkt einer Virusinfektion oft sogar unter 0,1. Die Prozentzahlen der B-Zellen bleiben unverändert oder nehmen zu. Sog. Large Granular Lymphozytes, die man zu den natürlichen Killerzellen rechnet, erscheinen in großer Zahl und umfassen mehr als 5% der Gesamtzellen, wobei sie manchmal 40–50% der Lymphozytenpopulation ausmachen (Tabelle 4).

Bakterielle- oder Pilzinfektionen induzieren nach unserer Erfahrung bei herztransplantierten Patienten keine Konversion der T-4 und T-8 Zellen. Sie führen jedoch zu einem signifikanten Anstieg der B-Zellen und der juvenilen polymorphnukleären Zellen (Tabelle 5).

Ausführliche statistische Berechnungen haben ergeben, daß die Sensibilität des Tests 89% im Vergleich zur Knipsbiopsie beträgt. Die Spezifität von 85% und der Voraussagewert von 78% sind ebenfalls sehr hoch. Dank dieser Spezifität wurde es möglich, die Routine-Biopsie, die bei Abstoßungsreaktion immer als letzte Kontrolle angewandt wird, zeitlich zu korrelieren und zahlenmäßig zu dezimieren. In München werden anstatt früher 14,3 Biopsien pro Patient nur noch selten mehr als 3 Biopsien durchgeführt.

Tabelle 3. Typische zytoimmunologische Veränderungen bei akuter Abstoßungsreaktion von Herztransplantaten

- *Aktiviertes mononukleäres Konzentrat*
- T4/T8   = 1,0–1,5
- B-Tellen = 10–15%

Tabelle 4. Typische zytoimmunologische Veränderungen bei Virusinfektionen herztransplantierter Patienten

- Aktiviertes mononukleäres Konzentrat
- *T4/T8 <1,0*
- B-Zellen = 10–15%
- Large Granular Lymphocytes > 5%

Tabelle 5. Typische zytoimmunologische Veränderungen bei bakteriellen bzw. Pilzinfektionen bei herztransplantierten Patienten

- Aktiviertes mononukleäres Konzentrat
- T4/T8 = 1,0–1,5
- *B-Zellen >20%*
- Juvenile Granulozyten

Tabelle 6. Tabellarisch zusammengefaßte, typische Veränderungen im zytoimmunologischen Monitoring bei Abstoßungsreaktionen (AR), Virusinfektion (VI) und bakterieller Infektion (BI) bei nierentransplantierten Patienten

	AR		VI		BI	
	PB	TP	PB	TP	PB	TP
Lymphozyten (n)	∅	↑	↑	↑	↑	↑
Aktivierung	∅	↑	↑	↑	↑	↑
LGL (n)	∅	↑	↑	↑	∅	∅
LGL (s)	∅	↑	↑	↑	∅	∅
Ly-gesamt	∅	↑	↓	↑	↑	↑
Ly-CD 4	∅	∅	↓	↓	∅	∅
Ly-CD 8	∅	↑	↑	↑	∅	∅
CD 4/CD 8	∅	↑	↓	↓	∅	∅
Myelozyten	∅	∅	∅	∅	↑	↑

Berücksichtigt man diese tabellarisch aufgelisteten Befunde, so kann zusammenfassend gesagt werden (Tabelle 6), daß prinzipiell alle akuten Abstoßungsreaktionen bei verschiedenen Organen gleich ablaufen; daß die Verteilung der Indikatorzellen im Kreislauf aber unterschiedlich ist, und Inflammationen unter virus- und bakterieller Infektion sich von denen einer Abstoßungsreaktion trennen lassen.

Die Variationen erlauben es, ein zytoimmunologisches Monitoring durchzuführen und die Differentialdiagnosen zu stellen. Damit wird es möglich, Biopsien bei Herz- und Nierentransplantaten zu reduzieren.

Ein Bestreben für die Zukunft sollte aber sein, weitere schnellere, einfachere und spezifischere Tests zu entwickeln, die eine noch höhere Sensitivität aufweisen.

Literatur

1. Strom B (1984) Immunosuppressive agents in renal transplantation. Kidney International 26:353–365
2. Hammer C, Land W, Koller C, Stadler J, Weber B, Welte M (1984) Analyse von Lymphozytensubpopulationen im zirkulierenden Blut und im Transplantat nach Nierentransplantation. In: Albert F (Hrsg) Praxis der Nierentransplantation (II). Schattauer, S 295–304
3. Hammer C. Immunologische Voraussetzung und Überwachung der Organtransplantation. Fortschritte der Medizin (in press)
4. Carpenter CB, Milford EL (1984) Immunological monitoring before transplantation. In: Morris P (ed) Kidney Transplantation. Grune & Stratton, pp 181–197
5. Wood RFM (1984) Immunological monitoring after transplantation. In: Morris P (ed) Kidney Transplantation. Grune & Stratton, pp 383–406
6. Häyry P, Willebrand E, Ahonen J, Eklund B, Lautenschlager L (1981) Monitoring of organ allograft rejection by transplant aspiration cytology. Ann Clin Res 13:264–287
7. Hammer C, Land W, Stadler J, Koller C, Brendel W (1983) Lymphocyte subclasses in rejecting kidney grafts detected by monoclonal antibodies. Transpl Proc 15:356–360
8. Stadler J, Koller C, Hammer C, Weber W, Land W, Castro LA, Brendel W (1985) Monitoring of viral infections after renal transplantation by fine needle aspiration biopsy and monoclonal antibodies. Transpl Proc 17:168–170

9. Koller C, Hammer C, Gokel JM, Land W, Hillebrand D, Castro LA, Stadler J, Weber B (1984) Correlation between core biopsy and aspiration cytology. Transpl Proc 16:1298–1300
10. Hammer C (1986) Immunologisch-zytologische Überwachung herztransplantierter Patienten. Z Kardiol 75:121–123

Nieren-Pankreas-Simultan-Transplantation – Intensivmedizinische Aspekte

F.-P. Lenhart, U. Jensen und L. Frey

Einleitung

Die Aufgaben in der Transplantationsmedizin beanspruchen nach Lösung der grundlegenden technisch-chirurgischen Probleme und der Verbesserung der Immunsuppression einen zunehmenden Raum im Bereich der Intensivmedizin. Die Bedeutung der Überwachung und der Therapie von Komplikationen in der postoperativen Phase wächst außerdem mit der zunehemden Zahl dieser Patienten, die auf der Intensivstation behandelt werden.

Bei Patienten mit simultaner Pankreas- und Nierentransplantation ist die postoperative Phase durch eine besondere Problemkonstellation geprägt. Das postoperative Risiko ist erhöht durch die vorbestehenden Spätkomplikationen des Diabetes mellitus, der im Schnitt 25 Jahre bestand und bei allen Patienten zu multiplen, in ihrem Schweregrad verschieden schwer ausgeprägten Spätschäden geführt hat. Des weiteren droht ein Organversagen beider transplantierter Organe durch vielfältige Ursachen. Abhängig vom operativen Verfahren kommt es regelmäßig zu einem postoperativen Ileus. Die Immunsuppression erhöht das Infektionsrisiko des Patienten und beeinträchtigt toxisch die Organfunktion von Leber und Niere. Die speziellen Aufgaben der Intensivmedizin in dieser kritischen postoperativen Phase sind, die optimalen Voraussetzungen für eine physiologische Transplantatfunktion zu gewährleisten und durch vielfältige und engmaschige Überwachung die frühzeitige Erkennung einer Funktionsminderung zu ermöglichen.

Überwachung

Zu den häufigsten und bedrohlichsten Komplikationen gehören Abstoßungsreaktionen, Ciclosporin-Intoxikation, Thrombosierung der transplantierten Organe, Blutungen und Infektionen.

Nahezu immer ist es erst die Beeinträchtigung der Transplantatfunktionen selbst, die auf eine der Komplikationen hinweist. Es stehen uns routinemäßig keine prädiktiven Parameter oder Untersuchungsverfahren zur Verfügung, die eine drohende Komplikation bereits vor Eintreten einer Funktionsminderung eines oder beider transplantierten Organe ankündigen würde.

Die meisten neueren Methoden in der Diagnostik der Abstoßungsreaktion setzen ein aufwendiges Labormonitoring voraus oder eine entsprechend umfangrei-

Tabelle 1. Einige Verfahren zur Diagnose der Abstoßung des transplantierten Pankreasorgans

Serologische Verfahren	*Bildgebende Verfahren*
– Blutzuckerspiegel	– Sonographie
– Glukosebelastungstest	– Computertomographie
– C-Peptid-Spiegel	– Perfusionsszintigraphie (DTPA)
– β_2-Mikroglobulin	– Markierte Thrombozyten
– C-reaktives Protein	*Klinische Kriterien*
– Plasminogen-Aktivator	– Temperatur
Pankreassaft	– Druckschmerz
– α-Amylase-Aktivität	– Schwellung des Organs
Urinbestimmungen	– Allgemeinzustand
– α-Amylase-Aktivität	*Direkt*
– pH	– Offene Biopsie
– Thromboxan B_2-Spiegel	*Indirekt*
– Prostaglandin F-Spiegel	– Insulinbedarf
– Neopterin-Spiegel	– Monitoring der Nierenfunktion
– Zytologie	bei Simultantransplantation

che apparative Ausstattung, wie sie z. B. zur Durchführung besonderer radiologischer Methoden notwendig ist. Darüber hinaus sind die meisten dieser Methoden nicht spezifisch für eine der auftretenden Komplikationen (Tabelle 1), [1].

Um so bedeutsamer wird deshalb für die tägliche Routineüberwachung dieser Patienten die engmaschige Kontrolle der transplantierten Organe durch Parameter, die häufig wiederholbar, einfach zu erlangen und gut reproduzierbar sind.

Niere

Die in Tabelle 2 aufgeführten Parameter lassen besonders in der Kombination eine zuverlässige Beurteilung der Funktion des Nierentransplantats und der Konsequenzen für den Gesamtorganismus zu [2].

Die Abbildungen 1, 2 und 3 zeigen typische Verläufe der Funktion der transplantierten Niere bei nieren-pankreas-simultan-transplantierten Patienten, dargestellt anhand der oben erwähnten Parameter. Bei unkompliziertem Verlauf (Abb. 1) sinkt der Plasma-Kreatinin-Spiegel langsam bei steigender Kreatinin-

Tabelle 2. Aufgaben der postoperativen Intensivtherapie; Überwachung der Transplantatfunktion: Niere

- Urinausscheidung (stdl.)
- Urinosmolarität (tägl.)
- Kreatininclearance (tägl.)
- Kreatinin und Harnstoff im Serum (tägl.)
- Wasser- und Elektrolythaushalt (tägl.)
- Perfusionsszintigramm mit ^{99m}Tc-DTPA
- Angiographie

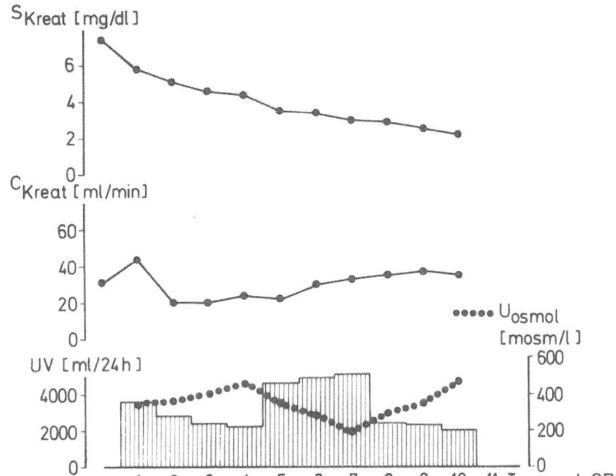

Abb. 1. Darstellung des Serum-Kreatinins (S_{Kreat}), der Kreatinin-Clearance (C_{Kreat}), des Urinvolumens (UV) und der Urinosmolarität (U_{osmol}) bei komplikationslosem postoperativen Verlauf

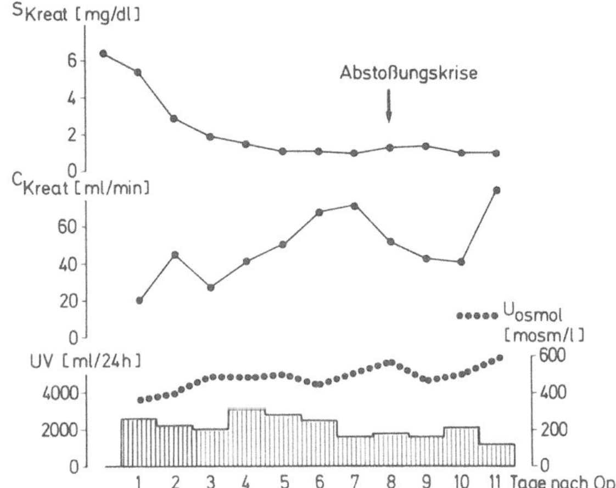

Abb. 2. Darstellung des Serum-Kreatinins (S_{Kreat}), der Kreatinin-Clearance (C_{Kreat}), des Urinvolumens (UV) und der Urinosmolarität (U_{osmol}) bei Abstoßungsepisode des Nierentransplantats

Clearance, wenngleich die Kreatinin-Clearance selbst auf ⅓ bis ¼ des Normalwertes reduziert bleibt. Die Urinosmolarität zeigt keine Besonderheiten. Die Niere ist in der Lage zu konzentrieren und zu diluieren.

In Abbildung 2 ist der Verlauf der Nierenfunktion unter den Bedingungen eines Abstoßungsereignisses dargestellt. Die Kreatinin-Clearance steigt zunächst relativ schnell in subnormale Bereiche an, und entsprechend fällt der Serum-Kreatinin-Spiegel. Am 8. Tag tritt ein deutlicher Abfall der Kreatinin-Clearance ein, während der Serum-Kreatinin-Spiegel nahezu konstant bleibt. Nach Ausschluß anderer Ursachen wurde die Diagnose Abstoßung gestellt und eine Methylprednisolon-Stoßtherapie an zwei aufeinanderfolgenden Tagen durchgeführt. Daraufhin kam es zu einem Wiederanstieg der Kreatinin-Clearance.

In Abbildung 3 wird der Verlauf der Funktion des Nierentransplantates bei einer Patientin mit einer Ciclosporin-Intoxikation dargestellt. Nachdem es zunächst erwartungsgemäß zu einem Anstieg der Kreatinin-Clearance und zu ei-

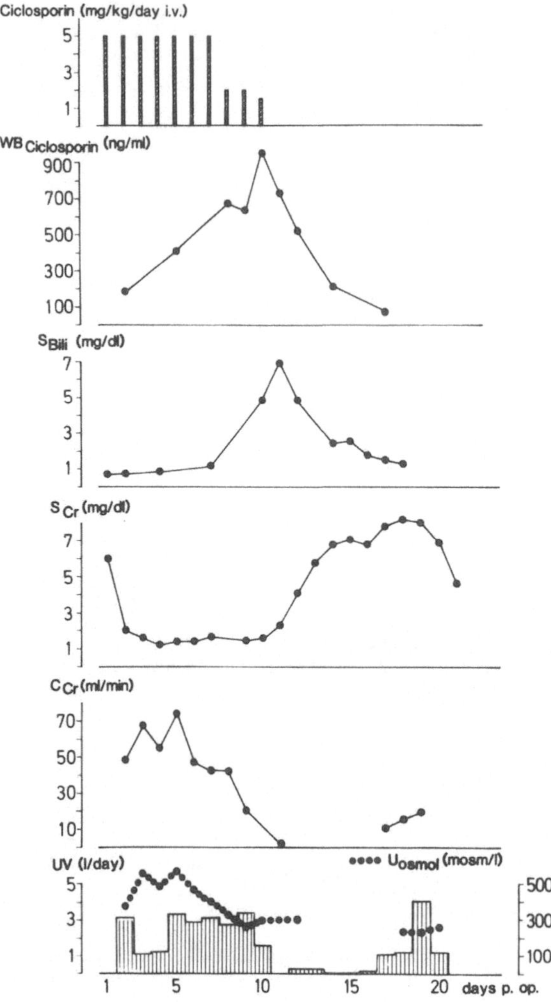

Abb. 3. Darstellung der Ciclosporin A-Dosis, des Ciclosporin-Vollblutspiegels (WB$_{Ciclosporin}$), des Serum-Bilirubin-Spiegels (S$_{Bili}$), des Serum-Kreatinin-Spiegels (S$_{Cr}$), der Kreatinin-Clearance (C$_{Cr}$), des Urinvolumens (UV) und der Urinosmolarität (U$_{osmol}$) bei Ciclosporin-Intoxikation der Niere

nem Abfall des Serum-Kreatinin-Spiegels kommt, zeigt sich am 5. Tag eine Verminderung der Kreatinin-Clearance, die am 10. Tag bei Anurie auf Null abfällt. Das Serum-Kreatinin reagiert auch hier erst sehr spät, nämlich am 10.–12. Tag, mit einem deutlichen Anstieg. Im Gegensatz zum vorausgegangenen Kasus trat hier gleichzeitig eine Veränderung der Leberfunktionswerte auf mit Erhöhung des Bilirubins und auch der Transaminasen bei gleichzeitig hohen Ciclosporin A-Blutspiegeln. Diese Konstellation macht eine Ciclosporin A-Intoxikation wahrscheinlich.

Auffällig ist, daß selbst unter Reduktion der Ciclosporin A-Dosis die Ciclosporin A-Blutspiegel weiter angestiegen sind. Erst nach Absetzen des Ciclosporins fallen auch wieder die Ciclosporin A-Spiegel. Nach dem 15. Tag setzt die Diurese wieder ein, und die Kratinin-Clearance steigt bei fallenden Serum-Kreatinin-Spiegel an.

Pankreas

Die Überwachung des Pankreastransplantats (Tabelle 3) ist aufgrund der bei diesen Patienten angewandten chirurgischen Technik schwierig. Der exokrine Anteil des transplantierten Pankreasorgans wird mechanisch blockiert, so daß Informationen über den Funktionszustand vom exokrinen System nicht zu erhalten sind. Die kontinuierliche Überwachung kann deshalb praktikabel nur über den Insulinbedarf bzw. den Blutzuckerspiegel erfolgen. Zur Beurteilung der Perfusion wird die Perfusionsszintigraphie mit ^{99m}Tc-DTPA bzw. die digitale Subtraktionsangiographie durchgeführt [3]. Die Bestimmung des C-Peptids läßt eine Aussage über die Eigenproduktion von Insulin des transplantierten Pankreasorgans zu [4]. Ein ungelöstes Problem stellt die sichere Diagnose der Abstoßung des transplantierten Pankreasorgans bei dieser chirurgisch-technischen Methode dar. Die sicherste Aussage macht die Biopsie, die jedoch offen durchgeführt werden muß und damit zwangsläufig nicht zu den Routineverfahren gehört (Tabelle 1).

Tabelle 3. Aufgaben der postoperativen Intensivtherapie; Überwachung der Transplantatfunktion: Pankreas

- Blutzuckerspiegel (2 stdl. in den ersten 2 Tagen, später in Abhängigkeit von der Organfunktion)
- Amylaseaktivität im Serum und in der Drainageflüssigkeit
- Perfusionsszintigramm mit ^{99m}Tc-DTPA
- Digitale Substraktionsangiographie
- Indirekt: Insulinbedarf
- C-Peptid Plasmaspiegel

Tabelle 4. Komplikationen während der frühen postoperativen Phase auf Intensivstation

Periode I (1979–85), Patientenzahl n = 41	Komplikationen	[%]
	Abstoßungsereignisse:	34,1
	Pankreas	12,2
	Niere	31,7
	Ciclosporinintoxikation	17,1
	Blutungen:	58,5
	Pankreas	14,6
	Niere	31,7
	Andere	14,6
	Thrombose der V. lienalis	14,6
	Infektionen	17,1
	Subileus	100,0
	Tod	7,3

Therapie und Ergebnisse

In einer retrospektiven Auflistung der Komplikationen bei den ersten 41 Patienten, die einem weitgehend einheitlichen chirurgisch-technischen Vorgehen und einem einheitlichen postoperativen Management unterzogen worden waren, fallen vor allem die Blutungskomplikationen auf, die bei fast 60% der Patienten auftraten (Tabelle 4). Neben Blutungen im Bereich des Operationsgebietes von Niere und Pankreas kam es u.a. auch zu Blutungen im Bereich der Ureterimplantationsstelle, einer Ovarialblutung, zu intraperitonealen Blutungen, zu Blutungen aus Drainagekanälen und zu einer intrazerebralen Blutung bei entgleister Gerinnung nach Leberversagen.

Diese Patienten, die wir in den Jahren 1979 bis 1985 behandelt haben, wurden alle therapeutisch heparinisiert wegen der hohen Thrombosegefahr des transplantierten Pankreasorgans. Die partielle Prothrombinzeit bewegte sich im Bereich von 60–80 s. Es kann angenommen werden, daß diese Form der Antikoagulation einen nicht unerheblichen Anteil der Blutungen mitbedingt hat. Dennoch kam es in fast 15% der Fälle auch in dieser Gruppe zu einer Thrombosierung des Pankreasorgans.

Ciclosporin-Intoxikationen der Niere traten bei 17% dieser Patientengruppe auf. Die immunsuppressive Therapie bestand in einer Kombination aus Methylprednisolon in fallender Dosierung und Ciclosporin A mit 5 mg/kg i.v.

Bei den Infektionen handelte es sich vorwiegend um Wundinfektionen im Bereich des Pankreasorgans bzw. um Harnwegsinfektionen, es traten jedoch in zwei Fällen auch Pneumonien auf.

Diese Ergebnisse waren Veranlassung, das postoperative medikamentös-therapeutische Schema in entscheidenden Punkten zu ändern [5].

Das immunsuppressive Therapieschema wurde um Azathioprin und Antithymozytenglobulin (ATG) erweitert. Gleichzeitig wurde die Ciclosporin A-Dosierung deutlich reduziert auf 1–2 mg/kg i.v. (Tabelle 5).

Zum anderen haben wir die therapeutische Antikoagulation aufgegeben und führen stattdessen jetzt eine Low-dose-Heparinisierung ab dem 2. postoperativen Tag durch (Tabelle 6). In den ersten 14 postoperativen Tagen erhalten die Patienten zusätzlich Dextran 40 zur Verbesserung der Rheologie, v.a. im Bereich des Pankreastransplantats. Die Antibiotikatherapie, die ursprünglich aus einer Kombination eines β-Lactam-Antibiotikums und einem Aminoglykosid bestand,

Tabelle 5. Immunsuppression

Periode II (1985→):	Ciclosporin	1–2 mg/kg/die i.v. bzw.
		3–5 mg/kg/die p.o.
	Methylprednisolon	500 mg prä op.
		250 mg 1. p. op. Tag
		50 mg/die Reduktionsdosis
		30 mg/die Erhaltungsdosis
	Azathioprine	2 mg/kg/die i.v. über 10 Tage
	ATG	4 mg/kg/die i.v. über 10 Tage

Tabelle 6. Antikoagulation (Nieren-Pankreas-Simultan-Transplantation)

	Zeit	Dextran 40 (ml/24 h)	Heparin (IE/h)
Periode I (1979–85)	bis zu 6 Wochen postop.	–	600–1200 (PTT 60–80 s)
Periode II (1986→)	Op.-Tag	500	–
	1. p. op. Tag	500	–
	2. p. op. Tag	250	200
	3. p. op. Tag	200	200
	4. p. op. Tag	150	200
	5.–14. p. op. Tag	100	200

wird jetzt mit einer Monotherapie mit Imipenem/Cilastatin, ebenfalls als erweiterte perioperative Prophylaxe, über 5 Tage durchgeführt. Damit entfällt der potentielle nephrotoxische Effekt der erstgenannten Antibiotika.

In Tabelle 7 sind die Ergebnisse aller 72 simultantransplantierten Patienten gegenübergestellt den 41 Patienten der Periode I, die mit dem ursprünglichen Therapieschema und den 29 Patienten der Periode II, die mit dem oben dargestellten geänderten Therapieschema behandelt worden waren.

Das auffälligste Ergebnis ist die signifikante Reduktion der Blutungskomplikationen von knapp 60% bei den Patienten der Periode I auf ca. 14% bei den Patienten der Periode II.

Auch die Anzahl der Ciclosporin-Intoxikationen ist signifikant reduziert und trat in der Patientengruppe der Periode II nur noch in einem Fall auf.

Keine wesentlichen Auswirkungen gab es auf die Häufigkeit der Thrombosen, und auch die Infektionsrate ist nicht signifikant reduziert, auch wenn ein Trend zu einer geringeren Komplikationsrate in diesen Punkten zu verzeichnen ist.

Auffällig ist auch die Reduktion der Rate an Abstoßungsereignissen bei den Patienten der Periode II, die auch deutlich unter denen vergleichbarer Kollektive in der Literatur angesiedelt ist. Allerdings zeigt die Häufigkeit der Abstoßungsereignisse bei allen 72 Patienten insgesamt mit ca. 25% einen Wert, der innerhalb des in der Literatur angegebenen Bereiches von 20%–50% liegt.

Besonders hervorzuheben ist, daß keiner der Patienten der Periode II in der frühen postoperativen Phase gestorben ist.

Die geringere Komplikationsrate spiegelt sich auch in der deutlichen Reduktion der Liegedauer der Patienten auf der Intensivstation wider, die signifikant von 16,9 auf 7,9 Tage zurückgegangen ist.

Tabelle 7. Komplikationen während der frühen postoperativen Phase auf Intensivstation

	Periode I + II			Periode I			Periode II		
	Ereignisse	Patienten n = 72	% 100	Ereignisse	Patienten n = 41	% 100	Ereignisse	Patienten n = 29	% 100
Abstoßungsereignisse:	21	17	23,6	18	14	34,1	2	2	6,9
Pankreas	6	6	8,3	5	5	12,2	1	1	3,4
Niere	15	15	20,8	13	13	31,7	1	1	3,4
Ciclosporin-Toxizität	8	8	11,1	7	7	17,1	1	1	3,4
Blutungen:	39	28	38,9	35	24	58,5	4	4	13,8
Pankreas	9	9	12,5	6	6	14,6	3	3	10,3
Niere	24	14	19,5	23	13	31,7	1	1	3,4
Andere	6	6	8,3	6	6	14,6	0	0	0,0
Thrombose der V. lienalis	9	9	12,5	6	6	14,6	3	3	10,3
Infektionen	10	10	13,9	7	7	17,1	2	2	6,9
Subileus	72	72	100	41	41	100	29	29	100
Tod	3	3	4,2	3	3	7,3	0	0	0,0
Liegedauer in Tagen	13,5 (6–43)			16,9 (6–27)			7,9 (3–30)		

Literatur

1. Sollinger HW, Stratta RJ, Kalayoglu M, Belzer FO (1987) The University of Wisconsin experience in pancreas transplantation. Transplantations Proceedings XIX:4, (Suppl) 4:48–54
2. Jensen U, Lenhart F-P, Militzer H, Unertl K (1985) Intensivbehandlung nach simultaner Pankreas-Nierentransplantation. In: Lawin P, Peter K, van Aken H (Hrsg) INA Band 52, Intensivmedizin 1985. Thieme, Stuttgart New York, S 41–43
3. Hahn D, Büll U, Land W (1983) Pancreatic grafts. Nuclear perfusion imaging to detect vascular complications and rejection crises. In: Pfeiffer EF, Rall JE (eds) Segmental pancreatic transplantation. International workshop Munich/Spitzingsee. Thieme, Stuttgart New York, pp 78–80
4. Landgraf R, Abendroth D, Land W (1987) Mechnanical and hormonal blockade of the pancreatic transplant function in man. In: Pfeiffer EF, Rall JE (eds) Segmental pancreatic transplantation. International workshop Munich/Spitzingsee. Thieme, Stuttgart New York, pp 67–75
5. Land W, Landgraf R, Illner W-D, Abendroth D, Kampik A, et al (1987) Clinical pancreatic transplantation using the prolamine duct occlusion technique – The Munich experience. Transplantation Proceedings XIX:4, (Suppl) 4:75–83

Lebertransplantation aus chirurgischer Sicht

R. Pichlmayr

Einleitung

In den gut 2 Jahrzehnten seit der ersten erfolgreichen Lebertransplantation durch Th. E. Starzl 1963 [11] hat sich dieses Gebiet gerade in den letzten Jahren rasch weiterentwickelt. Vor allem wurden in jüngster Zeit auch die Ergebnisse einer Lebertransplantation deutlich besser. Die Lebertransplantation gehört somit heute ohne Zweifel zu den klinisch erprobten Behandlungsmethoden, wenngleich andererseits noch viele Fragen offen sind. Als ein in Indikationsstellung und Durchführung sicher besonders schwieriges Gebiet erfordert die Lebertransplantation gerade eine besonders gute Abstimmung zwischen Anästhesie und Chirurgie. Besonders darauf bezugnehmend soll über Indikationsgebiete, Indikationszeitpunkt und Vorbereitung, mögliche Kontraindikationen, den eigentlichen Operationsablauf und kurz über die postoperative Intensivphase (Tabelle 1) berichtet werden.

Zunächst zu den Indikationsgebieten. Sie werden natürlich wesentlich durch die Ergebnisse bestimmt. Besserungen der Ergebnisse sind weltweit in Sammelstatistiken, wie etwa im europäischen Liver Transplant Registry von Bismuth [1] und auch in den einzelnen Zentren, etwa dem führenden Zentrum in Pittsburgh [4], zu beobachten. Im eigenen Krankengut, das jetzt 322 Lebertransplantationen umfaßt, stieg die 1-Jahres-Überlebenshöhe insgesamt – alle Indikationen und Indikationsstadien zusammengenommen – von 28% bis 1981 über 58,5% 1985 auf aktuell etwa 77,5% an. Diese Verbesserungen sind hauptsächlich auf die Einführung von Cyclosporin A, eine sicher günstigere Patientenselektion in verschiedenen Zentren (hierauf wird später eingegangen) und auf eine Verbesserung des Gesamtmanagements eben gerade der internistischen, anästhesiologischen und chirurgischen Zusammenarbeit zurückzuführen. Sicher sind aber gerade die Bereiche der Immunsuppression heute noch für die Lebertransplanta-

Tabelle 1. Lebertransplantation aus chirurgischer Sicht in Abstimmung mit Anästhesiologie

Indikationsgebiet
Indikationszeitpunkt, Vorbereitung
Mögliche Kontraindikationen
Operationsverlauf
Postoperative Intensivphase

tion keineswegs als gelöst anzusehen. Den wesentlichen Vorteilen von Cyclosporin A stehen die Organtoxizitäten, speziell die gegen Niere und Leber, und hier v.a. die interaktiven Toxizitäten, entgegen. Für die Lebertransplantation ist gerade die Abhängigkeit des Cyclosporin A-Metabolismus bedeutsam. Ein für alle Situationen einer Lebertransplantation gültiges Standard-Immun-Suppressionsprotokoll gibt es somit nicht; u.E. ist eine Auswahl zwischen 3 verschiedenen Protokollen, je nach Organfunktion und Gesamtsituation des Patienten, günstig [8]. Dieses Vorgehen wird sich vermutlich mit der Einführung weiterer monoklonaler immunsuppressiver Antikörper oder anderer Entwicklungen auf diesem immunologischen Gebiet noch ändern.

Indikationen

Die 2 großen Indikationsgebiete sind Leberzirrhose verschiedener Genese und irresektable primäre Lebertumoren. Selten sind Lebertransplantationen bei leberbedingten Stoffwechselstörungen, häufiger in letzter Zeit bei akutem oder feudroyantem Leberversagen, v.a. bei Hepatitis B oder Non-A–Non-B. Es sei besonderes auf die beiden Hauptindikationsgebiete Tumor und Zirrhose eingegangen. Die Gesamtergebnisse bei Malignomen haben sicherlich enttäuscht. 3–4 Jahresüberlebenshöhen von nur etwa 20 bis 25% sind nicht befriedigend [2]. Freilich entsprechen solche Ergebnisse großenteils auch denen konventioneller chirurgischer Verfahren bei anderen Karzinomarten. Doch ist der Einsatz einer Lebertransplantation insgesamt sehr hoch und die Enttäuschung von Patienten bei Rezidiv der Erkrankung dann besonders groß. Herausragend von relativ ungünstigen Gesamtergebnissen sind jedoch manche Einzelverläufe von Patienten, die über viele Jahre rezidivfrei, vielleicht endgültig geheilt sind. Beispiele sind in allen Zentren glücklicherweise vorhanden. Im eigenen Krankengut lebt eine Patientin jetzt 13 Jahre nach Lebertransplantation wegen hepatozellulärem Karzinoms und mehrere Patienten 3 bis 5 Jahre nach Lebertransplantation wegen diverser maligner Tumoren (einige Beispiele aus dem eigenen Krankengut). Die heute noch nicht abschließend beantwortete Frage lautet also nach dem Auffinden geeigneter Tumorformen und Tumorstadien, die eine Lebertransplantation potentiell aussichtsreich machen. Sicher ist das Fehlen extrahepatischer Tumormanifestationen dabei besonders wichtig. Dies zeigen v.a. die Vergleiche bei lymphknotennegativen und lymphknotenpositiven Tumorstadien. Im eigenen Krankengut zeigen hepatozelluläre Karzinome ohne Lymphknotenmetastasen

Tabelle 2. Reihenfolge der Eignung von Tumorarten* zur Lebertransplantation – vorrangig

- Hepatozelluläres Karzinom
- Gallengangskarzinom
- Hepatozelluläres Karzinom + Zirrhose
- Cholangioläres Karzinom + Zirrhose
- Sekundäre Lebertumoren

* Nur häufige Arten sind festgehalten

eine 1-Jahres-Überlebenshöhe nach Transplantation von 75% gegenüber 11% bei bereits vorhandener Lymphknotenmetastasierung. Die entsprechenden Daten für zentrale Hiluskarzinome liegen bei 100% gegenüber 13% ([6]; jeweils in der lymphknotenfreien Gruppe erst wenige Patienten, deshalb als vorläufige Ergebnisse zu betrachten). Mit gewissem Vorbehalt kann man heute eine vorläufige Reihenfolge einer Eignung von Lebertumoren für eine Transplantation aufstellen (Tabelle 2). Diese hat jedoch für den individuellen Patienten sicher keine beweisende oder ausschließende Bedeutung.

Zirrhose

Als potentiell heilbare Erkrankungen stehen Zirrhosen im Vordergrund des Interesses für die Organtransplantation. Hier sind v. a. Fragen von Bedeutung: die des geeignetsten Indikationszeitpunktes und die der Möglichkeit des Rezidives der Grunderkrankung.

Indikationszeitpunkt: Erwartungsgemäß haben Patienten in einem besseren Allgemeinzustand eine günstigere Prognose für das Überstehen dieser großen Maßnahme. Dies läßt sich in allen Statistiken feststellen, so auch in den eigenen Ergebnissen. In elektiver Situation lassen sich 1- bis 2-Jahres-Überlebenshöhen von 80 bis 90%, in extrem komplizierten nur solche von etwa 30 bis 40% erzielen [8].

Gegenüber der früheren Auffassung, man könnte eine Lebertransplantation erst wirklich im Endstadium einer Leberzirrhose, dann, wenn nur noch wenige Wochen oder Monate eines spontanen Überlebens zu erwarten sind, als berechtigt ansehen, müssen heute als überholt gelten. Freilich bedeutet das nicht, daß bereits bei Diagnose einer fortgeschrittenen Leberzirrhose eine Indikation zur Lebertransplantation gegeben wäre; zumindest der Beginn einer Dekompensationsentwicklung ist sicher abzuwarten. Hier ergeben sich zwischen den einzelnen Erkrankungen deutliche Unterschiede und es ist eine große hepatologisch/chirurgische Aufgabe, die Kriterien für eine Indikation zur Lebertransplantation bei den einzelnen Tumorformen und bei dem jeweiligen Krankheitsverlauf des einzelnen Patienten zu präzisieren [7].

Bezüglich einer Rezidiventwicklung der Grunderkrankung sind v. a. Autoimmunerkrankungen wie die primär biliäre Zirrhose oder die Virushepatitis B bzw. Non-A–Non-B zu bedenken. Für Autoimmunerkrankungen haben sich bisher keine sicheren Anhaltspunkte eines Rezidives ergeben, wenngleich solche vielleicht nach längerer Zeit in Analogie zu der Nierentransplantation erwartet werden müssen [8]. Das auch wissenschaftlich sehr interessante Gebiet der Verhütung einer Hepatitis B erfährt offensichtlich derzeit durch die Einführung hochtitriger Antiseren, evtl. auch monoklonaler Art, eine neue Periode; in Einzelfällen konnte gerade auch im eigenen Krankengut bislang ein Wiedererscheinen eines positiven Virusstatus verhütet werden [5]. Hier sind noch weitere Ergebnisse abzuwarten; ein rasches Auftreten einer Zirrhose ist jedoch offensichtlich selbst bei Wiederauftreten der positiven Virusserologie nicht unbedingt zu fürchten.

Wichtige Punkte in der Abstimmung zwischen Anästhesiologie und Chirurgie

Voruntersuchung und Indikation

Sicher hat die Auswahl gerade kritischer Patienten gemeinsam anästhesiologisch-chirurgisch zu erfolgen. Hier sind mögliche Kontraindikationen zu bedenken. Diese haben sich freilich mit Fortschritten der Erkenntnis immer weiter auf die 2 absoluten Kontraindikationen einer generalisierten Infektion und eines generalisierten bzw. extrahepatischen Tumorwachstums eingeengt. Das Alter stellt sicher eine relative Kontraindikation ab einer bestimmten Höhe dar, die sich aber sicher nach oben verschiebt; derzeit wird man in etwa bei 55–60 Jahren i. allg. eine obere Grenze sehen. Die große Bedeutung des Allgemeinzustandes für den unmittelbaren und auch späteren Erfolg wurde schon hervorgehoben. Hier sind ganz besonders eine schwere Muskeldystrophie und erhebliche kardiorespiratorische Probleme zu nennen. Vielfach sind wegen pulmonalen arteriovenösen Kurzschlüssen, gerade auch beim Kind, niedrigere pO_2-Werte vorhanden; bei Werten unter 50 wird man mit einer Indikationsstellung sehr zurückhaltend sein. Schwierig kann die Frage zu klären sein, ob bei einem akuten Leberausfallskoma mit schon erheblichen EEG-Veränderungen eine Irreversibilität vorliegt; sehr wohl sind Verläufe bekannt, bei denen eine restitutio ad integrum nach schwerster Komaform erreicht werden konnte [3]. In Einzelfällen können andere Situationen wie das Vorliegen von antierythrozytären Antikörpern mit breitem Spektrum und schwerer Hämolyse eine Kontraindikation darstellen. Soweit irgend möglich, wird vor einer geplanten Lebertransplantation zumindest eine kürzerfristige stationäre Untersuchung und Behandlung erfolgen, um gegenseitiges Kennenlernen und bestmögliche Behandlung vorliegender Sekundärschäden der Lebererkrankung zu erreichen.

Intraoperative Gesichtspunkte

Die wichtigsten Aspekte sind in Tabelle 3 aufgezeigt. Vor allem die Stärke des Blutverlustes und die Probleme der anhepatischen Phase stehen im Vorder-

Tabelle 3. Lebertransplantation: Abstimmung zwischen Anästhesiologie und Chirurgie

Präoperativ:
   Voruntersuchung, Indikation, Kontraindikation

Intraoperativ:
   Zeitplanung
   Blutbedarf – Cellsafer
   Hepatektomie – anhepatische Phase
   Bypass
   Reperfusion
   Blutstillung
   Medikation

grund. Es sei dabei v. a. auf die Bedeutung der extrakorporalen Bypassmöglichkeiten durch die sog. Biopumpe sowohl für das Pfortader- wie für das untere kavale System hingewiesen [10]. U. E. stellt diese Möglichkeit einen großen Fortschritt dar, und sie wird bei uns – jedoch nicht in allen Zentren – regelmäßig mit Ausnahme beim Kind und in einigen speziellen Situationen angewandt [9]. Im allgemeinen läßt sich damit der Blutverlust eingrenzen und v. a. – und dies ist wohl der wichtigste Effekt – kommt es intraoperativ nicht zu einer so starken Stauung im Mesenterialvenenblut mit möglichen Auswirkungen auf die Darmfunktion und in gleicher Weise nicht zur massiven Erhöhung des Nierenvenendruckes mit sicher konsekutiver Schädigung besonders in Addition zum Cyclosporin A.

Als bedeutsam hat es sich erwiesen – und dies ist eine Frage der Geduld von seiten der Anästhesie und der Chirurgie – am Ende der Operation eine sehr gute Blutstillung zu haben. Die Hoffnung, daß sich mit Verbesserung der Blutgerinnung oder Wiedererwärmung des Patienten signifikante Blutungen selbst stillen, entsprechen meist nicht der Wirklichkeit. Sicher sind in der Phase nach Wiederdurchblutung des Organs Substitutionen von Gerinnungsfaktoren oder Frischblut indiziert. Für den ganzen Verlauf der Operation sind zunächst v. a. die Schwierigkeiten der Entnahme der eigenen Leber und später die unmittelbare Perfusionsqualität und auch Funktionsaufnahme der transplantierten Leber die wichtigsten Größen.

Postoperative Phase

Wie die intraoperative, so ist auch die postoperative Phase eine gemeinsam anästhesiologisch-chirurgisch bedeutsame. Individuell muß dabei v. a. über den Zeitraum der Beatmung und die Beatmungsqualitäten entschieden werden. Aus der Sicht der Leberdurchblutung sollte nach Möglichkeit eine höhere Peep-Beatmung vermieden werden. Sicher wird bei notwendig gewordener Massentransfusion eine längere Beatmungsperiode indiziert sein als bei völlig glattem Verlauf, bei dem häufig bereits am 1. postoperativen Tag nach unserer Meinung eine Extubation erfolgen kann. Sehr zu beachten sind im Gesamtverlauf Medikamentinteraktionen, v. a. von potentiell nephrotoxischen Antibiotika mit Cyclosporin A.

Für die bestmögliche postoperative Behandlung erscheint eine eigene Intensivstation für lebertransplantierte Patienten, jedenfalls wenn es sich um ein größeres transplantationschirurgisches Programm handelt, besonders bedeutsam; ich bin für die Möglichkeit einer gemeinsamen anästhesiologisch-chirurgischen Arbeit auf einer solchen Intensivstation sehr dankbar.

Schlußbemerkung

Die Lebertransplantation wird in den nächsten Jahren an Bedeutung weiter zunehmen. Vermutlich werden sich die Indikationen auf 2 Bereiche konzentrieren: eine elektive Durchführung in einem für den Erfolg deutlich günstigeren Ausgangsstadium als dies bislang der Fall war; aber auch noch mehr als bisher auf eigentliche Notfallindikationen wie Leberversagen bei subakuter oder foudroyanter Hepatitis und bei interkurrenten Komplikationen einer Leberzirrhose. Der Erfolg wird nicht nur von weiteren sukzessiven Fortschritten auf unseren gemeinsamen Gebieten Anästhesiologie und Chirurgie abhängen, sondern ganz besonders auch – und dies sei am Schluß betont – von der Verfügbarkeit von Organen zum rechten Zeitpunkt; sehr häufig scheiterte bisher daran der Erfolg. Dies ist eine große gemeinsame Aufgabe von Ärzteschaft und Öffentlichkeit, bei der ich besonders um die sicher aufwendige, aber ebenso unbedingt notwendige Mithilfe gerade auch der anästhesiologischen Intensivbereiche bitten möchte.

Literatur

1. Bismuth H, Castaing D, Ericzon BG, Otte JB, Rolles K, Ringe B, Sloof M (1987) Hepatic transplantation in Europe. First report of the European liver transplant registry. Lancet 19:674–76
2. Bismuth H, Samuel D, Bernau J, Gugenheim J, Castaing D, Rueff B, Benhamou JP (Villejuif and Clichy) 1987) Emergency liver transplantation: A breakthrough in the treatment of fulminant hepatitis. EASL: 22nd Meeting of the European Association for the Study of the Liver, Torino, Italy. September 3–5
3. Calne RY (in press) Liver transplantation: The Cambridge/King's College hospital experience and strategies of immunosuppression. International organ transplantation forum honoring Thomas E. Strazl. Pittsburgh, Penn. September 8–11, 1987
4. Iwatsuki S, Esquivel CO, Gordon RD, Shaw BW Jr, Starzl ThE, Shade RR, Van Thiel DH (1985) Liver transplantation for fulminant hepatic failure. Sem Liv Dis 5/4:325–28
5. Müller R, Lauchart W, Farle M, Klein H, Niehoff G, Pichlmayr R (in press) Simultaneous passive-active immunization to prevent HBV-reinfection in HBsAg positive liver transplant recipients. The 1987 International Symposium on Viral Hepatitis and Liver Disease, London, May 26–28, 1987. Alan R. Liss Inc, New York, NY
6. Piclmayr R (Transplant Proc, in press) Is there a place for liver grafting for malignancy? International organ transplantation forum honoring Thomas E, Starzl, Pittsburgh, Penn. September 8–11, 1987
7. Pichlmayr R, Müller R, Schmidt FW, Brunner G, Burdelski M (1987) Die Lebertransplantation – Aktueller Stand und Indikation. Internist 28:1–7
8. Pichlmayr R, Ringe B, Lauchert W, Wonigeit K (1987) Liver transplantation. Transplant Proc XIX/1:103–12
9. Ringe B, Bornscheuer A, Blumhardt G, Bechstein WO, Wonigelt K, Pichlmayr R (1987) Experience with veno-venous bypass in human liver transplantation. Transplant Proc XIX:2416
10. Shaw BW Jr, Martin DJ, Marquez JM, Kang YG, Bugbee A Jr, Iwatsuki S, Griffith B, Bahnson H, Starzl ThE, Hardesty R (1984) Venous bypass in clinical liver transplantation. Ann Surg 200:524–34
11. Starzl ThE, Marchioro TL, Kaulla KN von, Hermann G, Brittain RS, Waddell WR (1963) Homotransplantation of the liver in humans. Surg Gynec Obstet 117/6:659–76

Lebertransplantation –
Anästhesiologisch-intensivmedizinische Aspekte

P. Sporn, E. Zadrobilek, W. Mauritz, W. Hackl und P. Höcker

Die orthotope Lebertransplantation ist für Patienten mit terminaler Leberinsuffizienz bzw. malignen Tumoren zu einer Behandlungsmethode mit überschaubarem Erfolg und vertretbarem Risiko geworden [2, 12]. Die Durchführung der Narkose ist nur eine der Aufgaben des Anästhesisten; vielmehr muß er sich über ein kontinuierliches hämodynamische Monitoring und eine engmaschige Kontrolle biochemischer Parameter darauf einstellen, die Auswirkungen eines enormen Operationstraumas, das einen sehr oft schwerstkranken Patienten trifft, über eine entsprechende Volumenstherapie, Blutersatz, Gerinnungsoptimierung und verschiedene pharmakologische Interventionen zu minimieren. In der Folge sollen basierend auf eigenen Erfahrungen bei 86 Lebertransplantationen die Probleme der präoperativen Gerinnungsoptimierung diskutiert sowie das eigene Anästhesie- und intensivmedizinische Überwachungsregime beschrieben werden.

Patienten

Im Zeitraum vom 12. 9. 1984 bis 9. 7. 1987 wurden die Daten von 48 Transplantationen erfaßt und statistisch ausgewertet. Das Durchschnittsalter der Patienten betrug 46 Jahre (Bereich 18–63 Jahre). Die Indikation zur Transplantation war in 22 Fällen terminale Leberzirrhose, 10mal Hepatom in Zirrhose, 7mal primäres Hepatom und 9mal Lebermetastasen.

Präoperative Gerinnungstherapie

Die präoperative Gerinnungsoptimierung erfolgt mit Frischplasma, wobei bei einem Normotest unter 40% ein Plasmaaustausch durchgeführt wird. Bei Thrombopenien unter 120000 Zellen/mm^3 werden thrombopenisch gewonnene Plättchenkonzentrate verabreicht.

Anästhesieverfahren und Monitoring

Die Patienten werden auf einer Ganzkörperheizmatte gelagert. Die Einleitung erfolgt unter der Sequenz von Alcuronium 3 mg, Fentanyl 7,5 µg/kg KG, Thiopental 3–5 mg/kg KG und Succinylcholin 1,5 mg/kg KG. Nach orotrachealer Intubation wird die Narkose mit bedarfsadaptierten Dosen von Fentanyl und Alcuronium aufrechterhalten. Beatmet wird mit einem N_2O/O_2-Gemisch (inspiratorische Sauerstofffraktion: 0,25–0,5), wobei Einstellungen mit PEEP, Inspirationsverhältnis von 1:1,5 bis 1:1 und möglichst geringem Inspirationsfluß gewählt werden.

Nach Einleitung der Narkose wird ein Doppellumenkatheder über die Vena jungularis interna rechts gelegt. Für das Kreislaufmonitoring wird ein Swan-Ganz-Katheter eingeschwemmt, die Arteria radialis sowie die Vena fermoralis werden kanüliert.

Das kontinuierliche kardiorespiratorische Monitoring umfaßt die Registrierung von EKG, arteriellem, pulmonal-arteriellem und rechtsatrialem Druck. Die kontinuierliche Messung des Druckes in der unteren Hohlvene hat sich als sehr nützlich erwiesen. Abfallende kardiale Füllungsdrücke und systemische Hypotension bei ansteigendem unteren Cavadruck weisen auf eine Abflußbehinderung des unteren Hohlvenensystems hin, die durch direkte Kompression oder durch Obstruktion oder Kippung großer Lebern zustandekommen kann. Weiters werden die Temperatur (BT) in der Pulmonalarterie, Respiratordaten wie Spitzen- und Plateaudruck sowie das endespiratorische CO_2 kontinuierlich registriert.

Zu folgenden Meßzeitpunkten werden Pulmonalarteriendruck (PAP), der pulmonal-arterielle Verschlußdruck (PCWP), das Herzzeitvolumen (Thermodilution), die arteriellen und gemischt-venösen Blutgase bestimmt und daraus mittels eines programmierbaren Taschenrechners Cardiac Index (CI), arterieller und pulmonal-arterieller Mitteldruck (MAP, MPAP) sowie arteriovenöse Sauerstoffgehaltsdifferenz ($avDO_2$), Sauerstoffverbrauchsindex (VO_2I) und Sauerstoffverfügbarkeitsindex (O_2AVI) berechnet: Meßzeitpunkt A vor Operationsbeginn, B während der Präparationsphase, C unmittelbar nach Klemmung von Pfortader und unterer Hohlvene, D knapp vor Freigabe der Leberdurchblutung, E unmittelbar nach Revaskularisierung, F in der Spätphase während der Gallenwegsrekonstruktion und G nach Aufnahme an der Intensivstation.

Das Labormonitoring besteht aus zumindest halbstündlichen Kontrollen von Hämatokrit, arteriellen und gemischt-venösen Blutgasen, Serum-Natrium (Na), -Kalium (K), -Kalzium (Ca), Blutglukose (Gluc), Osmolalität und kolloidosmotischem Druck (COP). Stündlich werden die Gerinnungsparameter wie Normotest, Thrombinzeit, Fibrinogen und die Thrombozytenzahl überprüft. Therapeutische Routinemaßnahmen bestehen in einer kontinuierlichen Dopaminzufuhr in Nierendosis, der Verabreichung von Bolusdosen von Kalziumglukonat knapp vor Freigabe der Nierendurchblutung. Zur Nierenprotektion wird vor Cavaklemmung und während der Revaskularisierung jeweils 100 ml 20%iges Mannit infundiert. Die Pufferung erfolgt ausschließlich mit Natriumbikarbonat, wobei knapp vor Revaskularisierung eine volle Azidosekorrektur angestrebt wird. Der Flüssigkeitsbedarf wird durch kristalloide Lösungen gedeckt, die Albuminsubstitution, zumeist in Form einer 5%igen Lösung, erfolgt bei Abfall des kolloidosmotischen Druckes unter 16 mmHg.

Ergebnisse

Tabelle 1 gibt einen Überblick des Infusionregimes – im Mittel wurden knapp 14 Einheiten Blut, 1,5 Thrombozytenkonzentrate und etwa 6,5 l Kristalloide und Kolloide verabreicht.

Die Hämodynamik (Abb. 1) zeigt vor Operationsbeginn (Meßzeitpunkt A) bis zu Klemmung (Meßpunkt B) stabile hyperdyname Verhältnisse mit erhöhter Herzfrequenz (HR), CI und O_2AVI (Abb. 2). Nach Klemmung der unteren Hohlvene und der Pfortader (Meßpunkt C) kommt es zu einem hochsignifikanten Abfall des MAP, MPAP, rechtsatrialen Druckes (RAP) und CI, die Herzfrequenz (HR) nimmt weiter zu. Die Abfälle des O_2AVI und des VO_2I sind von einem gleichfalls hochsignifikanten Anstieg der $avDO_2$ begleitet. Die Körpertemperatur nimmt im Verlauf der anheptischen Phase weiter ab (Abb. 2). Unmittelbar nach Revaskularisierung (Meßpunkt E) bleibt der MAP signifikant unter dem Ausgangswert. Pulmonalis- und Füllungsdrücke liegen nun signifikant über den Meßwerten vor der Klemmung. Auffallend sind signifikant erhöhter CI, O_2AVI und VO_2I gegenüber dem Ausgangsniveau, während die $avDO_2$ annähernd den Wert zum Meßpunkt B erreicht.

In der Spätphase (Meßzeitpunkt F) kommt es zur Normalisierung von MAP und CI. MPAP und RAP sind im Vergleich zu B weiterhin signifikant erhöht. Desgleichen liegen bei vergleichbarem O_2AVI der VO_2I und die $avDO_2$ um 19% über den Werten bei Meßpunkt B.

Der Verlauf von ausgewählten Labordaten ist Abbildung 2 zu entnehmen. Der Hämatokrit (Hct) bleibt stabil, der COP fällt nach Revaskularisierung signifikant ab. Auffallend ist auch ein signifikanter Abfall des Serumkaliums in späten Operationsphasen. Beim Gesamtkalzium findet sich ein hochsignifikanter Anstieg zum Meßpunkt E. Die während der anhepatischen Phase durchwegs negative Basenabweichung (BE) erreicht nach Revaskularisierung den signifikant niedrigsten Wert und ist danach ausgeglichen. Der Blutzucker nimmt kontinuierlich zu und liegt ab dem Meßzeitpunkt E signifikant über dem Vergleichswert zu B.

Diskussion

Eine der entscheidensten Voraussetzungen für den primären Operationserfolg bei fortgeschrittenen Zirrhosestadien ist die schon präoperativ durchzuführende

Tabelle 1. Präoperativer Plasmaaustausch zur Gerinnungsoptimierung bei 16 Lebertransplantationen wegen terminaler Zirrhose

Ausgetauschte Plasmamenge	Normotest vor Plasmapherese	Normotest nach Plasmapherese	Intraop. Verbrauch an Bluteinheiten
Mean ± SD	Mean ± SD	Mean ± SD	Mean ± SD
3,68 l ± 0,73	27,43% ± 8,66	54,94% ± 16,49*	14,4 ± 5,9 E

* p < 0,0001 Wilcoxon Test

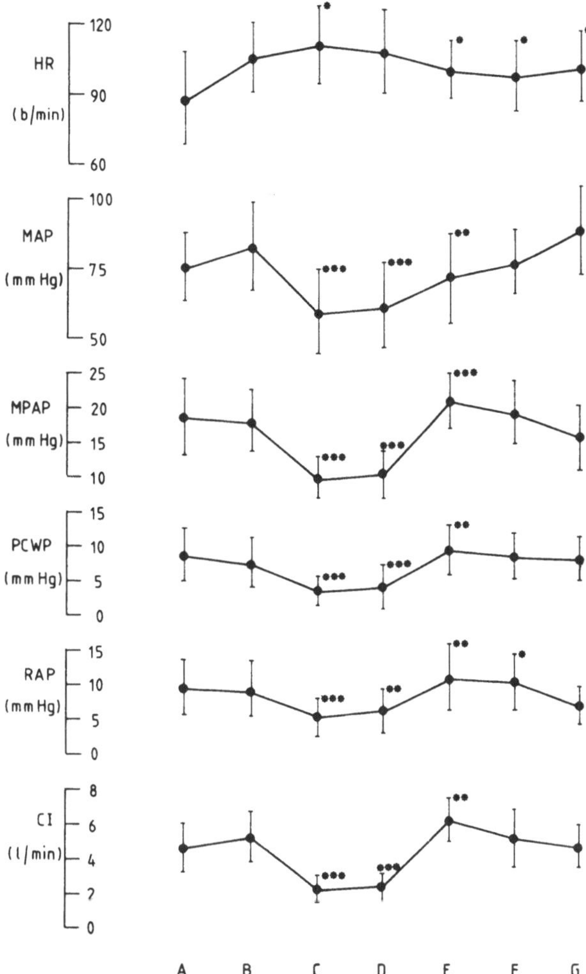

Abb. 1. Hämodynamische Veränderungen während orthotoper Lebertransplantation. Erläuterungen s. Text. Signifikanzen: *: p ≤ 0,05; **: p ≤ 0,01; ***: p ≤ 0,001

Gerinnungsoptimierung. Die Vorstellung, daß sich stark erniedrigte Normotestwerte durch die präoperative Zufuhr von Frischplasma ausgleichen lassen, hat sich als gefährlicher Irrtum erwiesen. Bei einem Normotest um 30% ist erfahrungsgemäß eine Zufuhr von mindestens 3 l Frischplasma nötig. Da zumeist nur wenige Stunden Vorbereitungszeit zur Verfügung stehen und Patienten in späten Zirrhosestadien oftmals eine eingeschränkte Nierenfunktion haben, ergeben sich für die meisten Patienten ernste Limitationen von seiten der Kreislauftoleranz. Der Versuch einer intraoperativen Optimierung, der von der Vorstellung ausgeht, daß durch operationsbedingte Verluste schlecht gerinnbaren Blutes und Ersatz durch Frischblut bzw. Erythrozytenkonzentrate, Frischplasma und Thrombozytenkonzentrate ohnehin ein Blutaustausch zustandekommt, kann im Falle operativ-technischer Probleme leicht in den Teufelskreis Massivblutung, Hypothermie, Azidose, Hyperkaliämie, hämorrhagischer Schock und weitere Blutungskoagulopathie einmünden und zum unlösbaren Problem werden. So

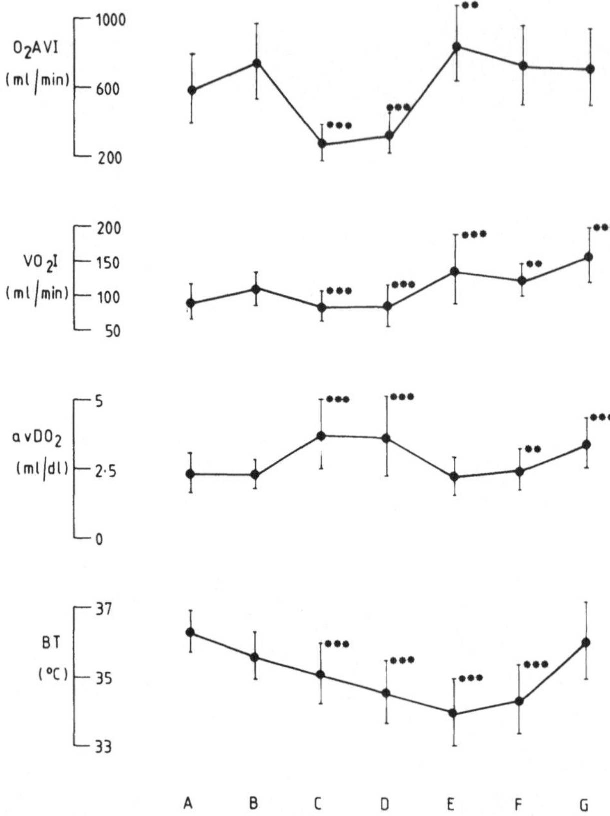

Abb. 2. Verlauf von Sauerstoffverfügbarkeit, Sauerstoffverbrauch, arteriovenöser Sauerstoffdifferenz und Körpertemperatur während orthotoper Lebertransplantation. Erläuterungen s. Text. Signifikanzen: *: $p \leq 0{,}05$; **: $p \leq 0{,}01$; ***: $p \leq 0{,}001$

waren die ersten 21 an unserer Abteilung durchgeführten Lebertransplantationen von enormen Blutungen gekennzeichnet, die durchschnittliche intraoperative Infusions- bzw. Transfusionsmenge von knapp 25 l erforderten. Dies entspricht einer Volumenzufuhr von 70 ml/min bzw. mehr als 4 l/h. Bei 4 Patienten mußten intraoperativ mehr als 100 Einheiten Blut transfundiert werden, ein Pufferbedarf bis zu 1100 mval Natriumbikarbonat war bezeichnend für die fallweise prekäre Situation. Aufgrund dieser Erfahrungen führen wir seit mehr als 3 Jahren bei Patienten mit einem Normotest unter 40% einen präoperativen Plasmaaustausch mittels diskontinuierlicher Plasmapherese und Frischplasmasubstitution durch. Bei bisher 16 derart behandelten Patienten mit Leberzirrhose (Tabelle 1) stieg bei mittleren Plasmaaustauschmengen von 3,68 l der Normotest hochsignifikant im Mittel von 27,4 auf knapp 55% an. Der mittlere Bedarf an Bluteinheiten lag mit 14,4 nur unwesentlich höher als der des Gesamtkollektives (Tabelle 2).

Die Hämodynamik leberinsuffizienter Patienten ist durch eine gestörte periphere Sauerstoffextraktion und Vasodilation gekennzeichnet [6]. Diese metabolische Störung wird durch Steigerung des CI und damit der Sauerstoffverfügbarkeit kompensiert, so daß bei erniedrigter AVDO₂ eine ausreichende nutritive Organperfusion aufrechterhalten werden kann. Die Aufrechterhaltung eines erhöhten CI während der Präparationsphase, die, vom Gesamteingriff her gesehen,

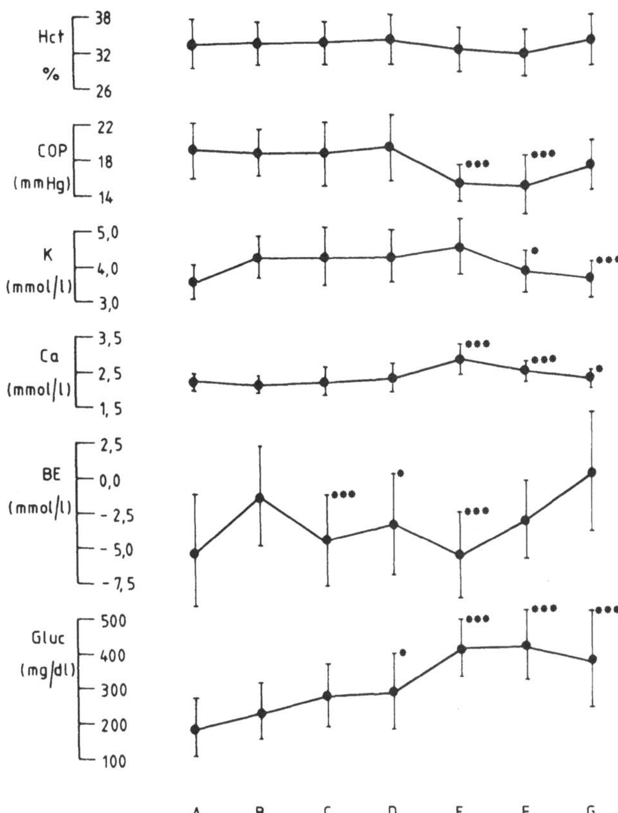

Abb. 3. Verlauf laborchemischer Parameter während orthotoper Lebertransplantation. Erläuterungen s. Text. Signifikanzen: *: p ≤ 0,05; **: p ≤ 0,01; ***: p ≤ 0,001

Tabelle 2. Blutersatz und Flüssigkeitsersatz während der Gesamtdauer des Eingriffes

		Mittelwert	Bereich
Frischblut bzw. Erykonzentrate + Frischplasma	(Einheiten)	13,9	(4–46)
Thrombozytenkonzentrate	(Einheiten)	1,5	(0–5)
Kolloidale und Elektrolytlösungen	(ml)	6515	(3650 11500)
Natriumbikarbonat	(mval)	155	(0–500)

durch das größte Blutungsrisiko gekennzeichnet ist, erfordert einen raschen und exakten Volumenersatz. Die drastische Abnahme des venösen Rückstromes nach Klemmung der unteren Hohlvene und der Pfortader führt zu einem signifikanten Abfall des MAP um 31%, des MPAP um 46%, des PCWP um 49%, des RAP um 38% und des CI um 60%. Diese Kreislaufverhältnisse blieben im wesentlichen während der gesamten anhepatischen Phase unverändert. Vergleichbare Ergebnisse erzielten Carmichael et al. [3] sowie Wall et al. [13], die Abfälle des systolischen Druckes um 24 bzw. 21% und Reduktionen im CI um 48 bzw. 52% beobachteten. Diese Abfälle können zwar durch inotrope Wirkstoffe zumindest

z. T. kompensiert werden [5, 8], allerdings erschwert ihre Anwendung die Beurteilung der Volumensituation. Diese ist ohnehin schwierig genug, bedenkt man, daß Blutungen aus dem geklemmten unteren Hohlvenensystem sich auf die Hämodynamik über Kollateralkreisläufe über das Azygos-Hemiazygossystem nur verzögert auswirken. Bei Unterschätzen solcher Blutverluste besteht die Gefahr drastischer Blutdruckabfälle, wenn nach Öffnen der Klemmen das untere, inadäquat gefüllte Hohlvensystem wieder voll in die Zirkulation reintegriert wird. Wir setzen daher Dopamin in höherer Dosierung nur bei bedrohlichen Abfällen des MAP bzw. bei komplettem Sistieren der Diurese ein.

Eine Volumenoptimierung kann zwar die arteriellen Druckverhältnisse verbessern, doch läßt die Anhebung der kardialen Füllungsdrücke auf Werte vor der Klemmung keine wesentliche Steigerung der Auswurfleistung erwarten. So fanden Delva et al. 1984, die ausgedehnte Leberresektionen in hepatic vascular exclusion (HVE), also unter supra- und infrahepatischer Ausklemmung der Cava inferior und des ligamentum heptoduodenale, durchführen, unter hohem Volumenload zwar nur einen minimalen Abfall des MAP, doch fiel der CI von 2,9 auf 1,4 l ab. Nach längerer Ausklemmung zwecks Tumorexstirpation lagen schließlich der MAP und der CI etwa 40% unter den Ausgangswerten. Nach Freigabe der Gefäße beschrieben die Autoren rapide Anstiege der diastolischen Pulmonalisdrücke, worin wir ein gewisses Risiko einer akuten kardialen Dekompensation sehen.

Ein weiteres Problem der anhepatischen Phase besteht darin, daß es durch die Druckerhöhung im Mesenterialgefäßsystem zu einer exzessiven Sequestration in die vorgeschalteten Organsysteme kommt, während die Unterbrechung des venösen Abstromes über die untere Hohlvene einen Rückgang der glomerulären Filtration bewirkt und bei längerer Klemmdauer eine ischämiebedingte Tubulusläsion auslösen kann. Calne et al. [1] empfehlen deshalb bei eingeschränkter linksventrikulärer Funktion bzw. kritischem Abfall des MAP nach Probeklemmung den Einsatz eines kardiopulmonalen Umgehungskreislaufes über die Femoralgefäße. Eine zusätzliche Druckentlastung des Mesenterialvenensystems wird durch einen venovenösen extrakorporalen Umgehungskreislauf erreicht [11], bei dem der Einflußteil in der Fermoralvene bzw. Pfortader liegt und die Rückführung über die Axillarvene erfolgt. Durch Verwendung eines heparinbeschichteten Schlauchsystems und Förderung über eine Zentrifugalpumpe kann auf eine systemische Heparinisierung gänzlich verzichtet werden. Die Vorteile dieser Verfahrenstechnik ergeben sich aus der weitgehend stabilen Hämodynamik während der anhepatischen Phase und der geringeren Inzidenz renaler Funktionsstörungen im unmittelbar postoperativen Verlauf [10, 11]. Andererseits ist die dabei erforderliche Kanülierung großer Gefäße mit dem Risiko technischer Komplikationen und Verlängerung von Operationsdauer und Transplantatischämiezeit verbunden. Im routinemäßigen Einsatz konnten zwar die mit dem Eingriff verbundenen Frühkomplikationen gesenkt werden, eine definitive Verbesserung des Behandlungserfolges wurde damit allerdings nicht erreicht [11].

Bei konventionellem Vorgehen kommt es bei der Revaskularisation zu einem massiven Rückstrom des stagnierten Blutvolumens aus der unteren Körperhälfte. Diese akute Volumenbelastung kann aber nach restriktiver Volumenpolitik in der anhepatischen Phase über eine rasche Steigerung des Cardiac index ausrei chend kompensiert werden. Verminderte myokardiale Kontraktilität, bedrohliche Rhythmusstörungen und Hypotonie infolge Einschwemmung von Kalium und vasoaktiven Substanzen aus der reperfundierten Leber lassen sich entsprechend einer Untersuchung von Martin et al. [9] durch Kalziumbolusdosen vor Öffnen der Gefäßklemmen vermeiden, wie man der raschen Erholung der hämodynamischen Parameter zum Meßzeitpunkt E entnehmen kann.

In der Spätphase des Eingriffes, aber auch unmittelbar postoperativ bleiben bei konservativem Vorgehen auch nach Druckentlastung transvaskuläre Flüssigkeitsverschiebungen aus dem Mesenterialgebiet bestehen, die hochpositive Flüssigkeitsbilanzen erforderlich machen. Wesentlichste Voraussetzung für eine Restitution der Nierenfunktion nach Klemmung sind stabile Kreislaufbedingungen, daneben kann durch niedrig dosiertes Dopamin bzw. Mannit eine Steigerung der GFR bzw. der osmotischen Diurese erzielt werden.

Die anhepatische Phase löst neben typischen hämodynamischen Veränderungen auch metabolische Störungen und Reaktionen aus. Die hepatische Thermogenese fällt nun komplett aus, was die schon während der Präparationsphase einsetzende Hypothermie infolge Wärmeverluste durch das weit geöffnete Abdomen potenziert. Die mit den Blutderivaten zugeführten Citratmengen werden nicht metabolisiert und bedingen so eine metabolische Azidose, die nach Revaskularisierung durch Einschwemmung saurer Metaboliten noch verstärkt wird. Weiters kann durch Komplexbildung von Citrat an Kalzium auch bei erhöhtem Gesamtkalzium der Anteil des physiologisch aktiven ionisierten Kalziums vermindert sein.

Grundsätzlich besteht in der anhepatischen Phase die Gefahr der Hypoglykämie [4]. Dennoch ist während des Eingriffes keine kontinuierliche Glukosezufuhr erforderlich, da durch die Stabilisatorlösung der Blutderivate eine hohe Glukosebelastung gegeben ist [7]. Die so bedingte, oft insulinresistente Hyperglykämie normalisiert sich mit zunehmender Glukoseutilisation im weiteren postoperativen Verlauf.

Die Einschwemmung der im Transplantat enthaltenen proteinfreien Perfusionslösung führt über einen Dilutionseffekt zum Abfall des kolloidosmotischen Druckes.

Die Aufnahme der Leberfunktion begünstigt eine Normalisierung der Körpertemperatur. Diese Phase ist durch eine anhaltende Steigerung des Sauerstoffverbrauchsindex gekennzeichnet. Die Auffüllung intrazellulärer hepatischer Kaliumdefizite macht eine kontinuierliche Kaliumzufuhr erforderlich. Bei einer Abweichung von diesem Regelverlauf muß an ein primäres Transplantatversagen bzw. eine Gefäßkomplikation gedacht werden.

Im Falle eines ungestörten Verlaufes kann der Patient zumeist am 1. postoperativen Tag extubiert werden, ab dem 2. Tag ist eine restriktive Flüssigkeitsbilanz anzustreben, da in dieser Phase zumeist ein Rückshift intraoperativ sequestrierter Flüssigkeitsmengen einsetzt. Neben einer exakten Nierenfunktionsdiagostik mittels Kreatinin-, osmolaler und freier Wasserclearances kann bei eingeschränkter kardialer Reserve der Swan-Ganz-Katheter hier von großem Nutzen sein. Er sollte aber wegen des hohen Infektionsrisikos spätestens nach 72 h entfernt werden.

Neben technischen Komplikationen wie Pfortader- bzw. Hepaticathrombose und konsekutivem Transplantatversagen liegt das postoperative Hauptrisiko im

Teufelskreis Abstoßungstherapie – Infektion und septisches Mehrorganversagen, was den hohen Stellenwert von strikten Hygienemaßnahmen, immunologischem- und Infektionsmonitoring nahelegt. Wie unsere Erfahrungen und die anderer Arbeitsgruppen zeigen, besteht nämlich der hohe Aufwand des Lebertransplantationsprogrammes nicht so sehr bei Organgewinnung und Operation, sondern bei der oft langdauernden Behandlung des in Einzelfällen auftretenden postoperativen septischen Multiorganversagens.

Die primäre Letalität unserer Patienten – also noch an der Intensivbehandlungsstation – liegt bei 27%. Todesursachen waren primäres Transplantatversagen, Gefäßthrombosen, Abstoßung und Sepsis. Unserer Ansicht nach ist eine Verbesserung der Behandlungsergebnisse in erster Linie mittels sehr kritischer Organauswahl, prä- und postoperativem Infektionsscreening und diffiziler Abstoßungsdiagnostik zu erreichen.

Literatur

1. Calne RY, Smith OP, McMaster P, Craddock GN, Rolles K, Farnan JV, Lindop M, Bethune DW, Wheeldon D, Gill R (1979) Use of partial cardiopulmonary bypass during the anhepatic phase of orthotopic liver grafting. Lancet 2:612
2. Calne RY, Williams R, Rolles K (1986) Liver transplantation in the adult. World J Surg 10:422
3. Carnichael FJ, Lindop MJ, Farman JV (1985) Anesthesia for hepatic transplantation: cardiovascular and metabolic alterations and their management. Anesth Analg 64:108
   Delva E, Barberousse JP, Nordlinger B, Ollivier JM, Vacher B, Guilnet C, Huguet C (1984) Hemodynamic and biochemical monitoring during major liver resection with use of hepatic exclusion. Surgery 95:309
4. DeWolf AM, Kang YG, Todo S, Kan I, Francavilla AJ, Polimeno L, Lynch S, Starzl TE (1987) Glucose metabolism during liver transplantation in dogs. Anesth Analg 66:76
5. Estrin JA, Buckley JJ (1984) Anesthetic management during liver transplantation. In: Simmons RL, Finch ME, Ascher NL, Najarian JS (eds) Manual of vascular access, organ donation, and transplantation. Springer, New York Berlin Heidelberg Tokyo, p 285
6. Giovannini I, Boldrini G, Chiarla C, Castagneto M, Sganga G, Tramutola G, Caracciolo F, Castiglioni G (1987) Adequacy and support of physiological functions in the acutely ill cirrhotic patient. World J Surg 11:202
7. Khoury GF, Kaufman RD, Musich JA (1986) Metabolic and electrolyte changes during massive blood transfusion in liver transplantation. Anesthesiology 63:A265
8. Lindopp MJ, Farman JV, Smith MF (1983) Anesthesia: assessment and intraoperative management, In: Calne RY (ed) Liver transplantation. Grune & Stratton, New York, p 121
9. Martin DJ, Marquez JM, Kang YG, Shaw BW jr, Pinsky MR (1984) Liver transplantation: hemodynamic and electrolyte changes seen immediately following revascularization. Anesth Analg 63:246
10. Paulsen AW, Valek TR, Blessing WS, Johnson DD, Parks RI, Pyron JT, Ramsay M, Simpson BR, Swygert T, Walling P, Klintmaln G (1987) Hemodynamics during liver transplantation with veno-venous bypass. Transplant Proc 19,1:2417
11. Shaw BW jr, Martin DJ, Marquez JM, Kang YG, Bugbee AC jr, Iwatsuki S, Griffith BP, Hardesty RL, Bahnson HT, Starzl TE (1984) Venous bypass in clinical liver transplantation. Ann Surg 200:524
12. Starzl TE, Iwatsuki S, Van Thiel DH, Gartner JC, Zitelli BJ, Malatack JJ, Schade RR, Shaw BW jr, Hakala TR, Rosenthal JT, Porter KA (1982) Evolution of liver transplantation. Hepatology 2:614
13. Wall WJ, Grant DR, Duff JH, Kutt JL, Ghent CN, Bloch MS (1987) Liver transplantation without venous bypass. Transplantation 43:56

Herztransplantation – Chirurgische Problematik

E. Wolner und A. Rokitansky

Zusammenfassung

In den letzten 5 Jahren kam es weltweit aufgrund der wesentlich verbesserten immunsuppressiven Therapie mit Zyklosporin zu einem sprunghaften Anstieg der Herztransplantationen. Aus diesem Grund gewinnen Problempunkte der Transplantationen neuerlich an Bedeutung. Im Zusammenhang mit der steigenden Zahl an Herztransplantationen ergibt sich präoperativ die Problematik der *Spenderherzverfügbarkeit* und es bedarf einer internationalen Einigung, nach welchen Kriterien, so wie z. B. der jüngste, der gesündeste oder der örtlich nächste Patient, der Herzempfänger ausgewählt wird.

Nach der Herztransplantation konzentriert sich die Problematik auf die *Infektions- und Abstoßungskomplikation*. In diesem Zusammenhang haben wir in unserer Klinik einige nichtinvasive „Screening-Methoden" zur Früherkennung von Infektion und Abstoßung eingeführt. Bei diesen Methoden wird einerseits röntgenologisch die Veränderung der Herzgröße sowie andererseits die Aktivität des Immunsystems erfaßt. Dazu werden Mediatoren der immunzellulären Aktivität wie Neopterin, Interferon oder Interleukin und das sog. zytoimmunologische Monitoring, bei welchem die Zahl der aktivierten Lymphozyten im Blut bestimmt wird, herangezogen. Derartige Methoden haben jedoch bis heute die Myokardbiopsie in der Abstoßungsdiagnostik nicht ersetzen können.

Eine verbesserte *immunsuppressive Therapie* wurde an unserer Klinik mit einer Zyklosporin-Azathioprin-Kortison-3er-Kombinationstherapie erzielt. Im Gegensatz zu der immunsuppressiven 2er-Kombinationstherapie mit Zyklosporin und Azathioprin haben wir bei der 3er Kombinationstherapie keinen Patienten innerhalb von 24 postoperativen Monaten an einer akuten Transplantatabstoßung verloren.

Bei 2 Patienten konnten wir am transplantierten Herzen die Entwicklung einer *Koronarsklerose* beobachten, wobei als ätiologische Komponenten eine Vaskulitis im Rahmen einer Abstoßungsreaktion bzw. die längerfristige Zyklosporinmedikation diskutiert wird.

Einleitung

Die Geschichte der Herztransplantation beginnt 1905 mit Alexis Carell, der zusammen mit Guthrie [3] bei Hunden Herzen heterotop am Hals einpflanzte und dabei feststellte, daß derart verpflanzte Herzen ohne nervale Versorgung zu schlagen imstande sind, daß sie aber nach relativ kurzer Zeit akut immunologisch abgestoßen werden. In den folgenden Jahrzehnten wurden von verschiedenen Gruppen, v.a. aber vom russischen Chirurgen Demikhov, eine Reihe von ingeniösen Techniken zur heterotopen Herzverpflanzung entwickelt und im Tierexperiment angewendet.

Die Technik der orthotopen Herztransplantation wurde zu Beginn der 60er Jahre von Lower u. Shumway [4] in Stanford entwickelt und ist in ihren Grundzügen bis zum heutigen Tag gültig. Die erste klinische Herztransplantation wurde 1964 von Hardy durchgeführt. Dabei handelte es sich um einen Patienten, der im Rahmen seiner Herzoperation nicht von der Herzlungenmaschine entwöhnt werden konnte, und Hardy implantierte ihm orthotop ein Pavianenherz, welches jedoch nach wenigen Stunden versagte. 1967 begann die Ära der klinischen Herztransplantation mit der ersten Herzverpflanzung beim Erwachsenen in Kapstadt durch Christian Barnard [1] und wenige Tage später bei einem Kind in den USA durch Adrian Kantrowitz. In den folgenden 2 Jahren wurden jeweils ca. 100 Transplantationen weltweit durchgeführt, welche jedoch eher schlechte Ergebnisse zeigten, weswegen dann die Transplantation weitgehend eingestellt und über viele Jahre fast ausschließlich nur an der Stanfordklinik durchgeführt wurde.

In den letzten Jahren hat die Zahl der Herztransplantationen einerseits aufgrund der verbesserten Herzkonservierungsmethoden und andererseits aufgrund der verbesserten immunsuppressiven Therapie mit Zyklosporin A einen erheblichen Aufschwung genommen. Daher begannen sich ab dem Jahre 1980 sprunghaft neuerlich verschiedene Zentren auf der Welt intensiv mit dem Thema der Herztransplantation zu beschäftigen, so daß schließlich 1986 über 1400 Transplantationen weltweit durchgeführt wurden.

Indikation zur Herztransplantation

Die Indikation zur Herztransplantation ist ein terminales, durch konservative oder operative Maßnahmen nicht beherrschbares Herzversagen; dieses therapierefraktäre Pumpversagen des Herzmuskels tritt einerseits bei Kardiomyopathien sowie andererseits im Rahmen einer fortgeschrittenen koronaren Herzkrankheit auf. Andere ursächliche Herzerkrankungen sind dagegen, wie man aus dem Re-

Tabelle 1. International Society for Heart Transplantation. Indikationen der Herztransplantationen von 1967–86

Indikation	Patientenzahl	Letalität [%]
Kardiomyopathie	2325	12,26
Koronare Herzkrankheit	1481	12,42
Angeborene Herzkrankheit	76	27,63
Transplantatabstoßungen	46	28,26
Klappenerkrankungen	80	17,50

gister der internationalen Gesellschaft für Herztransplantation (Tabelle 1) ersehen kann, eher selten. Zusätzlich müssen eine Reihe anderer Bedingungen erfüllt sein, um einen schwer herzinsuffizienten Patienten in ein Transplantationsprogramm aufnehmen zu können. So gelten bestehende Mehrorganerkrankungen, rezente pulmonale Infiltrate oder Infarkte, ein insulinpflichtiger Diabetes, Systemerkrankungen, ein Alter über 60 Jahre sowie psychische Instabilität als Kontraindikation für eine Herztransplantation (Tabelle 2). Ebenso darf zumindest für die orthotope Herztransplantation der pulmonale Widerstand bzw. der Druck in der Arteria pulmonalis nur unwesentlich erhöht sein, da sonst im unmittelbaren postoperativen Transplantationsverlauf ein akutes Rechtsherzversagen droht.

Im Rahmen der zu erwartenden Zunahme an Herztransplantationen in Europa steigt der Bedarf an Spenderherzen, so daß sich in der Zukunft ein Problempunkt bei der Herzempfängerauswahl ergeben wird. Man wird sich international einigen müssen, nach welchen Kriterien, wie z. B. der jüngste Patient, der „gesündeste" Patient oder der örtlich nächste Patient, der endgültige Herzempfänger ausgewählt wird.

Operationstechnik

Prinzipiell kann ein Herz orthotop bzw. heterotop transplantiert werden. Als Organspender kommen hirntote Patienten mit einem Alter von unter 35 Jahren, mit einem sowohl nach der Anamnese als auch der klinischen Untersuchung als gesund zu bezeichnenden Herzen in Frage, wobei der Hirntod durch ein anderes Ärzteteam als das Transplantationsteam diagnostiziert und bestätigt werden muß. An solchen Patienten werden üblicherweise mehrere Organe, z. B. Herz, Leber und Nieren, gleichzeitig entnommen. Es handelt sich um sog. Multiorganspender. Das Herz selbst wird mit einer auf 4°C gekühlten, kardioplegischen Lösung durchströmt und stillgelegt und dann in einer eiskalten Lösung in einem Plastikbehälter transportiert. Die maximale kalte Ischämiezeit unter solchen Bedingungen beträgt etwa 5 h; d. h. vom Zeitpunkt der Entnahme des Herzens aus dem Spender bis zum Anschluß der Koronararterien an den Kreislauf des Empfängers dürfen nicht mehr als 5 h vergehen.

Tabelle 2. Kontraindikationen gegen eine Herztransplantation

- Alter über 60 Jahre
- Pulmonale Hypertonie (Gefäßwiderstand über 6–8 Wood Einheiten)
- Systemische Infektion
- Irreversible schwere Leber- und Nierenschaden
- Systemkrankheiten
- Frischer Lungeninfarkt
- Schwere allgemeine Arteriosklerose
- Diabetes mellitus gravis Typ I
- Drogen- und Alkoholabusus
- Psychische Instabilität

Für eine Herztransplantation ist der Anschluß des Empfängers an eine Herzlungenmaschine notwendig. Bei der orthotopen Transplantation wird das Herz unter Zurücklassung der Hinterwände beider Vorhöfe mit der Einmündung der Hohlvenen rechts einerseits und der Einmündung der Lungenvenen links andererseits exzidiert und die großen Gefäße werden oberhalb der Aorten- bzw. Pulmonalklappe durchtrennt. Dann wird mit einer fortlaufenden Naht zuerst der linke Vorhof, dann der rechte Vorhof anastomosiert. Schließlich werden die beiden Stümpfe der Pulmonalarterie und zuletzt die der Aorta ebenfalls mit einer fortlaufenden Naht verbunden. Anschließend wird der Blutstrom zum implantierten Herzen freigegeben.

Bei der heterotopen Transplantation wird das kranke Herz im Körper belassen und das gespendete Herz wird rechts parallel zum kranken Herzen implantiert, wobei auch hier eine Verbindung zwischen den jeweiligen Vorhöfen, der Aorta und der Arteria pulmonalis hergestellt wird. Üblicherweise muß aus anatomischen Gründen die Arteria pulmonalis des Spenders mit einer Gefäßprothese verlängert werden. Die heterotope Transplantation hat gegenüber der orthotopen Transplantation verschiedene Vor- und Nachteile. Der wesentliche Vorteil der heterotopen Transplantation ist, daß bei einer akuten Abstoßung mit Funktionalausfall des Herztransplantates ein Überleben des Patienten durch die Restfunktion des kranken Herzens erreicht werden und daß diese Operation auch bei massiver pulmonaler Hypertension durchgeführt werden kann. Die Nachteile dieser Operationstechnik sind darin zu sehen, daß es sich 1. um ein operativ-technisch aufwendigeres Verfahren handelt, daß 2. im kranken Herzen infolge der schlechten Funktion wandständige Thromben gebildet werden können, welche zu peripheren und pulmonalen Embolien führen können, und daß 3. zumindest bei koronarer Herzerkrankung durch Zurücklassen des kranken Herzens weiter heftige Stenokardien und anginöse Schmerzen bestehen bleiben können. Aus diesen erwähnten Nachteilen ist die Anzahl heterotoper Transplantationen im Vergleich zur orthotopen Transplantation verschwindend gering.

Postoperativer Verlauf

Der Problempunkt des postoperativen Verlaufes nach einer Herztransplantation ist, wie nach jeder anderen Organtransplantation, durch 2 Hauptkomplikationen, nämlich die *Abstoßung* und die *Infektion* geprägt.

Die Abstoßung ergibt sich zwangsläufig wie bei jeder Transplantation dadurch, daß das transplantierte Herz als körperfremdes Antigen zu betrachten ist und vom Empfänger humorale und zelluläre Abwehrmechanismen verschiedener Intensität gegen dieses gespendete Herz auftreten. Diese immunologische Abwehrreaktion führt beim transplantierten Herzen zu morphologischen Veränderungen und damit verbundenen funktionellen Störungen. Vorerst kommt es zur einer myokardialen perivaskulären Ödembildung, dann zu einer zellulären Infiltration und schließlich zu Nekrosen der Muskelzellen, die als schwerste Form der Abstoßung anzusehen sind. Aus diesen Gründen ist es notwendig, solche Patienten mit immunsuppressiven Medikamenten zu behandeln. Diese beeinträchtigen oder blockieren üblicherweise nicht nur die Antigen-Antikörperreaktion gegen das gespendete Organ, sondern sie setzen insgesamt die Infektabwehr des Organismus herab, so daß beim immunsupprimierten Patienten eine erhöhte Inzidenz an Infektionen besteht. Dabei werden diese opportunistischen Infektionen meistens durch atypische, unter normalen Bedingungen nahezu apathogene Keime wie u. a. auch häufig durch Viren und Pilze verursacht. Als Immunsuppressiva stehen unter anderem vornämlich Kortison, Azathioprin, anti-Thymozyten Globulin (ATG) und in den letzten Jahren Zyklosporin A zur Verfügung. Dieses, nur die zelluläre Immunreaktion selektiv hemmende, sicher potenteste Immunosuppressivum hat den großen Vorteil, daß sowohl Abstoßungskrisen milder verlaufen, Infektionen vermindert auftreten und damit die Rate der postoperativen Sterblichkeit, im Vergleich zur älteren, konventionellen Immunsuppression mit den oben erwähnten Medikamenten, wesentlich gesenkt werden konnte. Allerdings hat Zyklosporin eine Reihe von beachtenswerten Nebenwirkungen und führt in hoher Dosierung (mehr als 10 mg/kg KG pro Tag) und längerer chronischer Anwendung zu einer renalen Dysfunktion, zur arteriellen Hypertension, zur Sklerosierung der Herz- und Nierengefäße und zu einer Induktion von Lymphomen [2]. An unserem eigenen Krankengut wurde bei 54 Herztransplantierten 1mal die Entwicklung eines Lymphomes beobachtet. Nach dem Absetzen des Zyklosporins kam es zu einer kompletten Remission des Lymphomwachstums. Unter Zyklosporin kommt es, wenn auch selten, zu ikterischen Reaktionen als Zeichen seiner milden hepatotoxischen Komponente.

Aus all diesen Gründen wird angestrebt, Immunsuppressiva gezielt so niedrig als möglich, jedoch wirksam zu dosieren. Um eine ausreichende, suffiziente Immunsuppression zu gewährleisten, ist eine genaue Überwachung der Funktion des transplantierten Herzens notwendig, um eine evtl. aufkeimende Abstoßungsreaktion möglichst frühzeitig zu erkennen. Von allen zu diesem Zweck angewendeten Methoden hat sich nur die direkte Herzbiopsie als bisher einzig sichere Methode erwiesen. Sie ist sozusagen der „goldene Standard" in der Abstoßungsdiagnostik. Dabei wird die Vena subclavia perkutan punktiert, eine Biopsiezange unter röntgenologischer Bildwandlerkontrolle in den rechten Ventrikel vorgeschoben und danach werden aus dem Septum einige Myokardbiopsien entnommen. Die Biopsien werden dann einer histologischen Untersuchung unterzogen. Aufgrund der dabei gewonnen Resultate kann eine evtl. vorhandene Abstoßung nach verschiedenen Schweregraden differenziert werden, wobei jede Form der Abstoßung sofort behandlungsbedürftig ist. Meist kann die aufkeimende Abstoßung durch einen Kortisonstoß beherrscht werden. Die Biopsien müssen im unmittelbaren postoperativen Verlauf häufiger als später durchgeführt werden, stellen jedoch als invasive Diagnostik eine beträchtliche Belastung für den Patienten dar, wenn man sich vor Augen hält, daß die Patienten im ersten postoperativen Monat wöchentlich biopsiert werden.

Zur Senkung der Biopsiefrequenz wurden bisher eine Reihe von nichtinvasiven Methoden als Abstoßungsdiagnostik entwickelt und in die Praxis eingeführt, welche jedoch alle bis heute die Aussagekraft der myokardialen Biopsie nicht erreicht haben. Dazu zählt die Bestimmung der verschiedenen immunologischen Mediatoren der zellulären Aktivität wie Neopterin, Interferon, Interleukin und das sog. zytoimmunologische Monitoring, bei welchem die Zahl aktivierter Lymphoblasten in Relation zu nicht aktivierten Lymphozyten im Blut bestimmt wird.

Die Bestimmung des Neopterin- und Interferonspiegels zeigt ziemlich empfindlich die Aktivität des Immunsystems, welches jedoch auch bei anderen Ursachen als bei einer Abstoßungsreaktion wie z. B. bei einer evtl. Infektion aktiviert wird. Daher können derartige Methoden nur als „screening-Methoden" eingesetzt werden und erfordern bei pathologisch verdächtigen Werten weitere gezielte Untersuchungen. Weiter ermöglichen verschiedene röntgenologische bildgebende Verfahren und neuerdings kernspintomographische Bilder mittels laufender Bestimmung der Herzgröße, des Herzvolumens und Berechnung des Herz-Lungen-quotienten eine Abstoßungsdiagnostik. Trotzdem ist zu erwarten, daß durch solche Methoden früher oder später die invasive Abstoßungsdiagnostik mittels der Myokardbiospsie abgelöst werden kann.

Im Hinblick auf mögliche Infektionen empfiehlt sich eine kontinuierliche Überwachung mittels Blut-, Harn- und Sputumkulturen. Wie bereits oben erwähnt kann ein Ansteigen der immunologischen Mediatoren (Neopterin, Interleukin, ...) auch in einer Infektion begründet sein. Pathologische Mediatorwerte der Immunabwehr können somit auf eine Infektion hinweisen, diese jedoch allein nicht beweisen. Der Infektionsbeweis erfolgt erst durch positive Kulturen oder steigende virale Antikörpertiter und bedarf bei den Transplantierten einer sofortigen, intensiven und gezielten antiobiotischen bzw. antiviralen Therapie.

Ergebnisse

Vom Jahr 1967 bis 1986 wurden weltweit etwa 4000 Humanherzen transplantiert. Bei 2325 Patienten wurde die Transplantation wegen einer Kardiomyopathie, bei 1481 Patienten wegen einer schweren koronaren Herzkrankheit, bei 76 Patienten wegen angeborener Herzmißbildungen, bei 46 Patienten wegen einer Transplantatabstoßung und bei 80 Patienten wegen schweren fortgeschrittenen Herzklappenerkrankungen durchgeführt. Mit der Einführung des Zyklosporins in die immunsuppressive Therapie kam es in den 80er Jahren zu einem sprunghaften Anstieg der Herztransplantationen, so daß vergleichsweise 1982 in den USA nur 109 Herzen und 1986 1002 Herzen transplantiert wurden. Anhand der Kaplan/Meier-Überlebenskurven konnte gezeigt werden, daß 1981 knapp 50% der Hertransplantierten 1 Jahr und 1986 80–90% der Patienten 1 Jahr überlebten. Prozentuell gesehen steht die Infektion mit 39% und die akute Transplantatabstoßung mit 26% aller Transplantierten als Todesursache deutlich im Vordergrund. Die chronische Abstoßung haben mit 9% nur eine untergeordnete Bedeutung.

Seit dem März 1984 wurden an der II. Chirurgischen Universitätsklinik bei 53 Patienten 55 orthotope Herztransplantationen durchgeführt. Ähnlich der internationalen Verteilung mußten 23 Patienten wegen ihrer kongestiven Kardiomyopathie, 21 Patienten wegen ihrer koronaren Herzkrankungen, 5 Patienten wegen ihrer fortgeschrittenen Herzklappenerkrankung, 1 Patient wegen einer biventrikulären hypertrophen Kardiomyopathie und 1 Patient mit einer nach Senning korrigierten Transposition der großen Gefäße transplantiert werden. Auch bei unserem eigenenen Krankengut wurde die Zahl der Transplantationen pro Jahr gesteigert. 1984 wurden nur 3 Patienten transplantiert, in den letzten Jahren eine

Zahl von etwa 25 Patienten pro Jahr. Das Alter der Transplantierten lag zwischen 6 und 56 Jahren. Von den 53 Patienten leben derzeit 30, von denen 8 ihrer beruflichen Tätigkeit nachgehen. Alle 3 erfolgreich transplantierten Kinder gehen in die Schule. Als Ursache für die postoperative Mortalität waren einerseits Abstoßungsreaktionen und andererseits schwere Infektionen, vornehmlich Pneumonien, verantwortlich. Eine augenscheinliche signifikante Verbesserung der postoperativen Mortalität konnten wir mit der Umstellung der immunsuppressiven Zweierkombinationstherapie mit Azathioprin und Zyklosporin auf die immunsuppressive Dreierkombinationstherapie mit Kortison, Azathioprin und Zyklosporin erreichen. In einer Studie, in der wir 10 Transplantierte, postoperativ mit einer Zweierkombinationstherapie behandelt, einer Gruppe von 33 Transplantierten mit einer Dreierkombinationstherapie gegenüberstellten, konnte gezeigt werden, daß in der steroidfreien Gruppe in 57% Abstoßungsreaktionen und in der mit Kortison behandelten Gruppe nur in 20% der Fälle Abstoßungsreaktionen beobachtet werden konnten. Von den 10 Patienten mit der Zweierkombinationstherapie sind 5 Patienten an einer akuten Transplantatabstoßung und 1 Patient an einer schweren Sepsis verstorben. Von den 28 Patienten mit der Dreierkombinationstherapie haben wir bis heute keinen Patienten an einer Abstoßungskrise verloren (Abb. 1). In diesem Zusammenhang zeigte sich gleichzeitig keine erhöhte Infektanfälligkeit durch die zusätzliche Kortisonmedikation. Anhand der Kaplan/Meier-Überlebenskurve kann gesagt werden, daß

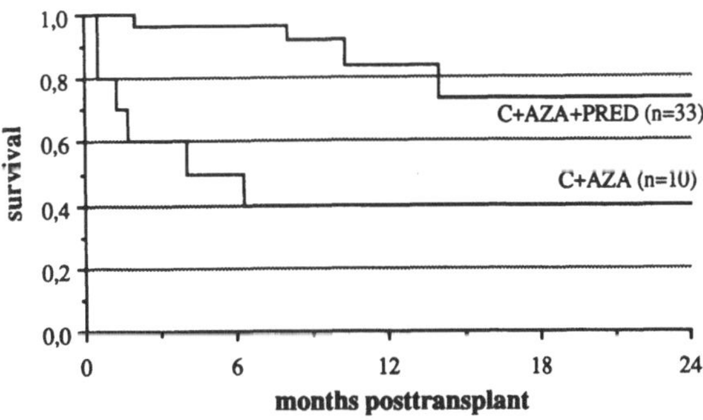

Abb. 1. Kaplan/Meier-Überlebenskurve der herztransplantierten Patienten, die eine immunsuppressive Therapie mit Zyklosporin, Azathioprin und Kortison (C + AZA + PRED) erhielten, gegenüber der Patientengruppe, die nur Zyklosporin und Azathioprin (C + AZA) erhielten

Abb. 2. Kaplan/Meier-Überlebenskurve der herztransplantierten Patienten; einerseits mit einer immunsuppressiven Therapie mit Zyklosporin, Azathioprin und Kortison (C + AZA + PRED) und andererseits mit einer immunsuppressiven Therapie ohne Kortison (C + AZA)

mittels einer Azathioprin-Zyklosporin-Kortison-Therapie bei 84% der Patienten eine 1-Jahres-Überlebenszeit und bei einer alleinigen Azathioprin-Zyklosporin-Therapie nur eine 40%ige 1-Jahres-Überlebensrate zu erwarten ist (Abb. 2). Bei 2 Patienten mußte im Rahmen einer akuten Abstoßungsreaktion eine Retransplantation durchgeführt werden. Schwere koronarsklerotische Veränderungen konnten am transplantierten Herz bei den verstorbenen Patienten nur 2mal beobachtet werden, wobei prinzipiell als auslösende Frage eine chronische Abstoßungsvaskulitis bzw. die chronische Zyklosporin-Medikation zu diskutieren ist. In diesem Zusammenhang muß allerdings betont werden, daß einer der beiden herztransplantierten Verstorbenen nach der Transplantation 50 kg Körpergewicht zugenommen hat, so daß auch besonders in seinem Fall eine alimentäre Komponente für die Entwicklung der Koronarsklerose in Betracht zu ziehen ist.

Abschließend kann gesagt werden, daß sich die Probleme bei der Herztransplantation derzeit auf folgende Punkte konzentrieren:

1) Die Bewältigung der Problematik der Spenderherzverfügbarkeit bei weiter steigenden Herztransplantationszahlen.
2) Früherkennung und Differenzierung von Infektion und Abstoßung mit möglichst nicht-invasiven, den Patienten wenig belastenden Untersuchungsmethoden und damit verbunden die Optimierung der immunsuppressiven Therapie.
3) Problem der Entwicklung einer Koronarsklerose am transplantierten Herzen, wobei einerseits eine chronische Zyklosporinmedikation und andererseits eine chronische Vaskulitis im Rahmen einer Abstoßungsreaktion diskutiert werden.

Literatur

1. Banard CN (1967) Human cardiac transplant. S Afri Med J 41:1271
2. Bieber CP, Reitz BA, Jamieson SW, Oyer PE, Stinson EB, Shumway NE (1980) Malignant lymphoma in Cyclosporine A treated allograft recipients. Lancet 1:43
3. Carell A, Guthrie CC (1905) The transplantation of veins and organs. Am Med 10:1011
4. Lower RR, Dong E, Shumway NE (1965) Long term survival of cardiac homografts. Surgery 58:100

Herztransplantation – Anästhesiologische und intensivmedizinische Fragen

P. Schmucker, S. Schüler, M. Adt und H. Kuppe

Betrachtung des Organspenders

Die triviale Grundvoraussetzung für die Organspende zur Herztransplantation ist selbstverständlich, daß das Spenderherz gesund sein muß. Diese Voraussetzung kann allerdings im konkreten Fall schwer verifizierbar sein. Zum einen können auch jugendliche Herzen im Rahmen einer Grunderkrankung oder im Rahmen des Geschehens, welches zum Hirntod führte, geschädigt sein; zum anderen zeichnet sich eine zunehmend weniger strikte Handhabung der bislang angegebenen Altersgrenze von 35–40 Jahren ab. Ein instabiler Kreislauf, welcher die Zufuhr von Katecholaminen in einem hohen Dosisstrom erfordert, kann der Ausdruck einer kardialen Schädigung oder aber auch einer inadäquaten Behandlung sein. Während noch vor einigen Jahren Herzen von Spendern, welche Adrenalin oder Noradrenalin in höherer Dosis brauchten, von der Transplantation ausgeschlossen wurden, sind nun auch solche Herzen bereits mit Erfolg transplantiert worden. Auf der anderen Seite ist natürlich mit um so mehr Schwierigkeiten beim transplantierten Patienten zu rechnen, je weniger die klassischen Kriterien bei Organentnahme eingehalten wurden. Dies trifft sowohl für den akuten Verlauf nach Transplantation als auch im späteren postoperativen Verlauf zu. So neigen Organe von älteren Spendern in vermehrtem Maß zur Arteriosklerose im transplantierten Organ [1].

Eine systemische Infektion sollte wegen der Möglichkeit der Verschleppung von infektiösem Material bei der Notwendigkeit der nachfolgenden Immunsuppression bei Empfänger auch beim Organspender ausgeschlossen sein. Auch dieses Kriterium ist insbesondere bei Organspendern, welche eine längere Phase der Intensivtherapie hinter sich haben, oft in Frage zu stellen. Die Organgröße bei Spender und Empfänger sollte somindest vergleichbar sein. Körpergewicht bzw. Größe geben hierbei einen Hinweis. Ist das entnommene Spenderherz relativ zu klein, so sind insbesondere bei Transplantatempfängern mit stark erhöhtem pulmonalen Gefäßwiderstand Schwierigkeiten zu erwarten. Voraussetzung für die Transplantation ist die Blutgruppenkompatibilität von Spender und Empfänger im A-B-0-System [2]. Dagegen wird auf das zeitraubende Crossmatching zum Ausschluß des Vorliegens von zytotoxischen Antikörpern beim Empfänger gegen Zellen des Spenders besonders dann verzichtet, wenn eine Sensibilisierung des Empfängers wie etwa durch vorausgegangene Schwangerschaften oder Bluttransfusionen unwahrscheinlich ist.

Bei einem hohen Prozentsatz der Patienten mit Schädel-Hirn-Trauma, welche für eine Organentnahme vorgesehen sind, liegen stabile Kreislaufverhältnisse nicht vor. Dies ist zumindest z. T. auf Veränderungen zurückzuführen, welche einem schweren Schädel-Hirn-Trauma in charakteristischer Weise nachfolgen.

Ein Schädel-Hirn-Trauma führt durch Blutung oder Hirnödem zu einer Zunahme des intrakraniellen Druckes. Die hierdurch ausgelöste Abnahme des zerebralen Blutflusses bedingt eine Sauerstoffschuld und durch Zunahme des anaeroben Stoffwechsels eine Akkumulation von Metaboliten und lokale Azidose. Bei einer zerebralen bzw. subkortikalen Restaktivität führen diese Metaboliten zu einer Stimulation von sympathoadrenergen Efferenzen, was sich hämodynamisch in einem Anstieg des arteriellen Druckes äußert („Cushing Reflex" [3, 4]).

Die beschriebenen Veränderungen im Sinne einer Hypertension treten aber in den Hintergrund, es resultiert eine Hypotension. Die Hypertension führt in der Folge zu einem Anstieg des transkapillären Filtrationsdruckes mit Flüssigkeitsverlust in das Interstitium und Abnahme des intravasalen Volumens. Die hierdurch ausgelöste Hypovolämie wird durch 2 weitere Mechanismen gesteigert. Zum einen kommt es bei hohem Herzzeitvolumen im Rahmen der sympathoadrenerger Reaktion zu einer Zunahme des renalen Blutflusses und einer gesteigerten Diurese. Zum anderen entwickelt sich bei schweren Schädel-Hirn-Traumen mit Beeinträchtigung der inkretorischen Hypophysenfunktion ein Diabetes insipidus. Allein die durch die Kumulation der genannten Mechanismen und durch Blutverluste aufgrund der Grunderkrankung oder des Traumas ausgelöste Hypovolämie hat insbesondere unter den Bedingungen der mechanischen Ventilation eine erhebliche Beeinträchtigung der zentralen Hämodynamik zur Folge. Kommt nun doch bei zeitlich nachfolgenden totalem zerebralem Funktionsausfall auch das Sistieren der rhombenzephalen Aktivität und somit der Ausfall der physiologisch überwiegenden sympathoadrenergen Efferenzen aus dem Vasomotorenzentrum hinzu, so sinken Herzfrequenz, Herzindex und totaler peripherer Widerstand ab, es kommt zu sog. „paralytischen Blutdruck" [5].

Demnach besteht die primäre Kreislauftherapie bei der Mehrzahl der Patienten mit schwerem Schädel-Hirn-Trauma im Flüssigkeits- und Volumenersatz. Die erforderlichen Mengen können ganz erheblich sein, bei einem Diabetes insipidus ist die exogene Zufuhr von antidiuretischem Hormon angezeigt. Die zusätzliche positiv inotrope Stimulation des Herzens ist aufgrund des Ausfalles der sympathischen Efferenzen zum Herzen häufig nicht gänzlich zu umgehen. Sind die arteriellen Drücke unter dieser Therapie noch nicht ausreichend, so ist dies häufig auf einen reduzierten totalen peripheren Widerstand zurückzuführen und kann entsprechend therapiert werden. Durch invasives hömodynamisches Monitoring inkl. Messung der Pulmonalisdrücke und des Herzzeitvolumens ist das Management auch hier erheblich zu vereinfachen. Eine trotz ausreichender Therapie schlechte kardiale Funktion muß als Zeichen einer Funktionsbeeinträchtigung des Spenderherzens gewertet werden. Im Zweifelsfall ist weitere Diagnostik erforderlich. So ist beispielsweise eine Koronarangiographie und Ventrikulographie etwa als zusätzliche Untersuchung im Rahmen der zur Hirntoddiagnostik durchgeführten Karotisangiographie zu erwägen. Nach Entnahme des Spenderorganes gilt eine Ischämiedauer von bis zu 4 h unter den Voraussetzungen einer hinreichenden Kardioplegie und Kühlung des Organs als relativ sicher [6]. Dabei ist jedoch festzuhalten, daß auch ein vollkommen gesundes Herz nach Ischämie trotz Kardioplegie und Kühlung eine Stunden andauernde Funktionseinschränkung zeigt [7], wenngleich direkt vom Spender zum Empfänger transplantierte Organe in der Akutphase keine bessere Funktion zeigen als über größere Entfernungen transportierte Organe [8].

Behandlung des Organempfängers

Zwischen dem 18. 4. 86 und dem 2. 9. 87 wurden am Deutschen Herzzentrum Berlin insgesamt 91 orthotope Herztransplantationen durchgeführt. Der jüngste Patient war 4 Jahre alt, der älteste 62, die meisten Patienten hatten ein Alter zwischen 40 und 60 Jahren.

Die Grunderkrankung, welche zur therapierefraktären Herzinsuffizienz als der Indikation für die HTP führte, war bei 73% der Patienten eine dilative Kardiomyopathie, bei 22% eine ischämische Schädigung des Myokards aufgrund einer koronaren Herzerkrankung und bei 5% ein inoperables Mehrfachklappenvitium. 14% der Patienten waren bereits mindestens einmal am Herzen voroperiert.

Präoperativ ergeben sich bei Patienten, welche im Rahmen einer HTP zu Anästhesie kommen, folgende Probleme:

Nicht nüchterner Patient: Immer dann, wenn ein Spenderherz zur Verfügung steht, ist dieses zur Vermeidung von weiteren Schädigungen so schnell wie möglich zu transplantieren. Aus diesem Grunde wird bei allen Patienten die Operation kurzfristig angesetzt und folgt hierin den Regeln eines dringlichen Eingriffes. Eine ausreichende Nahrungskarenz kann nicht vorausgesetzt und nicht verlangt werden: die Patienten sind nicht sicher nüchtern, da sie innerhalb eines Zeitraumes von weniger als 6 h über den Eingriff informiert und operiert werden müssen bzw. sicher nicht nüchtern insbesondere dann, wenn die immunsuppressive Therapie bereits unmittelbar präoperativ etwa durch die orale Einnahme von Zyklosporin begonnen wird.

Hämodynamisch instabiler Patient: Aus der zur HTP führenden Grunderkrankung ergibt sich eine erhebliche Einschränkung der zentralen Hämodynamik, die Patienten sind herzinsuffizient und z.T. zum Zeitpunkt der Narkoseeinleitung kreislaufinstabil.

Terminverschiebungen: Insbesondere bei der Explantation mehrerer Organe wie etwa Niere, Leber und Pankreas, welche naturgemäß der Herztransplantation vorausgehen müssen und abhängig von dem Zustand des Organspenders und dem explantierenden Team unterschiedliche Zeiträume in Anspruch nimmt, kommt es zu u.U. erheblichen Verschiebungen des ursprünglich für die HTP angesetzten Termines. Im Extremfall kann der Verlauf während der Organexplantation beim Spender sogar dazu zwingen, die geplante HTP gänzlich abzusetzen.

Die Terminplanung bei HTP stellt für Patienten sowie für Anästhesie- und Operationsteam ein unter Umständen recht erhebliches, wenngleich v. a. ein psychisches Problem dar. Abbildung 1 zeigt die Operationszeiten der ersten 50 HTP, dargestellt als Striche innerhalb der 24 h des Tages auf der Abszisse. Die Kerndienstzeit ist durch Schraffierung hervorgehoben. Es wird evident, daß die ganz überwiegende Mehrzahl der HTP außerhalb der eigentlichen Dienstzeit stattfindet. Bei 75% der Patienten wurde die Narkose nach 18.00 Uhr eingeleitet, bei 47% nach 22.00 Uhr.

Der Beginn jeder Narkose ist bereits das Ende einer meist längeren Wartezeit zwischen der ersten Ankündigung eines zur Verfügung stehenden Spenderherzens und dem endgültigen Terminplan. Dieser Zeitraum ist meist länger als 6 h, doch steht zu seinem Beginn in aller Regel noch nicht fest, welcher Patient das angebotene Spenderherz erhalten wird. Da auf der einen Seite das erkrankte Herz des Empfängers erst dann entnommen werden kann, wenn der Spender zumindest thorakotomiert ist, auf der anderen Seite aber zur Vermeidung einer zu langen Ischämiedauer des Spenderorganes bei der Ankunft desselben bereits alles vorbereitet sein muß, ist der zur Verfügung stehende Zeitraum zwischen der endgültigen Entscheidung, die Narkose einzuleiten bzw. mit der Operation zu beginnen, und dem Eintreffen des Spenderorganes eng. Aus diesem Grunde ergeben sich nicht selten zwischen der Vorbereitung des Patienten und der Narkoseeinleitung auf der einen Seite und zwischen der Narkoseeinleitung und dem Operationsbeginn auf der anderen Seite erhebliche Wartezeiten. So beträgt die

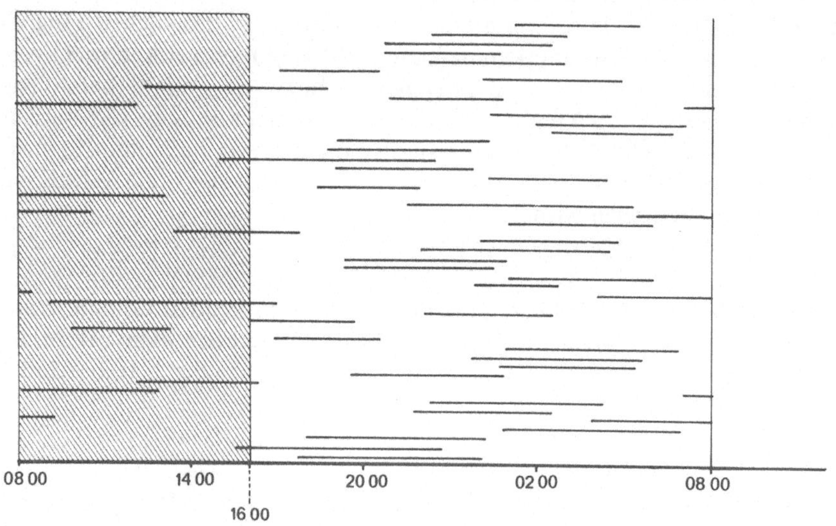

Abb. 1. Anästhesiezeiten der ersten 50 am Deutschen Herzzentrum Berlin durchgeführten orthotopen Herztransplantationen, aufgetragen als Funktion der 24 h des Tages auf der Abszisse. Die Kerndienstzeit ist schraffiert

Zeit zwischen der Einschleusung des Patienten in den OP und der Narkoseeinleitung 0–50, im Durchschnitt 22 min, und zwischen der Narkoseeinleitung und
dem OP-Beginn zwischen 20 und 230, im Durchschnitt 59 min. Es war bislang in
keinem Fall erforderlich, Narkose bzw. Eingriff wegen eines plötzlichen
Versagens des Spenderherzens noch vor Explantation zu unterbrechen.

Nicht nüchterner Patient: Die besondere Problematik der fehlenden präoperativen Nahrungskarenz ergibt sich daraus, daß aufgrund der Kreislauflabilität der
Patienten weder eine „Crash-Intubation" etwa nach der kombinierten Applikation von Thiopental und Succinylcholin noch eine Intubation in wachem Zustand empfohlen werden kann. Ein Absinken bzw. erhebliches Ansteigen des
arteriellen Druckes ist bei keinem dieser beiden Verfahren mit Sicherheit zu vermeiden. Aus diesem Grund werden die Anästhesien zur HTP wie bei jeder anderen Herzoperation eingeleitet, auch auf eine vorsichtige Ventilation via Maske
wird nicht verzichtet. Trotz dieses Vorgehens trat die befürchtete Regurgitation
und Aspiration von Mageninhalt bislang bei keinem der von uns betreuten Patienten auf, auch nicht bei den Patienten, welche unmittelbar präoperativ oral
Zyklosporin-A erhalten hatten. Dies ist möglicherweise darauf zurückzuführen,
daß die hierzu gegebene Flüssigkeitsmenge relativ gering ist, sie liegt bei weniger
als 50 ml. Trotzdem ist der Möglichkeit der Aspiration natürlich jederzeit Rechnung zu tragen (Krikoiddruck). Auf der anderen Seite ist darauf zu achten, daß
das präoperativ oral applizierte Zyklosporin zur Wirkung kommen sollte und
deshalb nicht nach dem Einlegen des Magenschlauches in Narkose über diesen
entleert wird [2].

Hämodynamisch instabiler Patient: Das Hauptproblem bei der anästhesiologischen Betreuung von Patienten zur HTP besteht in der Kreislaufinstabilität. Bei
allen Patienten wird zur Narkoseeinleitung in Lokalanästhesie eine arterielle
Druckmessung etabliert, auf das Einlegen eines Swan-Ganz Katheters wird dagegen aus operativen Gründen bislang häufig verzichtet. 61% aller Patienten zur
HTP haben für mehr als 10 min vor Beginn der Operation einen systolischen
arteriellen Druck von weniger als 100 mm Hg, 45% für mehr als 10 min einen
mittleren arteriellen Druck von weniger als 70 mm Hg. 7% der Patienten kamen
bereits mit laufenden Katecholaminperfusoren, Dobutamin oder Dopamin, zur
Narkoseeinleitung. Bei weiteren 20% der Patienten war der Einsatz von Dobutamin oder Dopamin zwischen Narkoseeinleitung und Operationsbeginn notwendig. Dagegen traten nur bei 5% aller Patienten zwischen Narkoseeinleitung und
Operationsbeginn Arrhythmien auf, welche den Einsatz von Antiarrhythmika
wie Xylocain und ggf. Propafenon erforderlich machten. Der Einsatz von Adrenalin oder Noradrenalin war ebenso wie der Einsatz von Bikarbonat oder wei-
tergehende Reanimationsmaßnahmen präoperativ bei keinem der Patienten erforderlich.

Anästhesiologische Besonderheiten vor und während EKZ: Das anästhesiologische
Vorgehen im einzelnen orientierte sich ganz an dem für Herzoperationen allgemein üblichen Routineverfahren. Die Narkose wurde durch Injektion von Flunitrazepam, Fentanyl und Etomidat über eine periphere Vene eingeleitet. Nach

orotrachealer Intubation wurde ein Mehrfachlumenkatheter über Punktion der linken Vene jugularis interna in die obere Hohlvene eingelegt. Hierdurch wurde die rechte Halsseite für die postoperativ erforderliche wiederholte Endomyokardbiopsie geschont. Der unmittelbar präoperativ gemessene Druck im rechten Vorhof lag zwischen 1 und 30 mm Hg, im Mittel bei 10,6 mm Hg. Die Narkose wurde durch wiederholte Fentanyl-Injektionen und ggf. durch niedrige inhalatorische Konzentrationen von Enfluran fortgesetzt. Auf die Inhalation von Lachgas wurde wegen des sehr häufig bestehenden pulmonalen Hypertonus verzichtet [8]. Auch Halothan wurde wegen der zumindest potentiellen Hepatotoxizität bei den bekannten hepatotoxischen Effekten von Zyklosporin-A bislang bei keinem unserer Patienten eingesetzt.

Nach Entnahme des Spenderorganes und während des Transportes zum Empfänger wurde thorakotomiert und nach Anschluß der extrakorporalen Zirkulation (EKZ) das kranke Herz dem Empfänger entnommen. Nach Implantation und vor der Freigabe der koronaren Strombahn des Spenderherzens durch Freigabe der abgeklemmten Aorta ascendens wurden 500 mg Methylprednisolon in die Herz-Lungenmaschine injiziert. Bis zu diesem Zeitpunkt zeigten sich intraoperativ im Vergleich zu anderen Herzoperationen wenig Unterschiede. Die gesamte Operationsdauer betrug 110–425, im Mittel 245 min. Die Dauer der EKZ lag bei 55–170 min, im Mittel 94 min. Bislang war es nur bei einem Patienten nicht möglich, bei ausreichender Herzaktion von der extrakorporalen Zirkulation zu entwöhnen.

Behandlung nach EKZ: Die EKZ wurde bei einem Mitteldruck von mindestens 70 mm Hg nach Erreichen der Normothermie und hinreichend langer koronarer Reperfusion beendet. Da häufig bei den Patienten zur HTP der pulmonale Gefäßwiderstand erhöht ist, wird insbesondere der nicht-adaptierte rechte Ventrikel des Spenderherzens belastet. Der Druck im rechten Vorhof lag unter diesen Bedingungen bei 1–23 mm Hg, im Mittel bei 10,3 mm Hg. Dagegen lag der Druck im linken Vorhof zwischen 1 und 15, im Mittel bei 7,4 mm Hg. Bei einem Teil der Patienten war der präoperativ u.U. exzessiv erhöhte Druck im rechten Vorhof nach Transplantation im Normbereich. Die präoperative Erhöhung war damit nicht allein auf eine Erhöhung des pulmonalen Gefäßwiderstandes, sondern in diesen Fällen vorwiegend auf eine Schädigung des rechtsventrikulären Myokards zurückzuführen. Bei stark erhöhtem pulmonalem Gefäßwiderstand nach Entwöhnen von der EKZ kann die Senkung desselben durch die Applikation von Nitroglyzerin immerhin versucht werden.

Durch die Durchtrennung bzw. durchlaufende Naht im Bereich der Vorhöfe sowie durch das Fehlen nervaler sympathischer Efferenzen zum Herzen sind Rhythmogenese und Reizleitung im Transplantat beeinträchtigt. Bei allen Patienten war während der Phase des Abtrainierens von der EKZ der Einsatz eines passageren epikardialen Schrittmachers erforderlich. Das sequentielle atrioventrikuläre Pacing wurde hierbei bevorzugt. Darüber hinaus wurde bei allen Patienten nach Abgehen von der EKZ ein permanenter Schrittmacher implantiert.

Auch sonst war in dieser Phase eine intensive Kreislauftherapie erforderlich. Nur ein Patient erhielt keinerlei Katecholamine, nur eine positiv inotrop wirksame Substanz wurde nur bei 3 Patienten eingesetzt. Dagegen war bei 94% der

Patienten der Einsatz von 2 und mehr Katecholaminen erforderlich. Dopamin war die am häufigsten angewendete Substanz, gefolgt von Orciprenalin zur Verbesserung von Rhythmogenese und Reizleitung. Bei 60% der Patienten war die Applikation von Adrenalin in unterschiedlichen Dosierungen erforderlich, Dobutamin tritt demgegenüber mit 48% der Patienten zurück. Noradrenalin wurde nur bei 5% der Patienten eingesetzt und nur dann, wenn ein pathologisch erniedrigter systemvaskulärer Widerstand gemessen worden war.

82% der Patienten erhielten Nitroglyzerin in der Vorstellung, daß damit der pulmonale Gefäßwiderstand zu senken und der rechte Ventrikel zu entlasten sei. Wegen exzessiv erhöhten pulmonalen Gefäßwiderstandes wurde bei 2 Patienten Prostaglandin-F appliziert. Eine wesentliche Verbesserung konnte auch dadurch nicht erreicht werden. Nifedipin erhielt nur ein Patient wegen eines ansonsten therapierefraktären Hypertonus. Insgesamt 35% aller Patienten hatten Rhythmusstörungen, welche zur mehrfachen Kardioversion und zum Einsatz von Antiarrhythmika, insbesondere von Xylocain, Propafenon und ggf. Amiodarone führten.

Der häufige Einsatz von Katecholaminen und insbesondere Adrenalin muß als ein Zeichen dafür gewertet werden, daß die Ischämie während des Transportes des Spenderorganes zu einer offensichtlich erheblichen Einschränkung der myokardialen Funktion führt. In der überwiegenden Mehrzahl der Fälle konnte erfreulicherweise die Zufuhr der positiv inotrop wirksamen Substanzen bereits kurze Zeit postoperativ reduziert bzw. beendet werden.

Bei allen Patienten wurde das aus dem Operationsfeld abgesaugte und im Oxygenator verbliebene Blut zu Erythrozytenkonzentrat aufbereitet und während Blutstillung und Thoraxverschluß retransfundiert. Die retransfundierte Menge lag bei 0–2500, im Mittel 1320 ml Erythrozytenkonzentrat. Zusätzlich waren zwischen 0–8 Einheiten Erythrozytenkonzentrat und zwischen 0–9 Einheiten frisch gefrorenes Plasma, im Durchschnitt jeweils 3,6 Einheiten, erforderlich. 13% der Patienten benötigten kein Fremdblut.

Postoperative Phase: Nach der Operation wurden alle Patienten beatmet auf die Intensivstation verlegt. Bei allen Patienten wurde eine frühzeitige elektive postoperative Extubation im Rahmen von 6–12 h nach Ende der Operation angestrebt. Diese war bei der überwiegenden Mehrzahl der Fälle möglich. Statistisch ergab sich kein Unterschied zwischen der postoperativen Nachbeatmungsdauer bei herztransplantierten Patienten und einem unselektierten Gesamtkollektiv Herzoperierter.

Literatur

1. Griep RB, Stinson EB, Clark DA, et al (1971) The cardiac donor. Surg Gynecol Obstet 133:792
2. Finch EL (1987) Heart and heart-lung-transplantation. In: Gelman S (ed) Anesthesia and organ transplantation. Saunders, Philadelphia
3. Cushing H (1901) Concerning a definite regulatory mechanism of the vasomotor center which controls blood pressure during cerebral compression. Johns Hopkins Hosp Bull 12:290

4. Skalit MN, Coter S (1974) Interrelationship between blood pressure and regional cerebral blood flow in experimental intracranial hypertension. J Neurosurg 40:594
5. Tibbs PA, Young B, McAllister RG, et al (1978) Studies of experimental cervical spinal cord transsection. Part I. Hemodynamic changes after acute cervical spinal cord transsection. J Neurosurg 40:558
6. Watson DL, Reitz RA, Baumgartner WA, et at (1979) Distant heart procurement for transplantation. Surgery 86:56
7. Gebhard MM, Bretschneider HJ, Preusse HJ (1984) Cardioplegia - Principles and problems. In: Sperelakis (ed) Physiology and pathophysiology of the heart. Martinus Nyhoff Publishing, Boston The Hague
8. Jamieson SW, Stevenson EB (1985) Coronary heart disease. In: Conner WE, Bristow JD (eds) Cardiac transplantation for end-stage ischemic heart. Diseases 25:437
9. Schulte-Sasse U, Hess W, Tarnow J (1982) Pulmonary vascular responses to nitrous in patients with normal and high pulmonary vascular resistance. Anesthesiology 57:9

Transfusionsmedizin

Verschiedene Aspekte der Thrombozytentransfusion

V. Kretschmer

Zusammenfassung

Viele Blutungskomplikationen in der operativen Medizin sind thrombozytär bedingt und werden oft als plasmatische Gerinnungsstörungen verkannt. Liegt einer Thrombozytopenie keine DIG oder Immunthrombozytopenie zugrunde, sollten die Thrombozytenwerte perioperativ bzw. in der frühen posttraumatischen Phase mit Hilfe von Transfusionen über 50000/µl gehalten werden. Für die Substitution eigenen sich besonders plättchenreiche Plasmen. Gelagerte Thrombozytenpräparate haben im Hinblick auf akute Blutungskomplikationen den Vorteil der schnellen Verfügbarkeit. Allerdings bestehen noch große Probleme bzgl. der notwendigen Qualitätskontrolle. Um so wichtiger ist eine entsprechende Therapiekontrolle. Thrombozytopenien infolge DIG und thrombozytären Autoantikörpern (Immunthrombozytopenien) sollten nur bei vitaler Blutungsgefährdung der Patienten substituiert werden. Generell kann jedoch bei Thrombozytopenie das Blutungsrisiko durch entsprechende Reduktion der Heparindosis deutlich gemindert werden.

Einleitung

In der operativen Medizin ergibt sich die Notwendigkeit der Thrombozytentransfusion in erster Linie bei bzw. nach großem *Blutverlust*. Ein besonderes Problem stellt in diesem Zusammenhang die *Ösophagusvarizenblutung* dar, bei der v. a. als Folge eines Hypersplenie-Syndroms schon primär eine Thrombozytopenie bestehen kann und gleichzeitig infolge der Lebersynthesestörung das plasmatische Gerinnungspotential reduziert, zumindest aber vermindert regenerationsfähig ist. Bei *disseminierter intravasaler Gerinnung* (DIG) bzw. Verbrauchskoagulopathie ist der Thrombozytenabfall i. allg. das erste und führende Symptom. Allerdings wird diese Diagnose nach unserer Erfahrung wesentlich zu oft gestellt und dann meist mit einer Verlust-Thrombozytopenie nach Blutung oder bei extrakorporalem Kreislauf verwechselt. Für die Frage der Transfusionsbehandlung ist diese Unterscheidung aber sehr wesentlich (s. u.). Seltener ist man in der operativen Medizin mit einer Thrombozytopenie durch *Knochenmarkaplasie* bei onkologisch-hämatologischen Patienten oder einer *Immunthrombozytopenie* im Sinne eines M. Werlhof konfrontiert.

Entscheidend für das therapeutische Vorgehen ist zunächst die frühzeitige Erkennung und richtige Einschätzung der Thrombozytopenie. Daraus leitet sich eine evtl. Indikation ab. Nachdem die Indikation zur Thrombozytensubstitution gestellt ist, ergibt sich die Frage nach Art und Dosis der Thrombozytenpräparate. Für deren Beantwortung sind Ursache und zu erwartende Dauer der Thrombozytopenie, Dringlichkeit bzw. Blutungsgefährdung des Patienten und Verfügbarkeit der verschiedenen Thrombozytenpräparate unter Berücksichtigung ihrer Qualität v. a. bei Lagerung entscheidend. Die Kompatibilitätssicherung der Thrombozytenpräparate gestaltet sich in der operativen Medizin zu Beginn meist unproblematisch, solange die Patienten noch nicht immunisiert sind. Dagegen verhindern nicht selten Fehler bei der Durchführung der Transfusion deren Erfolg. Daher ist die Therapiekontrolle besonders wichtig. Auch werden die Nebenwirkungen und Risiken von Thrombozytentransfusionen zu oft außer acht gelassen.

In diesem Zusammenhang ist die Möglichkeit des Ersatzes von Thrombozyten durch andere Präparate zu diskutieren.

Thrombozytenpräparate

Thrombozytenpräparate können zum einen im Rahmen der Vollbutspende quasi als Nebenprodukt abgezweigt oder selektiv unter großem personellen, sachlichen, zeitlichen und kostenmäßigen Aufwand mittels Zellseparatoren gewonnen werden. Von der Vollblutspende können als Thrombozytenpräparate je nach Umfang des präparativen Aufwands *Frischblut* (FB), *plättchenreiche Plasmen* (PRP) oder *Thrombozytenkonzentrate* (TK) bereitgestellt werden [15]. Bei der Zellseparation wird ein Blutspender für 1,5–2 h über einen venösen Kreislauf an eine Zentrifuge (Zellseparator) angeschlossen und aus den 2–4,5 l durchlaufenden Blutes selektiv Thrombozyten als *Hochkonzentrate* (TK–Z) gewonnen [9]. Durch die Selektivität des Verfahrens können die Spender bis zu 26mal pro Jahr spenden. Nur mit Hilfe dieser Zellseparatoren wurde die HLA-kompatible Thrombozytentransfusion bei chronischer Substitutionsbehandlung aplastischer Syndrome ermöglicht [10].

Die *Qualität* der verschiedenen Thrombozytenpräparate kann sehr unterschiedlich sein, da Thrombozyten äußerst empfindliche Zellen sind. Eine Vielzahl von Faktoren kann schon bei Spende und Präparation die Funktionstüchtigkeit der Thrombozyten beeinträchtigen.

Daher sind für die Thrombozytenpräparate *Qualitätskontrollen* dringend wünschenswert. Die zur Verfügung stehenden Testverfahren (Tabelle 1) sind jedoch überwiegend ungeeignet, weil sie zum einen zu aufwendig sind und sich daher nur für wissenschaftliche Zwecke eignen, zum anderen aber die Eröffnung der Präparate erfordern, so daß die Gefahr der bakteriellen Kontamination besteht. Daher ist bisher hinsichtlich der Qualität der Präparate nur eine Aussage anhand des therapeutischen Effekts möglich, die durch patientenspezifische Faktoren (s. u.) jedoch sehr begrenzt ist. Allerdings steht seit kurzem ein Verfahren in Aussicht (Platelet-Monitor-System), das die Qualität der Thrombozytenpräparate photometrisch ohne Eröffnung der Blutbeutel zu beurteilen erlaubt [6]. Diese

Tabelle 1. Thrombozytenpräparate – Qualitätskontrolle

- Plättchenzahl (Konzentration, Gesamtzahl)
- Zellkontamination (Leuko-, Erythrozyten)
- pH, Plasmavol., Gerinnungs-/Inhib.-Akt.
- In vitro-Funktion: Adhärenz, Ausbreitung, Aggregation, ADP/ATP/β-TG-Konzentration, β-TG/Serotonin-Release, Serotonin-Uptake
- Morphologie: disc. Plättchen, morph. Score (Phasenkontrastmikroskop, Platelet-Monitor-System)
- In vivo-Funktion: ÜZ, Recovery (in 111), Blutungszeit in vivo (Marx) und ex vivo (Thrombostat 4000); Resonanzthrombo-, Thrombelastogramm

Methode macht sich die Tatsache zunutze, daß nur diskoide Thrombozyten eine normale Funktion und Überlebenszeit besitzen [17, 22] und diese unter laminaren Strömungsbedingungen wesentlich weniger Licht durchlassen als die funktionell gestörten Thrombozyten, die je nach Ausmaß der Schädigung als dentritische, sphärische oder ballonierte Zellen verliegen. Anhand einer umfangreichen Studie [14, 25] untersuchten wir die ersten Modelle mit Hilfe der verschiedenen in vitro-Funktionsparameter. Die Ergebnisse zeigen, daß das Prinzip grundsätzlich funktioniert, aber infolge der Ungenauigkeit der getesteten Geräte und des Einflusses der Erythrozytenkontamination in den Präparaten noch nicht für die Routine nutzbar ist.

Mit Hilfe dieser Thrombozyten-in vitro-Funktionsparameter untersuchten wir auch eine Reihe präparativer Faktoren sowie die Lagerungsfähigkeit der verschiedenen Thrombozytenpräparate bei unterschiedlichen Lagerungsbedingungen [12, 13, 25]. In diesem Zusammenhang soll nur auf einzelne Befunde eingegangen werden:

Thrombozytenpräparate, die in einem trockenen Beutel gepoolt wurden, zeigten eine deutlich schlechtere, ADP-, Kollagen- und Ristocetin-induzierte Aggregation als bei Verwendung von Beuteln, die mit CPD-A1-Stabilisator angefeuchtet waren (Abb. 1, p < 0,01 bzw. 0,05). Bei Lagerung dieser Präparate bestanden die Unterschiede fort bzw. verstärkten sich noch. In Abbildung 1 sind diese Unterschiede für PRP dargestellt. Sie ließen sich aber auch für TK nachweisen.

Plättchenreiche Plasmen (PRP) enthalten bei geringerer Thrombozytenzahl pro µl etwa 1 Drittel mehr Thrombozyten als Thrombozytenkonzentrate. Außerdem wiesen sie infolge der geringeren präparativen Belastung signifikant geringere morphologische Veränderungen (Abb. 2, morpholog. Score: p < 0,01), bessere ADP- und Kollagen-induzierte Aggregation (p < 0,001 bzw. 0,05) und geringere β-TG-Freisetzung auf (Abb. 3, p < 0,001). Darüber hinaus verschlechterten sich die in vitro-Funktionsparameter während 5tägiger Lagerung in PRP deutlich weniger als in TK (Abb. 2, 3), obwohl die TK in besonders gaspermeablen Spezialbeuteln (PL-1240) gelagert wurden, in denen sich der pH sehr stabil oberhalb von 7,2 halten läßt. Lediglich die Ristocetin-induzierte Aggregation veränderte sich in TK günstiger als in PRP. Diese Tatsache ist jedoch nach eigenen Untersuchungen auf die stärkere Lagerungsveränderung von Plasmafaktoren in PRP wie z.B. des Ristocetin-Cofaktors zurückzuführen, die aber im Empfänger reversibel sein dürfte. Im übrigen enthalten aber auch 5 Tage gelagerte PRP

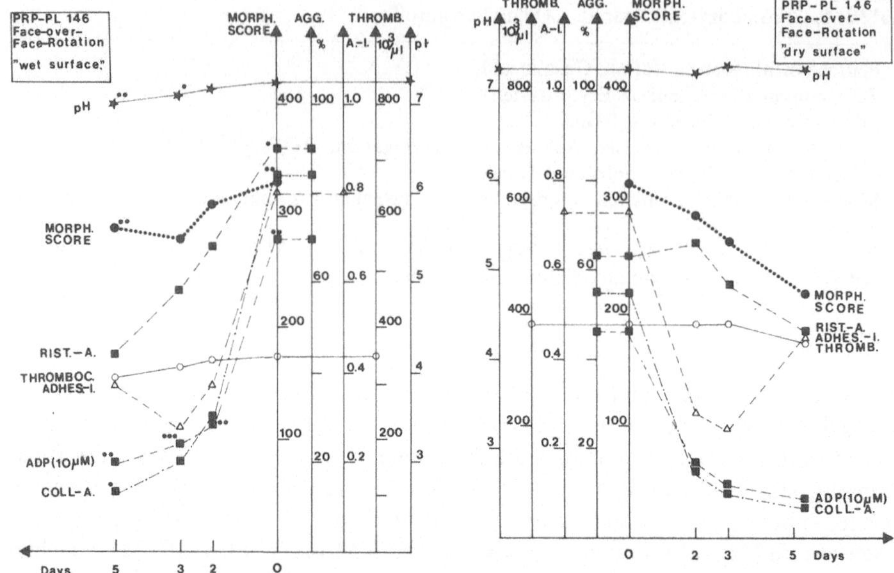

Abb. 1. Der Einfluß der Oberflächenbenetzung des Poolbeutels auf die in vitro-Funktionsparameter von Thrombozyten (Signifikanzangaben für Vergleich unterschiedlich benetzter Poolbeutel; *p < 0,05, **p < 0,01, *** p < 0,001)

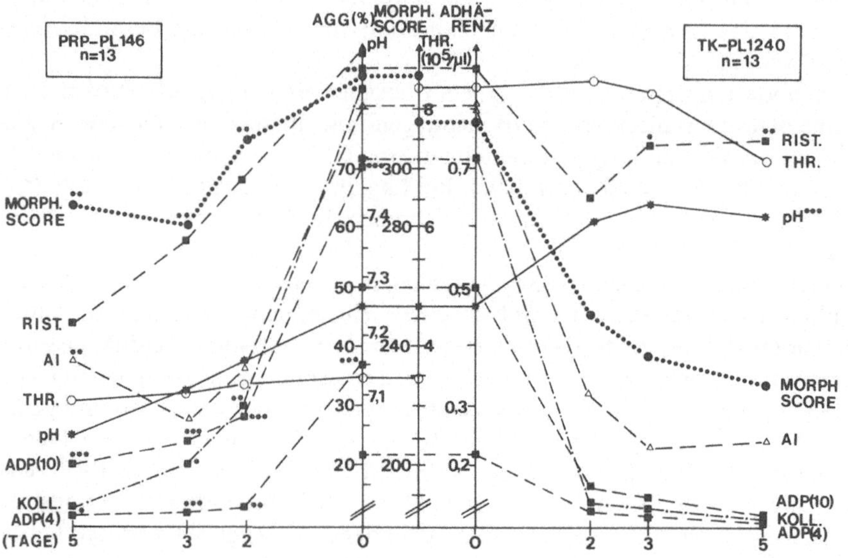

Abb. 2. In vitro-Thrombozyten-Funktionsparameter von PRP (Normalbeutel) und TK (Spezialbeutel) frisch und bei Lagerung bis zu 5 Tage (Signifikanzangaben für Vergleich zwischen PRP und TK; *p < 0,05, **p < 0,01, ***p < 0,001)

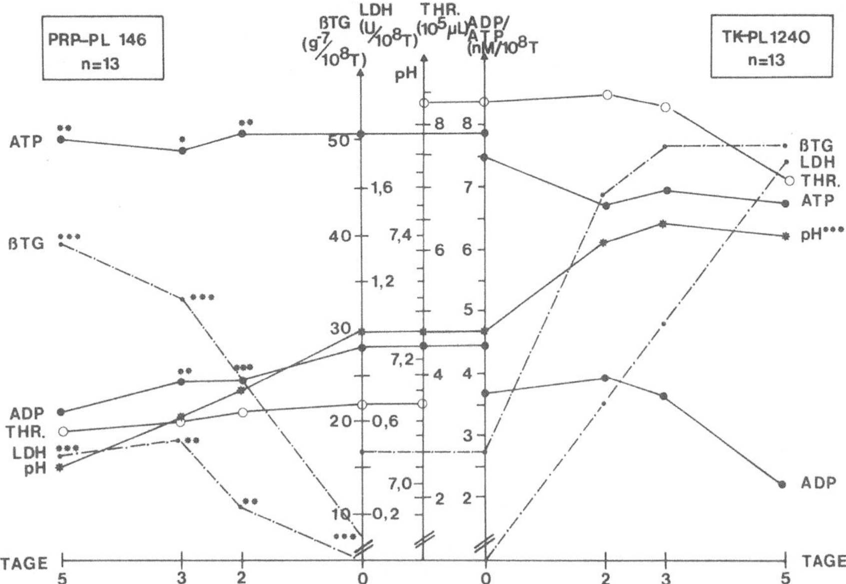

Abb. 3. ADP/ATP-Konzentration der Thrombozyten und LDH-/β-TG-Freisetzung von PRP (Normalbeutel) und TK (Spezialbeutel) frisch und bei Lagerung bis zu 5 Tage (Signifikanzangaben für Vergleich zwischen PRP und TK; *p < 0,05, **p < 0,01, ***p < 0,001)

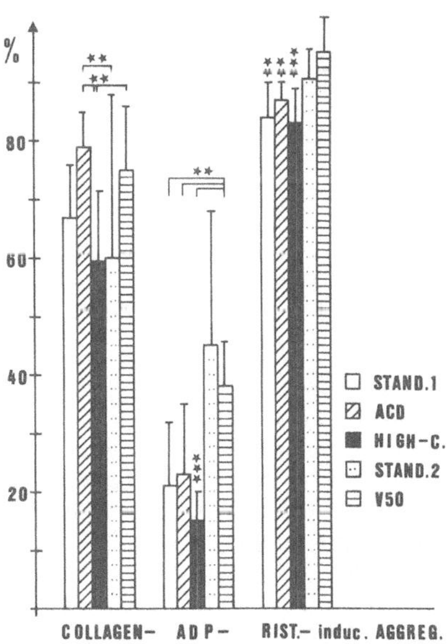

Abb. 4. Plättchenaggregation von frischen Thrombozytenkonzentraten von den Zellseparatoren Fenwal CS-3000 (*Stand. 1* = Standardverfahren, Standardresuspendierung; *ACD* = Standardverfahren, Standardresuspendierung nach Zusatz von 25 ml ACD; *High-C.* = Langzeitseparation, Standardresuspendierung; *Stand. 2* = Standardseparation, schonende Resuspendierung nach 10–15 min und Haemonetics V 50 (V50); **p < 0,01, ***p < 0,001)

noch reichlich plasmatische Gerinnungsfaktoren. Der labile F VIII:C weist im
Durchschnitt noch eine Konzentration von 44,3 ± 6,8% auf.

Wie unsere Untersuchungen zeigen (Abb. 4, [13]), ist die Funktion der mit
Zellseparatoren gewonnenen Thrombozytenhochkonzentrate keineswegs gleich.
Wenn die Thrombozyten während der 1,5–2 h Separation ständig der Zentrifugation ausgesetzt werden und danach erst resuspendiert werden müssen (Zellseparator Fenwal CS-3000), weisen die Präparate abhängig vom Resuspendie-
rungsverfahren mehr oder weniger deutliche Störungen in der Aggregation auf.
Bei Verfahren, die Thrombozyten außerhalb der Zentrifuge im suspendierten
Zustand sammeln (Haemonetics V50), waren die Funktionsstörungen am geringsten (Abb. 4). Diese Funktionsstörungen mögen in vivo reversibel sein, führen
aber zumindest zu einem vorübergehenden Verschwinden der Thrombozyten im
extravasalen Pool, so daß solche Präparate eine verzögerte blutstillende Wirkung
zeigen können.

Weitere Faktoren, die bei Präparation und/oder Lagerung die Thrombozytenfunktion negativ beeinflussen, sind in den Tabellen 2 und 3 zusammengestellt.
Hervorzuheben ist, daß die optimale Lagerung für Thrombozyten eine Temperatur von 20–22°C und ständige Agitation (z. B. Über-Kopf-Rotation 6 UpM) erfordert [12, 23, 26]. Frischblut kann daher wegen der übrigen Blutbestandteile
hinsichtlich der Thrombozyten nicht optimal gelagert werden (5 ± 2°C).

Zur Beantwortung der Frage, welche Thrombozytenpräparate im Einzelfall zu
bevorzugen sind, ist eine entsprechende Kenntnis der Präparate erforderlich (Tabelle 4). Die Präparate sind charakterisiert durch: Thrombozytengehalt, -funk-
tion, -lagerungsfähigkeit, Gehalt an plasmatischen Gerinnungsfaktoren, mittler-

Tabelle 2. Thrombozytenpräparation – negative Einflußgrößen

- Antiaggregierende Medikamente, Heparin
- Unsachgemäße Venenpunktion, starke Stauung
- Langsame Spende und Durchmischung mit Stabilisator (Antikoagulans)
- Kein Inaktivierungsintervall vor Zentrifugation (<60 min) und Resuspendierung (<90 min)
- Zentrifugation (g × s)
- Rauhe, trockene und große Oberflächen von Beuteln und Schläuchen
- Kontakt mit Luft
- Grobes mechanisches „Handling"
- Mischen mehrerer Präparate (Poolen)

Tabelle 3. Thrombozytenlagerung – negative Einflußgrößen

- Hohe oder niedrige Plättchenkonzentration
- Rauhe Beutelinnenoberfläche
- Niedrige oder hohe Gaspermeabilität der Beutel
- Leukozytenkontamination
- Niedriger oder hoher pH (<7,0/>7,4)
- Geringes Puffervolumen (Plasma 50 ml)
- Lagerungstemperatur <19 und >22°C
- Keine oder zu frequente Agitation
- Bestimmte Agitationsformen

Tabelle 4. Vergleich der verschiedenen Thrombozytenpräparate (FB = Frischblut, PRP = plättchenreiche Plasmen, TK = Thrombozytenkonzentrat von einer Vollblutspende, TK-Z = Thrombozytenhochkonzentrat vom Zellseparator)

	FB	PRP	TK	TK-Z
Thrombozyten (10^{11})	1	0,8	0,5	3
Funktion	+ + + +	+ + + +	+ +	+ + +
Lagerung (d)	2–3	5	5**	1
Gerinnungs-Fakt./Inhib. (IE.)	280	220	50	200
Dosis (Beutel)	3	4	6	1
Volumenbelastung	+ + + +	+ +	+	+
Leukozyten (10^8)	25	2	2	2
Aggregate	(+)	(+)	+ +	+ – + +
Aufwand	+	+ +	+ + +	+ + + +
Zeitintervall (h)	0,5*/4	0*/4	0*/6	4–6
ABO-ungleich	–	–	+	–
Evtl. Ineffektivität***	+	+	+	+ +

* Bei Lagerung, ** Spezialbtl., *** random. Spender

therapeutische Dosis (hier für Erwachsene angegeben), Volumenbelastung, Reinheit bzw. umgekehrt Zellkontamination v. a. mit stark immunogenen Leukozyten, Bildung von Thrombozyten/Leukozytenaggregaten, Herstellungsaufwand, Zeitintervall bis zur Verfügbarkeit und Möglichkeit zu ABO-ungleicher Transfusion. Ein spezieller Aspekt besteht darin, wie groß bei Verwendung der Präparate von randomisierten Spendern ohne Kompatibilitäts- und Thrombozytenfunktionstests die Möglichkeit therapeutischer Ineffektivität ist. Diese ist logischerweise größer, wenn das Thrombozytenpräparat nur von einem Spender stammt, wie dies bei Zellseparatorpräparaten der Fall ist. Infolgedessen bevorzugen wir beim akut blutenden chirurgischen Patienten 4–6 Thrombozytenpräparate (PRP oder TK) von einer entsprechenden Zahl von Spendern. Aus Thrombozytengehalt und -funktion der verschiedenen Präparate errechnet sich die therapeutische Dosis. Wie bereits erwähnt, ist die Funktion der TK aus Vollblut am ehesten beeinträchtigt, bei Zellseparatorpräparaten (TK-Z) ist sie vom Verfahren abhängig. TK-Z sollten u. a. wegen der Gefahr bakterieller Kontamination möglichst nicht gelagert werden. In FB zeigen Thrombozyten bei Lagerungstemperaturen von $5\pm2\,^{\circ}$C 2–3 Tage noch brauchbare Funktion, um bei einer passageren Thrombozytopenie noch therapeutisch wirksam zu sein. Alle Thrombozytenpräparate haben nur sehr begrenzte Lagerungsfähigkeit und zeigen mit der Lagerungsdauer abnehmende Thrombozytenfunktion. Bis zu 5 Tagen ist jedoch für PRP und bei Verwendung von besonders gaspermeablen Spezialbeuteln auch für TK heute voll akzeptiert [5, 23, 26]. Die geringere Wirksamkeit gelagerter Präparate muß durch die höhere Dosis ausgeglichen werden. Die verkürzte in vivo-Überlebenszeit der gelagerten Thrombozyten spielt bei akut-passageren Thrombozytopenien, wie sie in der operativen Medizin in erster Linie vorkommen, keine wesentliche Rolle. Dagegen dürfte der Gehalt an plasmatischen Gerinnungsfaktoren bei Transfusion von 3 FB oder 4 PRP durchaus von Wert sein, da häufig auch plasmatische Gerinnungsstörungen vorliegen [21]. Die damit verbundene Volumenbelastung ist in Rechnung zu stellen, v. a. wenn schnell transfundiert werden muß, um das notwendige hämostyptische Potential schnell herzustellen. Diese Einschränkung gilt v. a. für FB. Bei thrombozytopenischer Blutung ist die Transfusion von ausreichend FB meist zu langsam [11] bzw. zu volumenbelastend. FB hat auch den Nachteil, infolge des Leukozytengehalts besonders schnell zu Immunisierung bzw. nichthämolytischen Immunreaktionen zu führen. Von unseren anästhesiologischen Kollegen in Marburg wurden wir v. a. auf Perfusionsstörungen der Lunge nach Thrombozytentransfusion aufmerksam gemacht, die am ehesten Folge von Thrombozytenaggregaten sind, die sich v. a. in TK sowohl von Vollblutspenden wie Zellseparationen finden und mit der Lagerungsdauer zunehmen. Andererseits kann die schnelle Verfügbarkeit von Thrombozytenpräparaten gerade in der operativen Medizin lebensentscheidend sein. Da die Thrombozytenpräparate heute wegen AIDS grundsätzlich ausgetestet sein müssen [4], bedeutet die in den letzten Jahren erreichte Lagerungsfähigkeit von Thrombozytenpräparaten doch einen erheblichen Fortschritt gerade für die Behandlung akuter thrombozytopenischer Blutungskomplikationen in der operativen Medizin. Es sollten daher immer Thrombozytenpräparate in begrenztem Maße bereitgehalten werden. PRP und TK sind dann sofort, FB nach Durchführung der Kreuzprobe verfügbar. Da es unökonomisch und im Grunde auch nicht machbar ist, von allen AB0-Blutgruppen eine entsprechende Zahl von PRP oder TK bereitzuhalten, eignen sich in dieser Hinsicht besonders die TK von Normalspenden v. a. der Blutgruppe 0, die infolge des geringen Plasmavolumens auch AB0-ungleich transfundiert werden können.

Indikation zur Thrombozytentransfusion

Die Notwendigkeit der Thrombozytensubstitution ist einerseits von der Ursache der Thrombozytopenie, andererseits vom Zeitpunkt des Traumas bzw. Eingriffs abhängig:

Thrombozytopenie bei Blutverlust und Knochenmark-A-/Hypoplasie: In der Literatur werden sehr unterschiedliche Interventionsschwellen genannt [11]. Die Angaben schwanken zwischen 20000 bis 10000/µl. Am besten sind die Aussagen von Miller (1973) belegt, der bei weitgehend normalisierter plasmatischer Gerinnung häufig Blutungs-Komplikationen beobachtete, wenn die Thrombozyten unter 65000/µl abfielen [20]. Auch nach unseren Erfahrungen liegt die Interventionsschwelle zwischen 50000 und 80000 Thrombozyten/µl, wie die beiden klinischen Fälle belegen (Abb. 5, 6). Es handelt sich um 2 Patienten, die postoperativ eine schwere DIG entwickelten. Da die Patienten durch die Blutung nicht vital bedroht waren, wurde postoperativ bewußt auf Thrombozytenpräparate verzichtet, da diese nach unseren Erfahrungen die DIG auch bei adäquater AT III-Heparin-Therapie unterhalten. Ohne Thrombozytensubstitution war die DIG nach 3 (Abb. 5) bzw. 8 Tagen (Abb. 6) reversibel. Anhand der Volumina des Drainageblutes läßt sich gut zeigen, daß die Blutung erst mit Erholung der Thrombozyten auf Werte über 50000/µl zum Stillstand kam.

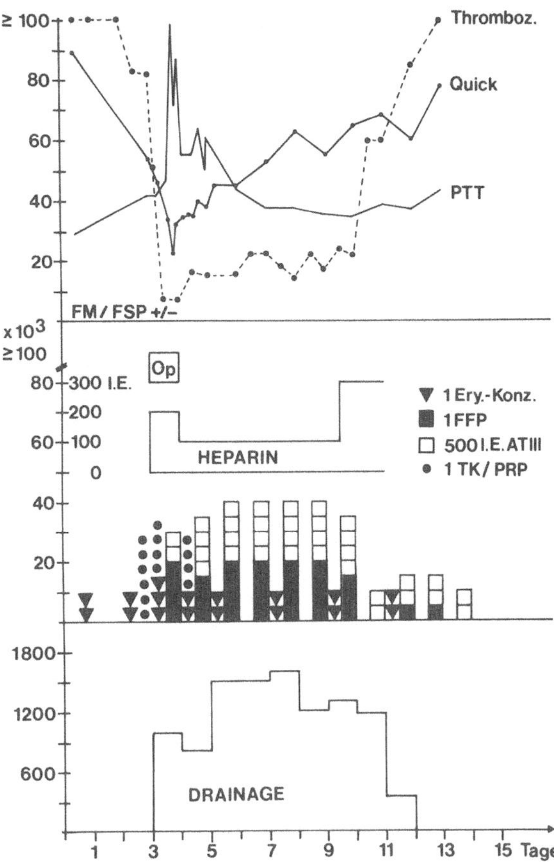

Abb. 5. Gerinnungsparameter, Substitutionstherapie und Drainageblut bei Pat. W. U., weiblich, 42 Jahre mit DIG bei Zustand nach Nierentransplantation, -explantation

Für Thrombozytopenien bei Blutverlust oder Knochenmarkhypo- bzw. aplasie lassen sich daher folgende *Therapie-Empfehlungen* ableiten:

1. *Präoperativ* besteht je nach Schwere des Eingriffs die Notwendigkeit zur Thrombozytensubstitution bei Thrombozytenwerten unter 50000–80000/μl. Beim Erwachsenen besteht die Dosis in 4 PRP oder 6 TK oder 1 TK-Z, wobei frischen Präparaten und insbesondere PRP der Vorzug gegeben werden sollte, falls die lokalen Umstände dies aktuell zulassen. Gelagerte PRP oder TK haben – wie bereits ausgeführt – gerade in diesem Bereich ihre Berechtigung. Die Dosis gelagerter Präparate muß jedoch höher liegen.

2. *Intraoperativ* sollten die Thrombozytenwerte oberhalb von 50000/μl gehalten werden. Sobald bei größeren Eingriffen bzw. Blutungen die Thrombozyten unter 100000/μl fallen und ein weiterer Blutverlust abzusehen ist, sollte prophylaktisch 1 Viertel der Erythrozytenpräparate als FB transfundiert werden, das durchaus bis 3 Tage gelagert sein kann. Besteht jedoch bereits eine thrombozytopenische Blutung, d. h. liegen die Thrombozyten bereits unter 50000/μl, sind möglichst schnell ausreichend Thrombozytenpräparate zu substituieren, um schnell ein genügend hämostyptisch wirksames Gerinnungspotential auf-

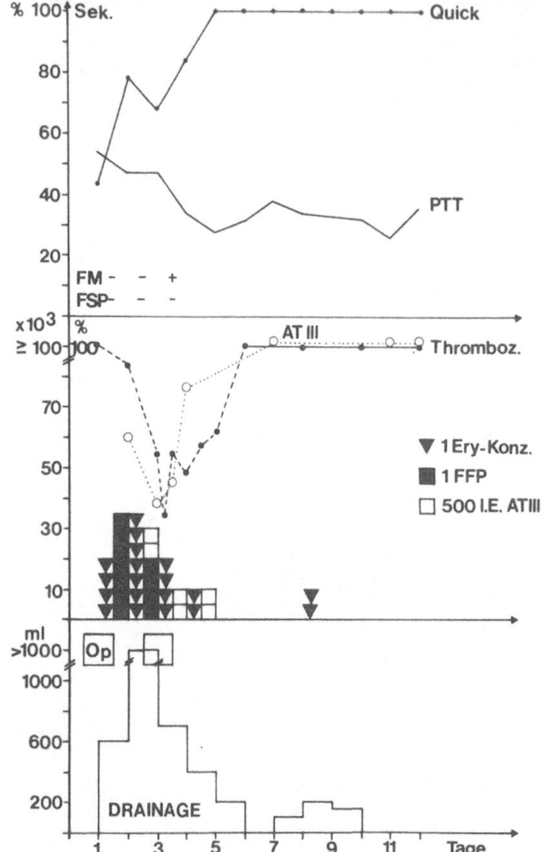

Abb. 6. Gerinnungsparameter, Substitutionstherapie und Drainageblut bei Pat. B.M., weiblich, 67 Jahre, mit DIG nach Kolektomie wegen Mesenterialvenenthrombose

zubauen. Daher sind bei schweren Blutungen, insbesondere wenn bereits der Ausgangsthrombozytenwert relativ niedrig liegt, in kürzeren Intervallen Kontrollen der Thrombozytenwerte wie auch der plasmatischen Gerinnung erforderlich.

3. Für die frühe *postoperative, -traumatische Phase* gilt das gleiche. Die Thrombozytenwerte sollten über 50000/µl gehalten und Thrombozytentransfusionen nicht erst von einer Blutung abhängig gemacht werden.

4. In der *späteren postoperativen, -traumatischen Phase* (i.allg. etwa nach 4 Tagen) sind nach unserer Erfahrung Thrombozytentransfusionen erst bei Werten unter 30000/µl erforderlich, solange der Patient noch blutet, so daß auch kleinere Dosen (2–4 PRP, 3–6 TK) ausreichen können. Im Falle von Thrombozytenfunktionsstörungen (meist durch Medikamente insbesondere bei Nierenfunktionsstörung) oder lokaler Hyperfibrinolyse (v.a. im Urogenitalbereich) ist der Thrombozytenwert jedoch länger kritisch.

An dieser Stelle ist besonders auf einen häufigen Fehler in der *Heparintherapie* hinzuweisen. Es wird oft nicht genügend berücksichtigt, daß 1. Heparin auch die

Thrombozytenfunktion hemmt, 2. sich bei Thrombozytopenie die Heparinwirkung auch auf die plasmatische Gerinnung erheblich stärker auswirkt, weil der Heparin-neutralisierende Plättchenfaktor 4 vermindert ist, und 3. daß bei Leber- und/oder Niereninsuffizienz Heparin kumuliert. Infolgedessen bluten thrombozytopenische Patienten häufig nur infolge der relativ zu hohen Heparindosis. Durch zusätzliche AT III-Gaben im Bolus kann dieser Effekt noch verstärkt werden. Unter 50 000 Thrombozyten/μl sollten nicht mehr als 10 000 E, unter 20 000 Thrombozyten nicht mehr als 5000 E und unter 10 000 Thrombozyten nicht mehr als 2500 E Heparin/24 h verabreicht werden. Bei normalem AT III-Spiegel sind diese Dosen im allgemeinen ausreichend.

Primär gesteigerter Thrombozytenumsatz: Besteht primär eine Thrombozytenumsatzsteigerung, die nicht durch Blutung hervorgerufen wurde, ist die Indikation zur Thrombozytensubstitution äußerst zurückhaltend zu stellen. Die Substitution ist zum einen nur sehr kurzzeitig und von geringem Effekt, zum anderen kann sie das zugrundeliegende Geschehen noch aktivieren. Bei DIG sollte auch bei ausgeprägter Thrombozytopenie nur bei vital bedrohlicher Blutung substituiert werden (s. Abb. 5, 6).

Bei *Immunthrombozytopenie* (M. Werlhof) ist die Blutungsgefährdung trotz niedriger Thrombozytenwerte wegen der Aktivität der zirkulierenden jugendlichen Thrombozyten nur gering, solange deren Funktion nicht durch aggregationshemmende Medikamente gestört wird. Eine präoperative Substitution z. B. vor Splenektomie ist unsinnig, da die transfundierten Thrombozyten schon aus dem Blut eliminiert sind, bevor die großen Gefäße eröffnet sind. Vorsichtshalber kann man Thrombozytenpräparate für eine intraoperative Blutung in Bereitschaft halten.

Thrombozytenersatz

Mit *Frischplasma* kann man allenfalls infolge des Gehalts an v. Willebrand- bzw. Ristocetin-Cofaktor bei großem Blutverlust eine Thrombozytopenie kurzfristig überbrücken [8]. Für *Phospholipide* bzw. *F XIII* als Ersatz oder Ergänzung von Thrombozytentransfusionen gibt es keine ausreichenden wissenschaftlichen Grundlagen [24, 28]. Die Patiententhrombozyten haben außer vielleicht bei bestimmten angeborenen Thrombozytopathien genügend Phospholipide. Applizierte Phospholipide reichern sich nicht, wie Thrombozyten dies aktiv tun, im Bereich des verletzten Endothels der Gefäße an, wo sie die Reaktionsplattform für den Ablauf der plasmatischen Gerinnung darstellen, sondern werden diffus über das RES schon innerhalb weniger Minuten ausgeschieden. Bei Thrombozytopenie besteht im allgemeinen kein so ausgeprägter F XIII-Mangel, daß dadurch eine Blutungsneigung zustande käme. In einer entsprechenden kontrollierten und randomisierten Studie bei akuter Leukämie konnte keine Reduktion der Blutungskomplikationen festgestellt werden [24].

Nebenwirkungen/Risiken der Thrombozytentransfusion

Wie alle zellhaltigen Blutkonserven beinhalten auch die Thrombozytenpräparate ein *Infektionsrisiko* [3, 27]. Je kürzer das Zeitintervall zwischen Spende und Transfusion ist, um so größer wird das Risiko durch unzureichende Untersuchung. Allerdings sollten heute möglichst keine Thrombozytenpräparate mehr transfundiert werden, die nicht mindestens im HIV 1-Antikörpertest geprüft und negativ sind [4]. Mit der Dauer der Lagerung bei Raumtemperatur nimmt die Gefahr bakterieller Kontamination und das Sepsis-Risiko beim Empfänger zu [3, 7].

Nichthämolytische Transfusionsreaktionen treten v. a. bei vortransfundierten Patienten bzw. Frauen nach Schwangerschaften in Abhängigkeit vom Leukozytengehalt der Präparate auf.

Eine seltene Komplikation der Transfusion von thrombozytenhaltigen Blutkonserven stellt die *posttransfusionelle thrombozytopenische Purpura* dar [18]. Typischerweise tritt sie nach Transfusion von Vollblut- oder Erythrozytenpräparaten auf, die noch Thrombozyten enthalten, und führt zu einer thrombozytopenischen Blutung infolge Immunisierung der Patienten gegen spezielle Thrombozytenantigene. Thrombozytentransfusionen randomisierter Spender sind hier kontraindiziert. Da die Thrombopoese normal funktioniert, erholen sich die Thrombozytenwerte, wenn gänzlich auf weitere Transfusionen verzichtet wird bzw. nur leuko-/thrombozytenfreie Erythrozytenpräparate transfundiert werden.

Auf die Tatsache, daß auch bei optimaler antikoagulatorischer Therapie Thrombozyten eine *DIG* unterhalten können, wurde bereits hingewiesen. *Perfusionsstörungen* in der Lunge werden v. a. bei Transfusion aggregathaltiger oder immunologisch inkompatibler Thrombozyten beobachtet. In Einzelfällen kann daher bei frequenter, hochdosierter Thrombozytentransfusionsbehandlung auch die Entstehung einer *Schocklunge* gefördert werden [2, 29, 31].

Therapie-Refraktärität

Therapierefraktärität wird vorgetäuscht, wenn bei schwerer *Blutung* der Thrombozytenverlust durch die Substitution nicht ausgeglichen wird.

V. a. bei Ösophagusvarizenblutungen ist der mangelnde Transfusionserfolg am ehesten auf ein *Hypersplenie-Syndrom* zurückzuführen.

Bei *extrakorporalem Kreislauf* kommt es insbesondere bei ungenügender Heparinisierung zu einem erheblichen Verlust an Thrombozyten. Wie unsere Marburger Anästhesiologen sehr schön zeigen konnten, läßt sich dieser Verlust ohne zusätzliches Risiko für den Patienten durch Applikation von Prostavasin vermeiden [16].

Durch Umsatzsteigerung werden Thrombozyten bei hohem *Fieber,* bei *DIG* und *inkompatibler Transfusion* vermehrt verbraucht.

Therapierefraktärität besteht natürlich auch bei *mangelnder Qualität der Thrombozytenpräparate* z. B. durch unsachgemäße Präparation, Lagerung oder gestörter Thrombozytenfunktion beim Spender infolge Einnahme von Medikamenten wie Aspirin. Das gleiche gilt für *Medikamente beim Empfänger,* wobei, wie bereits erwähnt, v. a. Heparin ein Problem darstellt.

Kompatibilitätsprobleme

In der operativen Medizin spielen Kompatibilitätsprobleme bei der Thrombozytentransfusion zu Beginn der Therapie kaum eine Rolle. Daher müssen die Thrombozytenpräparate i. allg. nur AB0-kompatibel sein. Von den auf einer chirurgischen Intensivstation aufgenommenen polytransfundierten Patienten wiesen nach unseren Untersuchungen zu Beginn über 70% keine Antikörper gegen Leukozyten und Thrombozyten auf (Tabelle 5), bei den übrigen zeigte in erster Linie der hochsensible, zeitweise auch unspezifisch positive indirekte Thrombozytenfluoreszenzantiglobulintest (ITFT) eine mögliche Immunisierung an. Mit der Verlängerung der Intensiv-Behandlungsphasen kommt es jedoch zunehmend auch bei operativen Patienten zu Kompatibilitätsproblemen. Nach 1 bis 5 Wochen waren bereits über 70% dieser polytransfundierten Patienten immunisiert, und zwar v. a. auch im indirekten lymphozytotoxischen Test, so daß in zunehmendem Maße auch in der operativen Intensivmedizin HLA-ausgewählte Thrombozytentransfusionen mit Präparaten vom Zellseparator eigentlich notwendig wären. In den wenigsten Fällen wird dies jedoch wegen der erforderlichen HLA-Typisierung und dem zeitlichen Aufwand der Kompatibilitätstests möglich sein. Daher sind Transfusionskonzepte wie die von Akerblom vorzuziehen [1], die primär helfen, die Immunisierung der Patienten zu vermeiden. Darüber hinaus sind die zitierten Vorsichtsmaßnahmen wichtig, die einen sekundären Thrombozytenverlust bei extrakorporalem Kreislauf v. a. bei der immer häufiger eingesetzten Hämofiltration vermeiden.

Therapie-Kontrolle

Aus den vorgenannten Gründen leitet sich die Notwendigkeit einer Therapie-Kontrolle für die Thrombozytensubstitution ab. Mit einem operativen Eingriff kann bei vorbestehender Thrombozytopenie in der Regel erst dann begonnen werden, wenn der entsprechende therapeutische Erfolg der Thrombozytentransfusion unmittelbar vor Operation nachgewiesen werden kann. Dies geschieht am einfachsten mit dem Nachweis des entsprechenden posttransfusionellen An-

Tabelle 5. Immunisierung von Polytransfundierten (14–116 Blutkons.) gegen Leuko-/Thrombozyten

	Aufnahme		1–5 Wochen	
	m	w	m	w
Negativ	8	4	3	2
	12 (70,6%)		5 (29,4%)	
Positiv	5 (29,4%)		12 (70,6%)	
ITFT allein	2*	1	2	1
ITFT allein	1	–	–	–
ITFT/ILFT	1*	–	8	1

* Nichthämolyt. Transfusionsreaktionen

stiegs, der am korrektesten 1 h posttransfusionell anhand der Thrombozytenzählung bestimmt wird. Der Anstieg sollte beim Erwachsenen etwa pro 10^{11} transfundierter Thrombozyten 10^4 Thrombozyten/µl betragen. Inwieweit ein Patient bei Thrombozytopenie wirklich blutungsgefährdet ist, läßt sich anhand der einfachen in vivo-Blutungszeit oder globaler Gerinnungsuntersuchungen wie Thrombelastogramm oder Resonanzthrombogramm nachweisen [19, 30]. Wir sind gerade dabei, noch ein weiteres Verfahren zu erproben (Thrombostat 4000), das im Labor die Blutungszeit „ex vivo" hinsichtlich der Thrombozyten simuliert.

Abbildung 7 zeigt den Effekt der Thrombozytentransfusion im Resonanzthrombogramm (RTG). Unterhalb von 10000/µl Thrombozyten (vor Fibraccel) kommt es nach etwa 10 min plasmatischer Gerinnungszeit (noch normal) zu einer langsamen, in der Höhe ausreichenden Fibrinbildung, die Rückkehr der Kurve zur 0-Linie bleibt jedoch als Zeichen der Thrombozytenmangels aus. Die Applikation von 50 ml Fibraccel verkürzt lediglich die plasmatische Reaktionszeit; auch die in vivo-Blutungszeit bleibt unbeeinflußt. Nach Thrombozytentransfusion steigt der Thrombozytenwert auf über 30000/µl und das RTG zeigt eine deutliche Besserung, ohne jedoch bei dieser Thrombozytenzahl völlig normal zu werden.

In dem bereits vorher in Abbildung 5 dargestellten Fall normalisierte sich das RTG, sobald die Thrombozyten über 50000/µl anstiegen (Abb. 8).

Danksagung: Hiermit möchte ich meinen klinischen Kollegen Prof. Dr. H. Lange, Prof. Dr. C. Eschenbach, Prof. Lennartz, Prof. L. Gotzen und Prof. M. Rothmund, Universitätsklinikum Marburg, für die zur Verfügung gestellten Patientendaten danken.

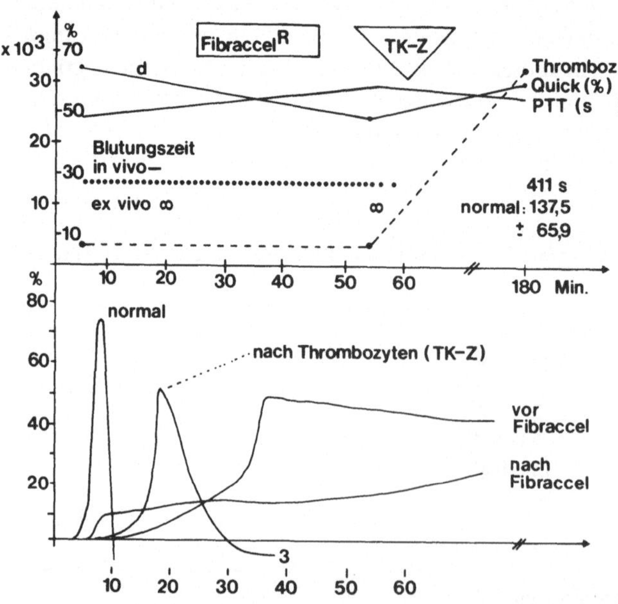

Abb. 7. Gerinnungsveränderungen einschließlich in vivo-(subaqual) und ex vivo-Blutungszeit (Thrombostat 4000) sowie Resonanzthrombogramm vor und nach Fibraccelinfusion und Thrombozytentransfusion bei Pat. W.J., männlich, 16 Jahre, mit aplastischer Anämie

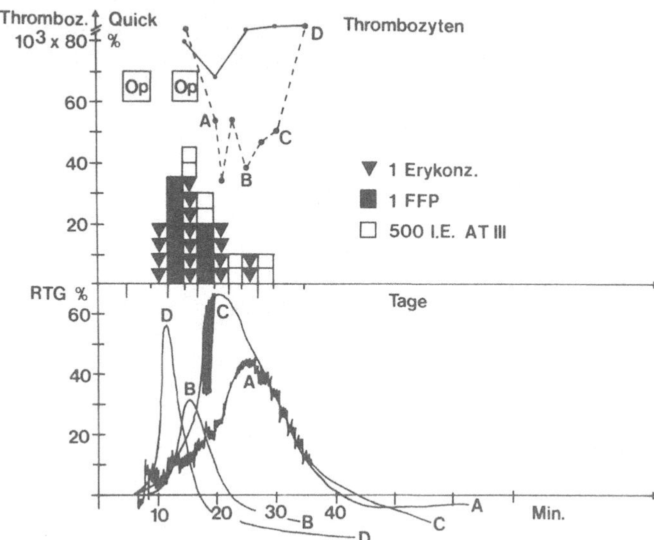

Abb. 8. Veränderungen der Resonanzthrombogramme (A–D) bei unterschiedlichen Thrombozytenwerten (A–D) bei Pat. B. M., weiblich, 67 Jahre, mit DIG nach Kolektomie wegen Mesenterialvenenthrombose

Literatur

1. Akerblom O (1987) Neue Konzepte zur optimalen Transfusionstherapie. Zentraleurop. Anaesthesiekongreß, München
2. Andrews AT, Zmijewski CM, Bowman HS, Reihart JK (1976) Transfusion reaction with pulmonary infiltration associated with HLA specific leucocyte antibodies. Am J Clin Path 66:483–487
3. Braine HG, Kicler TS, Charache P, Ness PM, Davis J, Reichart C, Fuller AK (1986) Bacterial sepsis secondary to platelet transfusion: an adverse effect of extended storage at room temperature. Transfusion 26:391–392
4. Empfehlungen zur Anti-HIV (anti-LAV/HTLV III)-Diagnostik bei Blutspendern. Bundesgesundhbl. 29 (1986), p 436
5. Grode G, Miripol J, Garber J, Barber T, Buchholz DH (1985) Extended storage of platelets in a new plastic container. I. Biochemical and morphological changes. Transfusion 25:204–208
6. Handel KD, Gänshirt KH, Entwistle CC (1987) Plättchen-Monitor-System (PMS). Beitr Infusionstherapie klin Ernähr 18. Karger, Basel, S 161–162
7. Heal JM, Singal S, Sardisco E, Mayer T (1986) Bacterial proliferation in platelet concentrates. Transfusion 26:388–389
8. Hehne HJ, Nymann D, Burri H, Wolff G (1976) Frischgefroren konserviertes Plasma zur Behandlung der intravasalen Gerinnung beim Polytraumatisierten. Schweiz Med Wschr 106:671–676
9. Kretschmer V, Mueller-Eckhardt C (1977) Einsatz von Zellseparatoren für die Substitutionstherapie. In: Zöckler (Hrsg) Praktische Transfusionsmedizin. Demeter, Gräfelfing, S 39–46
10. Kretschmer V, Mueller-Eckhardt C, Pralle H, Mueller-Eckhardt G, Grosse-Wilde H (1979) Long-term support of a patient with aplastic anemia by platelets and granulocytes from donors of HLA-A, B identical family. Vox Sang 37:166–169

11. Kretschmer V (1980) Gezielte Hämotherapie. In: Lawin, Wendt (Hrsg) Aktuelle Probleme der Intensivbehandlung II. Thieme, Stuttgart, S 29–46
12. Kretschmer V, Rompf P, Pfeil W, Wagner B, Bähr E, Wesemann W, Rehfisch H, Heinrich D (1986) Trombozytenfunktion in vitro bei Lagerung über 5 Tage. Beitr Infusionstherapie klin Ernähr 15. Karger, Basel, S 127–147
13. Kretschmer V, Ulrich W, Grass H, Heinrich D (1986) Thrombozytenfunktion in vitro bei Einsatz der Zellseparatoren Fenwal CS-3000 und Haemonetics V50. Beitr Infusionstherapie klin Ernähr 15. Karger, Basel, S 82–92
14. Kretschmer V, Söhngen D, Lies M, Egbring R (1987) Storage of platelet concentrates in a new Monitor system. 12th internat. Apheresis Symposium. Haemonetics Research Institute
15. Kretschmer V (im Druck) Blut und Blutderivate. Anästh Intensivmed
16. Kroh U, Bittinger A, Lennartz H (1986) Continuous volume constant hemofiltration (CVHF) – effects on hemodynamics, gas exchange, platelet counts and pathologic-anatomic findings. 7 th Europ Congr Anaesthesiology, Vienna. Maudrich, Wien
17. Kunicki TJ, Tuccelli M, Becker GA, Aster RH (1975) A study of variables affecting the quality of platelets stored at "room temperature". Transfusion 15:414–421˙
18. Le Roux G, Purriat JL, Lapandry C, Anfeuvre JP, Le Floch A, Bandelot J, Lortholary P (1981) Le purpura post-transfusionell. A propos d'un cas traité par échange plasmatique et transfusion de plaquettes PLA1 négatives. Rev franc Transfus Immunohémat 24:211–219
19. Mempel W, Horst S, Heim MU, Eckstein R, Kettler H, Twardzik L, Riess H (1986) Kryopräservierung von Thrombozyten. Beitr Infusionstherapie klin Ernähr 15. Karger, Basel, S 148–155
20. Miller RD (1973) Complications of massive blood transfusion. Anaesthesiology 39:82–93
21. Müller N, Kessler M, Velten U (1987) Gerinnungsenzyme in plättchenreichen Plasmen während 8tägiger Lagerung. Beitr Infusionstherapie klin Ernähr 18. Karger, Basel, S 158–160
22. Murphy S, Kahn RA, Holme S, Phillips GL, Sherwood G, Davission W, Buchholz DH (1982) Improved storage of platelets for transfusion in a new container. Blood 60:194–200
23. Murphy S (1986) Platelet storage for transfusion. Beitr Infusionstherapie klin Ernähr 15. Karger, Basel, pp 93–106
24. Rasche H (1986) Substitution mit Blutgerinnungsfaktor-XIII-Konzentration bei Patienten mit akuter Leukämie. Beitr Infusionstherapie klin Ernähr 15. Karger, Basel, S 179–186
25. Söhngen D, Lies M, Kretschmer V, Egbring R (1987) Thrombozytenfunktion in vitro bei Lagerung über 5 Tage. Beitr Infusionstherapie klin Ernähr 18. Karger, Basel, S 163–166
26. Snyder EL, Ezekowitz M, Aster R, Murphy S, Ferri P, Smith E, Rzad L, Davisson W, Pope C, Kakaiya R, Buchholz DH (1985) Extended storage of platelets in a new plastic container II. In vivo response to infusion of platelets stored for 5 days. Transfusion 25:209–218
27. Sugg U (im Druck) Die Risiken der Transfusion von Blut und Blutderivaten. Anaesth Intensivmed
28. Tilsner V (1986) Wirkung und Therapie zur Stillung thrombozytär bedingter Blutungen mit Phospholipiden (z. B. Fibraccel®). Beitr Infusionstherapie klin Ernähr 15. Karger, Basel, S 187–195
29. Thompson JS, Severson CD, Parmely MJ, Marmorstein BL, Simmons A (1971) Pulmonary "hypersensitivity" reactions induced by transfusion of Non-HLA leukoagglutinins. N Engl J Med 20:1120–1125
30. Tuman KJ, Spiess BD, McCarthy RJ, Ivankovich AD (1987) Effecfts of progressive blood loss on coagulation as measured by thrombelastography. Anaesth Analg 66:856–863
31. Ward H (1970) Pulmonary infiltrates associated with leukoagglutinin transfusion reactions. Ann Intern Med 73:689–694

Auftauen von fresh frozen Plasma (FFP) mit einem neuen Mikrowellenofen (MWO)

D. Söhngen, V. Kretschmer, K. Franke, H. Pelzer und W. H. Walker

Zusammenfassung

FFP ist das wichtigste Therapeutikum in der Behandlung erworbener Gerinnungsstörungen. Herkömmliches Auftauen mit dem Wasserbad (WB) dauert ca. 30 min, was v. a. in Notfallsituationen zu lange dauert. Ein anderer Nachteil bei Auftauen mit WB ist das Risiko der bakteriellen Kontamination von FFP. Bzgl. des Einsatzes von Mikrowellenöfen liegen widersprüchliche Mitteilungen vor. Aus diesem Grunde untersuchten wir einen neuen Mikrowellenofen (MWO/Infusotherm 407, Zeipel; 2450 ± 50 MHz), der in Zusammenarbeit mit uns entwikkelt wurde und der das Auftauen von FFP in 5 min erlaubt, indem dieser bis zu einer Oberflächentemperatur von $21,5\,°C$ anwärmt. Parallel dazu benutzten wir ein Rüttelwasserbad (30 min, $37\,°C$) im direkten Vergleich. Untersucht wurden PTT, nichtaktivierte PTT (NaPTT), Fibrinogen, F VIII:C, X, XI, Fibrinopeptid A (FpA), β-Thromboglobulin (β-TG), Thrombin-AT III-Komplexe, F VIIIR:Ag, C3c, C4 und Weichmacher DEHP von insgesamt 84 FFP aus 42 Doppelplasmapheresen als abhängige Stichproben. Unmittelbar nach dem Auftauen fanden sich für die FFP mit niedriger Zellkontamination keine signifikanten Unterschiede für die gemessenen Gerinnungsparameter. Nach 2 h Lagerung der FFP bei Raumtemperatur zeigten die im MWO aufgetauten FFP sogar geringere Veränderungen als bei Verwendung des WB (NaPTT, F X, $p < 0,01$). Bei den zellreicheren Plasmen wurden die Unterschiede deutlicher und es fanden sich bereits sofort nach dem Auftauen signifikante Unterschiede (F VIII:C, $p < 0,001$, F XI $p < 0,05$). Die geringere Freisetzung von β-TG und DEHP ($p < 0,01$) waren weitere Kriterien dafür, daß der benutzte MWO unter den gewählten Bedingungen die Plasmafaktoren eher besser als das Wasserbad erhält.

Einleitung

In der operativen Medizin gilt „fresh frozen plasma" (FFP) nach wie vor als wichtigstes Therapeutikum zur Vermeidung und Behandlung erworbener Gerinnungsstörungen [1, 3, 6]. Erworbene Gerinnungsstörungen sind komplex und weisen i. allg. einen kombinierten Mangel an Aktivatoren und Inhibitoren der plasmatischen Gerinnung auf. FFP sollten diese Gerinnungsfaktoren und Inhibitoren in Normalverteilung enthalten. Ein besonderes Problem für den therapeutischen Einsatz besteht allerdings in der zu langsamen Bereitstellung von

FFP in Notfällen. Das herkömmliche Auftauen von FFP im Wasserbad (WB) bei 37°C dauert ca. 30 min. Ein weiterer Nachteil besteht in der Gefahr bakterieller Kontamination der FFP [2]. Die bisher vorliegenden Mitteilungen über die Einsatzmöglichkeiten von Mikrowellenöfen (MWO) zum Auftauen von FFP sind teilweise enttäuschend bzw. widersprüchlich [7, 9, 10, 12]. Unsere ersten Erfahrungen mit einem MWO zeigten auch, daß ein besonderes Problem in lokaler Überhitzung mit Koagelbildung v. a. im Bereich der Schlauchansätze der Beutel liegt. In Zusammenarbeit mit dem Hersteller wurde der MWO modifiziert und im Rahmen dieser Studie anhand abhängiger Stichproben vergleichend zum WB untersucht.

Material/Methode

Spende und Präparation: Es wurden insgesamt 84 FFP (230 ± 1 ml) untersucht, die aus je 500 ml Vollblut (CPD-Stabilisator) von 42 Normalspendern mittels Doppelapheresen gewonnen und identisch präpariert (Zentrifugation 11 min, 5180 g, 4°C), gepoolt und für die beiden unterschiedlichen Auftauverfahren in 2 Portionen eingefroren wurden (30 min -50°C im Methanolbad, Ultrakryostat, Colora [8]). Die FFP wurden entweder bis 3 cm oberhalb des Buffy-coat (BC) „zellarm" oder bis an den BC „zellreich" präpariert. Die entsprechenden Zellkontaminationen der FFP sind Tabelle 1 zu entnehmen.

Lagerung: Die Lagerung der FFP erfolgte max. 1 Monat bei -60°C und 6 h vor dem Auftauen bei -30°C. Nach dem Auftauen wurden die Plasmen noch einmal 2 h bei 20–22°C gelagert.

Auftauverfahren:
(a) Mikrowellenofen (MWO): modifiziertes Modell Infusotherm 407, Zeipel, 2450 ± 50 MHz, Endauftautemperatur an der Oberfläche der FFP 21,5°C (ca. 5 min Auftaudauer). Rotation der FFP in leichter Schrägstellung (45°/340°/14 × pro min).
(b) Rüttelwasserbad (WB) Colora, 30 min, 37°C, 4 FFP pro Auftauvorgang in wasserdichten Schutzbeuteln.

Probengewinnung: Die Probenentnahme erfolgte vor dem Einfrieren aus dem gepoolten Plasma sowie sofort und 2 h nach dem Auftauen. Alle Proben wurden

Tabelle 1. Zellkontamination von FFP (T = Thrombo, L = Leuko; E = Ery)
a) zellarm (n = 42), b) zellreich (n = 42) ($x \pm s$)

Präparation	T $\cdot 10^3/\mu l$	L $\cdot 10^2/\mu l$	E $\cdot 10^3/\mu l$
Zellarm	$4,4 \pm 2,5$	$0,2 \pm 0,2$	$0,2 \pm 0,2$
Zellreich	$22,3 \pm 4,9$	$1,5 \pm 1,0$	$0,3 \pm 0,3$

nochmal 15 min bei 3000 g, 22°C zentrifugiert. Dann wurden die oberen ⅔ Plasma gewonnen, portioniert (ca. 1 ml) und bei −60°C tiefgefroren. Für die En-bloc-Untersuchung wurden die Plasmaproben unmittelbar vorher 5 min bei 37°C im WB aufgetaut. Der Lagerungszeitraum der Proben vor der Messung betrug 2–3 Monate. Die Aufarbeitung der Proben zur Bestimmung von FpA und β-TG erfolgte in speziellen Probengefäßen entsprechend den Herstellerangaben.

Labormethoden: Die Zellzählung (Thrombozyten, Leukozyten, Erythrozyten) erfolgte mittels Phasenkontrast- bzw. Lichtmikroskop; partielle Thromboplastinzeit (PTT), nichtaktivierte PTT (NaPTT [5]), die Faktoren VIII:C, X, XI und Fibrinogen wurden mit einem Koagulometer nach Schnitger-Gross bestimmt; F VIIIR:Ag, C3c und C4 wurden mittels radialer Immundiffusion (Behring), Thrombin-Antithrombin III-Komplex (TAT) im Enzym-Immunoassay (Behring), Fibrinopeptid A (FpA) und β-Thromboglobulin (β-TG) im Radioimmunoassay (Fa. Mallinckrodt bzw. Amersham) und der Weichmacher Di-2-ethyl-hexyl-phtalat (DEHP) gaschromatographisch (Modell Carlo Erba 4130) gemessen.

Statistik

Doppelte Varianzanalyse, t-Test für abhängige Stichproben.

Ergebnisse

Zellarme FFP: Komplementfaktoren, Fibrinogen, FpA, TAT-Komplexe und F VIIIR:AG zeigten weder hinsichtlich Zellgehalt der FFP noch Auftauverfahren relevante Veränderungen sofort und 2 h nach dem Auftauen. Die übrigen Parameter veränderten sich bei zellhaltigen und zellarmen FFP unterschiedlich. In zellarmen FFP (Abb. 1, Tabelle 2) fand sich sofort nach dem Auftauen sowohl mit MWO als auch WB ein signifikanter Abfall von F VIII:C (p<0,001), eine deutliche Verkürzung der NaPTT (p<0,01 bzw. p<0,001) und eine erhebliche Zunahme von β-TG (p<0,001) gegenüber den entsprechenden Proben vor dem Einfrieren der FFP.

Nach 2 h Lagerung verlängerten sich mit dem weiteren Abfall der F VIII: C-Aktivität aPTT (p<0,001) und NaPTT (p<0,01).

Bei Vergleich der beiden Auftauverfahren war sofort nach dem Auftauen lediglich eine vermehrte Freisetzung von Beutelweichmacher bei Verwendung des WB (p<0,01) nachweisbar. Nach 2 h Lagerung ergaben sich allerdings größere Unterschiede zu ungunsten der mit dem WB aufgetauten FFP: geringere F X-Aktivität und längere NaPTT (p<0,01); auch war die oben beschriebene Abnahme der F VIII:C-Aktivität nur bei diesen FFP signifikant (p<0,05).

Zellreiche FFP: In zellreichen FFP fand sich unabhängig vom Auftauverfahren im Vergleich zu den zellarmen FFP v.a. eine stärkere Verkürzung der NaPTT

194   D. Söhngen et al.

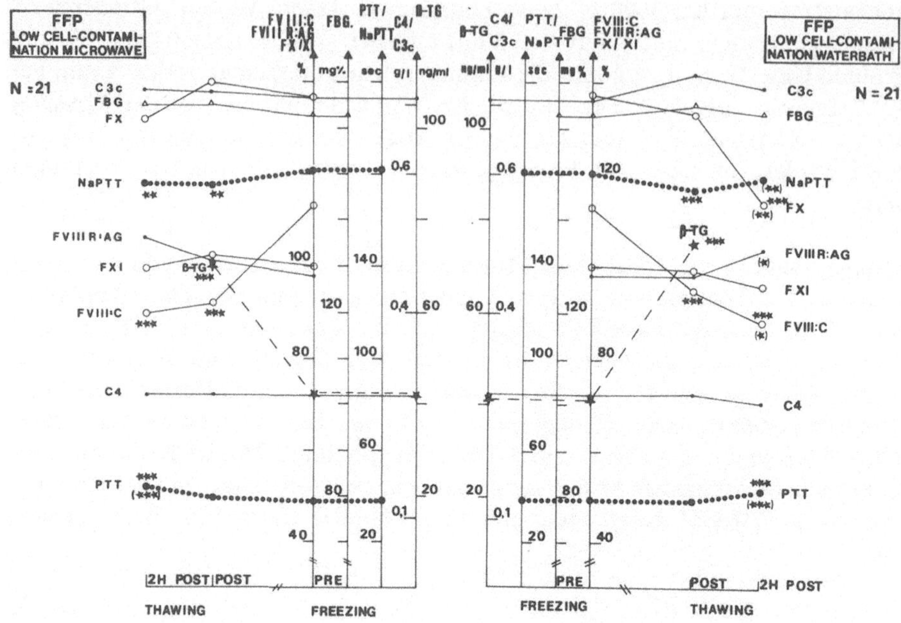

Abb. 1. Auftauen zellarmer FFP mit MWO *(links)* oder WB *(rechts)*.
*p < 0,05, **p < 0,01, ***p < 0,001; Signifikanzangaben für Vergleich mit Proben vor dem Einfrieren, in Klammern für Vergleich 2 h danach gegenüber sofort nach Auftauen

Tabelle 2. Unterschiede bei Auftauen von je 42 zellarmen FFP mit MWO und WB

Parameter (Einheit)	Sofort nach dem Auftauen MWO/WB	2 h nach dem Auftauen MWO/WB
NaPTT (s)	175,2 /174,3	175,6 /179,7**
aPTT (s)	39,1 / 39,0	42,9 / 43,9
Fbg. (mg/dl)	165,2 /165,5	165,2 /164,1
F VIII:C (%)	92,2 / 95,4	89,9 / 88,5
F X (%)	140,3 /133,6	132,5 /114,4**
F XI (%)	102,6 / 99,8	99,1 / 96,5
C3c (g/l)	0,72 / 0,75	0,73/ 0,73
C4 (g/l)	0,28 / 0,28	0,28/ 0,27
F VIIIR:Ag (%)	102,2 / 98,2	106,2 /·104,5
FpA (ng/ml)	11,2 / 11,0	11,3 / 12,2
β-TG (ng/ml)	71,0 / 75,4	n.u.
DEHP (mg/dl)	0,167/ 0,528**	n.u.
AT III-Thrombin-Komplex (ng/ml)	0,2 / 0,2	0,2 / 0,2

x̄; ** p < 0,001

Tabelle 3. Unterschiede bei Auftauen von je 42 zellreichen FFP mit MWO und WB

Parameter (Einheit)	Sofort nach dem Auftauen MWO/WB	2 h nach dem Auftauen MWO/WB
NaPTT (s)	164,6 /165,7	173,3 /177,2
aPTT (s)	38,4 / 38,6	43,0 / 43,9*
Fbg. (mg/dl)	164,6 /155,8	161,6 /155,8
F VIII:C (%)	112,5 / 93,8***	88,1 / 86,5
F X (%)	138,1 /134,8	132,3 /130,2
F XI (%)	105,4 / 98,4*	96,9 / 94,0
C3c (g/l)	0,74 / 0,74	0,75/ 0,73
C4 (g/l)	0,26 / 0,26	0,27/ 0,26
F VIIIR:Ag (%)	111,3 /108,7	110,6 /112,1
FpA (ng/ml)	7,7 / 7,2	8,5 / 9,5
β-TG (ng/ml)	83,6 / 89,8**	n.u.
DEHP (mg/dl)	0,134/ 0,633**	n.u.
AT III-Thrombin-Komplex (ng/ml)	0,2 / 0,2	0,2 / 0,2

x̄; * p<0,05; ** p<0,01; *** p<0,001

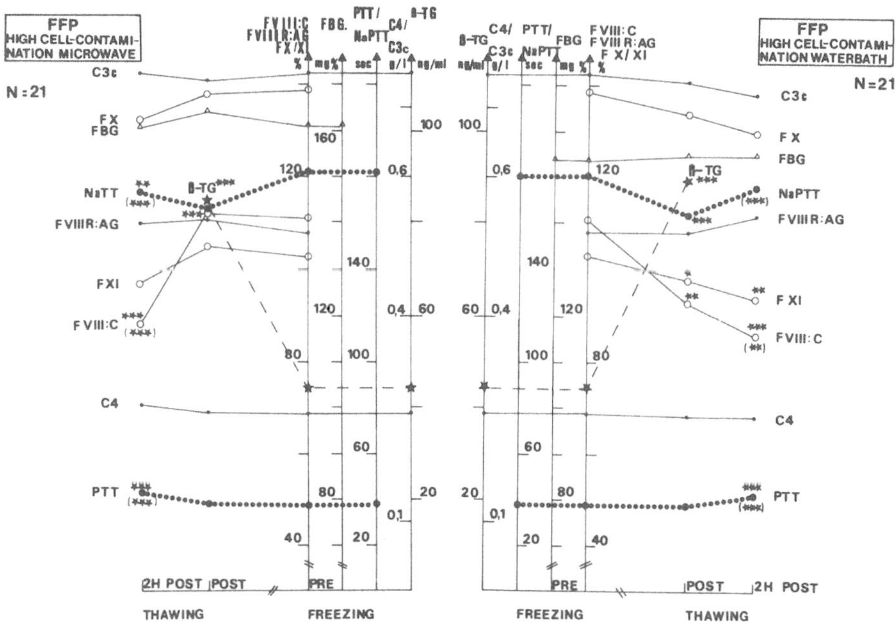

Abb. 2. Auftauen zellreicher FFP mit MWO *(links)* oder WB *(rechts)*. (Übrige Angaben s. Legende Abb. 1)

(p < 0,001, Tabelle 3, Abb. 2). Darüber hinaus ergaben sich bereits sofort nach dem Auftauen deutlichere Unterschiede zwichen den beiden Auftauverfahren. Mit WB aufgetaute FFP zeigten sofort nach dem Auftauen einen stärkeren Abfall von FVIII:C- (p < 0,01), F X- (p < 0,05) und F XI-Aktivität (p < 0,05). Wie bei den zellarmen FFP fanden sich vergleichbare Unterschiede für β-TG und Weichmacherkonzentration.

Nach 2 h Lagerung der zellreichen FFP bei Raumtemperatur waren die Unterschiede hinsichtlich der Auftauverfahren weitgehend aufgehoben. Nun war lediglich die aPTT in WB aufgetauten FFP noch etwas länger als bei Einsatz des MWO (p < 0,05). Allerdings wurden β-TG und DEHP nach dieser Lagerung nicht mehr geprüft.

Routinemäßiger Einsatz des MWO: Der von uns mitentwickelte MWO wird seit Anfang 1986 in unserem Institut routinemäßig zum Auftauen von FFP eingesetzt. In dieser Zeit wurden damit etwa 4000 FFP aufgetaut. Die mittlere Auftauzeit für 1 FFP beträgt 5 min. Weniger als 1% der FFP mußten nach dem Auftauen ausgesondert werden. Meist waren lagerungsbedingte Bruchstellen der Plasmabeutel die Ursache. Nur vereinzelt fanden sich in den FFP Koagel. Von 2 Patienten wurde im Zusammenhang mit der Transfusion eines FFP über Unverträglichkeitsreaktionen berichtet. Einmal bestanden diese in Übelkeit und Erbrechen, im anderen Falle in einer harmlosen Fieberreaktion. Eingehende Nachuntersuchungen der FFP ergaben keine Anhaltspunkte für einen Zusammenhang mit dem Auftauverfahren.

Diskussion

Mit dem von uns vorgestellten MWO gelingt Auftauen von FFP innerhalb von 5 min. Bei zellarmen FFP schneiden MWO und WB anhand der Gerinnungsparameter sofort nach dem Auftauen annähernd gleich ab. Die geringere Konzentration von Weichmacher in Plasmen, die mit dem MWO aufgetaut wurden, kann jedoch schon als Ausdruck eines schonenderen Auftauverfahrens angesehen werden. Diese Annahme wird noch dadurch bestärkt, daß nach 2 h Lagerung dieser zellarmen Plasmen die Unterschiede deutlicher zugunsten des MWO hervortreten. Der offiziell geforderte Qualitätsstandard für FFP läßt jedoch Präparate bis zu einem Thrombozytengehalt von 20000/µl zu [4]. Tatsächlich ließen sich für zellreiche FFP deutlichere Unterschiede v.a. anhand der Gerinnungsfaktoren VIII:C, X, XI sowie von β-TG und Weichmacherkonzentration (DEHP) zu ungunsten des Wasserbades als Auftauverfahren feststellen. Häufig weisen FFP unter Routinebedingungen jedoch noch weit höhere Zellkontaminationen auf [13]. Allerdings konnten wir anhand umfangreicher vorangegangener Untersuchungen zeigen, daß in Abhängigkeit von der Zellkontamination eine Gerinnungsaktivierung in FFP zustande kommt, die auch schon bei einem Zellgehalt von 20000 Thrombozyten/µl erheblich sein kann [11]. Daher sollte unabhängig vom Auftauverfahren eine möglichst geringe Zellkontamination der FFP angestrebt werden.

Unser gutes Ergebnis mit dem MWO führen wir darauf zurück, daß die Mikrowellen nur 5 min und sehr gleichmäßig auf die FFP einwirken. Das wird dadurch erreicht, daß das Plasmavolumen nicht zu groß ist (230 ml), die Lagerungstemperatur der FFP vor dem Auftauen nicht zu tief liegt ($-30°C$ für 6 h) und die gewählte Endtemperatur der FFP nach Auftauen nur $21,5°C$ beträgt. Weiterhin wird eine lokale Überwärmung durch gleichmäßige Quaderform der FFP (Einfrieren in Metallkassetten), Schutzmantel für die Schlauchansätze der Beutel und Rotation der Plasmen während des Auftauens verhindert. Gute Ergebnisse mit dem MWO wurden auch von Sherman (1974) und Rock (1984) beschrieben [9, 10]. Allerdings wurden im Rahmen dieser Studien FpA, AT III-Thrombinkomplex, F VIIIR:Ag, die Komplementfkatoren C3c/C4, v.a. aber β-TG und Weichmacher DEHP, nicht untersucht. Dagegen waren die Ergebnisse von Thompson (1984) und Luff (1985) mit dem MWO sehr unbefriedigend [7, 12]. Beide stellten deutliche Unterschiede in Quick und aPTT zu ungunsten des MWO fest. Ferner fand Thompson auch eine nicht signifikante Minderung von Fibrinogen, F II, V, VII-X nach dem Auftauen mit dem MWO. Bei Luff waren die Unterschiede deutlicher und für die Faktoren IX, X, XI sowie Fibrinogen und Albumin signifikant. Die gleichzeitig vermehrt gefundenen Eiweiß-Präzipitationen dürften diese Befunde erklären. Da sie keine zusätzlichen Informationen vermitteln und Eiweißveränderungen am sichersten durch funktionelle Testverfahren (Aktivitätstests) erkannt werden, wurde in unserer Untersuchung darauf verzichtet. Dagegen konnte von Luff kein Unterchied für die Weichmacherkonzentration DEHP festgestellt werden. Die ungünstigeren Ergebnisse der zitierten Autoren können teilweise auf zu niedrige Lagerungstemperatur der FFP vor dem Auftauen ($-46°C$ bzw. $-70°C$) und zu lange Auftaudauer zurückgeführt werden. Bei Thompson dürfte der Unterschied sogar noch deutlicher ausgefallen sein, wenn die Auftaudauer im WB nicht unverhältnismäßig lang (60 min) gewählt worden wäre. Zusätzlich fehlen in den erwähnten Studien eine Rcihe von Angabcn wic z.B. Zcllkontamination, Form der Plasmen und Auftau endtemperatur. Darüber hinaus ist die Anzahl untersuchter Plasmen verhältnismäßig gering (n = 10 bzw. 20).

Auch bei routinemäßigem Einsatz bewährt sich der von uns mitentwickelte MWO insbesondere bei Notfallsituationen. Die Anzahl nach dem Auftauen nicht transfundierbarer FFP sowie die Frequenz der Transfusionsreaktionen entspricht nach unseren Erfahrungen der bei Verwendung des Wasserbades zum Auftauen.

Literatur

1. Beck EA, Bove JR, Högman CF, Langdell RD, Scharr JB, Tullis JL, Veltkamp JJ (1978) International forum: Which is the factual bases, in theory and clinical practice, for the use of fresh frozen plasma? Vox Sang 35:426–435
2. Centers for Disease Control (1979) Pseudomonas cepacia infection. MMWR 28:289–290
3. Hehne HJ, Nyman D, Burri H, Wolff G (1976) Frischgefroren konserviertes Plasma zur Behandlung der intravasalen Gerinnung beim Polytraumatisierten. Schweiz Med Wschr 106:671–676

4. Kellner S (1987) Qualitätsmerkmale von tiefgefrorenem Frischplasma. In: Kretschmer V, Stangel W (Hrsg) Transfusionsmedizin aktuell. Beitr Infusionstherapie Klin Ernähr 18:180–182
5. Kingdon HS, Lundblad RL, Veltkamp JJ, Aronson DL (1975) Potentially thrombogenic materials in factor IX concentrates. Thromb Diath Haemorrh 33:617–631
6. Kretschmer V (1980) Gezielte Hämotherapie. In: Lawin P, Wendt M (Hrsg) Aktuelle Probleme der Intensivbehandlung II. Thieme, Stuttgart New York, S 29–46
7. Luff RD et al (1985) Microwave technology for the rapid thawing of frozen blood components. AJCP 83:59–64
8. Prohaska W, Kretschmer V (1984) Simple method for preparation of cryoprecipitate (CP) and cryodepleted plasma (CDP). Beitr Infusionsther Klin Ernähr 11:342–344
9. Rock G et al (1984) Rapid controlled thawing of fresh-frozen plasma in a modified microwave oven. Transfusion 24:60–65
10. Sherman CA, Dorner IM (1974) A new rapid method for thawing fresh frozen plasma. Transfusion 14:595–597
11. Söhngen D, Eschholz W, Franke K, Kretschmer V, Prohaska W, Pelzer H, Walker WH (1987) Präparative Einflüsse auf die Gerinnungsaktivität von Fresh Frozen Plasma (FFP). In: Kretschmer V, Stangel W (Hrsg) Transfusionsmedizin aktuell. Beitr Infusionstherapie Klin Ernähr 18:183–187
12. Thompson KS et al (1981) Comparison of fresh-frozen plasmas thawed in a microwave oven and in a 37°C water bath. AJCP 75:851–853
13. Weber-Mandel H, Ulbricht C, Gallasch E, Merten HA, Wieding J, Kösting H (1983) Gerinnungsuntersuchungen von fresh-frozen-Plasma (GFFT) verschiedener Präparationen nach Auftauen und 2-stündiger Lagerung. In: Nagel V, Stangel W (Hrsg) Forschungsergebnisse der Transfusionsmedizin und Immunhämatologie, Bd 8/II. Medicus, Berlin, S 731–738

Die Notfalltransfusion

M. Frey-Wettstein

Die Ausbreitung der AIDS-Krankheit und die Tatsache, daß deren Erreger durch Bluttransfusionen übertragen werden können, haben sich auf die Verfügbarkeit von Blutkonserven ungünstig ausgewirkt. Gesetzliche Vorschriften verbieten heute die Transfusion von nicht ausgetestetem Frischblut, so daß die Transfusionspraxis in Notfallsituationen angepaßt werden muß.

Die Problematik der Bereitstellung von Blutkonserven für Notfallsituationen wird unter diesem neuen Aspekt besprochen. Es wird auf die Bedeutung der nicht AB0-blutgruppengleichen Bluttransfusion und deren Nachteile sowie die damit in Zusammenhang stehende ärztliche Verantwortung eingegangen. Des weiteren werden die Möglichkeiten der prätransfusionellen Blutgruppenserologie in Notfallsituationen abgehandelt und es wird auf die große Bedeutung von Verwechslungen und anderen menschlichen Fehlleistungen unter dem Druck der Notfallsituation sowie die Maßnahmen zu deren Vermeidung hingewiesen. Allfällige Richtlinien für die Bewältigung der Transfusionsprobleme in Notfallsituationen müssen die lokalen Begebenheiten berücksichtigen und sind der spitalinternen Organisation anzupassen.

Einleitung

Die an einem Symposium über Transfusionsmedizin gehaltenen Vorträge berühren alle auf die eine oder andere Weise auch die Notfalltransfusion. Gewisse Überschneidungen mit anderen Themen lassen sich deshalb nicht vermeiden. Die Transfusionsmedizin kann bezüglich Notfalltransfusion weder mit sensationellen Neuigkeiten noch mit großen wissenschaftlichen Untersuchungen aufwarten, aber sie kann praktische Hinweise bieten für die Bewältigung von Notfallsituationen. Im Mittelpunkt dieses Referates findet sich nicht in erster Linie der transfusionsbedürftige Notfallpatient, sondern es wird mehr über technische Probleme gesprochen, wie z.B. die Wahl der in der Notfallsituation günstigsten Blutkomponente, über verschiedene Blutgruppenprobleme, über einige Aspekte der Massivtransfusion und vor allem über Fragen der Organisation und der Kommunikation.

Zum besseren Verständnis sollen vorerst die Grenzwerte für die Indikation zur Bluttransfusion definiert werden: Sie liegen für das Hämoglobin bei 100 g/l, für den Hämatokrit bei 0,3, für das Gesamteiweiß bei 45 g/l, für die Thrombozyten zwischen 30000 und 60000/µl und für die Gerinnungsfaktoren bei 35%. Dabei muß hervorgehoben werden, daß diese Grenzwerte nicht nur für die Notfallsituation spezifisch sind, sondern auch im normalen klinischen Alltag und im Operationssaal für den Einsatz der Bluttransfusion entscheidend sind. Für die Indikation zur Bluttransfusion kann das nachfolgende Schema (Tabelle 1) angewendet werden.

Wahl der Blutkonserve

Die meisten Probleme bietet bei größeren Blutverlusten der Erythrozytenersatz. Während seit den Anfängen der Transfusionsmedizin bis zum Auftauchen der AIDS-Epidemie bei schweren Blutungen aus verständlichen Gründen vor allem Frischblut eingesetzt wurde, muß heute aufgrund des obligatorischen Anti-HIV-Screenings in vielen Fällen auf Erythrozyten-Konzentrate ausgewichen werden. Der mit dem Anti-HIV-Test und weiteren unumgänglichen Laboruntersuchungen verbundene relativ große Aufwand führt unweigerlich zu einer Verzögerung der Bereitstellung von Frischblut. Auch ein gut organisiertes Blutspendezentrum benötigt von der Blutentnahme bis zur Freigabe von Blutkonserven in der Regel 24 h. Die Haltbarkeit von Frischblut verkürzt sich dadurch auf 24–48 h, wobei die gewünschten gerinnungsaktiven Eigenschaften mit der fortschreitenden Zeit abnehmen.

Es ist längst klar, daß das Erythrozyten-Konzentrat alleine für Frischblut kein befriedigender Ersatz ist. Zwar ist es lagerbar, enthält aber keine Gerinnungsaktivität, ist mit unnötigem Leukozytenballast beladen und weist wegen seines hohen Hämatokrites schlechte Fließeigenschaften auf. Ein Teil dieser Nachteile kann durch Einsatz der in jüngerer Zeit von verschiedenen Blutspendediensten angebotenen Erythrozyten-Konzentraten mit additiver Lösung behoben werden. Auch bei diesem Produkt fehlt allerdings die Gerinnungsaktivität, hingegen ist das Präparat nach Entfernung des Buffy-coates frei von Leukozytenballast – also keine Mikroaggregatbildung –, der Hämatokrit ist vernünftig eingestellt, so daß die Fließeigenschaften den Bedürfnissen der Notfallmedizin entsprechen, und zusätzlich ist das Präparat 1 Woche länger haltbar als die in CPD-Adenin gelagerten Erythrozyten. Die besseren Fließeigenschaften können dem Anästhesisten

Tabelle 1

Phase		Blutverlust (Volumen)	Ersatzlösungen
I	Hämodilution	Bis 1 l (<20%)	Ersatzlösungen
II	Normale Transfusion	1–3,5 l (20–70%)	Ec + Ersatzlösungen, Verhältnis 2–3:1
III	Massivtransfusion	3,5 l (>70%)	Ec + Ersatzlösungen, Verhältnis 1:1 Thrc., FGP nach Bedarf
IV	Erholung	Keiner	Ec., Thrc., FGP nach Bedarf

die Arbeit auf der Notfallstation erheblich erleichtern, indem die Verdünnung des Erythrozyten-Konzentrates mit Kochsalz wegfällt und auf die Druckinfusion in den meisten Fällen verzichtet werden kann.

Empfängerserologie

Die mit der Notfalltransfusion in Zusammenhang stehenden blutgruppenserologischen Probleme liegen dem Transfusionsmediziner besonders am Herzen. Sie beginnen bereits bei der für die Bluttransfusion unumgänglichen Blutentnahme beim Notfallpatienten. Bei schwer verletzten Patienten kann die Personen-Identifikation Schwierigkeiten bereiten. Auf allenfalls vorhandene Blutgruppen-Dokumente darf man sich nicht absolut verlassen, sie dienen höchstens der Bestätigung der im eigenen Labor durchgeführten Blutgruppen-Bestimmung. Wenn immer möglich, sollten vor Ansetzen von Infusionen oder Transfusionen 2–3 Laborröhrchen für die blutgruppenserologischen Untersuchungen entnommen werden. Das Labor in der Blutbank benötigt dieses Blut:

- für die Blutgruppenbestimmung, die bei Einsatz des Objektträger-Schnelltestes 5 min, bei Einsatz des zuverlässigeren Röhrchentestes 60 min beansprucht,
- für die Verträglichkeitsprobe, deren Resultat in ca. 15 min zur Verfügung steht und
- für einen Antikörper-Suchtest (v.a. bei zu erwartendem hohen Blutbedarf), der etwa 20 min beansprucht.

Einer der bedeutendsten Fortschritte in der Blutgruppenserologie in den letzten 10 Jahren ist die Einführung der Liss-Methodik für die Durchführung der Verträglichkeitsprobe. Mittels niedrig konzentrierter Kochsalzlösung werden dabei die Agglutinationsreaktionen stark beschleunigt, so daß die notwendige Inkubationszeit von 60 auf 10 min reduziert werden konnte, was die Ablesung der wichtigsten Resultate bereits 15–20 min nach der Blutentnahme ermöglicht. Entsprechend haben sich die Zeitprobleme bei der Bereitstellung von kompatiblem Blut auch in Notfallsituationen stark entschärft. Allerdings muß festgehalten werden, daß die Entscheidung für das Anlegen einer Transfusion vor Vorliegen der Verträglichkeitsresultate nach wie vor beim behandelnden Arzte liegt.

Besonders problematisch wird die Notfalltransfusion, wenn sich beim Patienten ein Transfusions-Merkblatt vorfindet oder wenn mittels Antikörper-Suchtest oder Verträglichkeitsprobe das Vorliegen eines immunen Blutgruppen-Antikörpers nachgewiesen wird. Solche Antikörper können wegen Hämolysegefahr für den Patienten gefährlich werden. Die Abklärung des Antikörpers kann je nach Spezifität unterschiedlich zeitraubend sein. Für eine zeitgerechte Lösung solcher Probleme ist ein genügendes Lager an für die wichtigsten Blutgruppen-Antigene austypisierten Konserven unabdinglich.

Blutgruppenungleiche Transfusion

Für die Überbrückung dringender Notfallsituationen ist es üblich, in Notfallstationen einige Konserven sogenannten Universalspenderblutes der Blutgruppe 0

Rhesus negativ in Reserve zu halten. Solches Blut kann in extremen Notfallsituationen auch ohne Abwarten des Resultates der Verträglichkeitsproben auf
Empfänger unbekannter Blutgruppe übertragen werden. Der verantwortliche
Arzt muß sich dabei vor Augen halten, daß solches Blut trotz der Bezeichnung
„Universalspenderblut" mit ausgetestetem kompatiblen Blut nicht gleichwertig
sein kann. Die im Serum natürlicherweise vorkommenden Isoagglutinine können die Empfänger-Erythrozyten beladen und deren Überlebensdauer verkürzen. Es muß darauf geachtet werden, daß solche blutgruppenungleichen Blutkonserven keine Hämolysine enthalten, die zu bedrohlichen Transfusionszwischenfällen führen können. Nach Transfusion von blutgruppenungleichem Blut
kann das Resultat der Blutgruppen-Bestimmung verfälscht werden, so daß das
Umstellen auf die eigene Blutgruppe erst erfolgen darf, wenn im Patientenserum
keine fremden Isoagglutinine mehr nachweisbar sind. Dabei ist auch zu beachten, daß 0 Rhesus negatives Universalspenderblut ein rarer Artikel ist. Einerseits
tragen nur 6,5% der Bevölkerung diese Blutgruppe, anderseits besteht für solches
Blut ein erhöhter Bedarf in der Neonatologie, in der Notfallmedizin und beim
Vorliegen von irregulären Antikörpern.

In Abbildung 1 findet sich das Schema für die AB0-blutgruppenungleiche
Erythrozyten-Transfusion. Aus rechnerischen und physiologischen Gründen
kommen in erster Linie die Übertragung von 0-Blut auf B-Empfänger und von
A-Blut auf AB-Empfänger in Frage, wobei allerdings jedesmal ein unverträgli-
ches Isoagglutinin transfundiert wird. Die Übertragung von 0 auf A und von B
auf AB ist theoretisch ebenfalls möglich, spielt aber aus rechnerischen Gründen
selten eine Rolle. 0-Blut sollte, wenn immer möglich, nicht auf AB-Personen
übertragen werden, da dabei 2 unverträgliche Isoagglutinine ihre Wirkung entfalten können.

Zur Rhesus blutgruppenungleichen Transfusion ist zu sagen, daß Rhesus negatives Blut ohne weiteres auf Rhesus positive Empfänger übertragen werden
kann, da „d" ein stummes Antigen ist. Die Rhesus positive Transfusion auf Rhesus negative Empfänger anderseits ist nur in äußersten Notfällen erlaubt, darf
nie bei gebärfähigen Frauen und wenn möglich nicht bei Jugendlichen erfolgen
und bedingt vorgängig immer den Ausschluß des Vorliegens eines Anti-D mittels
Antikörper-Suchtest.

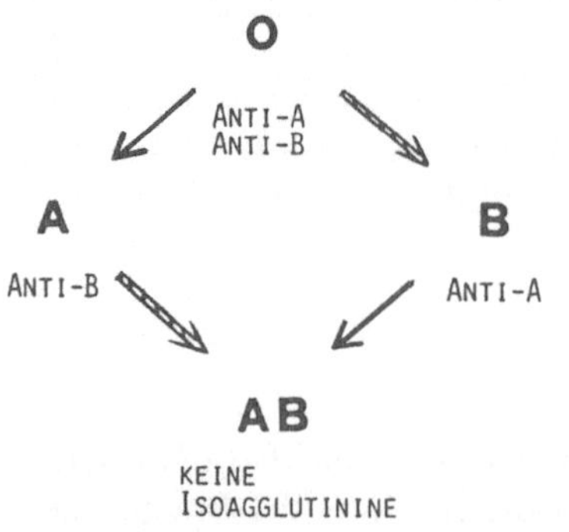

Abb. 1

Massivtransfusion

Von Massivtransfusion spricht man definitionsgemäß, wenn innerhalb von 24 h 70% oder mehr des Blutvolumens des Patienten ersetzt werden müssen, d.h. wenn bei Erwachsenen 8 oder mehr Erythrozyten-Einheiten mit der entsprechenden Menge Ersatzlösung (Tabelle 1) transfundiert wurden. Nach Austausch eines gesamten Blutvolumens oder mehr ist es nicht mehr sinnvoll, jede weitere Blutkonserve auszutesten, da das Blut des Patienten weitgehend durch Fremdblut ersetzt wurde. In dieser Situation kann auf weitere Verträglichkeitsproben verzichtet werden, der bereits erwähnte Antikörper-Suchtest bringt die notwendige Sicherheit, und um Verwechslungen auszuschalten, wird an den Blutkonserven mittels Objektträger-Schnelltest vor der Transfusion die Blutgruppe nachkontrolliert.

Nebst einem guten Zugang zum Kreislauf spielt bei der Massivtransfusion die Viskosität des Transfusionsgutes eine besondere Rolle. Erythrozyten-Konzentrate sind in solchen Situationen keine optimale Lösung, weil sie für eine rasche Infusion mit Kochsalz verdünnt werden müssen. Für solche Situationen bedeutet die Verfügbarkeit von Erythrozyten-Konzentraten mit additiver Lösung einen großen Fortschritt. Nebst den optimalen Fließeigenschaften haben solche Erythrozyten-Präparate zusätzlich den Vorteil, daß sie Buffy-coat-frei sind, so daß auf die aufwendige Mikroaggregatfiltration verzichtet werden kann. Die mit der Massivtransfusion verbundenen Gerinnungsprobleme sind in diesem Kongreßband an anderer Stelle abgehandelt. Über die durch Lagerblut bedingte Unterkühlung bei Massivtransfusion wissen die Anästhesisten besser Bescheid als der Transfusionsmediziner. Metabolische Entgleisungen wie Azidose, reaktive Alkalose, Hyperkaliämie oder Zitratintoxikation sind nach unserer Meinung eher Folge der Grundkrankheit als der Blutsubstitution und müssen im Rahmen der klinischen Betreuung des Patienten korrigiert werden.

Gefahren der Notfalltransfusion

Die Gefahren der Bluttransfusion sind in der Notfallsituation von denjenigen im Normalfall nicht grundsätzlich verschieden. Leider sind die schwersten Komplikationen nach wie vor Folgen von menschlichem Versagen, indem administrative Fehlleistungen und Verwechslungen zu Transfusionszwischenfällen führen können. Daß sich solche Mißgeschicke unter dem Streß der Notfallsituation besonders häufig ereignen, ist nicht erstaunlich. Weitere Komplikationen wie Übertragung von Infektionskrankheiten und Immunisierungen gegen verschiedene zelluläre Antigene oder Plasmaeiweißstoffe treten dabei in den Hintergrund, sie sind in Notfallsituationen nicht häufiger als bei der Routinetransfusion. Für die Blutbank sollte es eigentlich den Begriff der Notfalltransfusion gar nicht geben. In diesem Arbeitsbereich besteht in der Notfallsituation der einzige Unterschied zum normalen Ablauf darin, daß die immunhämatologischen Resultate sofort weitergemeldet und das bereitgestellte Blut unverzögert auf die Behandlungsstation gebracht werden muß. Absolute Sicherheit kann nur die korrekte standardgemäße Durchführung der notwendigen Laboruntersuchungen garantieren.

Organisation der Notfalltransfusion

Um menschliche Fehlleistungen zu verhindern, ist eine einwandfreie Organisation aller notwendigen Schritte auf der Notfallstation und in der Blutbank notwendig. Die Notfallorganisation muß zur Routineorganisation werden, die Verantwortlichkeiten müssen klar definiert sein, die Kommunikations- und Transportwege müssen einwandfrei festgelegt sein. Alles funktioniert um so reibungsloser, je besser es eingespielt und je zuverlässiger das Notfallteam ist. Eine einwandfreie Zusammenarbeit zwischen Notfallstation, Blutbank und Blutspendedienst kann den Ablauf von Notfallsituationen erheblich erleichtern. Als Voraussetzung für solche Zusammenarbeit muß eine gute gegenseitige Information gefordert werden. Hilfsbereitschaft und Verständnis muß zwischen den verschiedenen Bereichen gefördert werden. Menschliche Aspekte spielen eine große Rolle, und es muß darauf geachtet werden, daß Mißverständnisse umgehend ausgeräumt und Fehler, die jedem passieren können, ohne Umschweife zugegeben werden.

Zusammenfassung

Grundsätzlich sollte sich die Transfusion in der Notfallsituation gleich abspielen wie bei der täglichen Routine. Die vorgeschriebenen Arbeitsschritte dürfen in keiner Weise verändert werden. Wichtig ist die klare Aufteilung der Verantwortlichkeit und das Funktionieren der Routineorganisation auch im Notfall. Gute gegenseitige Information kann helfen, Mißverständnisse auszuräumen, und v. a. darf unter dem Druck der Notsituation nicht zur Improvisation gegriffen werden.

AIDS-Risiko bei Transfusionen von Blut und Blutderivaten

G. Maass

Bereits kurz nach der Erstbeschreibung des klinischen Syndroms AIDS [3] wurde dieses Krankheitsbild im Beginn des Jahres 1982 auch bei Personen beobachtet, die zuvor Blut oder Blutprodukte erhalten hatten und die in ihrer Anamnese keine weiteren sog. Risikofaktoren aufwiesen [4, 5, 9, 15]. Klinische Symptome des AIDS oder ARC waren bei diesen Patienten bis zum Herbst 1980 retrospektiv zu ermitteln.

Nach gegenwärtigem Kenntnisstand kann man davon ausgehen, daß Infektionen mit dem Virus HIV bei Empfängern von Blut oder Blutprodukten in der Zeit zwischen etwa 1980 und Mitte 1985 weltweit und damit auch hierzulande aufgetreten sind. Die Übertragungshäufigkeit der HIV-Infektion auf diesem Wege ist seitdem durch die Einführung eines anti-HIV-screening und die Elimination antikörperhaltiger Blutentnahmen zumindest deutlich gesunken [1, 7, 18].

In der Bundesrepublik traten 2,3% aller AIDS-Erkrankungen, die bis zur Mitte dieses Jahres gemeldet worden waren, bei Empfängern von Bluttransfusionen auf [14], in allen europäischen Ländern zusammen waren es etwa 3% [16], in den USA etwa 2% [8]. 6,2% aller AIDS-Erkrankten in der Bundesrepublik gehören zur Gruppe der Hämophilen [14], in Europa insgesamt waren es 4% [16], in den USA etwa 1% [8].

Seit dem 1. 10. 1985 werden in der Bundesrepublik alle Blutspenden obligat auf das Vorhandensein von anti-HIV untersucht [2]; zahlreiche Blutspendedienste führten bereits in den Monaten zuvor derartige Untersuchungen durch. Die

Tabelle 1. HIV-Antikörpernachweis bei Blutspenden in Nordrhein-Westfalen (1985–I. Quartal 1987)

| Jahr | Anti-HIV-pos./Blutspend. (pos/100 000) | | | |
	Örtliche Blutspendedienste	DRK-Blutspendedienste	Kommerzielle Plasmaph.stat.	Gesamt
1985	45/121 704 (37,0)	22/395 760 (5,6)		67/517 464 (12,9)
I/86	11/ 56 702 (19,3)	4/158 905 (2,5)	0/ 4 008	15/219 615 (6,8)
II	5/ 56 342 (8,8)	5/153 494 (3,2)	0/ 5 657	10/215 493 (4,6)
III	8/ 57 190 (13,9)	3/157 576 (1,9)	0/ 4 557	11/219 323 (5,0)
IV	7/ 54 156 (12,9)	1/162 775 (0,6)	1/ 4 988 (20,1)	9/221 919 (4,0)
1986	31/224 390 (13,8)	13/632 750 (2,0)	1/19 210 (5,2)	45/876 350 (5,1)
I787	7/ 57 193 (12,2)	0/181 082 (0,0)	1/ 6 825 (14,7)	8/245 100 (3,3)

Häufigkeit anti-HIV-positiver Blutspenden in Nordrhein-Westfalen ist in Tabelle 1 zusammengestellt (in dieser Aufstellung sind nur die durch einen Immunoblot bestätigten Antikörpernachweise enthalten). Die Häufigkeit von HIV-Antikörperträgern bei allen Blutspendern, ohne Berücksichtigung der jeweiligen Blutspendedienste, lag mit 12,9 Antikörperträgern auf 100000 Blutspenden im Jahr 1985 unter dem Bundesdurchschnitt der DRK-Blutspendedienste, die z. Zt. von Kubanek et al. [13] mit 20/100000 Blutspenden angegeben wurde. Eliminiert man aus diesem bundesweiten Spenderkollektiv die Ergebnisse aus Berlin (West), wo mit 140/100000 eine sehr hohe Frequenz von HIV-Antikörperträgern gefunden wurde [13], so entspricht das Ergebnis in Nordrhein-Westfalen im Jahr 1985 etwa dem Durchschnitt in den Bundesländern (ohne Berlin (West)) mit 14 Antikörperträgern unter 100000 Blutspenden. Im Jahr 1986 und im ersten Quartal 1987 war die Frequenz der Antikörperträger – ohne Berücksichtigung der jeweiligen Blutspendedienste – kontinuierlich rückläufig, wie aus Tabelle 1 hervorgeht.

Unterteilt man die Blutspendedienste in Nordrhein-Westfalen in die 3 in Tabelle 1 genannten Kategorien – örtliche Blutspendedienste, DRK-Blutspendedienste und kommerzielle Plasmapherese-Stationen –, so findet sich eine deutlich höhere Frequenz von HIV-Antikörperträgern unter den Blutspenden der örtlichen Blutspendedienste. Ein Vergleich mit den kommerziellen Plasmapherese-Stationen ist wegen der geringen Fallzahl nicht möglich. 29 der im Jahr 1986 von den örtlichen Blutspendediensten erfaßten 31 HIV-Antikörperträger wurden von nur 7 Blutspendediensten unter 138739 Blutspenden ermittelt (20,9/100000); die restlichen 7 Blutspendedienste fanden 2 HIV-Antikörperträger unter 85651 Blutspenden (2,3/100000).

Zur Erklärung dieser Unterschiede in der Häufigkeit von anti-HIV-positiven Blutspenden zwischen den örtlichen Blutspendediensten und dem DRK-Blutspendedienst muß man einmal auf die unterschiedlichen geographischen Gebiete, in den von den jeweiligen Blutspendediensten Blut entnommen wird, verweisen. Die bekannte regionale Häufung von HIV-Infektionen [14] könnte hierbei von Bedeutung sein. Zum anderen ist das Alter der Blutspender bei den verschiedenen Blutspendediensten unterschiedlich, die DRK-Spender sind im Durchschnitt älter [11]. Welcher Faktor für die beobachteten Unterschiede von Bedeutung ist, kann nicht gesagt werden.

Die Unterteilung der Spenden in Erst- und Wiederholungsspenden führt zu dem in Tabelle 2 dargestellten Ergebnis (die Gesamtzahl der in dieser Aufstellung berücksichtigten Spenden weicht von den Zahlen in Tabelle 1 ab, da nicht alle Blutspendedienste die hierzu notwendigen Angaben übermittelten). HIV-

Tabelle 2. HIV-Antikörpernachweis bei Blutspenden in Nordrhein-Westfalen (1986), Aufgliederung nach Erst- und Wiederholungsspenden und nach Geschlecht (Erläuterung s. Text)

Erstspenden Frauen	Wiederholungsspenden Frauen	Erstspenden Männer	Wiederholungsspenden Männer
0/25637 (0,0)	2/178662 (1,1)	5/31780 (15,7)	8/434942 (1,8)

Antikörperträger finden sich gehäuft unter den männlichen Spendern, hier wiederum unter den Erstspendern.

Häufig wird gefragt, wie viele HIV-Infizierte unter den Empfängern von Bluttransfusionen aus der Zeit vor Einführung des anti-HIV-screening vorhanden sind. Wie oben ausgeführt, befanden sich im Jahr 1985 im Bundesdurchschnitt 20 HIV-Antikörperträger unter 100000 Spenden. Unterstellt man, daß 1979 0 Spenden anti-HIV-positiv waren, so ergibt sich für die Jahre 1980 bis 1984 ein Mittelwert von 10 Antikörperträgern unter 100000 Blutentnahmen. In diesem Zeitraum wurden etwa 10 Millionen Blutkonserven transfundiert, so daß zwischen 1980 und 1984 etwa 1000 transfusionsbedingte HIV-Infektionen aufgetreten sein können. Sollten von den Empfängern dieser Transfusionen etwa 50% aufgrund ihrer Grundkrankheit verstorben sein, so müßten etwa 500 HIV-infizierte Blutempfänger aus diesem Zeitraum vor dem obligaten anti-HIV-screening vorhanden sein. Zum überwiegenden Teil sind diese HIV-Infizierten wahrscheinlich asymptomatisch; dem Bundesgesundheitsamt waren bis Mitte 1987 lediglich 21 AIDS-Kranke gemeldet worden, die durch Bluttransfusionen infiziert worden waren.

Unter den Empfängern von Blutprodukten interessiert natürlich v.a. die Häufigkeit von HIV-Infektionen unter den Hämophilen. In Tabelle 3 sind Untersuchungsbefunde von Egli et al. [10] zusammengestellt, die bisher 656 Hämophilie-A- und B-Patienten auf HIV-Antikörper untersuchten. In Abhängigkeit von der Schwere der Hämophilie erwiesen sich bis zu 71% der Patienten als anti-HIV-positiv, im Mittel waren es eta 60%. Signifikante Unterschiede zwischen Patienten mit einem Faktor VIII- oder IX-Mangel wurden in diesen Untersuchungen nicht festgestellt. Von den 395 anti-HIV-positiven Hämophilen sind nach den Angaben von Egli et al. bisher 22 an AIDS erkrankt, 12 von ihnen sind verstorben. Es findet sich also eine kumulative Inzidenz von 1,3 AIDS-Kranken/100 Hämophilen, wenn man von etwa 6000 Hämophilen in der Bundesrepublik ausgeht.

Die AIDS-Erkrankungsrate bei Hämophilen ist mit 5,6% vergleichsweise niedrig; in diesem Zusammenhang wurde mehrfach die Frage diskutiert, ob alle HIV-Antikörperträger unter den Hämophilen infiziert sind, so daß bei ihnen durch entsprechende Isolierungsversuche ein infektiöses Virus nachgewiesen werden kann, oder ob unter den Antikörperträgern vielleicht – durch die zusammen mit den Substitutionspräparaten erfolgte wiederholte Verabreichung von Virusbestandteilen – auch Immunisierungen eingetreten sind. Der Nachweis von

Tabelle 3. HIV-Antikörpernachweis bei Hämophilie A- und B-Patienten. (Nach [10])

Schweregrad	[n]	Hämophilie A Anti-HIV-positiv [%]	[n]	Hämophilie B Anti-IIIV-positiv [%]
Leicht	69	5 (7)	9	1 (11)
Mäßig	42	14 (33)	10	0
Schwer	475	341 (72)	51	34 (67)
Gesamt	586	360 (61)	70	35 (50)

infektiösem HIV gelang in eigenen Versuchen bei 13% der untersuchten Hämophilen, andere Untersucher (zit. nach Egli [10]) fanden unterschiedliche Isolierungsraten in Abhängigkeit von der klinischen Symptomatik der Infizierten.

Nach der – vor etwa 2 Jahren erfolgten – Umstellung der Substitutionstherapie auf Faktor VIII- oder IX-Präparate, die zur Inaktivierung evtl. vorhandener verschiedener Viren erhitzt oder chemisch desinfiziert worden waren und die aus anti-HIV-negativen Plasmapools gewonnen worden waren, sind seit etwa 2 Jahren weitere HIV-Infektionen bei Hämophilen nicht mehr aufgetreten. Entsprechende Erfahrungen sind in Tabelle 4 zusammengestellt [10]. Bei 137 Hämophilen, die länger als 1 Jahr ausschließlich mit erhitzten Präparaten substituiert wurden, wurde lediglich in einem Fall eine Antikörperkonversion beobachtet. Dieser eine Patient hatte nach einem Unfall in einem nichteuropäischen Land Bluttransfusionen und unbekannte Substitutionspräparate erhalten, ist also wohl gesondert zu betrachten. Diese fehlende HIV-Infektiosität der erhitzten oder chemisch desinfizierten Präparate entspricht auch internationalen Erfahrungen, die Mehrzahl der vereinzelt nach Einführung dieser Präparate beobachteten Serokonversionen war nicht eindeutig auf das verabreichte Präparat zurückzuführen [6].

In diesem Zusammenhang kann auch eine weitere Frage beantwortet werden, die von HIV-Infizierten und den behandelnden Ärzten häufig gestellt wird –

Tabelle 4. Substitutionstherapie bei Hämophilie A-Patienten ausschließlich mit hitzebehandeltem Faktor VIII-Konzentrat. (Nach [10])

Schweregrad	1. Okt. 1985–31. März 1986 Antikörper negativ	1. Dez. 1986–31. März 1987 Antikörper negativ	positiv
Leicht	18	18	0
Mäßig	15	15	0
Schwer	104	103	1
Gesamt	137	136	1

Tabelle 5. HIV-Antikörpernachweis bei Angehörigen anti-HIV-positiver Hämophiler (Anzahl untersuchter Angehöriger = 188). (Nach [10])

	[n]	HIV-positiv [n]	[%]
Mutter	23	0	0
Vater	11	0	0
Geschwister	10	0	0
Sexualpartner	137	14	10
Kinder	7	0	0
Total	188	14	7

nach der Häufigkeit der Übertragung einer HIV-Infektion auf Kontaktpersonen. Wie aus Tabelle 5 hervorgeht, wurden unter 163 Angehörigen Hämophiler ausschließlich die Sexualpartner Hämophiler infiziert, in keinem Fall andere Kontaktpersonen [10]. Die Häufigkeit einer Infektionsübertragung auf etwa 10% heterosexueller Sexualpartner entspricht auch den Beobachtungen in den USA [9, 12, 17].

Literatur

1. Bove JR (1987) Transfusion-associated hepatitis and AIDS. N Engl J Med 317:242–244
2. Bundesgesundheitsamt (1985) Richtlinien zur Blutgruppenbestimmung und Bluttransfusion. Bundesgesundhbl 28:122
3. Centers for Disease Control (1981) Kaposi's sarcoma and Pneumocystis pneumonia among homosexuel men-New York City and California. Morb Mort Wkly Rept 30:305–308
4. Centers for Disease Control (1982) Pneumocystis carinii pneumonia among persons with hemophilia A. Morb Mort Wkly Rept 31:365–367
5. Centers for Disease Control (1986) Surveillance of hemophilia-associated acquired immunodeficiency syndrome. Morb Mort Wkly Rept 35:669–671
6. Centers for Disease Control (1987) Survey of non-US hemophilia treatment centers for HIV serocenversions following therapy with heat-treated factor concentrates. Morb Mort Wkly Rept 36:121–124
7. Centers for Disease Control (1987) Human immunodeficiency virus infection in transfusion recipients and their family members. Morb Mort Wkly Rept 36:137–140
8. Centers for Disease Control (1987) Update, acquired immunodeficiency syndrome, United States. Morb Mort Wkly Rept 36:522–526
9. Curran JW, Meade Morgan M, Hardy AM, Jaffe JH, Darrow WW, Dowdle WR (1985) The epidemiology of AIDS, current status and future concepts. Science 229:1352–1357
10. Egli H (1987) Hämophilie und AIDS. Med-naturw Ges Münster
11. Fiedler H (pers. Mittlg)
12. Institute of Medicine, Natl. Academy of Sciences (1986) Confronting AIDS. Natl. Academy Press, Washington, DC
13. Kubanek B, Körner K (1986) Häufigkeit von HTLV-III-Antikörpern bei Blutspendern des Deutschen Roten Kreuzes. Dtsch Med Wschr 111:516–517
14. Natl. Referenzzentrum im BGA für die Epidemiologie von AIDS: Registrierte AIDS-Fälle (Stand: 29. 6. 1987) Bundesgesundhbl 30:261–262
15. Velimirovic B (1985) AIDS, Blut und Blutderivate. Bundesgesundhbl 28:13–19
16. WHO Collaborating Centre on AIDS: AIDS surveillance in Europe. Rept. Nr. 13
17. Winkelstein W, Wiley JA, Padian N, Levy J (1986) Potential for transmission of AIDS-associated retrovirus from bisexual men in San Francisco to their female sexual contracts. J Am Med Ass 255:901
18. World Health Organization (1986) WHO meeting and consultation on the safety of blood and blood products. Wkly Epidem Rec 18:138–140

Prophylaxe und Therapie von Hämostasestörungen

B. Blauhut

Für die möglichen Hämostasestörungen (HSS) im Bereich der Anästhesiologie und der operativen Intensivmedizin sind 4 Aspekte bedeutsam:

1. die *Ursachen* der HSS;
2. eine *Lagebeurteilung* als Voraussetzung jeder Prophylaxe und Therapie;
3. die zu erwartende *Wirkung* der Therapeutika und
4. ein *Konzept* für ihren lagegerechten, ggf. kombinierten Einsatz.

Ursachen von Hämostasestörungen

Wir unterteilen die HSS zunächst in solche thrombozytären und plasmatischen Ursprungs. Stichwortartig charakterisiert, treten die *thrombozytären* HSS außerhalb des Operationssaales flohstichartig und spontan auf (cave ZNS und Retina!), die *plasmatischen* dagegen flächenhaft und nach Bagatelltraumen (Bewegungsapparat!). Kombiniert begegnet man ihnen bei Hämoblastosen und Paraproteinämien sowie bei schwerer Leber- und Niereninsuffizienz. Die *unifaktoriellen* HSS sind in der Regel angeboren; die wichtigsten Ausnahmen hiervon sind die Hemmkörperhämophilie, wie sie bei 5–6% langfristig behandelter Hämophiler auftritt sowie medikamentös ausgelöste Thrombozytopenien und -pathien. Am häufigsten unter den *angeborenen* HSS sind, auf der *thrombozytären* Seite, die Glanzmann'sche Thrombasthenie und das v. Willebrand-Syndrom, auf der *plasmatischen* Seite die Hämophilie A (F VIII) und B (F IX) sowie der Antithrombin III-Mangel. Die Inzidenzen dieser HSS liegen bei etwa 1:10000 Einwohner [2, 11, 16]. Zu beachten ist, daß rund 30% der Hämophilie A-Patienten als Neumutationen eine stumme Familienanamnese haben [16]. Die übrigen, angeborenen Hämostasedefekte sind selten genug, um als Fall- oder Familienbeschreibungen publikationswürdig zu bleiben.

Die Ursachen der *erworbenen Thrombozytopenien* zeigt summarisch die Tabelle 1.

Bei der Immunthrombozytopenie ITP nach Virusinfektionen oder in der Schwangerschaft (auch als „idiopathische thrombozytopenische Purpura", in der akuten Form als Mb. Werlhof bekannt) gibt es neuartige Therapiemöglichkeiten, auf die wir zurückkommen werden. Die nicht-immunologischen Verbrauchssteigerungen und die Bildungsstörungen der Blutplättchen infolge Knochenmarks-

Tabelle 1. Ursachen erworbener Thrombozytopenien

Verbrauch ↑		Knochenmark ↓
Immunologisch	*Nicht-immunologisch*	
Virusinfekt	Herz-Lungenmaschine	Sepsis
Gravidität	Massivtransfusion	Tumorbefall oder -therapie
Arzneimittel	DIG	Mangel Vitamin B_{12}, C, Folsäure

depression sind im anästhesiologisch-intensivmedizinischen Bereich durchaus aktuell. Ein auch bei der Thrombozytentransfusion wichtiger Faktor ist die unterschiedliche *Sequestrierung* der Plättchen in der Milz.

Erworbene Thrombo*pathien* sind heimtückischer, weil schwerer erkennbar als die erniedrigte Plättchenzahl. Nebst Fibrin(ogen)-spaltprodukten im Rahmen einer disseminierten intravasalen Gerinnung DIG sind vor allem etwa 50 verschiedene Arzneimittel in Betracht zu ziehen [11, 16], wovon rund ⅓ – insbesondere aus der Gruppe der Antirheumatika einschließlich Azetylsalizylsäure – als „Volksmedikamente" gelten können. Beide Gruppen von Plättchenanomalien erheischen im Grundsatz den Aufschub elektiver Eingriffe zwecks näherer Klärung. Eine arzneimittelinduzierte Störung klingt bei der normalen, täglichen Erneuerungsrate von 12–15% der zirkulierenden Thrombozyten binnen einer Woche ab.

In Abbildung 1 wird der Versuch unternommen, die komplexe Genese *erworbener, multifaktorieller Hämostasestörungen* [1, 11, 12, 14] vereinfacht darzustellen.

Die zuoberst aufgeführten 5 *Hauptursachen* lösen in unterschiedlichen Kombinationen die 3 in der Mitte stehenden *Grundmechanismen* aus, die ihrerseits in eine meist thrombozytäre *und* plasmatische HSS münden.

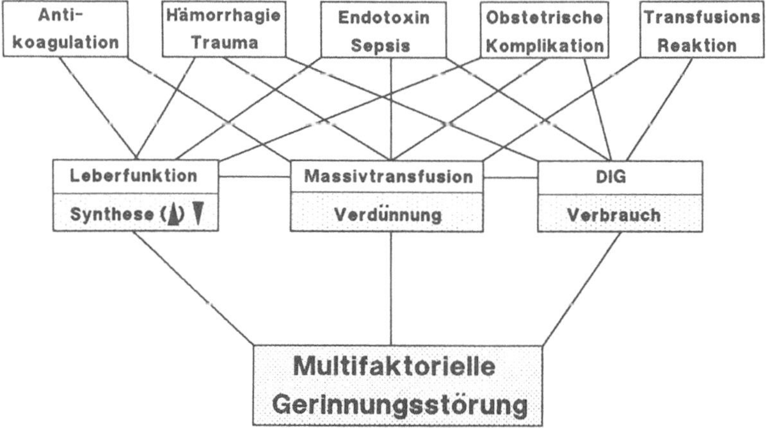

Abb. 1. Klinische Ursachen multifaktorieller, erworbener Hämostasestörungen in der operativen Medizin

Lediglich hingewiesen sei hier, aus pathophysiologischer Sicht, auf die häufi
ge, simultane Aktivierung des Komplement- und des Kininsystems sowie eine
unspezifischen Proteolyse infolge Granulozytenzerfalls [12, 14].

Bemerkenswert ist noch die Wechselwirkung zwischen einer Hämostaseste
rung und den Makrophagen des RES [12].

Altbekannt ist die verstärkte Mikroembolisierung infolge einer *Unterfunktio*
oder „Blockade" des RES. Neu ist die Erkenntnis, daß auch eine *Aktivierung* de
Makrophagen über die Produktion von Interleukin-1 und „Tumor Necrosis Fac
tor" die normalerweise antikoagulatorische Syntheseleistung des Endothels in
Gegenteil umkehrt, somit eine DIG gefördert wird [8, 12, 14, 18].

Bestimmend für die Empfindlichkeit eines Hämostaseparameters auf Vei
brauch, Verlust und Verdünnung ist seine stündliche Nachschubrate in % de
zirkulierenden Pools. Unsere Informationen hierzu sind für den anästhesiolc
gisch-intensivmedizinischen Bereich sehr mangelhaft. Soweit sich derzeit ak
schätzen läßt, werden Thrombozyten, Fibrinogen und Antithrombin III m
Nachschubraten von < 5%/h am ehesten ersatzbedürftig [9, 14, 19].

Lagebeurteilung als Grundlage der Prophylaxe und Therapie

Einer präzisen ätiologischen Diagnose stehen in unserem Bereich meist die Zei
not und die Komplexität der Hämostasestörung im Wege. Wir müssen dahe
erstreben, durch gezieltes Screening zu einer *Lagebeurteilung* zu gelangen. Al
deren Ziel steht die Einregulierung des Kranken auf *Normalbereiche* oder zumir
dest die *Sicherung kritischer Schwellen* der Hämostase [5, 6]. Sofern erhältlicl
behält die Anamnese ihren Wert. Als Grundsatz ist jeder Laborbefund im klini
schen Kontext zu bewerten; von größter Wichtigkeit ist das *Trendmonitorin*
d.h. das *Verlaufsprofil*. Die Parameter eines *minimalen Hämostasescreenings* sin
in Tabelle 2 zusammengefaßt.

Uns hat sich die Unterteilung in „obligate", „ergänzende" und „flankierende
Screeningmethoden bewährt [6, 14]. Die bei uns – als wichtiger Hinweis auf ein
Thrombo*pathie* – präoperativ ebenfalls obligate *Blutungszeit* erscheint in der Ta
belle nicht, weil sie zur intraoperativen *Trend*erfassung schlecht praktikabel is
Nach Duke oder Ivy gemessen, beträgt sie normalerweise maximal 4 min; be

Tabelle 2. Minimales, obligates Hämostasescreening

Parameter	Normbereich	Kritische Schwelle	< Schwelle + Blutung	> Schwelle − Blutung
Thrombozyten $10^3/\mu l$	150–350	50		
Quick ⎱ Sek. Pat.	> 70%	35%	≥ 66%	≥ 75%
aPTT ⎰ Sek. Ktr.	≤ 1,2	1,4–1,5		
	< 45″	56–60″		
Fibrinogen g/l N. Clauss	1,5–4,0	1,5 (Ältere Pat.) 1,0 (Jüngere Pat.)		

Varianten davon etabliere man eigene Referenzwerte. Die *obligaten* Screening-methoden beantworten die Frage, ob die *Voraussetzungen der Gerinnselbildung* erfüllt sind. Der *Informationsgehalt der Schwellenwerte* läßt sich anhand einer sog. Bayes'schen Analyse von Urdaten im Schrifttum [14] dahin präzisieren, daß bei Unterschreitung der Schwellen $\geq \frac{2}{3}$ der Patienten eine HSS zeigen, während bei *Nicht-Unterschreitung* $\geq \frac{3}{4}$ *der Kranken keine HSS* entwickeln.

Die *ergänzenden* Untersuchungen bezwecken einerseits eine Quantifizierung der Thrombozytenfunktion (v.a. der Adhäsion und der Aggregation) und sind hier eher Speziallaboratorien vorbehalten, andererseits sind sie Suchtests auf Polymerisations- und/oder Spaltprodukte von Fibrin(ogen), d.h. auf eine DIG. Polymerisationsprodukte verlängern die Thrombinzeit (heparinempfindlich!) wie auch die Thrombinkoagulase- und die Reptilasezeit (nicht heparinempfindlich!) über den Normbereich von 17–22 s hinaus. Der nicht sehr empfindliche Äthanolgelierungstest EGT wird positiv, kann aber bei sehr tiefen bzw. hohen Fibrinogenwerten falsch negativ bzw. positiv ausfallen. Für die verschiedenen Schnelltests auf Fibrin(ogen)-Splits konsultiere man die jeweilige Produkteinformation. Ein wichtiger, ergänzender Parameter ist noch die funktionelle Antithrombinaktivität (normal 80–120%), deren Verminderung allerdings sowohl ein erhöhter Verbrauch als auch eine gehemmte Synthese (Leberschaden!) zugrunde liegen können.

Unter *flankierenden* Untersuchungen verstehen wir Daten zum Allgemeinzustand bzw. zu den Organfunktionen, insbesondere Blutbild, Blutgase, Serumionogramm, Kreatinin, Blutzucker und Leberenzyme. Auch daraus lassen sich wertvolle Trendinformationen gewinnen.

Besonders schwierig kann sich die Lagebeurteilung bei der *DIG* gestalten. Wir bevorzugen die Stadieneinteilung nach Popow-Cenic, wie sie aus Abbildung 2 hervorgeht [15].

| Stadien, Vorgänge | Obligat | | | | Ergänzend | | | |
| | | Exog/Endog/Endstrecke | | | Fibrin(ogen)-Splits | | | |
	Thrombo x 10^9/l	Quick %	aPTT Sek.	Fibrg g/l	THZ Sek.	TKZ/REZ Sek.	EGT	AT III %
(1) Gerinnung ↑	=↓	=	↓	=↑	=	=	neg.	=↓
(2) Gerinnung ↑ Verbrauch ↑	↓	=	=↓	=↓	=	=	pos.	↓
(3) Gerinnung ↓ Verbrauch ↑ Fibrinolyse ↑	↓	↓	↑	↓	↑	↑	neg.	↓
(4) Verbrauchs-Koagulopathie	↓↓	↓↓	↑↑	↓↓	=↑	↑↑	pos.	↓↓

Abb. 2. Screening-Profile der 4 Stadien einer DIG. (Nach [15])

Da die DIG stets Folge eines primären Krankheitsprozesses – s. Abbildung 1! – ist, gilt es, *Ursache* und Wirkung anzugehen, bevor das klinisch manifeste Stadium 4, d. h. der eigentliche, lebensbedrohliche hämostatische Zusammenbruch erreicht wird.

Wirkung der Einzelpräparationen

Nebst kristalloiden Lösungen und einem kolloidalen Plasmaersatzmittel stehen bei uns für den intraoperativen Gebrauch die folgenden Präparationen (Volumen pro Einheit in Klammern) im Vordergrund [6]. Erythrozytenkonserve mit Hämatokrit 50% (EK_{50}, 350 ml), frischgefrorenes Plasma FFP einmal zentrifugiert (250 ml), Fibrinogenkonzentrat (1 g in 100 ml), ein mittels „continuous flow centrifugation" gewonnenes Thrombozytenkonzentrat (TK_{CFC} zu 250 ml mit durchschnittlich $4,3 \cdot 10^{11}$ Plättchen, d. h. $\sim 1,75 \cdot 10^9$ pro ml), sowie Frischblut, definiert als Vollblutkonserve zu 500 ml mit ≤ 12 h Lagerungsdauer. Für besondere Indikationen verwenden wir ein Ery-Konzentrat mit 70% Hämatokrit (EK_{70}, 260 ml) sowie gewaschene oder gefilterte Konzentrate (eiweiß- bzw. leukozytenarm), Albumin 5%ig und 20%ig, 2mal zentrifugiertes, plättchenarmes FFP sowie die verschiedenen Faktorenkonzentrate, insbesondere von F VIII, F IX-Komplex und Antithrombin III [14].

Pro Einheit der Erythrozytenpräparationen EK_{50} und EK_{70} darf man beim „Standardblutvolumen" um 5000 ml auch beim blutenden Patienten einen Hämatokritanstieg von etwa 2% bzw. 3% erwarten; für Angaben zur empfehlenswerten, genaueren Dosierung verweisen wir auf [6].

Bei der *Substitution plasmatischer Gerinnungsfaktoren* erhält man *ohne* akute DIG pro Einheit FFP für die lagerungslabilen Faktoren V und VIII einen Aktivitätsanstieg von etwa 4%, für den stabilen F IX-Komplex (Nottherapie der oralen Antikoagulantienblutung!) sowie für AT III einen solchen um 5% [5, 6]. Für das Fibrinogen ergibt sich eine Konzentrationszunahme von etwa 0,1 g/l, mit dem Konzentrat (1 g in 100 ml) dagegen eine solche um 0,3 g/l pro Einheit. Dementsprechend zeigt die klinische Erfahrung, in Übereinstimmung mit den Schwellenwerten in Tabelle 2, daß *qualitativ einwandfreies* FFP (FVIII $\geq 70\%$, besser $\geq 80\%$!) zur Beherrschung multipler, erworbener Faktorendefekte intra operationem meist ausreicht, während bei schwerer Hypofibrinogenämie das Konzentrat angezeigt ist. Eine gleichzeitige Hyperfibrinolyse – s. Abbildung 2 – erfordert die Gabe von Aprotinin, $2–5 \cdot 10^5$ KIE i. v. (Trasylol, CAVE mögliche, anaphylaktoide Reaktionen!) oder von Tranexamsäure (Cyclokapron, 1–2 Amp. zu 0,5 g in 5 ml i. v. 3–6 × tgl).

Für die Faktorenkonzentrate – F VIII, F IX-Komplex, AT III – gilt *ohne* akute DIG, mit einer intravasalen Recovery von 80% 30 min nach der Injektion, daß 1 IE/kg KG einen Aktivitätsanstieg im Plasma um 2% ergibt. *Bei* akuter DIG sind Recovery und Aktivitätsanstieg nur etwa halb so groß (1 IE/kg KG = + 1% [4, 7, 14]). Dieselbe Relation dürfte für die Wirkung von FFP und Fibrinogenkonzentrat zutreffen; klare Daten hierzu gibt es aber u. W. nicht.

Zur *Thrombozytensubstitution* ist heute das von einem Einzelspender gewonnene, vorerwähnte TK_{CFC} die Präparation der Wahl [5, 6, 14]. Mit dem mittleren

Gehalt einer Frischbluteinheit von $0,9 \cdot 10^{11}$ Thrombozyten, d.h. $0,2 \cdot 10^9$ Plättchen pro ml, beträgt der Anstieg im Kreislauf des blutenden Empfängers *ohne* DIG nur etwa 5000/µl – es gelingt also lediglich eine ungefähre Stabilisierung der Thrombozytenzahl. Pro ml ist ein manuelles Plättchenkonzentrat mit 50 ml Volumen 3,5mal, das TK_{CFC} dagegen mit durchschnittlich $1,75 \cdot 10^9$ Thrombozyten pro ml fast 9mal stärker wirksam als Frischblut. *Ziel* jeder Thrombozytentransfusion ist eine Plättchenzahl $> 100\,000$/µl [9]. Das TK_{CFC} erlaubt es, dieses Ziel mit der kleinstmöglichen Spenderzahl zu erreichen, was bei der derzeitigen Sorge um Krankheitsübertragungen durch Blutbestandteile wesentlich ist.

Der Effekt einer Thrombozytensubstitution hängt von 3 Faktoren ab: dem Blutvolumen des Empfängers, der trotz allen Standardisierungsbemühungen recht unterschiedlichen Plättchenzahl pro ml Konzentrat (die bei uns stets ermittelt wird) sowie der Sequestrierung transfundierter Plättchen in der Milz. Sie beträgt normalerweise 35%, der *intravasale Wirkungsanteil WA* also 65% oder 0,65. Der WA variiert aber zwischen $> 0,8$ beim Splenectomierten und $\sim 0,2$ bei abnormer Destruktion (ITP!) oder Verbrauch (DIG!) der Thrombozyten sowie bei manchen Formen der Splenomegalie. Abbildung 3 soll das Zusammenspiel dieser Einflußgrößen verdeutlichen einschließlich der Notwendigkeit, stets die Plättchen auch *nach* der Transfusion zu zählen.

Die ITP ist die häufigste Autoimmunerkrankung in der Schwangerschaft [17]. Da die meist zur IgG-Klasse gehörenden Antikörper die Plazentaschranke zu

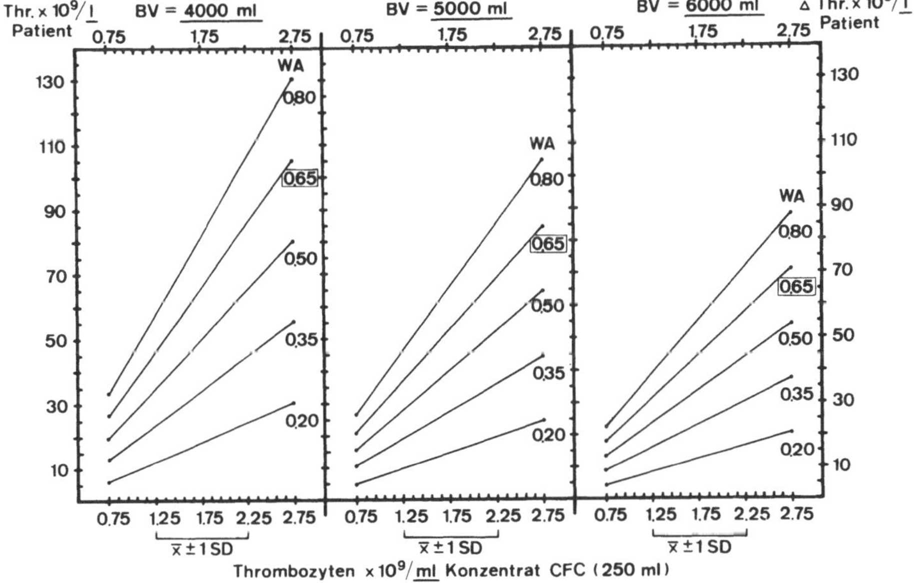

Abb. 3. Zu erwartender Thrombozytenanstieg bei einem Patienten als Funktion von tatsächlichem Zellgehalt pro ml eines CFC-Konzentrates, dem intravasalen Wirkungsanteil WA der transfundierten Thrombozyten und dem Blutvolumen. Der relativ breit streuende Zellgehalt (70–130% des Durchschnittswertes!) der einzelnen Konzentrate sowie die unterschiedlichen WA können von Fall zu Fall sehr erhebliche Auswirkungen haben

passieren vermögen, entsteht nicht nur bei der Mutter, sondern häufig auch beim Kind eine kritische Thrombozytopenie [13]. Sowohl eine natürliche Entbindung als auch eine Sectio waren ehedem mit $\geq 20\%$ mütterlichen Hämostasedefekten belastet [13], die Kinder durch ZNS-Blutungen gefährdet. Die Therapie war unbefriedigend, weil hohe Prednisolondosen sehr unterschiedlich wirkten und Nebenwirkungen wie bspw. eine Präeklampsie zeigten [20]. Die Splenectomie in Graviditate ging mit einer mütterlichen bzw. kindlichen Letalität von 2–3% bzw. 20–30% einher [3, 20], und Thrombozytenkonzentrate waren weitgehend unwirksam.

Die 1981 von Imbach eingeführte Therapie der kindlichen ITP [10] mit hohen Dosen von intravenös verträglichen IgG-Präparaten der 3. Generation (IVIG) hat sich inzwischen auch bei Schwangeren öfters, wenn auch nicht durchwegs bzw. allein als erfolgreich erwiesen (Hinweise bei [3, 13, 17, 20, 21]). Die für die ITP allgemein empfohlene Dosis von 0,4 g IVIG/kg KG und Tag während 5 Tagen hat bisher keine Nebenwirkungen gezeigt und ist bei jedem Fall von Schwangerschafts-ITP, allein oder als ergänzende Maßnahme, empfehlenswert. Die Wirkung von IVIG, sofern vorhanden, läßt sich offenbar als „endogene Thrombozytensubstitution" durch Bremsung der pathologischen Destruktionsrate interpretieren.

Zur *Antithrombin III-Therapie einer DIG* haben wir früher Stellung genommen [4, 7] und möchten hier lediglich die Richtlinien stichwortartig wiederholen: Die funktionelle AT III-Aktivität ist als Steuerungsgröße zu messen. Das Ziel einer Substitution ist eine Aktivität von 80–100%. Die Initialdosis in IE berechnet sich aus (Aktivität % $_{soll}$ – Aktivität % $_{ist}$) × kg KG. Repetitionsdosen alle 4–6 h gemäß Kontrolle. Erforderliche Gesamtmenge AT III beim Erwachsenen etwa 4000 IE pro die während 2–3 Tagen, gleichzeitige Heparingabe wegen Blutungsrisiko unterlassen.

Konzept einer „hämostasebewußten" Komponententherapie

Aus medizinischen wie aus blutökonomischen Gründen sollte der Anästhesist stets bemüht sein, im Sinne des *prospektiven Denkens* anhand eines *Trendmonitoring* der wichtigen Parameter gemäß Tabelle 2 einer klinisch manifesten Hämo-

Tabelle 3. Linzer Konzept der Komponententherapie akuter Blutverluste in % des Blutvolumens

Stufe	Verlust	Therapie
I	$\leq 20\%$	1/2 Kolloid 1:1, 1/2 Kristalloid 3:1
II	20–67%	Ery-Konserve „50" (350 ml) plus FFP (250 ml), „Portionen" zu 2+1 Einheit; Kristalloid 1:1
III	$> 67\%$	II + Thrombozyten-Konz. n. Plättchenzahl, oder Frischblut ≤ 12 h; Kristalloid 1:1

stasestörung *zuvorkommen*. Dieses Prinzip liegt dem in Tabelle 3 zusammengefaßten Linzer Konzept der Komponententherapie [5, 6] zugrunde.

Mit Hilfe der Verdünnungsgleichung $y = e^{-x}$ für die Austauschtransfusion, modifiziert um die bekannten Wirkstoffgehalte der verschiedenen Präparationen, lassen sich die Verlaufsprofile zumindest für Blutbestandteile mit geringen

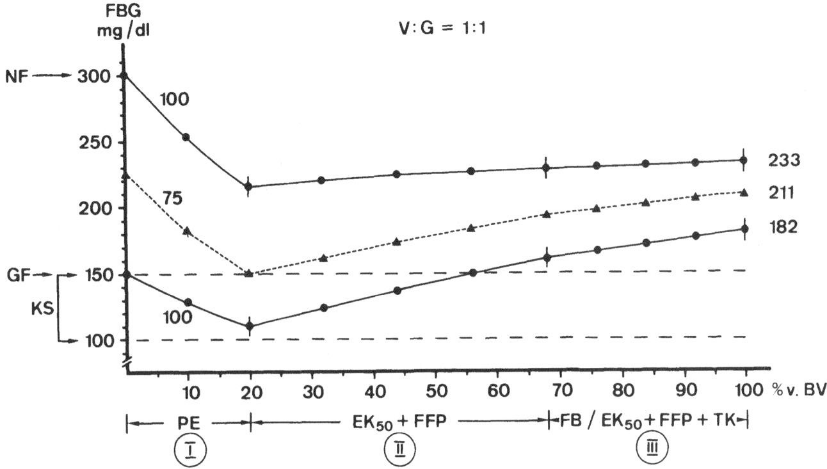

Abb. 4. Verlaufsprofile von Fibrinogen FBG während einer Transfusion nach dem Linzer Konzept (Tabelle 3) bis zu 100% des Empfänger-Blutvolumens. Am rechten Ende der Kurven sind die erreichten Endwerte vermerkt. Man beachte, daß die kritische Schwelle von FBG beim „hämostatischen Grenzfall" vorübergehend unterschritten wird. (Nach [5, 6], Einzelheiten s. Text)

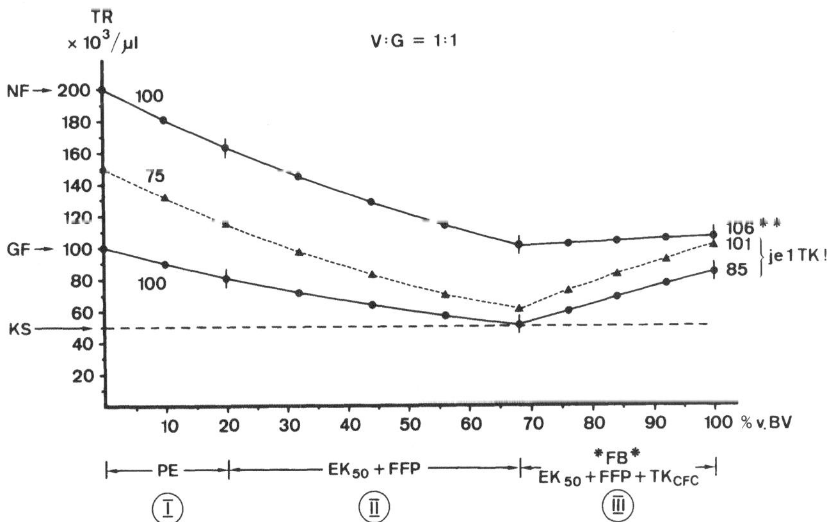

Abb. 5. Verlaufsprofile der Thrombozyten TR während einer Transfusion nach dem Linzer Konzept (Tabelle 3), dargestellt wie in Abb. 4. (Nach [5, 6], Einzelheiten zu Stufe III s. Text)

Nachschubraten, wie das Fibrinogen und die Thrombozyten, mit einem Computerprogramm simulieren und grafisch wiedergeben [5, 6]. Die Abbildung 4 und 5 stellen solche Verlaufsprofile für das Linzer Konzept gemäß Tabelle 3 dar.

Jede Abbildung zeigt 3 verschiedene Patienten. Beim Normalfall NF entsprechen die Ausgangswerte von Fibrinogen und Thrombozyten dem Normdurchschnitt, beim Grenzfall GF der Hälfte hiervon. Der Grenzfall ist also pathologisch, aber nicht von vornherein kritisch. In beiden Fällen spielen sich Verlust und Gewinn (Zufuhr) im Verhältnis 1:1, also im Volumengleichgewicht, auf der Ebene von 100% des Soll-Blutvolumens SBV des Kranken ab. Dazwischen erscheint ein Patient, dessen Ausgangswerte mit 75% des Durchschnittes am unteren Ende des Normbereiches liegen, und dessen Verlust und Gewinn zwar 1:1, aber bei 75% des SBV ablaufen, d.h. bei einer in praxi häufig vorkommenden Hypovolämie. Die kritischen Schwellen gemäß Tabelle 3 sind mit KS bezeichnet. Bei diesen Patienten wird *keine* DIG angenommen.

Wie aus Abbildung 4 ersichtlich, wird das Fibrinogen insbesondere beim älteren Patienten mit der höheren Schwelle von 1,5 g/l oder 150 mg/dl relativ leicht kritisch, beim angewandten Konzept – hier ohne Einsatz eines Konzentrates – aber doch, in Abwesenheit einer DIG, befriedigend abgesichert. In Abbildung 5 erhält der supponierte Normalfall auf der Therapiestufe III gemäß Tabelle 3 4 Einheiten Frischblut, die beiden anderen Patienten dagegen EK_{50} plus FFP plus *ein* Thrombozytenkonzentrat. Die stärkere Wirkung des Konzentrates wird damit sehr auffällig, auch wenn der Grenzfall GF zuletzt die erstrebte Plättchenzahl von $> 100 \times 10^3/\mu l$ nicht ganz erreicht. Eine hinzukommende DIG würde die Kurven in derzeit nicht präzisierbarem Ausmaß nach unten drücken, das dargelegte Konzept hat sich aber in unserem Bereich bei einem hohen Anteil von hämostatischen Risikopatienten und -eingriffen sehr bewährt. Betreffs Verlaufsprofile bei einer Notfalltransfusion müssen wir auf [6] verweisen.

Zusammenfassung

Für die Lagebeurteilung, Prophylaxe und Therapie von Hämostasestörungen benötigt der Anästhesist, nicht zuletzt der junge Kollege auf Außenposten, ein einfaches, klar definiertes Gesamtkonzept. Das Leitmotiv ist die *vorbeugende* Einregulierung des Kranken auf Normbereiche oder zumindest die *Sicherung kritischer Schwellen*. Bei prophylaktischer Gewährleistung der dargelegten Schwellenwerte, falls der Kranke sich ihnen überhaupt nähert, darf erwartet werden, daß $\geq \frac{3}{4}$ der Patienten intra operationem *keine* Hämostasestörung entwickeln werden. Um dies zu erreichen, muß in jeder Lage ein *minimales Hämostasescreening* durchgeführt sein, bestehend aus *Thrombozytenzahl, Quick, aPTT* und *Fibrinogen nach Clauss*, damit ein bedrohlicher Trend frühzeitig erkannt und prospektiv gehandelt werden kann. Nebst dem Sauerstoffmangel ist der hämostatische Zusammenbruch eines Patienten für den Anästhesisten einer der eindringlichsten Belege dafür, wieviel besser Vorbeugen als Heilen ist.

Literatur

1. Abdulla W, Frey R, Witzke G (1979) Bluttransfusion und Blutgerinnung. Fischer, Stuttgart New York
2. Barthels M, Poliwoda H (1987) Gerinnungsanalysen, 3. Aufl. Thieme, Stuttgart
3. Besa EC, MacNAb MW, Solan AJ, Lapes MJ, Marfatia U (1985) High-dose intravenous IgG in the management of pregnancy in women with idiopathic thrombocytopenic purpura. Amer J Hematol 18:373-379
4. Blauhut B, Kramar H, Vinazzer H, Bergmann H (1985) Substitution of antithrombin III in shock and DIC: a randomized study. Thrombosis Research 39:81-89
5. Blauhut B, Lundsgaard-Hansen P (1987) In: Just OH, Krier C (Hrsg) INA Bd 61, Aktuelle Anästhesie und Intensivmedizin, 5. Internationales Heidelberger Anästhesie-Symposium, S 195-210. Thieme, Stuttgart New York
6. Blauhut B, Lundsgaard-Hansen P (1988) Akuter Blutverlust, spezielle chirurgische Indikationen, Verbrennungen. In: Mueller-Eckhardt C (Hrsg) Transfusionsmedizin. Springer, Berlin Heidelberg New York London Paris Tokyo
7. Blauhut B, Vinazzer H, Kramar H, Bergmann H, Necek S (1986) Antithrombin III und/oder Heparin bei DIC im Schock? In: List WF, Bergmann H, Schalk HV (Hrsg) Anaesthesie im kleinen und mittleren Krankenhaus. (Anaesthesiologie und Intensivmedizin, Bd 192, ZAK 85, Graz, Band III, S 88-96) Springer, Berlin Heidelberg New York London Paris Tokyo
8. Delvos U, Müller-Berghaus G (1985) Die Bedeutung des Endothels der Gefäßwand für die Aufrechterhaltung der Hämostase. Klin Wschr 63:1237-1246
9. Harker LA, Slichter SJ (1972) The bleeding time as a screening test for evaluating platelet function. New Engl J Med 287:155-159
10. Imbach P, d'Apuzzo V, Hirt A, Rossi E, Vest M, Barandun S, Baumgaratner C, Morell A, Schöni Mm, Wagner HP (1981) High-dose intravenous gammaglobulin for idiopathic thrombocytopenic purpura in childhood. Lancet 1:1228-1231
11. Lechner K (1982) Blutgerinnungsstörungen. Laboratoriumsdiagnose hämatologischer Erkrankungen, Bd 2. Springer, Berlin Heidelberg New York
12. Lundsgaard-Hansen P, Blauhut B, Doran JE (1988) Schockmediatoren und ihre Antagonisten als therapeutische Zukunftsperspektive. Anaesthesiologie und Reanimation (Leipzig) (im Druck)
13. Morgenstern GR, Measday B, Hegde UM (1983) Autoimmune thrombocytopenia in pregnancy: new approach to treatment. Br Med J 287:584
14. Niemer M, Nemes C, Blauhut B, Lundsgaard-Hansen P (1989) Datenbuch Intensivmedizin, 3. Aufl. Fischer, Stuttgart New York
15. Popow-Cenic S, Etzel F, Egli H (1980) Die Behandlung der thrombohämorrhagischen Diathese aus der Sicht der Gerinnungsphysiologie und der Intensivmedizin. In: Vinazzer H (ed) Transactions of the First Danube Symposium on Thrombosis and Haemostasis, pp 272-287. Medicus, Berlin
16. Pralle HB (1985) Checkliste Hämatologie. Thieme, Stuttgart
17. Rose VL, Gordon LI (1985) Idiopathic thrombocytopenic purpura in pregnancy. Successful management with immunoglobulin infusion. J Am Med Ass 254:2626-2628
18. Stern DM, Carpenter B, Nawroth PP (1986) Endothelium and the regulation of coagulation. Pathol Immunopathol Res 5:29-36
19. Takeda Y (1966) Studies of the metabolism and distribution of fibrinogen in healthy men with autologous 125I-labelled fibrinogen. J Clin Invest 45:103-111
20. Wenske G, Gaedicke G, Heyes H (1984) Idiopathic thrombocytopenic purpura in pregnancy and neonatal period. Blut 48:377-382
21. Wenske G, Gaedicke G, Küenzlen E, Heyes H, Mueller-Eckhardt C, Kleinhauer E, Lauritzen C (1983) Treatment of idiopathic thrombocytic purpura in pregnancy by high-dose intravenous immunoglobulin. Blut 46:347-353

Enterale, parenterale Ernährung

Ernährung des Trauma-Patienten –
Enterale Ernährung

G. Wolfram

Von den beiden Möglichkeiten der Zufuhr einer künstlichen Ernährung ist der enterale Weg der physiologischere. Dennoch begann der Innovationsschub in der künstlichen Ernährung bei der parenteralen Zufuhr, und man muß auch heute noch feststellen, daß für die parenterale Ernährung mehr experimentelle Befunde vorliegen, größere Erfahrungen bestehen und in der Praxis Prioritäten gesetzt werden, obwohl die Nährstoffaufnahme und die sich anschließende Verstoffwechselung bei enteraler Zufuhr physiologischer ablaufen [15] und die Sondennahrung wesentlich billiger ist als die Infusionslösungen für die parenterale Ernährung. In letzter Zeit melden sich aber häufiger Befürworter der enteralen Ernährung mit guten Argumenten und Erfahrungen [2, 6, 15, 16, 19].

Nach einem Trauma durchläuft der Patient nach Cuthbertson eine initiale Phase der Depression des Stoffwechsels, der eine Phase erhöhter Stoffwechselaktivität folgt. Dabei kommt es zu einem vermehrten Eiweiß-Abbau v. a. im Muskel, zu einer erhöhten Glukosebereitstellung zunächst aus Leberglykogen, dann durch erhöhte Glukoneogenese aus den aus dem Muskel stammenden Aminosäuren und zu einer erhöhten Freisetzung von Fettsäuren und Glyzerin im Fettgewebe. Die Energiegewinnung erfolgt in dieser Situation vorwiegend durch Oxidation von Fettsäuren, während die katabolen Hormone in der Postaggressionsphase die Verwertung der vermehrt bereitgestellten Glukose hemmen. Die Besonderheiten des Postaggressionsstoffwechsels und die schlechtere Glukosetoleranz können natürlich auch für die enterale Ernährung Probleme bringen und zu Stoffwechselentgleisungen führen.

Meine Ausführungen gliedern sich in eine Besprechung der physiologischen und nutritiven Unterschiede zwischen enteraler und parenteraler Nährstoffzufuhr, der bei enteraler Ernährung verwendeten Sondennahrungen, der Sondenposition, der praktischen Durchführung der enteralen Ernährung und der möglichen Komplikationen.

Nutritive Unterschiede bei parenteraler oder enteraler Zufuhr

Bei oraler Ernährung gelangen die Nährstoffe mit Ausnahme der langkettigen Fettsäuren und fettlöslichen Vitamine über die Pfortader zur Leber, das heißt, die Leber hat eine regulierende Funktion in quantitativer und qualitativer Hinsicht, z. B. durch Umbau oder vorübergehende Einlagerung von Nährstoffen und deren Abgabe an den übrigen Körper, je nach Bedarf. Die enterale künstliche

Ernährung folgt diesem Weg, während bei parenteraler Zufuhr das Nährstoffangebot gleichzeitig und gleichwertig alle Organe erreicht und die Leber ihre Rolle als kontrollierendes und regulierendes Organ nicht an bevorzugter Stelle, sondern nur als ein Organ unter mehreren mit entsprechend geringerer Effektivität ausüben kann. Darauf zurückzuführende Unterschiede im Stoffwechsel lassen sich für Aminosäuren, für Kohlenhydrate und für Fett aufzeigen [10].

Die enterale Zufuhr von *Eiweiß* oder Aminosäurengemischen führt zu einem Umbau von Aminosäuren bereits im Darmepithel und in der Leber, so daß über die Lebervene an den Organismus ein quantitativ und qualitativ modifiziertes Aminosäuremuster abgegeben wird. Bei der intravenösen Infusion von Aminosäurelösungen erreichen die jeweils infundierten Mengen und Muster unmittelbar die Organe.

Die gleiche Menge *Glukose* führt auf parenteralem Wege zu einem höheren Anstieg des Blutzuckers und zu signifikant höheren Insulinspiegeln als bei enteraler Zufuhr (Abb. 1). Die Ursache liegt wahrscheinlich in der unterschiedlichen Stellung der Leber bei beiden Zufuhrwegen. Bei *parenteraler* Zufuhr haben hohe Glukosekonzentrationen einen direkten Einfluß auf das Pankreas und die Insulinfreisetzung. Bei *enteraler* Zufuhr erfolgt die Stimulation der Insulinfreisetzung auch mit Hilfe von gastrointestinalen Hormonen und nach Passage der Glukose durch die Leber [9]. Dieser Unterschied wird von anderen Autoren nicht bestätigt.

Bei der Zufuhr langkettiger *Fettsäuren* ist das Angebot an die Organe wegen des Abtransports über den Ductus thoracicus zur Vena cava superior bei parenteraler und enteraler Zufuhr gleich. Bei Verwendung von mittelkettigen Triglyceriden, die auch in der Sondenernährung einen festen Platz haben, ergeben sich jedoch Unterschiede. Mittelkettige Fettsäuren werden nach enteraler Resorption in der Leber zu 80% abgebaut und als Azetat entweder oxidiert oder als Baustein wiederverwendet. Bei parenteraler Zufuhr gelangen die mittelkettigen Triglyceride unmittelbar in die peripheren Organe und werden dort aufgenommen. Dennoch ist die Oxidationsrate von mittelkettigen Triglyceriden bei enteraler oder

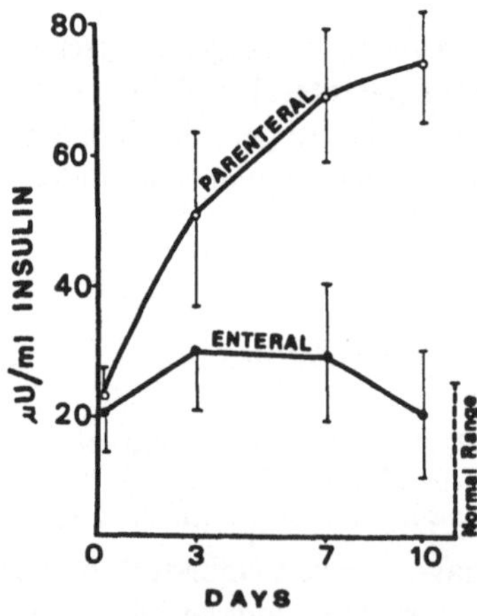

Abb. 1. Insulinkonzentrationen im Plasma chirurgischer Patienten bei enteraler oder parenteraler Nährstoffzufuhr. (Nach [9])

parenteraler Zufuhr wegen der raschen Resorption im Darm und der hohen Oxidationsrate in der Leber nahezu gleich [24], (Abb. 2).

Unabhängig von diesen Unterschieden im Stoffwechsel der wichtigsten Nährstoffe kann man mit einer enteralen oder auch parenteralen künstlichen Ernährung eine ausgeglichene Stickstoffbilanz erreichen [9], (Abb. 3). Die durch den Zufuhrweg bedingten Unterschiede im Stoffwechselverhalten bieten also kein zwingendes Argument für die Bevorzugung der einen oder anderen Methode [10], lassen jedoch für eine Langzeiternährung den enteralen Zufuhrweg als physiologischer erscheinen. Auf mögliche Unterschiede in funktionellen Konsequenzen bei länger dauernder enteraler Ernährung, z.B. ein besserer Schutz vor Streßulcus oder eine trophische Wirkung auf das Darmepithel [21] oder eine stimulierende Wirkung auf die Synthese von Apolipoprotein AI u.a., sei hier nur hingewiesen.

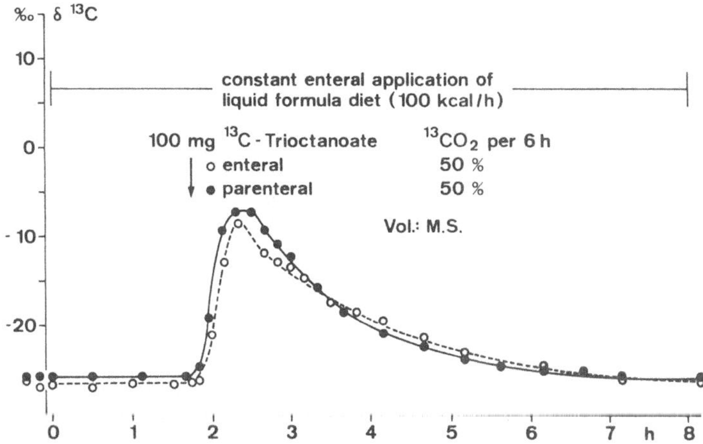

Abb. 2. $^{13}CO_2$-Abgabe mit der Atemluft nach oraler oder parenteraler Zufuhr von 100 mg ^{13}C-markiertem MCT (Trioktanoat 99 Atomprozent ^{13}C in der Carboxylgruppe in 10 ml einer MCT/LCT-Fettemulsion bei einer gesunden Versuchsperson während konstanter enteraler Zufuhr einer Sondennahrung (Eiweiß 17, Kohlenhydrate 58, Fett 23 Energieprozent). Bei beiden Zufuhrwegen erreicht die Oxidationsrate innerhalb 6 h 50% der zugegebenen Menge. (Nach [25])

Abb. 3. Stickstoffbilanz im Verlauf der künstlichen Ernährung chirurgischer Patienten bei enteraler oder parenteraler Nährstoffzufuhr. (Nach [9])

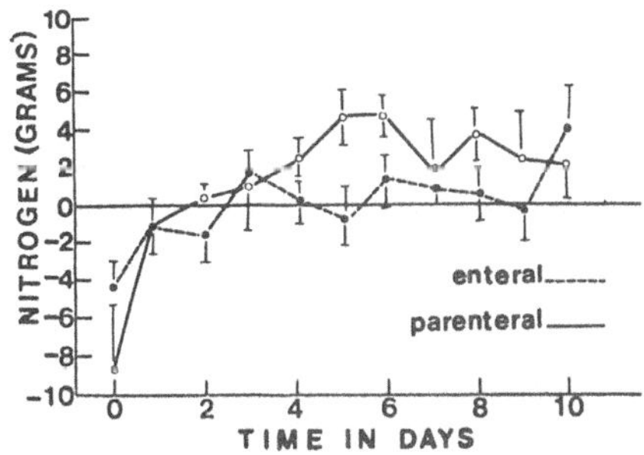

Sondennahrungen

Es ist heute allgemein bekannt, daß flüssige oder breiförmige Nährstoffgemische, die in der Krankenhausküche selbst hergestellt werden, Nachteile haben. Diese betreffen vor allem die Unsicherheit in der Deckung des Nährstoffbedarfs und das erhöhte Risiko einer bakteriellen Kontamination.

Die industriell hergestellten Sondennahrungen kann man prinzipiell in nährstoff-definierte und chemisch-definierte Diäten unterteilen. Bei beiden handelt es sich um vollwertige Nährstoffgemische. Hinzu kommen noch Supplemente mit speziellen Indikationen [14], (Tabelle 1).

Industriell gefertigte *nährstoff-definierte* Diäten stehen flüssig zur Verfügung, sie sind exakt definiert, standardisiert und bilanziert, d.h. ihre Anwendung garantiert eine vollwertige Ernährung. Nährstoffdefizite können durch entsprechende Supplemente beseitigt werden. Die qualitativen Anforderungen an eine nährstoff-definierte Diät verlangen einen Energiegehalt von 1 kcal/1 ml; eine Sondennahrungsmenge mit einem Energiegehalt von 2000 kcal sollte auch den Bedarf an Vitaminen, Mineralstoffen und Spurenelementen innerhalb 24 h decken, da die Speicher, z.B. für wasserlösliche Vitamine, begrenzt sind und da bei Patienten mit einem erhöhten Bedarf mit bereits bestehenden Nährstoffdefiziten und mit vermehrten Verlusten zu rechnen ist. Die Eiweißzufuhr sollte bei 1 g Eiweiß pro kg KG liegen, kann aber bei katabolen Zuständen auf das Doppelte angehoben werden müssen. Als Proteinquelle bietet sich ein biologisch hochwertiges Gemisch aus Milchprotein und Sojaprotein an.

Als Kohlenhydratquelle dient wegen der niedrigeren Osmolalität teilabgebaute Maisstärke, z.B. in Form von Maltodextrin, die sehr gut wasserlöslich und damit sondengängig ist. Da in unserer Bevölkerung in etwa 10% mit einer primären Laktoseintoleranz und bei Patienten mit Erkrankungen des Gastrointestinaltrakts mit sekundären Laktoseverwertungsstörungen zu rechnen ist, sollte eine nährstoff-definierte Diät laktosefrei sein. Fett ist eine sehr gute Energiequelle, wegen des erhöhten Bedarfs an essentiellen Fettsäuren bei Schwerverletzten und der besseren Resorbierbarkeit sind polyenfettsäurereiche Öle üblicher Standard. Bei Fettunverträglichkeit bietet sich der Einsatz von mittelkettigen Triglyceriden an, die besser resorbiert werden. Zur Deckung des Bedarfs an essentiellen Fettsäuren ist ein bestimmter Anteil von langkettigen Fettsäuren unverzichtbar. Der Fettanteil sollte jedoch 40% der Energie nicht überschreiten. Ballaststoffreiche

Tabelle 1. Nomenklatur der enteralen Ernährung. (Nach [14])

1. Selbst hergestellte Sondenkost (home made)
2. Nährstoffdefinierte Diät (NDD)
   a) vollbilanziert
   b) modifiziert (alternativ)
3. Chemisch definierte Diät (CDD)
   a) Elementardiät
   b) Oligopeptiddiät
4. Supplemente

Sondennahrung ist für schwerstkranke Patienten wegen des Risikos von Meteorismus und erhöhter Darmtätigkeit nicht so geeignet. Andererseits haben die Ballaststoffe positive Wirkungen auf den Kohlenhydrat-Stoffwechsel [24], (Abb. 4), und die Funktionstüchtigkeit des Darms, die auch beim schwerkranken Patienten eine Rolle spielt. Dennoch sind die Erfahrungen mit ballaststoffhaltigen Sondennahrungen nicht nur positiv [11, 15]. Zumindest wird durch den Zusatz von Ballaststoffen die Viskosität erhöht. Die Osmolalität einer nährstoff-definierten Diät darf nicht über 450 mosmol/l liegen. Für die Verträglichkeit sind die Osmolalität des Mageninhalts, wenn er in den Dünndarm übertritt, und die Entleerungsgeschwindigkeit des Magens entscheidend [13]. Beides wird bei Magensonden noch physiologisch gesteuert. Bei Dünndarmsonden kommt die vorgegebene Osmolalität direkt im Dünndarm zur Wirkung.

Eine Fertigdiät sollte gut verträglich sein. Dabei spielt für die Langzeiternährung auch der Geruch und der Geschmack eine Rolle, da nicht nur beim Trinken dieser Diät als Zusatzernährung, sondern auch bei intragastraler Zufuhr durch Aufstoßen eine schlechte Geschmacksqualität vom Patienten wahrgenommen werden kann.

Unter einer *chemisch-definierten* Diät versteht man eine Fertignahrung, die einzelne Bausteine aus monomolekularen Komponenten enthält, anstelle von höher-molekularen Eiweißen also ausschließlich L-Aminosäuren in ausgewogener Mischung, anstelle von komplexen Kohlenhydraten Monosaccharide, einen Teil der Fette eventuell als mittelkettige Triglyceride. Ansonsten ist diese Diät fettarm, ballaststofffrei und frei von Laktose, Gluten, Cholesterin und Purinen. Die Resorption kann im oberen Dünndarm abgeschlossen werden. Diese Elementardiät ist hyperosmolar und geschmacklich nicht günstig.

An ihre Stelle ist deshalb heute die *Oligopeptiddiät* getreten, bei der das Gemisch von L-Aminosäuren durch Oligopeptide aus 2 bis wenigen Aminosäuren pro Molekül ersetzt ist. Diese sind besser resorbierbar und besitzen eine deutlich geringere Osmolalität. Auch bei den Kohlenhydraten konnte man durch die Verwendung von Oligosacchariden anstelle von Glukose eine Senkung der Osmolalität erreichen. Da diese Diäten grundsätzlich über Sonden duodenal oder jejunal verabreicht werden, müssen sie geschmacklich nicht korrigiert werden.

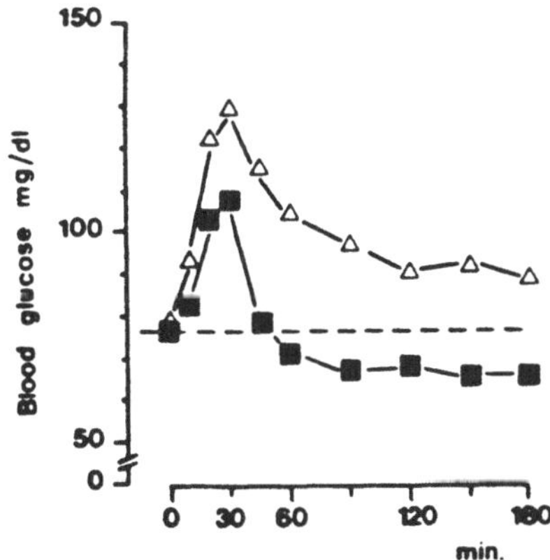

Abb. 4. Verlauf des Blutzuckers nach einer oralen Glukosebelastung bei gesunden Versuchspersonen vor (■) und nach (△) 4 Wochen Ernährung mit einer ballaststofffreien Sondennahrung. (Nach [24])

Sonden

Die enterale künstliche Ernährung kann über naso-gastrale, naso-duodenale oder naso-jejunale Verweilsonden zugeführt werden. Zum Legen der Sonden wurden verschiedene Techniken beschrieben [1, 2, 17, 20, 23]. Eine röntgenologische Kontrolle der Sondenlage ist immer angebracht. Mit invasiver Technik oder unter Zuhilfenahme endoskopischer Verfahren sind perkutane Katheter-Ösophago- und -gastrostomie unter Umgehung einer Laparatomie beschrieben worden. Intraoperativ können Ernährungssonden auch durch eine Feinnadel-Katheter-Jejunostomie plaziert werden [1, 19].

Die *intragastrale* Zufuhr von Sondennahrungen setzt eine gute Motilität im Bereich von Antrum und Pylorus sowie eine ordnungsgemäße Magenentleerung voraus. Die Zufuhr kann als Bolus oder kontinuierlich erfolgen. Eine Überprüfung der Entleerung durch Ansaugen des Mageninhalts vor erneuter Zufuhr einer Sondennahrung ist im Gegensatz zu den früheren großlumigen Sonden aus Polyvinylchlorid bei den modernen, weichen, dünnlumigen Sonden aus Polyurethan und Silikonkautschuk nicht mehr zuverlässig gegeben. Beim liegenden Patienten ist natürlich die Gefahr eines gastroösophagealen Refluxes größer. Erhöhte Vorsicht ist bei sedierten oder gar relaxierten Patienten notwendig, da mit erhöhten Refluxmengen und dem Auftreten einer Magenstase zu rechnen ist [4]. Aus diesen Gründen ist eine intragastrale Zufuhr für Patienten in der akuten Phase eines schweren Traumas nicht geeignet. Eindeutige Indikationen sind Verletzungen oder Operationen im Mund oder Rachen sowie Oesophagusstenosen.

Eine perkutane Katheter-Ösophago- oder -Gastrostomie wird man bei Traumapatienten primär nicht durchführen.

Die *intraduodenale* und *intrajejunale* Zufuhr erfolgt mit flexiblen und gewebefreundlichen dünnlumigen Sonden, bei dieser Sondenlage allerdings nur mit kontinuierlicher Zufuhr. Einen wesentlichen Gewinn an Zuverlässigkeit bedeutet die Verwendung von Schlauchpumpen [7]. Bei Patienten mit Operationen am oberen Verdauungstrakt ist in den ersten postoperativen Tagen mit Funktionsstörungen des oberen Dünndarms zu rechnen. Eine enterale Ernährung bereits in den ersten postoperativen Tagen ist deshalb mit einer höheren Komplikationsrate belastet. Für Dünndarmsonden geeignet sind auch bewußtlose Patienten mit fehlenden Schluckreflexen. Bei abdominal-chirurgischen Eingriffen bietet es sich an, intraoperativ eine Ernährungssonde in Form einer Feinnadel-Katheter-Jejunostomie anzulegen [1, 19]. Diese Technik ist an sich zuverlässig, die Erfahrungen und Erfolge nach elektiven Operationen und auch nach Trauma sind aber unterschiedlich.

Praktische Durchführung

Nach dem Ausschluß von Kontraindikationen (Tabelle 2) kann eine enterale Ernährungssonde nach einem der vorher beschriebenen Verfahren eingelegt und mit einer pumpen-assistierten Ernährung begonnen werden. Auf eine sorgfältige Fixierung und Markierung der Sonde muß besonders geachtet werden [12, 17].

Tabelle 2. Kontraindikationen für Sondenernährung

1. Ileus, Darmstenose, Operation im oberen Magen-Darm-Trakt
2. Akute gastrointestinale Blutung, Ösophagusvarizen, Ulcusgefährdung
3. Unverträglichkeit, anhaltende Diarrhoe (autonome Neuropathie bei Diabetes) urämische Gastroparese, Erbrechen, akute Pankreatitis
4. Extrem verkleinerte resorptionsfähige Darmoberfläche
5. Massive Störungen des Elektrolyt- und Säure-Basen-Haushalts (Coma urämicum)

Die initiale Aufbauphase der enteralen Ernährung soll zunächst über eine Volumensteigerung zu einer Nährstoffsteigerung führen, bis nach etwa 3–5 Tagen die gewünschte Zufuhr erreicht ist. Man beginnt mit einer verdünnten Nährlösung und kleinen Infusionsraten (20–40 ml/h), [16]. Dann folgt zunächst eine Steigerung des zugeführten Volumens, später der Konzentration bis zur unverdünnten Sonde und der Toleranzgrenze oder der gewünschten Energiezufuhr. Die obere Zufuhrrate liegt bei etwa 125 ml/h [17]. Während der initialen Aufbauphase müssen Wasser und Elektrolyte und z. T. auch Nährstoffe ergänzend parenteral zugeführt werden.

Als Sondennahrungen kommen primär nährstoffdefinierte Diäten in Frage, die in flüssiger Form im Handel sind und wie Infusionsflaschen ohne weitere Vorbereitungen an das Ernährungssystem angeschlossen werden können. Bei eingeschränkter Darm- oder Pankreasfunktion sind chemisch-definierte Diäten indiziert, um eine optimale Resorption zu gewährleisten.

Die klinische Überwachung konzentriert sich auf subjektive Beschwerden wie Spannungsgefühl im Bauch, krampfartige Schmerzen, Völlegefühl und Brechreiz sowie die Kontrolle des Stuhlgangs und wird täglich mehrmals ergänzt durch Inspektion, Palpation und Auskultation des Abdomens. Die Häufigkeit und Art der Laborkontrollen sind von der Grundkrankheit des Patienten abhängig. Gezielt zur Überwachung der enteralen Ernährung sind regelmäßige Kontrollen des Blutzuckers, der Natrium- und Kaliumwerte, des Säure-Basen-Haushalts und der Wasserbilanz sowie von Parametern der Nieren- und Leberfunktion angezeigt. Parameter des Eiweißhaushalts (z. B. viszerale Proteine oder besser die Harnstoffproduktionsrate) werden als Erfolgskontrollen empfohlen.

Komplikationen

Die Nebenwirkungen einer enteralen Ernährung reichen von mechanischen über gastrointestinale bis zu pulmonalen und metabolischen Komplikationen [2, 3, 5, 6, 12, 22], (Tabelle 3). Diese Probleme treten natürlich auch beim Patienten mit Trauma auf.

Die häufigste *mechanische* Störung ist eine Verstopfung der Ernährungssonde, die in den meisten Fällen durch Spülen mit Wasser beseitigt werden kann. Eine Dislokation der Sondenspitze kann durch eine Markierung der Sonde in Höhe des Austritts aus dem Körper leichter erkannt werden [12]. Bei Verdacht auf Dis-

Tabelle 3. Komplikationen enteraler Nährstoffzufuhr und ihre Behandlung

Komplikation	Häufigkeit [%]	Behandlung
Mechanisch		
Verstopfung der Sonde	< 10	Mit Wasser durchspülen bzw. Sonde wechseln
Aspiration von Mageninhalt	< 1	Als Prophylaxe Oberkörper hochlagern, Sondenernährung abbrechen
Schleinhauterosion der Speiseröhre	< 1	Sondenernährung abrechen
Gastrointestinal		
Meteorismus Erbrechen	10–15	Flußrate verringern, Ernährung zum Teil parenteral
Bauchkrämpfe Durchfall	10–20	Flußrate verringern, Osmolarität senken, Sondennahrung wechseln
Stoffwechsel, Wasser- und Elektrolythaushalt		
Hyperglykämie Glukosurie	10–15	Flußrate verringern, Insulin
Hyperosmolares Koma	< 1	Enterale Ernährung abbrechen
Ödeme	20–25	Natriumzufuhr? Flußrate verringern, Diuretika?
Herzinsuffizienz	1–5	Flußrate verringern
Hypernatriämie Hyperkalziämie	< 5	Elektrolytzufuhr korrigieren
Mangel an Vitaminen, Spurenelementen, essentiellen Fettsäuren	< 1	Zufuhr, evtl. i. v.

lokation der Sonde ist die Zufuhr der Sondennahrung bis zur Abklärung der Lage der Sondenspitze zu unterbrechen, um z. B. eine unbeabsichtigte Instillation in den Magen und das Risiko von Reflux und Aspiration zu vermeiden Schleimhautläsionen, besonders im Bereich der distalen Speiseröhre, treten bei der Verwendung dünnlumiger weicher Ernährungssonden, auch bei langer Liegezeit, praktisch nicht mehr auf, so daß sogar bei Patienten mit Leberzirrhose und Ösophagusvarizen diese Sonden bereits eingesetzt wurden [8].

Die *Aspiration* von Mageninhalt ist eine schwerwiegende Komplikation, die auch bei intraduodenaler Zufuhr im Fall eines Ileus denkbar ist, so daß bei entsprechender Symptomatik die Nahrungszufuhr rechtzeitig unterbrochen werden muß. Auch bei der kontinuierlichen pumpenassistierten intraduodenalen Ernährung kann es, speziell in der Aufbauphase, zu *Durchfällen* kommen. Ursachen können sein: zu hohe Zufuhrrate, Osmolalität, zu niedrige Temperatur der Sondennahrung, Intoleranz von Laktose, LCT oder MCT, bakterielle Kontamination, Antibiotika. Durch eine Verringerung der Zufuhr der Nährlösung oder durch vorübergehend vollkommenes Anhalten der Zufuhr läßt sich diese Störung in den meisten Fällen beheben. Manchmal muß die Sondennahrung gewechselt werden. Bei üblicher Sondenernährung wurden Völlegefühl, Übelkeit Erbrechen und Durchfälle in einer Häufigkeit von weniger als 10% berichtet [7]

Gelegentliche *Obstipation* wird mit dem Fehlen von Ballaststoffen und Laktose in Verbindung gebracht. Regelmäßige Kontrollen der Darmgeräusche gehören deshalb zur Routineüberwachung. Auch eine rektale Kotinkrustierung muß rechtzeitig erkannt werden.

Metabolische Komplikationen können vor allem den Kohlenhydratstoffwechsel betreffen, sind jedoch durch entsprechende Laborkontrollen zuverlässig zu erfassen und zu beheben. Eine rechtzeitige Insulintherapie muß eine Entgleisung verhindern. Hypoglykämien treten äußerst selten auf.

Bei unzureichender Flüssigkeitszufuhr und ausgeprägter osmotischer Diurese ist eine hypertone Dehydratation bis hin zum hyperosmolaren nicht-ketotischen Koma möglich [2, 6]. Weitere Störungen betreffen den Wasser- und Elektrolythaushalt im Sinne einer Hypernatriämie oder Hyperkalziämie, Hyperkaliämie oder Hypokaliämie, Hypophosphatämie oder Hyperphosphatämie, bisweilen auch Ödeme. Die Pathogenese ist bei den vielfältigen Störungen des Traumapatienten allerdings häufig nicht eindeutig abzuklären. Nach längerfristigem Verlauf der enteralen Ernährung muß auf Mangelerscheinungen geachtet werden, z. B. Zink, Vitamine oder die essentiellen Fettsäuren betreffend.

Abschließende Bewertung

Eine vollwertige künstliche Ernährung verringert bei vielen Patienten mit Trauma die Häufigkeit von metabolischen und infektiösen Komplikationen und verbessert die Chancen zu überleben und rascher wieder gesund zu werden. Die Entscheidung zwischen den Alternativen parenterale oder enterale Ernährung wird heute nicht mehr so sehr von der Zusammensetzung einer Sondennahrung oder einer Infusionslösung abhängen, da beide Arten künstlicher Nährlösungen in ausreichender Qualität zur Verfügung stehen. Wesentliche Gesichtspunkte für die Entscheidung sind die Risikoabwägung bei der Wahl der Zufuhrwege, die spezielle Situation des Patienten und die Kosten. Vergleicht man große Sammelstatistiken, so werden unter parenteraler Ernährung in 5% schwere Komplikationen wie Pneumo- und Infusothorax, Thrombophlebitis, Katheterembolie und Sepsis berichtet [5]. Die Komplikationen bei Sondenernährung mögen ebenso häufig sein, sie sind aber weniger schwerwiegend [12]. Bei funktionstüchtigem Darm und stabilem Stoffwechsel ist die Sondenernährung eine echte Alternative und hat wegen der harmloseren Komplikationen und der geringeren Kosten ihre Vorteile (Tabelle 4).

Nach einem schweren Trauma wird in der akuten Phase für die Überwachung des Kreislaufs und für die Korrektur des Elektrolyt- und Säure-Basen-Haushalts ein zentraler Venenkatheter die Regel sein und deshalb die gleichzeitige parente-

Tabelle 4. Vorteile der enteralen künstlichen Ernährung

1. Physiologische Nährstoffzufuhr
2. Günstiger Preis
3. Selten schwerwiegende Komplikationen

rale Zufuhr von Nährstoffen das Gesamtrisiko nicht entscheidend erhöhen. Außerdem ist zu diesem Zeitpunkt der Stoffwechsel noch nicht stabil und die Nährstoffzufuhr parenteral enger nach den Substratkonzentrationen im Blut zu steuern. Bei Traumen mit Verletzungen und chirurgischen Interventionen im oberen Magen-Darm-Trakt ist in den ersten Tagen mit funktionellen Störungen von Magen und Dünndarm zu rechnen und eine frühzeitige enterale Nährstoffzufuhr aus diesem Grund mit einem hohen Komplikationsrisiko belastet. Bei leichteren Traumen, z. B. im Gesichtsbereich, oder im Anschluß an die akute Phase eines schweren Traumas und bei Übergang zur Langzeiternährung sollte allerdings angesichts der Risiken des Zentralvenenkatheters, der höheren Kosten der parenteralen Ernährung und der auch dort zu beobachtenden metabolischen Entgleisungen stets die Möglichkeit einer enteralen Zufuhr der künstlichen Nahrung überprüft werden.

Literatur

1. Cobb LM, Cartmill AM, Gilsdorf RB (1981) Early postoperative nutritional support using the serosal tunnel jejunostomy. J Parent Ent Nutr 5:397
2. Emde C, Liehr R-M, Riecken EO (1984) Das erweiterte Einsatzgebiet der enteralen Ernährung durch neue Verfahren der Sondenapplikation. Internist 25:721–727
3. Fuchs H-H, Brandl M (1984) Unvermeidbare und vermeidbare Komplikationen bei der Anwendung von Nährstoff- und chemisch definierten Diäten – Erfahrungen aus der Langzeit-Intensiv-Therapie. In: Wolfram G, Husemeyer I (Hrsg) Sondenernährung, Diabetes beim Erwachsenen, Diabetes bei Kindern und Jugendlichen. Zuckschwerdt, München, S 11–29
4. Hackl JM, Eder Chr, Koller J, Murer L (1984) Reflux- und Stuhlfrequenz bei künstlicher Ernährung von traumatisierten Intensivpatienten. Infusionstherapie 11:305
5. Heberer M, Brandl M (1982) Sondenernährung chirurgischer Patienten. In: Kleinberger G, Dölp R (Hrsg) Basis der parenteralen und enteralen Ernährung. Zuckschwerdt, München Bern Wien, S 110
6. Heymsfield StB, Bethel RA, Ansley JD, Nixon DW, Rudman D (1979) Enteral hyperalimentation: An alterntive to central venous hyperalimentation. Ann Int Med 90:63–71
7. Jones BJM, Payne S, Silk DBA (1980) Indications for pump-assisted enteral feeding. Lancet I:1057
8. Keohane PP, Attrill H, Grimble G, Spiller R, Trost P, Silk DBA (1983) Enteral nutrition in malnourished patients with hepatic cirrhosis and acute encephalopathy. J Parent Ent Nutr 7:346
9. McArdle AH, Palmason C, Morency I, Brown RA (1981) A rationale for enteral feeding as the preferable route for hyperalimentation. Surgery 90:616–623
10. Munro HN (1984) Differences in metabolic handling of orally versus parenterally administered nutrients. In: Green M, Green HL (eds) The role of the gastrointestinal tract in nutrient delivery. Academic Press, pp 183–198
11. Patil DH, Grimble GK, Keohane PP et al (1985) Do fibre containing enteral diets have advantages over existing low residue diets? Clin Nutr 4:67–72
12. Rabast U (1986) Schwierigkeiten und Komplikationen bei der Sondenernährung. Beitr Infusionstherapie Klin Ernähr 14:151–166
13. Ruppin H, Bar-Meir S, Soergel KH, Wood CM (1981) Effects of liquid formula diets on proximal gastrointestinal function. Digestive Diseases Sciences 26, 3:202–207
14. Sailer D (1986) Definition und Anforderung an die enterale Ernährung. Beitr Infusionstherapie Klin Ernähr 14:18–24
15. Silk DBA (1986) Enteral nutrition - the future. In: Wahlquist ML, Truswell ASt (eds) Recent advances in clinical nutrition, 2. Libbey & Co, London, pp 203–213

16. Steinhardt HJ (1984) Ernährung mit Nährstoff- und chemisch definierten Diäten – Routine und Grenzfälle aus der Sicht des Internisten. In: Wolfram G, Husemeyer I (Hrsg) Sondenernährung, Diabetes beim Erwachsenen, Diabetes bei Kindern und Jugendlichen. Zuckschwerdt, München, S 31–41
17. Steinhardt HJ (1986) Nasogastrale und nasoenterale Sondenapplikation. Beitr Infusionstherapie Klin Ernähr 14:37–41
18. Thiel J-J (1986) Sondenernährung von Patienten mit HNO-Tumoren unter Strahlentherapie. Beitr Infusionstherapie Klin Ernähr 14:117–136
19. Troidl H, Vestweber K-H, Brotke R, Riedel A, Werner HH, Hicki H (1983) Unmittelbare postoperative enterale Ernährung mit der Elementardiät (Survimed R) mittels neuer Applikationsform einer sogenannten Feinnadel-Katheter-Jejunostomie (FNKJ). Chirurg 59:805
20. Troidl H, Vestweber K-H, Sommer H, Tepner S (1984) Moderne Techniken der Sondenernährung. Leber, Magen, Darm 14:58
21. Vanderhoff JA, Grandjean CJ, Kaufmann StS, Burkley KT, Antonson DL (1984) Effect of high percentage medium-chain triglyceride diet on mucosal adaptation following massive bowel resection in rats. J Parent Ent Nutr 8:685–689
22. Vanlandingham S, Simpson S, Daniel P, Newmark SR (1981) Metabolic abnormalities in patients supported with enteral tube feeding. J Parent Ent Nutr 5:322
23. Vestweber K-H, Troidl H, Sommer H (1984) Perkutane endoskopische Gastrostomie. Eine neue Technik zur enteralen Ernährung. Dt Med Wschr 109:1203
24. Walter-Sack I, Wolfram G, Zöllner N (1987) Alteration of oral carbohydrate tolerance during administration of a fiber-free formula diet. Klin Wochenschr 65:121–128
25. Wolfram G (1986) Medium-chain triglycerides (MCT) for total parenteral nutrition. World J Surg 10:33–37

Aminosäurenbedarf und -deckung bei Schwerkranken

E. Roth

Die zentral-venöse Ernährung ist zu einem wichtigen Bestandteil der Therapie geworden. Voraussetzung für den Einsatz einer totalen parenteralen Ernährung war die problemlose technologische Herstellung von kristallinen Aminosäuren zu einem relevanten Preis. Obwohl kristalline Aminosäurelösungen schon seit den 50er Jahren auf dem Markt sind, wird heute noch an der optimalen Zusammensetzung von Aminosäurelösungen für verschiedene Krankheitszustände gearbeitet.

Unentbehrliche Aminosäuren

Nach grundlegenden, experimentellen Studien teilte Rose [20] die Aminosäuren in essentielle und nichtessentielle Aminosäuren ein. Diese klassischen essentiellen Aminosäuren sind Isoleucin, Leuzin, Lysin Methionin, Phenylalanin, Threonin, Tryptophan und Valin. Der Ausdruck essentielle Aminosäuren wurde im anglosächsischen Sprachraum durch indispensable = unentbehrlich ersetzt, und es gilt heute als nicht mehr zeitgemäß, von essentiellen Aminosäuren zu sprechen [18]. Unter gewissen Voraussetzungen gelten auch Histidin, Arginin, Citrullin, Ornithin, Cystin, Tyrosin und Taurin als unentbehrlich. Ein Histidinmangel kann bei Kindern und bei chronischer Urämie auftreten [4, 32]. Cystein, eine Aminosäure mit einer freien Sulfhydrylgruppe, wird im Plasma hauptsächlich im oxidativen Zustand gefunden und liegt meistens in dimärer Form als Cystin vor. Cystein wird von Methionin synthetisiert. 50–80% des täglichen Methioninbedarfs kann aus Cystein gedeckt werden [18]. Aufgrund der nicht vollkommen ausgebildeten enzymatischen Disposition sind Frühgeborene nicht in der Lage, Cystein aus Methionin zu bilden [34]. Bei gestörter Leberfunktion wie bei Patienten mit Leberzirrhose kann es ebenfalls infolge einer verringerten Enzymkapazität zu einer verminderten Cysteinbildung kommen [27]; ähnliche Verhältnisse liegen für Tyrosin vor [27]. Überschüssiger Stickstoff wird im Harnstoffzyklus in das Ausscheidungsprodukt Harnstoff umgebaut. Eine Überladung des Harnstoffzyklus, sei es durch eine erhöhte endogene Eiweißabbaurate oder sei es durch eine erhöhte Stickstoffzufuhr auf enteralem oder parenteralem Weg, kann zu einer Hyperammonämie führen. Diese Hyperammonämie kann durch eine Argininzufuhr verringert werden [8]. Aus diesem Grund sollen Aminosäurelösungen Arginin enthalten. Taurin wird als biogenes Amin der Cysteinsäure zu den Aminosäuren gezählt (die „normalen Aminosäuren" haben eine Karboxylgruppe als Säuregruppe). Die Konzentration von Taurin im Gewebe übertrifft die jeder anderen Aminosäuren. Über die exakte biologische Bedeutung von Taurin ist noch relativ wenig bekannt. Fest steht, daß Taurin ein Modulator der Neurotransmission ist und bei kardialer Myopathie eine Rolle spielt [3, 16]. Außerdem ist Taurin ein Sauerstoffradikalfänger [1]. Obwohl z. Z. nur wenige Aminosäurelösungen Taurin enthalten, wird die Notwendigkeit einer Taurinzufuhr bei Frühgeborenen, untergewichtigen Kindern und bei langandauernder parenteraler Ernährung diskutiert [11].

Proteinhydrolyse, -synthese

Beim gesunden Erwachsenen mit einer normalen Nahrungsaufnahme befinden sich Stickstoffverlust und Stickstoffaufnahme in einem Gleichgewicht mit ausgeglichener Stickstoffbilanz. Dieses Stickstoffgleichgewicht wird bereits bei einer Aminosäuren oder -proteinzufuhr von 0,7 g/kg KG/Tag erreicht. Diese ausgeglichene Stickstoffbilanz setzt ein Gleichgewicht zwischen endogener Proteinsynthese und Proteinhydrolyse voraus. Bereits geringe prozentuelle Veränderungen der Proteinsynthese oder Proteinhydrolyse können diese Proteinhomöostase empfindlich stören. Bei einer Eiweißzufuhr von 0,38 g/kg KG/Tag liegt die Proteinsyntheserate bei 3,5 g/kg KG/Tag. Eine Anhebung der Syntheserate um 10% bei gleichbleibender Hydrolyserate würde die Stickstoffretention von 0 auf 92% ansteigen lassen. Dieses Rechenbeispiel verdeutlicht, in welchem Ausmaß eine Veränderung der Proteinsynthese oder Proteinhydrolyse die Stickstoffhomöostase zu beeinflussen vermag. Quantitativ gesehen liegt der größte Teil der Aminosäuren gebunden in Proteinform vor. Die Proteinmenge beträgt bei einem Erwachsenen ungefähr 6000 g, die Menge der freien Aminosäuren 125 g [5]. Wenn man davon ausgeht, daß der größte Teil der freien Aminosäuren intrazellulär vorliegt, sieht man, daß quantitativ gesehen die freien Aminosäuren nur einen geringen Teil der Gesamtaminosäuremenge des Körpers ausmachen. Die Halbwertszeit von Proteinen und Peptiden reicht von Minutenintervallen bis zu Tagesintervallen, d.h. daß die Proteine ununterbrochen abgebaut und aus den daraus resultierenden Aminosäuren wieder aufgebaut werden. Der Proteinturnover pro Tag beträgt ungefähr 300 g, woraus ersichtlich ist, daß sich der Plasmaaminosäurenpool 300mal/Tag umsetzt.

Aminosäurentransport

Die unterschiedlichen Aminosäurekonzentrationen im Zytoplasma und im Plasma weisen darauf hin, daß die Aminosäureaufnahme durch spezifische Transportsysteme geregelt ist. Diese Transportsysteme werden durch Substrate, Ionen, Inhibitoren, dem Zustand des Zellzyklus und auch durch virale Transformation beeinflußt [31]. Das System A, das Natriumionen-abhängig ist, transportiert am effektivsten Aminosäuren mit kurzen polaren oder linearen Seitenketten, wie Alanin oder Glycin. Die Aminosäureaufnahme durch das System A wird oft durch intrazelluläre Substanzen blockiert. Das System L ist am effektivsten für verzweigtkettige Aminosäuren, aromatische Aminosäuren und Methionin. Es kann durch einen erniedrigten extrazellulären pH stimuliert werden. Das System ASC ist spezifisch für den Transport von Alanin, Serin und Cystein. Katabole Patienten haben erhöhte intrazelluläre Konzentrationen der verzweigtkettigen Aminosäuren, von Phenylalanin und Methionin im Muskelgewebe [22, 38]. Diese Aminosäuren werden hauptsächlich mittels des L-Systems transportiert. Der erhöhte intrazelluläre Anstieg von Methionin und Phenylalanin kann kompetitiv durch einen verminderten Ausstrom der verzweigtkettigen Aminosäuren reduziert werden, was die verringerten Konzentrationen der verzweigtkettigen Aminosäuren im Plasma bei katabolen Erkrankungen erklären könnte [7]. Neuerlich wurde ein Transportsystem beschrieben, das charakteristisch für den Glutamintransport zu sein scheint [21]. Im Rattenmuskel wird Glutamin durch einen absättigbaren Mechanismus aufgenommen. Der Glutamintransport scheint schneller vor sich zu gehen als der von anderen Aminosäuren und ist Natriumabhängig. Ein Anstieg der intrazellulären Natriumkonzentration, wie es im katabolen Zustandsbild vorkommt, könnte somit die Freisetzung des Glutamins vom Muskel stimulieren. Außerdem wird der Glutaminausfluß aus der Muskelzelle durch katabole Hormone wie Kortikosteroide, Adrenalin und Glukagon stimuliert [21].

Postaggressionszustand

Im Postaggressionszustand, wie er bei vielen Intensivpatienten (posttraumatisch, postoperativ, Sepsis, Verbrennungen und bei malignen Erkrankungen) auftritt, können die täglichen Stickstoffverluste bis zu 30 g pro Tag betragen, was einem täglichen Proteinverlust von nahezu 200 g und einem Muskelschwund von 800 g (Naßmuskel) entspricht. Jedes Protein hat im Körper eine aktive physiologische Rolle, sei es als Biokatalysator, als Stützprotein oder als Transportprotein. Proteine, die einen Depotcharakter haben, wie das Fettgewebe für die Triglyzeride oder das Glykogen für die Kohlenhydrate, gibt es nicht. Der Proteinverlust reduziert somit den Pool an aktiven Zellen und greift zuerst das Muskelgewebe an. Hier werden im verstärkten Maße Aminosäuren freigesetzt, wie aus arteriovenösen Konzentrationsbestimmungen zu sehen ist. Vor allem sind es die beiden Aminosäuren Alanin und Glutamin mit einem 50%-Anteil an den insgesamt freigesetzten Aminosäuren [9]. Alanin ist ein potentes glukoneogenetisches Substrat, das in einem Glukose-Alanin-Zyklus zwischen Leber (als Glukose) und Muskelgewebe (als Alanin, gebildet aus transaminiertem Pyruvat) zirkuliert. Glutamin hat von allen Aminosäuren den größten Anteil am Aminosäurepool, 60% der zytoplasmatischen Aminosäuren des Skelettmuskels bestehen aus Glutamin [5].

Glutaminstoffwechsel

Untersuchungen verschiedener Arbeitsgruppen haben gezeigt, daß die intrazellulären, freien Glutaminspiegel des Muskels nach Trauma, Sepsis, Verbrennung, Operationen, akuter Pankreatitis drastisch verringert sind [22, 23, 38]. Dieser

Glutaminmangel scheint von prognostischer Bedeutung für septische Patienten zu sein [22]. Ein Glutaminabfall kann durch die Verabreichung von Glukokortikoiden stimuliert werden und ist auch bei erhöhtem Blutglukagonspiegel meßbar [19, 24]. Die intrazelluläre Glutaminverringerung scheint mit einer Verringerung der Proteinsynthese zu korrelieren. Die vermehrte Glutaminfreisetzung vom Skelettmuskel geht Hand in Hand mit einer vermehrten Glutaminaufnahme im Splanchnikum [33]. Glutamin wird vom Dünndarm als energetisches Substrat verwendet, wobei die Aminogruppen auf Pyruvat übertragen werden und Alanin gebildet wird [39]. Alanin gelangt in die Leber und wird dort zur Glukoneogenese verwendet. Außerdem besteht bei Intensivpatienten möglicherweise ein erhöhter Glutaminbedarf der Blutzellen und Fibroblasten, da auch diese Zellen Glutamin als energetisches Substrat verwenden [35]. Zur Zeit ist es nicht möglich, Glutamin in Infusionslösungen zuzuführen, da Glutamin in wäßrigen Lösungen instabil ist. Jedoch laufen z. Z. experimentelle und klinische Studien über die Verwendbarkeit von glutaminhaltigen Dipeptiden, die in wäßriger Lösung stabil sind und aus diesem Grunde für den Einsatz in Infusionslösungen geeignet sind [10, 17].

Parenterale Ernährung

Aufgrund pathobiochemischer Veränderungen benötigt der Schwerkranke eine gezielte künstliche Ernährung, die seinen Energie- und Stickstoffbedarf deckt.

Bei verschiedenen Gruppen von Intensivpatienten wurde der Verlauf der Stickstoffausscheidung unter parenteraler Ernährung untersucht.

Semsroth et al. infundierten polytraumatisierten Patienten steigende Mengen von Aminosäuren bis zu einer Höchstmenge von 3 g AS/kg KG/24 h bei einer durchschnittlichen Energiezufuhr von 2700 kcal/24 h, wobei Kohlenhydrat (Glukose) und Fett als Energieträger infundiert wurden [29]. Die Aminosäurelösung war nach Kriterien des Aminosäurentransfers zusammengestellt. Die Stickstoffretention verbesserte sich unter der höchsten Aminosäurendosierung, die Stickstoffbilanzen blieben aber negativ. Außerdem stiegen unter der hohen Stickstoffzufuhr die Konzentrationen der kurzlebigen Plasmaproteine an. Schmitz et al. infundierten bei polytraumatisierten Patienten 1 g AS sowie 6,4 g Kohlenhydrate [28]. Die Aminosäurenlösung hatte einen relativ niederen Gehalt an verzweigtkettigen Aminosäuren (10% des Stickstoffanteils). Die Stickstoffbilanzen waren mit einem täglichen Stickstoffverlust von 4,3 und 18,7 g deutlich negativ. Hempel et al. infundierten polytraumatisierten Patienten ebenfalls eine Aminosäuremenge von 1 g/kg KG/24 h, wobei der Energieträger bei einer Patientengruppe ausschließlich Glukose in doppelter Höhe des Grundumsatzes und bei der anderen Gruppe ein Teil der Glukosedosis isokalorisch durch Fett (2 g/kg KG/Tag) ersetzt wurde [15]. Die Autoren verglichen Veränderungen verschiedener Serumvariablen des Glukose- und Fettstoffwechsels und fanden mit Ausnahme eines gleichmäßigeren Blutzuckerprofils und eines geringeren Insulinverbrauchs unter der gleichzeitigen Zufuhr von Glukose und Fett keine Unterschiede im Konzentrationsverlauf der Variablen zwischen den beiden Gruppen. Vogel et al. verglichen Aminosäurelösungen mit unterschiedlichem E/T

Quotient (Verhalten der essentiellen AS zu allen AS) auf Stickstoffbilanz und Plasmaaminosäurespiegel [36]. Die Stickstoffbilanz war unabhängig vom Aminosäurenmuster der Infusionslösungen negativ. Hausmann et al. studierten den Einfluß einer parenteralen Ernährung mit unterschiedlich zusammengesetzten Aminosäurelösungen auf die relativen Plasmaaminosäurespiegel und die Stickstoffbilanzen von Patienten mit Schädel- und Hirntrauma [13]. Unabhängig vom Aminosäuremuster der Lösungen waren die Stickstoffbilanzen der beiden Gruppen nahezu gleich und lagen im negativen Bereich. Auch die relativen Plasmaaminosäurekonzentrationen waren trotz unterschiedlicher Zufuhr mit Ausnahme von Prolin und Glyzin nahezu gleich, was darauf hinweist, daß endogene Stoffwechselmechanismen eine stärkere regulierende Wirkung auf die Plasmaaminosäurekonzentrationen haben als die exogene Substratzufuhr. Ähnliche Ergebnisse fanden wir bei Patienten nach leichten abdominellen Eingriffen (Cholecystektomie), wo trotz unterschiedlichster Aminosäurezufuhr kaum signifikante Veränderungen in den Plasmaaminosäurespiegeln gefunden wurden [25]. Balogh bestimmte Plasmaaminosäurekonzentrationen bei Schwerbrandverletzten über einen Zeitraum von 4 Wochen nach dem Trauma [2]. Die Veränderungen der Plasmaaminosäurekonzentrationen nach dem Verbrennungstrauma waren ähnlich denen von Patienten nach Polytrauma oder mit abdomineller Sepsis oder nekrotisierender Pankreatitis. Aus diesen im deutschen Sprachraum durchgeführten Untersuchungen kann für den Patienten nach schwerem abdominellen Eingriff, nach Trauma, Verbrennung oder mit septischer Erkrankung geschlossen werden, daß diese Patienten eine Aminosäurenzufuhr von mindestens 1,5 g AS kg KG/Tag benötigen. Shaw et al. bestimmten die Proteinsynthese und -abbaurate durch Infusion von radioaktivmarkierten Aminosäuren bei Patienten mit schwerer Sepsis und fanden ebenfalls, daß eine Aminosäurezufuhr von 1,5 g/kg KG/Tag optimal ist [30]. Eine höhere Aminosäurezufuhr war nicht in der Lage, die Stickstoffretention zu erhöhen. Patienten mit einem lange andauerndem septischen Geschehen oder Verbrennungspatienten haben gemäß unseren Ergebnissen hin und wieder trotz einer Aminosäurenzufuhr von 1,5 g/kg KG/Tag subnormale Plasmaaminosäurespiegel [26]. Unter Kontrolle der Plasmagesamtaminosäurekonzentration bedürfen solche Patienten auch 2,5 bis 3 g AS/kg KG/Tag, berechnet man die Summe aus parenteraler und enteraler Eiweißaufnahme. Ohne Kontrolle der Plasmaaminosäurespiegel ist es allerdings nicht zu empfehlen, die Aminosäurezufuhr über 1,5 g/kg KG/Tag zu erhöhen. Prinzipiell lassen eine zu rasche Zunahme der Plasmaharnstoffkonzentration bzw. eine Harnstoffkonzentration über 80 mg/dl ohne klinisches Korrelat auf eine Aminosäureüberinfusion rückschließen. Die Berechnung der Aminosäuredosierung soll unter Verwendung des idealen Körpergewichtes (Annäherungsformel: Körpergröße in cm minus 100) erfolgen. Die Aminosäurezufuhr soll kontinuierlich (über 24 h) durchgeführt werden.

In den ersten Tagen nach einem Trauma ist unseren Erfahrungen nach der parenteralen Ernährung gegenüber der enteralen Ernährung der Vorzug zu geben. Bei längerer Liegedauer der Patienten (> 10 Tage) soll mit einem stufenweisen Aufbau einer enteralen Ernährung begonnen werden [12]. Allerdings kann die enterale Ernährung während der ersten 8 Tage nach dem Trauma ähnlich wie die parenterale Ernährung den Abbau endogener Eiweißreserven nicht verhindern, sondern nur verringern [14]. Nach wie vor wird beim Intensivpatienten vor allem parenteral und nicht enteral ernährt, da einerseits bei der enteralen Ernährung die Komplikationsrate (Erbrechen, Durchfall) höher ist und andererseits ein Zugangsweg für die parenterale Ernährung (Zentralvenenkatheter) meistens gegeben ist. Bei nicht beatmeten Patienten mit länger andauerndem Krankheitsverlauf (z. B. Verbrennungen) ist allerdings eine enterale Ernährung vorteilhaft.

Die Leber gilt als zentrales Stoffwechselorgan des Aminosäure- und Proteinstoffwechsels. Patienten mit Leberinsuffizienz haben eine verringerte Kapazität, Aminosäuren zu metabolisieren, und es kann bei schwerer Leberinsuffizienz auch ohne Zufuhr von Aminosäuren zu vielfach erhöhten Plasmaaminosäurespiegeln kommen. Eine Aminosäurenzufuhr von 0,8 g/kg KG/Tag, eine Glukosezufuhr von 5 g/kg KG/Tag und eine Fettzufuhr von 0,6 g/kg KG/Tag können als Richtlinien für eine parenterale Ernährung bei Leberinsuffizienz angesehen werden. Es ist allerdings zu bedenken, daß die hier angegebene Substratzufuhr wohl das untere Limit des Energie- und Stickstoffbedarfs des Patienten ist. Sobald es die klinische Situation des Patienten zuläßt, soll eine Erhöhung der Substratzufuhr stattfinden, die sowohl das Angebot an Stickstoff als auch das Angebot an Energie erhöht.

Für die Wirkung einer Zufuhr von verzweigtkettigen Aminosäuren auf den Verlauf der hepatischen Enzephalopathie liegen widersprechende Untersuchungen vor. Tygstrup u. Vilstrup haben in einer Übersichtsarbeit gezeigt, daß die Zufuhr von verzweigtkettigen Aminosäuren die Überlebensrate bei hepatischer Enzephalopathie nicht verbessert [37]. Durch die Zufuhr der verzweigtkettigen Aminosäuren kam es zu einer Verbesserung der Bewußtseinslage. So lag die Aufwachrate bei Kontrollpatienten zwischen 30 und 60%, bei Patienten, die mit verzweigtkettigen Aminosäuren behandelt wurden, zwischen 40 und 75%. Dieser Unterschied war allerdings nicht statistisch signifikant.

Aufgrund der bisher vorliegenden Erfahrungen können folgende Empfehlungen für die Ernährung bei Leberinsuffizienz gegeben werden:

1) Einsatz einer totalen parenteralen Ernährung (Aminosäuren; Glukose, Fett), wenn unter der oralen Ernährung die Stickstoffverluste (Gewichtsverluste) anhalten
2) Stufenweise Steigerung der Substratzufuhr
3) Verwendung von an das Plasmaaminosäurepattern adaptierten Leberlösungen
4) Evtl. Einsatz von verzweigtkettigen Aminosäuren bzw. Valin bei schwerer Bewußtseinstrübung
5) Bei fulminantem Leberversagen restriktive Zufuhr von Aminosäurelösungen.

Nach wie vor problematisch ist die parenterale Ernährung für Patienten im akuten Nierenversagen. Das Konzept einer parenteralen Zufuhr von nur essentiellen AS ist überholt, da, wie eingangs erwähnt, auch andere Aminosäuren als die klassischen 8 essentiellen bei Nierenerkrankung als unentbehrlich gelten. Bei der Infusion von klassischen Aminosäurelösungen kommt es bei Patienten mit akutem Nierenversagen zu Plasmaaminosäureimbalanzen, wie erhöhten Plasmaspiegeln von Methionin und Phenylalanin. Verbesserte, an den Stoffwechsel des Nierenversagens adaptierte Aminosäurelösungen werden in Kürze zur Verfügung stehen [6]. Eine Dosierung von 1 g AS/kg KG/Tag auch auf die Notwendigkeit einer vermehrten Hämofiltration ist bei Patienten mit akutem Nierenversagen anzuraten.

Zusammenfassend sei festgehalten, daß die parenterale Ernährung mit Aminosäurenzufuhr ein wichtiger Teil der Therapie von Intensivpatienten geworden ist. Eine sinnvoll eingesetzte parenterale Ernährung ermöglicht es, Hungerphasen für den Patienten zu vermeiden. Mit Hilfe der parenteralen oder enteralen Ernährung ist es aber nicht möglich, die Pathogenese von Krankheiten zu beeinflussen.

Literatur

1. Alvarez JG, Storey BT (1983) Taurine, hypotaurine, epinephrine and albumin inhibit lipid peroxidation in rabbit spermatozoa and protect against loss of motility. Biol Reprod 29:548–555
2. Balogh D (1984) Verhalten der freien Aminosäuren beim Schwerbrandverletzten (Teil I: Im Plasma). Infusionstherapie 11:141–153
3. Barbeau A, Inoue N, Tsukada Y, Butterworth RF (1975) The neuropharmacology of taurine. Life Sci 17:669–77
4. Bergström J, Fürst P, Josephson B, Noree LO (1970) Improvement of nitrogen balance in a uremic patient by the addition of histidine to essential amino acid solutions given intravenously. Life Sci (II) 9:787–94
5. Bergström J, Fürst P, Noree LO, Vinnars E (1974) Intracellular free amino acid concentration in human muscle tissue. J Appl Phys 36:693–697
6. Druml W (1987) Fettstoffwechsel und Aminosäurenstoffwechsel bei akutem Nierenversagen. Klin Ernährung 28. Zuckschwerdt, München
7. Elwyn DH, Fürst P, Askanazi J (1981) Effect of fasting on muscle concentrations of branched chain amino acids. In: Walser, Williamson (eds) Metabolism and clinical implication of branched chain amino acids and keto acids. Elsevier, New York, pp 547–552
8. Fahey JL (1957) Toxicity and blood ammonia rise resulting from intravenous amino acid administration in man: the protective efect of arginine. J Clin Invest 36:1647–55
9. Felig P, Pozefsky T, Marliss E (1970) Alanine: Key role in gluconeogenesis. Science 167:1003–1004
10. Fürst P, Albers S, Stehle P (1987) Stress-induced intracellular glutamine depletion. The potential use of glutamine-containing peptides in parenteral nutrition. In: Adibi SA, Fekl W, Fürst P, Oehmke M (Hrsg) Beiträge zu „Infusionstherapie und Klinische Ernährung", Bd 17. Karger, München, S 117–136
11. Gaull GE, Rassin DK, Raiha NCR, Heinonen K (1977) Milk protein quantity and quality in low birth weight infants. III Effects in sulfur amino acids in plasma and urine. J Pediatr 90:348–55
12. Hackl JM, Eder Ch, Koller J, Murer L (1984) Reflux- und Stuhlfrequenz bei künstlicher Ernährung von traumatisierten Intensivpatienten. Infusionstherapie 11:305–312
13. Hausmann D, Mosebach KO, Caspari R (1986) Angebot und Plasmaspiegel proteinogener Aminosäuren bei Schädel-Hirn-Trauma. Infusionstherapie und klinische Ernährung 13:20A
14. Hausmann D, Mosebach KO, Caspari R, Feller D, Lippoldt R, Stoeckel H (1983) Enteral-parenterale Ernährung mit hohem Eiweißangebot bei schwerem Schädel-Hirn-Trauma. Infusionstherapie 10:306–310

15. Hempel V, Heller W, Graf H (1981) Parenterale Ernährung bei Polytrauma – Vergleich zwischen einem fettfreien und einem fetthaltigem Ernährungsregime. Infusionstherapie 3:124–132

16. Huxtable R, Bressler R (1974) Taurine concentrations in congestive heart failure. Science 184:1187–1188

17. Karner J, Roth E, Karner-Hanusch J, Kovats E, Fürst P, Funovics J, Fritsch A (1987) Organspezifische In-vivo-Dipeptidverwertung (Alanyl-Glutamin, Glyzyl-Glutamin) beim katabolen Hund. In: Adibi SA, Fekl W, Fürst P, Oehmke M (Hrsg) Beiträge zu „Infusionstherapie und klinische Ernährung", Bd 17. Karger, München, S 137–144

18. Laidlaw SA, Kopple JD (1987) Newer concepts of the indispensable amino acids. Am J Clin Nutr 46:593–605

19. Mühlbacher F, Kapadia CR, Colpoys MF (1984) Effects of glucocorticoids on glutamine metabolism in skeletal muscle. Am J Physiol 247:E75–E83

20. Rose WC (1949) Amino acid requirements of man. Fed Proc 8:546–552

21. Rennie MJ, Hundal HS, Babij P, McLennan P, Taylor PM, Watt PW, Jepson MM, Millward DJ (1986) Characteristics of a glutamine carrier in skeletal muscle have important consequences for nitrogen loss in injury, infection, and chronic disease. Lancet:1008–1012

22. Roth E, Funovics J, Mühlbacher F (1982) Metabolic disorders in severe abdominal sepsis. Glutamine deficiency in skeletal muscle. Clin Nutr 1:25–41

23. Roth E. Zöch G, Schulz F (1985) Amino acid concentrations in plasma and skeletal muscle of patients with acute hemorrhagic necrotizing pancreatitis. Clin Chem 31:1305–1309

24. Roth E, Mühlbacher F, Karner J, Hamilton G, Funovics J (1987) Free amino acid levels in muscle and liver of a patient with glucagonoma syndrome. Metabolism 36:7–13

25. Roth E, Funovics J, Karner J (1983) Keine Stimulierung der Stickstoffretention und Plasmaproteinsynthese durch eine erhöhte Zufuhr von verzweigtkettigen Aminosäuren. Infusionstherapie 10:259–266

26. Roth E, Funovics J, Mauritz W, Sporn P (1983) Parenterale Ernährung bei Sepsis. In: Eckhart J (Hrsg) Beiträge zu „Infusionstherapie und klinische Ernährung", Bd 10. Karger, Basel, S 165–181

27. Rudman D, Kutner M, Ansley J, Jansen R, Chipponi J, Bain RP (1981) Hypotyrosinemia, hypocystinemia and failure to retain nitrogen during total parenteral nutrition of cirrhotic patients. Gastroenterology 81:1025–35

28. Schmitz JE, Dölp R, Grünert A, Ahnefeld FW (1981) Verhalten der freien Aminosäuren im Plasma und im Urin polytraumatisierter Intensivpatienten unter Zufuhr einer Aminosäurelösung mit 10%igem Gehalt an verzweigtkettigen Aminosäuren. Infusionstherapie 8:244–252

29. Semsroth M, Mutz N, Steinbereithner K (1982) Untersuchungen zur nutritiven Wertigkeit einer transferbezogenen Aminosäurenlösung bei schwerer hypermetaboler Stoffwechsellage. Infusionstherapie 11:64

30. Shaw JHF, Wildborne M, Wolfe RR (1987) Whole body protein kinetics in severely septic patients. Ann Surg 205:288–294

31. Shotwell MA, Oxender DL (1983) The regulation of neutral amino acid transport by amino acid availability in animal cells. TIBS 314–316

32. Snyderman SE, Boyer A, Roitman E, Holt LE Jr, Prose PH (1963) The histidine requirement of the infant. Pediatrics 31:786–801

33. Souba WW, Smith RJ, Wilmore DW (1985) Glutamine metabolism by the intestinal tract. J Parent Ent Nutr 9:608–617

34. Sturman JA, Gaull G, Raiha NCR (1970) Absence of cystathionase in human fetal liver: is cystine essential? Science 169:74–76

35. Sumbilla CM, Zielke CL, Reed WD, Ozand PT, Zielke HR (1981) Comparison of the oxidation of glutamine, glucose, ketone bodies and fatty acids by human diploid fibroblasts. Biochim Biophys Acta 675:301–304

36. Vogel W, Wehmer H, Kluthe R (1978) Aminosäuren in der Infusionstherapie bei polytraumatisierten Intensivpatienten. Aktuelle Ernährungsmedizin 2:48–52

37. Tygstrup N, Vilstrup H (1984) Effect of branched chain amino acids on the outcome of the hepatic encephalopathy. In: Kleinberger G, Ferenci P, Riederer P, Thaler H (eds) Advances in hepatic encephalopathy and urea cycle diseases. Karger, Basel
38. Vinnars E, Bergström J, Fürst P (1975) Influence of the postoperative state on the intracellular free amino acids in human muscle tissue. Ann Surg 182:665–671
39. Windmüller HG, Spaeth AE (1978) Identification of ketone bodies and glutamine as the major respiratory fuels in vivo for postoperative rat small intestine. J Biol Chem 253:69–76

Der Einfluß von Energie- und Stickstoffzufuhr auf die kumulative posttraumatische Stickstoffbilanz

W. Behrendt, V. Bogatz und G. Giani

Die posttraumatische Stickstoff(N)bilanz wird von verschiedenen, voneinander unabhängigen Faktoren beeinflußt, z. B. von Qualität und Quantität der Energie- und N-Zufuhr, der Intensität des Traumas, dem Ernährungszustand des Patienten und von der Zeitspanne zwischen Trauma und Messen der N-Verluste (Abb. 1).

Entscheidend für die Ernährungstherapie nach Operationen und Traumen ist der Einfluß der Energie- und N-Zufuhr auf die N-Bilanz. So ist davon auszugehen, daß bereits die Gabe einer geringen Kohlenhydratmenge (ca. 2 g/kg KG und Tag) zu einer signifikanten Senkung der posttraumatischen N-Verluste um ca. 20% führt [5]. Werden zu diesen Kohlenhydraten zusätzlich Aminosäuren in einer Dosierung von 1 g/kg KG und Tag gegeben (hypokalorische Ernährungstherapie), verbessert sich die N-Bilanz um ca. 55–70% [1–3, 6].

Eine weitere Verbesserung der N-Bilanz läßt sich vor allem durch eine Erhöhung der Aminosäurenzufuhr [4, 7] und evtl. durch eine Erhöhung der Energiezufuhr bis in den Bereich des tatsächlichen Energieverbrauchs erreichen. Da in der Literatur eine Fülle von Daten zu N-Bilanzen unter differenten Ernährungsregimen vorliegen, stellt sich die Frage, ob es nicht möglich ist, die Auswirkung unterschiedlich hoher Energie- und Stickstoffzufuhren auf die posttraumatische N-Bilanz mathematisch zu beschreiben. Dieser Versuch wurde in der vorliegenden Studie unternommen.

Grundlage unserer Untersuchung war eine Durchsicht der deutsch-, englisch- und z. T. französischsprachigen Literatur der vergangenen 15 Jahre. Dabei wurden insgesamt 280 Originalarbeiten analysiert. Um nur vergleichbare Studien

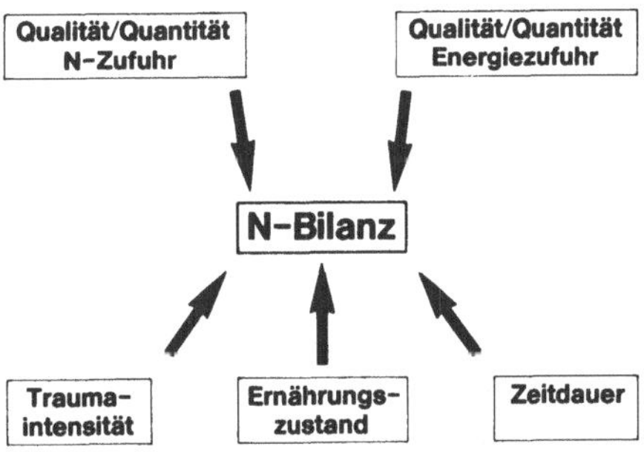

Abb. 1. Faktoren mit unmittelbarem Einfluß auf die N-Bilanz

auszuwerten und in die weiteren Berechnungen eingehen zu lassen, wurden folgende Vorbedingungen gestellt:

1) genaue Angaben zur Berechnung der N-Bilanz,
2) vergleichbare Traumaintensität,
3) konstante Zufuhr der Nährstoffe über die Zeit,
4) normaler Ernährungszustand der Patienten vor dem Trauma,
5) stoffwechselgesunde Patienten.

Es wurden 3 Gruppen von Patienten unterschieden:

1) Patienten nach einem mittelschweren Trauma, z. B.: Cholecystektomie, Vagotomie und Pyloroplastik,
2) Patienten nach schweren Traumen wie Magen- und Darmresektionen,
3) polytraumatisierte Patienten. Der Beobachtungszeitraum umfaßte minimal 3 bis maximal 5 postraumatische Tage.

Den Studien wurden folgende Parameter entnommen:

1) Die Energiezufuhr in kcal/kg KG und Tag. Dabei wurde nicht berücksichtigt, ob die Energie in Form von Kohlenhydraten oder Fett gegeben wurde. Die Kalorienmenge aus der Zufuhr von Aminosäuren wurde nicht einbezogen.
2) Die N-Zufuhr in g N/kg KG und Tag. Es wurden nur Untersuchungen gewertet, in denen Standardaminosäurelösungen infundiert wurden – die verschiedenen handelsüblichen Lösungen wurden als vergleichbar angesehen.

Als Parameter, der den Effekt der parenteralen Ernährung beschreibt, wurde die kumulative N-Bilanz in g N/Zeit gewählt.

Die Ergebnisse der Literaturanalyse sollen beispielhaft für die Patienten nach einem schweren Trauma dargestellt werden (Abb. 2). Auf der x-Achse ist die Energiezufuhr in kcal/kg KG und Tag angegeben, auf der z-Achse die N-Zufuhr in g N/kg KG und Tag und auf der y-Achse die kumulative Stickstoffbilanz in g

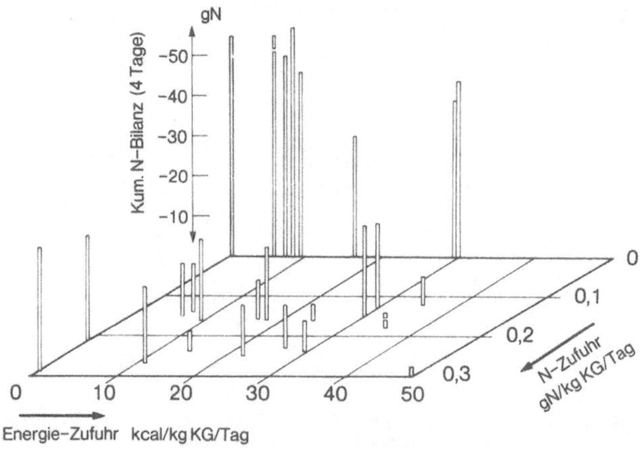

Abb. 2. Zusammenhang zwischen Energie- und N-Zufuhr auf die kumulative N-Bilanz. Graphische Darstellung der Ergebnisse von 28 Studien aus der Literatur (s. auch Text)

N/Zeit. Jede Säule auf der Abbildung entspricht den Daten einer Studie aus der Literatur.

Es ist leicht zu erkennen, daß bei fehlender Energie- und N-Zufuhr die N-Bilanz mit mehr als -50 g N/4 Tagen stark negativ ist (Säulen links oben). Bei einer Energiezufuhr von 30 kcal/kg KG und Tag, aber fehlender Zufuhr von Aminosäuren, tritt eine leichte Verbesserung der N-Bilanz ein (Säulen Mitte oben). Werden lediglich Aminosäuren infundiert, ist eine deutliche Verbesserung der N-Bilanz zu beobachten (Säulen links unten). Die beste N-Bilanz wird erreicht, wenn großzügig Energie und Aminosäuren zugeführt werden (Säulen rechts unten).

Anhand dieser Daten wurde eine Regressionsanalyse höherer Ordnung durchgeführt, in der die kumulative N-Bilanz als Funktion sowohl der Energie- als auch der N-Zufuhr betrachtet wurde. Für die untersuchten Patientengruppen ließen sich Algorithmen berechnen, die mit erstaunlicher Genauigkeit den Effekt ganz unterschiedlicher Energie- und N-Zufuhren auf die N-Bilanz beschreiben. Das Ergebnis für die Patientengruppe nach schweren Traumen soll speziell dargestellt werden.

In dem 3 dimensional gezeichneten Bild entspricht die gerasterte Kurvenfläche der errechneten Funktion höherer Ordnung (Abb. 3). Man erkennt, daß die Energiezufuhr nur einen geringen Einfluß auf die N-Bilanz ausübt: die Gerade über der x-Achse besitzt nur eine geringe Neigung, d. h. eine Erhöhung der Energiezufuhr bewirkt nur eine geringe Verbesserung der N-Bilanz. Demgegenüber bestimmt die N-Zufuhr entscheidend die Qualität der N-Bilanz. Die Kurve über der z-Achse ist stark geneigt. Wir finden ein Optimum der N-Zufuhr bei ca. 0,2 g/kg KG und Tag, dies sind 1,25 g Aminosäuren/kg KG und Tag.

In die errechnete Gleichung für die kumulative N-Bilanz geht neben einer Konstanten die N-Zufuhr als lineares *und* quadratisches Glied, die Energiezufuhr aber lediglich als lineares Glied ein. Der Korrelationskoeffizient für die errechnete Gleichung liegt bei 0.944 – dies entspricht einem Bestimmtheitsmaß von 0.891. Prinzipiell vergleichbare Ergebnisse, jedoch mit etwas schlechteren Korrelationskoeffizienten – bedingt durch die geringere Zahl auswertbarer Stu-

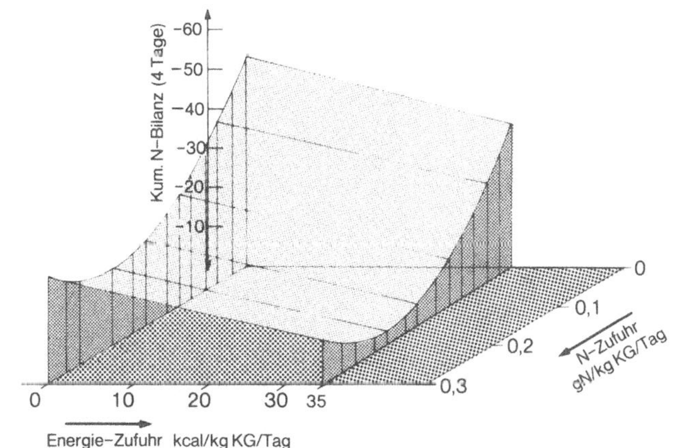

Abb. 3. Regressionsanalyse anhand der Daten aus der Literatur. Die Mulde in der Kurvenfläche beschreibt die jeweils optimale Relation zwischen Energie- und N-Zufuhr (s. auch Text)

dien – ließen sich auch für die Patienten nach leichtem Trauma und für polytraumatisierte Patienten erreichen.

Durch die von uns beschriebenen Gleichungen ist es erstmals möglich, den Einfluß der Energie- und N-Zufuhr auf die posttraumatische kumulative N-Bilanz mathematisch zu beschreiben und graphisch anschaulich darzustellen. Die Ergebnisse unserer Untersuchung bestätigen vor allem den hohen nutritiven Effekt einer Aminosäurensubstitution auch in der Frühphase nach schweren Traumen.

Literatur

1. Behrendt W, Minale C, Giani G (1984) Parenterale Ernährung nach herzchirurgischen Operationen. Infusionstherapie 11:316
2. Dölp R, Ahnefeld FW (1980) Sicherung des postoperativen Proteinbestandes. Klinische Untersuchung zur periphervenösen Ernährung. Infusionstherapie 7:126
3. Hartig W, Czarnetzki HD, Faust H, Fickweiler E (1976) Zur Verwertung von Aminosäuren-Infusionslösungen beim Gesunden und bei Patienten im Streß, untersucht an ^{15}N-Glyzin. Infusionstherapie 3:268
4. Larson J, Liljedahl S-O, Schildt B, Fürst P, Vinnars E (1981) Metabolic studies in multiple injured patients. Acta Chir Scand 147:317
5. Löhlein D, Melbeck HH, Henkel E, Donay F, Canzler H (1977) Die peripher parenterale Ernährung im Vergleich zur alleinigen Kohlenhydratzufuhr während der postoperativen Phase. Infusionstherapie 4:197
6. Löhlein D (1981) Untersuchungen zum proteinsparenden Effekt verschiedener Konzepte der peripheren parenteralen Ernährung. Z Ernährungswiss 20:81
7. Schmitz JE (1985) Infusions- und Ernährungstherapie des Polytraumatisierten. Anaesthesiologie und Intensivmedizin, Bd. 173. Springer, Berlin Heidelberg New York Tokyo

Fett in der frühen Postaggressionsphase nach Schädel-Hirn-Trauma – Worin liegt der Vorteil?

D. Hausmann, J. Nadstawek, R. Caspari und K.-O. Mosebach

Einleitung

Bei Patienten mit Schädel-Hirn-Trauma (SHT) kann nicht mit der normalen oralen Nahrungsaufnahme innerhalb einer kurzen und überschaubaren Zeit gerechnet werden [5]. Daher soll die Ernährung unmittelbar nach Überwindung der Akutphase, in der die Wiederherstellung der Vitalfunktionen Vorrang hat, beginnen. Die sog. 5-Tage-Regel, nach der ein gut genährter Patient eine Nahrungskarenz von 5 Tagen ohne Schaden übersteht, darf hier nicht angewendet werden [11]. Untersuchungen an Intensivpatienten ergaben nämlich, daß Nahrungskarenz während des Postaggressionszustandes die Prognose deutlich verschlechtert [8]. Trotz der Glukoseverwertungsstörung besteht allgemeiner Konsens über die Notwendigkeit, die Ernährung zunächst parenteral mit Aminosäuren und Kohlenhydraten zu beginnen. Auf Fett wird zumeist in der frühen Postaggressionsphase verzichtet [10]. Teilweise wird auf die sog. Glukoseaustauschstoffe Sorbit, Fruktose und Xylit zurückgegriffen. Nach einem tödlichen Zwischenfall bei einem 28jährigen infolge Sorbitinfusion bei undiagnostizierter Fruktoseintoleranz [6] und den Warnhinweisen des Bundesgesundheitsamtes zu den Kohlenhydratintoleranzen [2] kommt Fragen der Energiezufuhr besondere Aktualität zu. Im Postaggressionszustand ist die maximale Verwertungsrate für Kohlenhydrate auf 350–500 g/Tag für einen Erwachsenen begrenzt [4, 13]. Es liegt daher nahe, auf Fettemulsionen als Energieträger auszuweichen, zumal damit gleichzeitig essentielle Fettsäuren zugeführt werden, die posttraumatisch in erniedrigter Plasmakonzentration vorliegen [14].

Es soll in einer prospektiven Studie an 30 SHT-Patienten die Eignung eines nieder- und eines hochkalorischen Ernährungsregimes überprüft werden. Im Rahmen der hochkalorischen Ernährung werden bei einer Gruppe ausschließlich hochdosierte Kohlenhydrate verwendet, bei der anderen niedrigdosierte Kohlenhydrate in Kombination mit einer Fettemulsion.

Methodik

30 stoffwechselgesunde männliche Patienten in einem Alter von 18–45 Jahren, bei denen das SHT führendes Merkmal war, wurden einem der 3 parenteralen Ernährungsschemata zugeordnet. Die Patienten waren nach Alter und anthropometrischen Daten vergleichbar (Tabelle 1) und benötigten eine Respiratorthera-

248   D. Hausmann et al.

Tabelle 1. Anthropometrische Patientendaten ($\bar{x} \pm$ SD)

Parameter	Kollektiv A	Kollektiv B	Kollektiv C
Anzahl	n = 10	n = 10	n = 10
Alter [J]	26,5 ± 9,5	28,4 ± 9,5	24,5 ± 9,1
Länge [cm]	179,0 ± 10,0	182,0 ± 7,0	177,0 ± 23,0
Gewicht [kg]	78,2 ± 14,1	80,5 ± 9,4	75,1 ± 19,3
Tric-HF [mm]	12,6 ± 3,2	11,5 ± 2,8	9,2 ± 3,7
Arm-Umf. [cm]	29,3 ± 3,5	29,8 ± 3,0	29,4 ± 7,3

Tric-HF: Trizeps-Hautfalte; *Arm-Umf.:* Oberarmumfang

pie. Der Beginn der Studie wurde einheitlich auf 8.00 Uhr nach Aufnahme auf die Intensivstation festgelegt. Das Kollektiv A erhielt eine niederkalorische Ernährung ungefähr in Höhe des nach der Harris-Benedict-Formel errechneten Grundumsatzes. Den Kollektiven B und C wurden Energie in Höhe des 1,5- bis 1,8fachen kalkulierten Grundumsatzes zugeführt. Beim Kollektiv C wurde gegenüber B ein Teil der Kohlenhydrate isokalorisch durch Fett ersetzt (Tabelle 2). Die Nährlösung wurde über einen zentral-venösen Katheter appliziert, wobei Aminosäuren und Zucker kontinuierlich über 24 h und Fett über 16 h (8.00–24.00 Uhr) zugeführt wurden. Täglich um 8.00 Uhr wurde eine Blutprobe entnommen und die Urinsammelperiode beendet. Im Blut wurden die Konzentrationen von Glukose, Laktat, Bilirubin, Phosphat, Cholesterin, Neutralfett und Harnstoff gemessen, im Urin die Gesamt-N-Ausscheidung (Kjeldahl) bestimmt. Die N-Ausscheidung wurde mit den BUN-Werten [9] korrigiert.

Tabelle 2. Ernährungsregime

	1. Tag	2. Tag	3. Tag	4.–8. Tag
Kollektiv A: Niederkalorisch, fettfrei		(0,8–1,1 x GU)		
Aminosäuren [g]	50	100	100	100
Glukose [g]	100	200	250	300
Gesamt-Kalorien [kcal]	650	1230	1435	1640
Kollektiv B: Hochkalorisch, fettfrei		(1,5–1,8 x GU)		
Aminosäuren [g]	50	100	100	100
Glukose [g]	150	300	400	600
Gesamt-Kalorien [kcal]	820	1640	2050	2870
Kollektiv C: Hochkalorisch, fetthaltig		(1,5–1,8 x GU)		
Aminosäuren [g]	50	100	100	100
Glukose [g]	150	200	300	350
Fett [g]	–	50	50	100
Gesamt-Kalorien	820	1700	2100	2800

Tabelle 3. Kumulative N-Bilanz

Kollektiv A:	$\bar{x} \pm$ SD = −93,8 ± 12,0 g N/8 Tage
Kollektiv B:	$\bar{x} \pm$ SD = −87,6 ± 24,9 g N/8 Tage
Kollektiv C:	$\bar{x} \pm$ SD = −86,4 ± 18,3 g N/8 Tage

Ergebnisse

Bezüglich der täglichen und der über 8 Tage kumulierten N-Bilanz bestanden zwischen den 3 Kollektiven keine signifikanten Unterschiede (Tabelle 3), ebenso für die Blutglukosespiegel, die sich im Bereich bis 14 mmol/l (250 mg/dl) bewegten. Das Kohlenhydrat-Kollektiv B benötigte dazu eine Insulingabe von $48,4 \pm 10,2$ I.U./Tag ($\bar{x} \pm$ SD). Bei den Kollektiven A und C wurde auf Insulin verzichtet. Das Verhalten der Plasmakonzentrationen von Laktat, Neutralfett und Cholesterin sowie die Bilirubin- und Phosphatspiegel sind aus den Abbildungen 1–5 zu entnehmen.

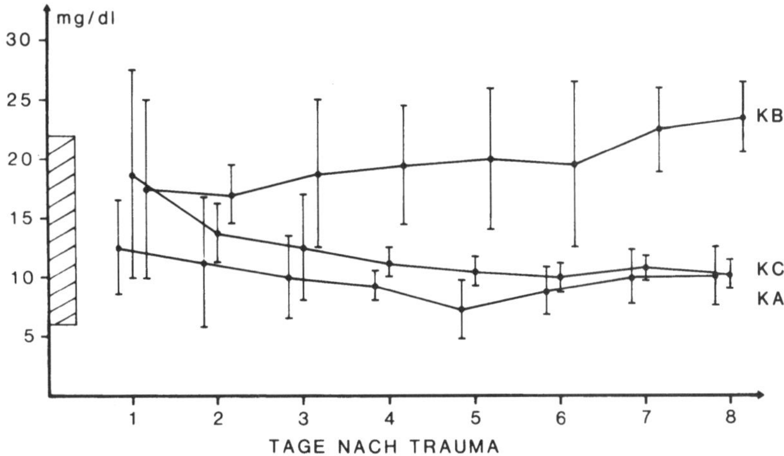

Abb. 1. Konzentration von Laktat im Blutplasma ($\bar{x} \pm$ SEM). Das schraffierte Feld gibt den Normbereich an

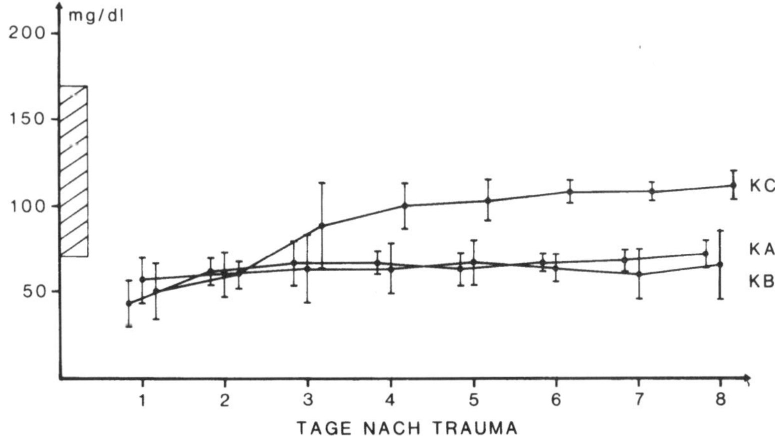

Abb. 2. Konzentration von Neutralfett im Blutplasma ($\bar{x} \pm$ SEB). Das schraffierte Feld gibt den Normbereich an

Diskussion

Das Verhalten der Stickstoffbilanz (Tabelle 3) belegt, daß die Höhe der Energiezufuhr von eher untergeordneter Bedeutung ist [3]. Die Größe des N-Verlustes
wird in der frühen posttraumatischen Phase hauptsächlich durch das zugrundeliegende Krankheitsbild bestimmt. Durch den Einsatz von Insulin können die
Blutzuckerwerte auch unter hoher exogener Kohlenhydratzufuhr in den tolera-
blen Bereich gedrängt werden, allerdings unter Inkaufnahme eines nahezu völli-
gen Sistierens der Fettfreisetzung [14]. In diesem Sinne sind auch die niedrigen
Triglyzeridspiegel (Abb. 2) zu interpretieren. Der Laktatanstieg (Abb. 1) unter

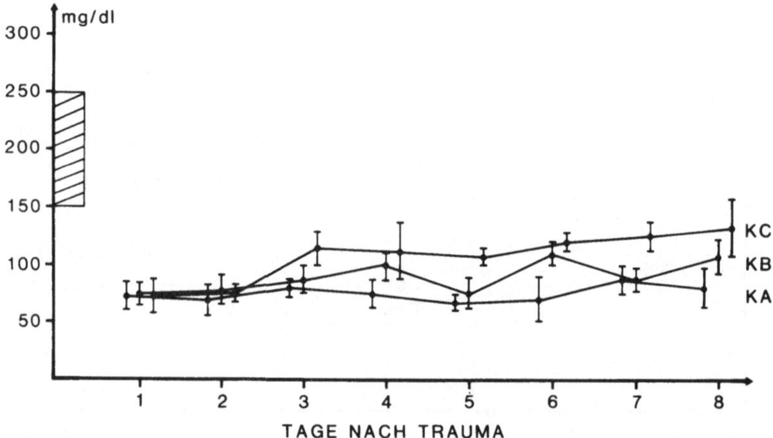

Abb. 3. Konzentration von Cholesterin im Blutplasma ($\bar{x} \pm$ SEM). Das schraffierte Feld gibt den Normbereich an

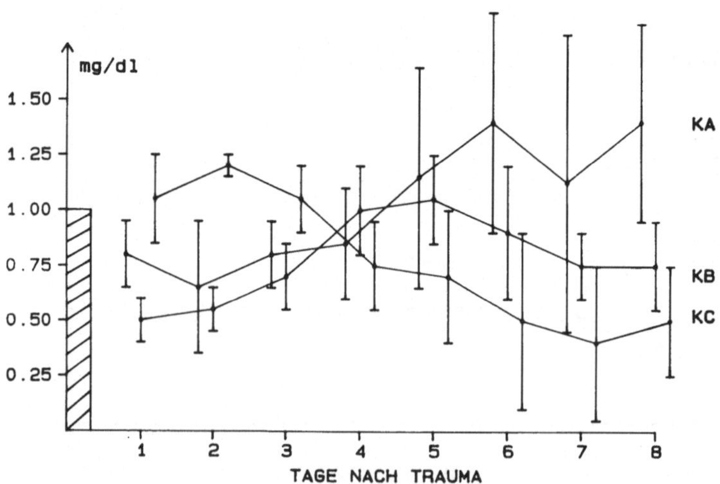

Abb. 4. Konzentration von Bilirubin im Blutplasma ($\bar{x} \pm$ SEM). Das schraffierte Feld gibt den Normbereich an

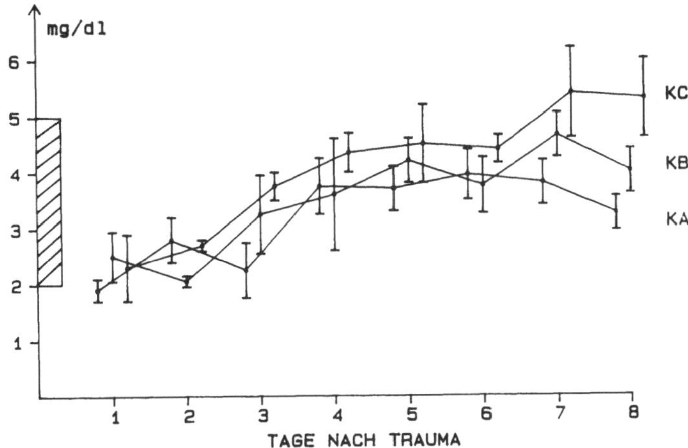

Abb. 5. Konzentration von anorganischem Phosphor im Blutplasma ($\bar{x} \pm$ SEM). Das schraffierte Feld gibt den Normbereich an

dem hochdosierten Kohlenhydratregime weist auf eine unphysiologische Ernährung mit einem Überangebot an Glukose hin [7, 12]. Unter Fettzufuhr (Kollektiv C) fanden sich die Triglyzeridspiegel im Normbereich. Cholesterin (Abb. 3) war bei den Kohlenhydratregimen A und B auf ca. die Hälfte der Norm erniedrigt. Bei dem fetthaltigen Regime C stieg die Konzentration von Cholesterin, obwohl selbst nicht substituiert, gegen die untere Normgrenze an. Da die beiden Lipide Membranbausteine und damit für die Regeneration von Bedeutung sind, sollte eine Normalisierung der Werte nicht nur aus ernährungsphysiologischen, sondern auch aus Gründen der Wundheilung gerade bei Traumapatienten angestrebt werden [11]. Die Bilirubinspiegel (Abb. 4) bei den Kohlenhydratregimen liegen deutlich über denen des Fettregimes. Dies stimmt mit Beobachtungen anderer Autoren überein [12]. Obwohl bei Traumapatienten viele Faktoren Einfluß auf die Bilirubinkonzentration im Plasma haben, ist doch bemerkenswert, daß trotz der ungünstigen Ausgangslage die Bilirubinwerte beim Lipid-Kollektiv C am niedrigsten liegen. Die ausgewogenere parenterale Ernährung mit Fett hat sicherlich einen günstigen Effekt auf den Gallenfluß. Obwohl gelegentlich gerade Lipidemulsionen für cholostatische Leberveränderungen verantwortlich gemacht werden [1], scheint hier eher das Gegenteil der Fall zu sein. Dem ausgewogenen 3-Komponenten-Ernährungsschema dürfte daher eine gewisse anticholostatische Wirkung zukommen. Obwohl Phosphat im Rahmen der Intensivtherapie routinemäßig substituiert wurde ($\bar{x} \pm$ SD $= 15 \pm 9{,}1$ mmol/Tag), fiel auf, daß die Werte bei Fettinfusion am höchsten liegen (Abb. 5). Dies ist am ehesten auf die Phosphatzufuhr mit dem Emulgator zurückzuführen.

Es kann daher zusammenfassend festgestellt werden: Bei der parenteralen Ernährung von Patienten mit Schädel-Hirn-Trauma sollte nicht auf Fett verzichtet werden. Die Kombination aus Aminosäuren, Kohlenhydraten und Fett stellt ein ausgewogenes Ernährungsregime dar, das bereits ab dem 2. posttraumatischen Tag gut vertragen wird und einen normalisierenden Einfluß auf den Gesamtstoffwechsel hat.

252   D. Hausmann et al.

Literatur

1. Allradyce DB (1982) Cholostasis caused by lipid emulsions. Surg Gynec Obstet 154:641–647
2. Aufbereitungskommission B10 des Bundesgesundheitsamtes (1987) Kohlenhydratintoleranzen. Infusionstherapie 14:131–132
3. Behrendt W, Bogatz V, Giani G (1987) Der Einfluß von Kalorien- und Stickstoffzufuhr auf die posttraumatische Stickstoffbilanz. Anaesthesist 36 (Suppl) 61
4. Burke JF, Wolfe RR, Mullany CJ, Mathews DE, Bier DE (1979) Glucose requirements following burn injury. Ann Surg 190:274–285
5. Hausmann D, Mosebach K-O, Caspari R, Rommelsheim K (1985) Combined enteral-parenteral nutrition versus total parenteral nutrition in brain-injured patients. Intensive Care Med 11:80–84
6. Locher S (1987) Akutes Leber- und Nierenversagen nach Sorbitinfusion bei 28jährigem Patienten mit undiagnostizierter Fruktoseintoleranz. Anästh Intensivther Notfallmed 22:194–197
7. Löffler G (1979) Intermediärstoffwechsel. In: Löffler G, Petrides PE, Weiss L, Harper HA (Hrsg) Physiologische Chemie. Springer, Berlin Heidelberg New York
8. Ott L, Young B, Twyman D, Norton J (1987) Does nutritional support affect outcome from severe head injury. J Parent Ent Nutr 11 (Suppl 1):10S
9. Roth E, Funovic F, Schulz F (1980) Biochemische Methoden zur Bestimmung des klinischen Eiweißkatabolismus. Infusionstherapie 6:306–309
10. Schmitz JE, Seeling W, Altemeyer K-H, Grünert A, Ahnefeld FW (1986) Aufbau eines parenteralen Ernährungsprogramms während des Postaggressionsstoffwechsels unter Berücksichtigung vorliegender Stoffwechselveränderungen. Beitr Infusionstherapie Klin Ernähr 13:23–34
11. Schwander D (1982) Parenterale Ernährung polytraumatisierter Patienten. Klin Ern 10:137–145
12. Weidler B, Prinzler H-J, Bormann B, Lohmann E, Muhrer KH, Hempelmann G (1987) Über den parenteralen Einsatz einer Fettemulsion in der frühen postoperativen Phase. Infusionstherapie 14 (Suppl 1) 28–39
13. Wolfe RR, Allsop JR, Burke JF (1979) Glucose metabolism in man: responses to intravenous glucose infusion. Metabolism 28:210–220
14. Wolfram G (1987) Essentielle Fettsäuren in der parenteralen Ernährung. Infusionstherapie 14 (Suppl 3) 20–28

Untersuchungen über den Postaggressionsstoffwechsel nach Laparotomien und Thorakotomien unter besonderer Berücksichtigung der freien Fettsäuren

M. Sachs, E. Ungeheuer, I. Hoos und H. Förster

Einleitung

Während über die Symptome des sog. Postaggressionsstoffwechsels in der Literatur weitgehend Einigkeit besteht, sind die Angaben über die Pathogenese dieser perioperativen Stoffwechselvorgänge immer noch sehr widersprüchlich [10]. Zu den 3 wichtigsten, schon lange bekannten Effekten von operativen Eingriffen auf den Intermediärstoffwechsel gehören: perioperative Hyperglykämie [5, 9–11], Erhöhung der Gesamtkonzentration der freien Fettsäuren im Serum [3] und eine Erniedrigung des Gesamtaminosäurespiegels im Serum [1, 2, 6].

In unseren Untersuchungen sollte v. a. die Pathogenese der erwähnten Symptome des Postaggressionsstoffwechsels erforscht werden. Dabei sollte das Verhalten der freien Fettsäuren im Serum eine besondere Berücksichtigung finden. Denn im Gegensatz zu den seit Jahren im Mittelpunkt des Interesses stehenden perioperativen Veränderungen des Kohlenhydrat- und Aminosäurestoffwechsels gibt es bisher nur wenige Arbeiten über das Verhalten der einzelnen freien Fettsäuren im Postaggressionsstoffwechsel [3]. Die Untersuchungen sollten auch darüber Aufschluß geben, ob verschiedenartige chirurgische Eingriffe unterschiedliche Wirkungen auf die ausgewählten Parameter des Intermediärstoffwechsels haben oder ob es sich bei diesen Veränderungen nur um unspezifische Reaktionen des Körpers auf den Operationsstreß oder auf das angewandte Narkoseverfahren handelt.

Die bisher erschienene Literatur zu diesem Thema ist sehr widersprüchlich: Eine Mannheimer Arbeitsgruppe berichtete, daß nach unterschiedlichen intraabdominellen Eingriffen operationsspezifische Stoffwechselveränderungen auftraten, die eine operationsspezifische Ernährungstherapie erforderlich machten [4]. Andere Arbeitsgruppen konnten dagegen keine operations- oder narkosespezifischen Effekte auf den Intermediärstoffwechsel nachweisen [1, 2, 6].

Methodik

Wir verglichen zur Beantwortung dieser Fragestellung die Stoffwechselveränderungen nach elektiven Laparotomien und Thorakotomien. Es wurden in diese Studie 20 stoffwechselgesunde erwachsene Patienten in gutem Allgemeinzustand aufgenommen (Alter zwischen 24 und 82 Jahren). Bei den laparotomierten Patienten wurden vorwiegend kolorektale Operationen (Sigmaresektionen und anteriore Resektionen) durchgeführt, bei den thorakotomierten Patienten vorwiegend Lobektomien oder Pneumonektomien wegen Lungentumoren. Als Anästhesieverfahren wurde eine standardisierte Intubationsnarkose durchgeführt, entweder unter Verwendung von Halothan oder als Neuroleptanalgesie mit Dehydrobenzperidol und Fentanyl in üblicher Dosierung.

Da sich sämtliche Patienten in gutem Ernährungszustand befanden, wurde keine präoperative *Infusionstherapie* durchgeführt. Intraoperativ wurden im Rahmen der Anästhesie routinemäßig bei allen Patienten 500–1000 ml einer hochmolekularen Hydroxyäthylstärkelösung (MG: 450000, Plasmasteril) und 500 ml Elektrolytlösungen, aber keine Energieträger appliziert. Je nach intraoperativem Blutverlust wurde mit Erythrozytenkonzentraten substituiert.

Bei den thorakotomierten Patienten wurde keine postoperative Infusionstherapie durchgeführt. Sie bekamen ab dem 1. postoperativen Tag Tee oral verabreicht, in den nächsten Tagen erfolgte der stufenweise Kostaufbau. Die laparotomierten Patienten bekamen am Operationstag 1000 ml einer Zweidrittelelektrolytlösung mit Sorbitzusatz (50 g) (Tutofusin OPS). An den 3 folgenden Tagen wurden die Patienten bei absoluter Nahrungskarenz vollständig parenteral ernährt. Täglich bekamen die laparotomierten Patienten 2,5 l Infusionslösungen (2500 kcal) mit 525 g Kohlenhydraten (200 g Fruktose, 150 g Xylit, 100 g Glukose und 75 g Sorbit) und 100 g Aminosäuren parenteral verabreicht (1 l Combisteril FGX 40, 0,5 l Tutofusion B, 1 l Aminofusion L-forte). Erst am 4. postoperativen Tag wurde bei den untersuchten laparotomierten Patienten eine orale Flüssigkeitszufuhr (Tee) erlaubt, in den darauffolgenden Tagen erfolgte der stufenweise Kostaufbau.

Wegen der engen Verzahnung von Kohlenhydrat-, Aminosäuren- und Fettsäurenstoffwechsel untereinander [7] haben wir erstmals gleichzeitig die wichtigsten Parameter aller 3 Säulen des Intermediärstoffwechsels untersucht.

Die Blutentnahmen erfolgten präoperativ, unmittelbar postoperativ und am 1.–4. postoperativen Tag jeweils um 6.30 Uhr. Folgende Parameter wurden bestimmt: Glukose und Laktat (enzymatisch), Insulin und Kortisol (RIA), Albumin und Prä-Albumin (Laser-Nephelometrie), Aminosäuren (Mitteldruck-Flüssigkeits-Säulen-Chromatographie), freie Fettsäuren (photometrisch und gaschromatographisch, s. Tabelle 1). Die statistische Signifikanzberechnung erfolgte mit dem ungepaarten t-Test und dem t-Test für miteinander verbundene Einzelwerte (Einzelheiten zur Methodik bei [8]).

Tabelle 1. Normalwerte der gaschromatographisch bestimmten freien Fettsäuren im Serum bei nüchternen stoffwechselgesunden Probanden (µmol/l)

Palmitinsäure (C16):	180–230
Palmitoleinsäure (C16,1):	20– 35
Stearinsäure (C18):	80–100
Ölsäure (C18,1):	190–260
Linolsäure (C18,2):	80–110
Linolensäure (C18,3):	15– 25
Arachinsäure (C20):	2– 10
Arachidonsäure (C20,4):	10– 20

Ergebnisse

Abbildung 1 zeigt das Verhalten des Blutzuckerspiegels und des Seruminsulins bei den thorakotomierten und laparotomierten Patienten. Auf der x-Achse ist der jeweilige Zeitpunkt der Blutentnahme eingetragen: präoperativ, unmittelbar postoperativ und am 1. bis 4. postoperativen Tag jeweils morgens um 6.30 Uhr. Auf der y-Achse ist die jeweilige Substratkonzentration aufgetragen. Wir wollen uns bei der Besprechung dieser Ergebnisse nur auf die frühe postoperative Phase bis zum Morgen des 1. postoperativen Tages beschränken. Perioperativ erfolgte bei allen laparotomierten und thorakotomierten Patienten eine statistisch signifikante Erhöhung des Blutglukosespiegels auf etwa das Doppelte des Ausgangswertes, obwohl intraoperativ und bis zum Morgen des 1. postoperativen Tages keine Kohlenhydrate verabreicht wurden. Die Insulinkonzentration im Serum bleibt unverändert niedrig, obwohl die erhöhte Glukosekonzentration im Blut normalerweise eine Insulinsekretion stimulieren müßte.

Abbildung 2 zeigt das Verhalten zweier glukoplastischer Aminosäuren bei beiden Patientenkollektiven. Die Serumspiegel von Alanin und Glutamin fallen bei den laparotomierten Patienten in der frühen perioperativen Phase signifikant ab (p < 0,01). Bei den thorakotomierten Patienten ist perioperativ derselbe Effekt zu beobachten, nur ist er etwas schwächer ausgeprägt (p < 0,05) als bei den laparotomierten Patienten. Einen entsprechenden Abfall ihres Serumspiegels zeigen auch die meisten anderen glukoplastischen Aminosäuren, v. a. Threonin, Serin, Glycin und Prolin. Diese glukoplastischen Aminosäuren sind für den perioperativen Abfall der Gesamtaminosäurekonzentration im Serum verantwortlich.

Bemerkenswert ist in diesem Zusammenhang auch das Verhalten der Kortisolkonzentration im Serum. Intraoperativ kommt es – entgegen der zirkadianen

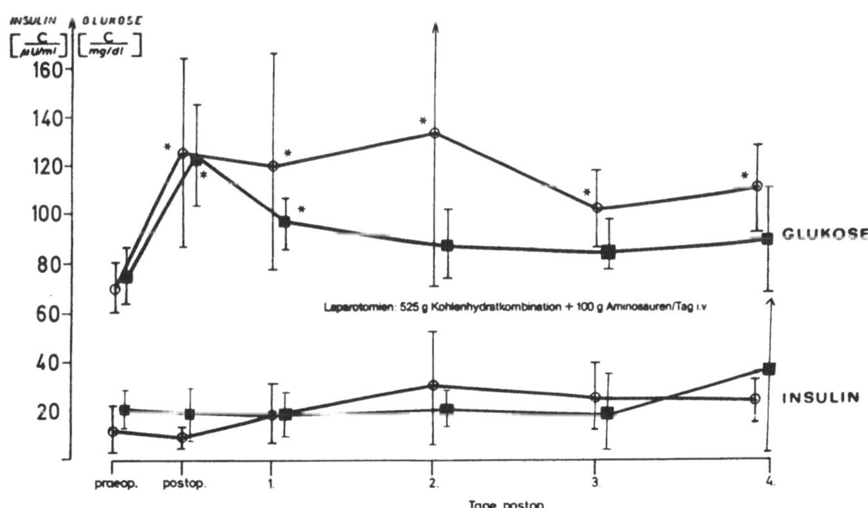

Abb. 1. Der Einfluß von Laparotomien (o—o) und Thorakotomien (■ ■) auf die Konzentration von *Glukose* (mg/dl) und *Insulin* (μU/ml) im Serum bei stoffwechselgesunden Patienten (n = 10; x̄ ± s, * = p < 0,05)

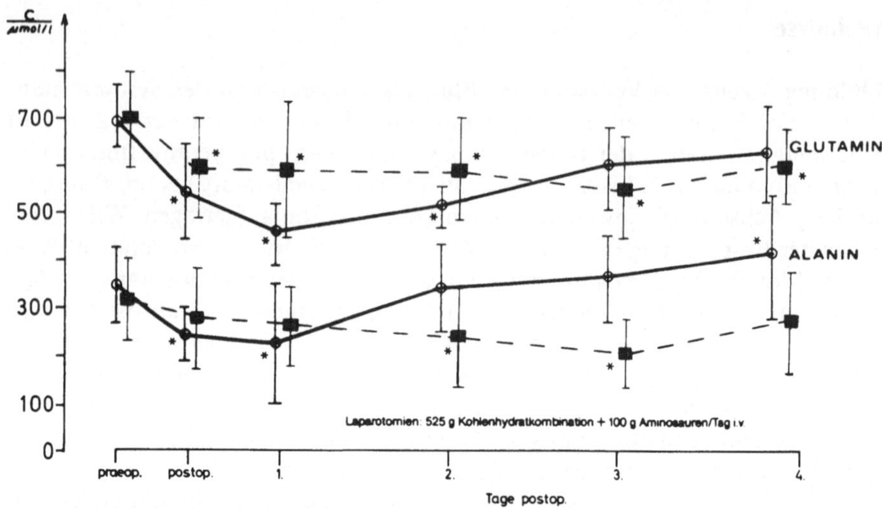

Abb. 2. Der Einfluß von Laparotomien (o—o) und Thorakotomien (■—■) auf die Konzentration von *Glutamin* und *Alanin* (µmol/l) im Serum bei stoffwechselgesunden Patienten (n = 8; x̄ ± s, * = p < 0,05)

Rhythmik – sowohl bei den laparotomierten als auch bei den thorakotomierten Patienten zu einem Ansteigen des Kortisolserumspiegels um etwa ein Drittel des Ausgangswertes (präoperativ durchschnittlich 20 µg/dl, postoperativ 27 bzw. 30 µg/dl). Auch hier konnten wir keine signifikanten Unterschiede zwischen Laparotomien und Thorakotomien nachweisen.

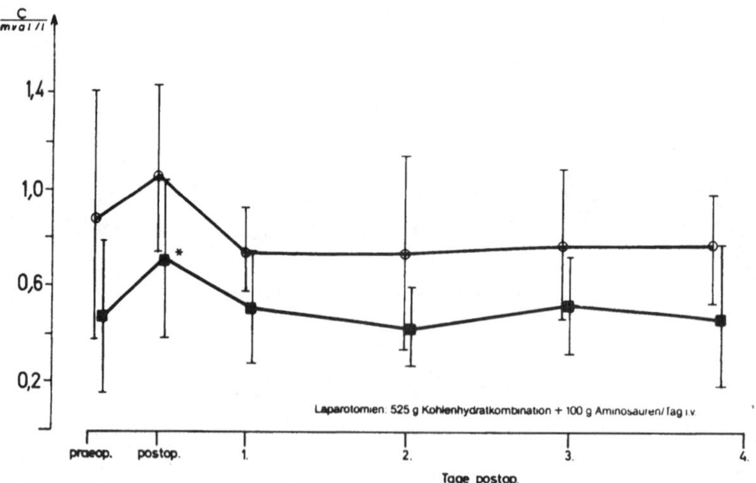

Abb. 3. Der Einfluß von Laparotomien (o—o) und Thorakotomien (■—■) auf die Konzentration von *freien Fettsäuren* (mval/l) im Serum bei stoffwechselgesunden Patienten (n = 10; x̄ ± s, * = p < 0,05)

Abbildung 3 zeigt das Verhalten der Gesamtkonzentration der freien Fettsäuren im Serum bei beiden Patientenkollektiven. Die Serumkonzentrationen liegen bei den laparotomierten Patienten zu allen Untersuchungszeitpunkten um etwa 0,2 mval/l signifikant höher als bei den thorakotomierten Patienten. Überraschend ist auf den ersten Blick der höhere präoperative Ausgangswert bei den laparotomierten Patienten. Dies erklärt sich aber durch die mehrtägige Vorbereitung mit unterkalorischer, flüssiger Kost vor Coloneingriffen. Intraoperativ kommt es bei beiden Patientengruppen zu einem geringen Anstieg der Gesamtfettsäurekonzentration im Serum.

Abbildung 4 und die Tabellen 2 und 3 zeigen, welche einzelnen freien Fettsäuren für diesen intraoperativen Anstieg der gesamt-freien Fettsäuren verant-

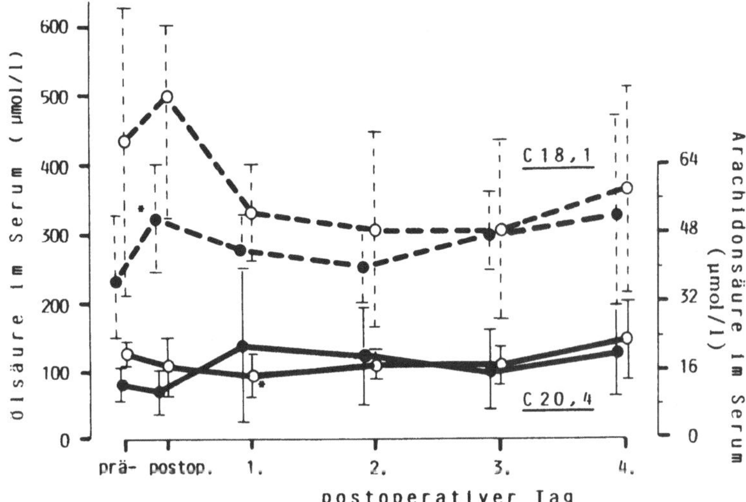

Abb. 4. Der Einfluß von Laparotomien (o) und Thorakotomien (●) auf die Konzentration von *Ölsäure* (— — —) und *Arachidonsäure* (——) im Serum bei stoffwechselgesunden Patienten (n = 10; x̄ ± s, * = p < 0,05)

Tabelle 2. Der Einfluß von *Laparotomien* auf die Konzentration der einzelnen freien Fettsäuren (µmol/l) im Serum von stoffwechselgesunden Patienten (x̄ ± s; n = 8)

	Prä-operativ	Post-operativ	1.	2.	3.	4.
				Postoperativer Tag		
Palmitinsäure	376 ± 166	394 ± 115	296 ± 58	273 ± 87	284 ± 80	349 ± 141
Palmitoleinsäure	78 ± 56	79 ± 26	63 ± 16	57 ± 43	70 ± 35	90 ± 45
Stearinsäure	135 ± 62	141 ± 48	115 ± 52	95 ± 31	95 ± 43	104 ± 42
Ölsäure	435 ± 241	496 ± 179	329 ± 67	305 ± 140	304 ± 127	363 ± 149
Linolsäure	153 ± 95	157 ± 79	111 ± 35	108 ± 39	99 ± 29	100 ± 41
Linolensäure	10 ± 8	9 ± 5	8 ± 8	6 ± 4	5 ± 2	6 ± 1
Arachinsäure	8 ± 2	8 ± 2	8 ± 4	6 ± 6	7 ± 3	6 ± 2
Arachidonsäure	21 ± 3	17 ± 6	15 ± 5	17 ± 3	17 ± 4	23 ± 9

Tabelle 3. Der Einfluß von *Thorakotomien* auf die Konzentration der einzelnen freien Fettsäuren (μmol/l) im Serum von stoffwechselgesunden Patienten ($\bar{x} \pm s$; n = 10)

	Prä- operativ	Post- operativ	1.	2.	3.	4.
				Postoperativer Tag		
Palmitinsäure	206 ± 54	258 ± 54	266 ± 85	238 ± 47	250 ± 54	265 ± 56
Palmitoleinsäure	41 ± 23	52 ± 20	38 ± 14	40 ± 12	39 ± 11	45 ± 14
Stearinsäure	86 ± 19	97 ± 17	90 ± 18	89 ± 17	92 ± 18	84 ± 17
Ölsäure	230 ± 88	322 ± 81	276 ± 48	252 ± 55	295 ± 57	323 ± 143
Linolsäure	93 ± 45	113 ± 45	104 ± 24	96 ± 25	107 ± 33	110 ± 22
Linolensäure	6 ± 5	9 ± 4	7 ± 3	7 ± 4	6 ± 2	8 ± 7
Arachinsäure	4 ± 2	6 ± 4	4 ± 1	6 ± 3	6 ± 4	7 ± 1
Arachidonsäure	13 ± 5	11 ± 5	22 ± 17	19 ± 11	16 ± 9	20 ± 10

wortlich sind. Unter den einzelnen freien Fettsäuren weist die Ölsäure bei beiden Patientengruppen den stärksten perioperativen Anstieg auf. Interessanterweise zeigt die Arachidonsäure im Serum ein entgegengesetzes Verhalten, indem deren Serumspiegel intraoperativ relativ (d. h. auf die Gesamtfettsäurekonzentration bezogen) abfällt. Dieses entgegengesetzte Verhalten dieser Fettsäuren wird durch die unterschiedliche Biochemie der freien Fettsäuren verständlich. Bekanntlich unterliegt die Arachidonsäure einer anderen Regulation als die meisten anderen Fettsäuren (s. Abbildung 5). Die Arachidonsäure wird durch das Enzym Phospholipase A 2 lipolyseunabhängig aus Phospholipiden freigesetzt. Sie ist bekanntlich das Ausgangsprodukt für die Synthese von Prostaglandinen, Thromboxanen und Leukotrienen. Die Phospholipase A 2 wird durch Glukokortikoide gehemmt, so daß der hier nachgewiesene perioperative Kortisolanstieg eine Hemmung dieses Enzyms bewirkten könnte. Dadurch ist das relative

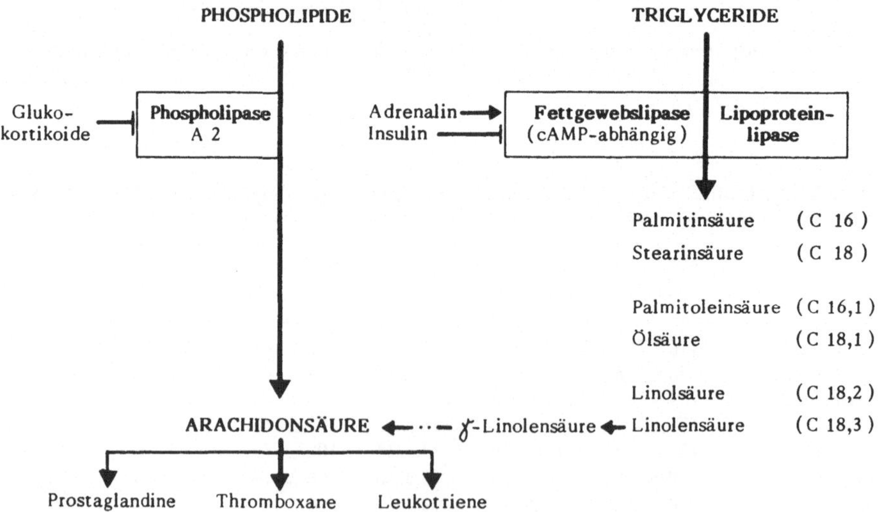

Abb. 5. Übersicht über die Stoffwechselregulation der freien Fettsäuren

Absinken der Arachidonsäurekonzentration erklärbar. Die Ölsäure wird dagegen wie die meisten anderen Fettsäuren durch Lipolyse im Fettgewebe oder im Serum aus Triglyceriden freigesetzt.

Diskussion

Fassen wir die Ergebnisse dieser Untersuchungen anhand der Abbildung 6 zusammen:

Nach größeren intraabdominellen und intrathorakalen Eingriffen lassen sich perioperativ keine prinzipiellen unterschiedlichen Stoffwechselwirkungen auf die untersuchten Parameter des Intermediärstoffwechsels nachweisen. Es kommt auch unabhängig von den verwendeten Narkoseverfahren nur zu unterschiedlich stark ausgeprägten unspezifischen Streßreaktionen des Organismus mit den typischen Stoffwechselsymptomen: Hyperglykämie, Erhöhung des Kortisolserumspiegels, Anstieg bestimmter freier Fettsäuren (Ölsäure, Palmitinsäure) im Serum und Abfall bestimmter glukoplastischer Aminosäuren und bestimmter Proteine (Albumin) im Serum.

Diese Stoffwechselsymptome sind v. a. Folge einer perioperativ verstärkten Lipolyse von Triglyzeriden im Fettgewebe, einer Kortisolausschüttung aus der Nebennierenrinde und einer stimulierten Glukoneogenose aus Aminosäuren in der Leber [1, 3, 9, 10].

Die perioperativ auftretende Blutzuckererhöhung wird durch eine vermehrte Glukoseneubildung aus Aminosäuren v. a. in der Leber und durch eine Störung der peripheren Glukoseverwertung hervorgerufen [9, 10]. Eine Steigerung der Glykogenolyse in der Leber ist wahrscheinlich nicht am perioperativen Blutzuckeranstieg beteiligt, da wir nach 12stündigem Fasten zumindest im Tierversuch praktisch keine Glykogen mehr in der Leber nachweisen konnten [8]. Vermutlich wird die Glukoneogenese in der Leber durch den perioperativ ebenfalls nachweisbar erhöhten Serumkortisolspiegel stimuliert. Auch die periphere Glukoseverwertungsstörung kann auf die Erhöhung des Kortisolspiegels, aber auch auf die vermehrte Freisetzung von freien Fettsäuren zurückgeführt werden, da die freien Fettsäuren als wichtigste nichthormonale Insulinantagonisten angesehen werden [7].

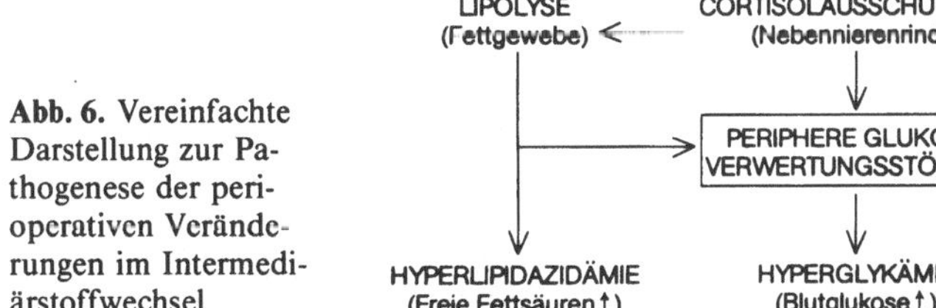

Abb. 6. Vereinfachte Darstellung zur Pathogenese der perioperativen Veränderungen im Intermediärstoffwechsel

Diese Stoffwechselvorgänge müssen bei der postoperativen Infusionstherapie berücksichtigt werden. Wir lehnen deshalb in der frühen postoperativen Phase z. B. die Gabe von Glukose an stoffwechselgesunde Patienten ab. In dieser instabilen und schlecht steuerbaren Stoffwechselsituation verwenden wir bei stoffwechselgesunden Patienten ausschließlich die weitgehend insulinunabhängigen, d. h. bei weitgehend unveränderter Blutglukosekonzentration verwertbaren Glukoseaustauschstoffe Fruktose oder Sorbit. Durch Applikation dieser Glukoseaustauschstoffe konnten wir perioperative Entgleisungen des Intermediärstoffwechsels weitgehend vermeiden.

Literatur

1. Dale G, Young G, Latner AL, Goode A, Tweedle D, Johnston IDA (1977) The effect of surgical operation on venous plasma amino acids. Surgery 81:295–301
2. Dölp R, Gollwitzer M, Ahnefeld FW, Grünert G, Schmitz E (1978) Klinische Untersuchungen über die Konzentration freier Aminosäuren im Plasma und Urin im Postaggressionsstoffwechsel. Infusionstherapie 5:241–245, 309–314
3. Fleischer F (1981) Die Bedeutung des Fettstoffwechsels bei operativen Eingriffen. Anaesth Intensivther Notfallmed 16:69–75
4. Georgieff M, Kattermann R, Geiger K, Haux P, Barth H, Bethke U, Lutz H (1981) Zur Frage der Notwendigkeit einer spezifischen, totalen parenteralen Ernährungstherapie nach unterschiedlichen intraabdominellen Eingriffen. Infusionstherapie 3:114–123
5. Geser CA, Schultis K (1970) Der Einfluß von chirurgischen Eingriffen auf die intravenöse Glukosetoleranz und die Insulinsekretion des Menschen. Verh Dtsch Ges Inn Med 76:425–427
6. Husemann B, Schück R, Hartmann R (1985) Einfluß von Aminosäurelösungen auf die Serum-Aminosäurehomöostase und den postoperativen Verlauf nach Kolonresektionen. Akt Ernähr 10:148–153
7. Randle PJ, Garland PB, Hales CN, Newsholme EA (1963) The glucose fatty-acid cycle. Lancet I: 785–789
8. Sachs M, Förster H (1984) Untersuchungen über die Wirkung von Coffein auf ausgewählte Stoffwechselparameter in vivo. Z Ernährungswiss 23:181–205
9. Schultis K, Beisbarth H (1975) Pathobiochemie des Postaggressionsstoffwechsels. Klin Anaesth Intensivth 7:35–41
10. Stremmel W (1973/74) Zur Pathogenese der Kohlenhydratstoffwechselstörung nach operativen Eingriffen. Infusionstherapie 4:294–304
11. Wright PD, Henderson K, Johnston IDA (1974) Glucose utilization and insulin secretion during surgery in man. Br J Surg 61:5–8

Nosokomiale Infektionen

Mikrobiologische Diagnostik und Epidemiologie nosokomialer Infektionen

G. Huber, G. Ruckdeschel und K. Unertl

Nosokomiale Infektionen gefährden den Patienten im Krankenhaus; aus umfangreichen Erhebungen ist bekannt, daß etwa 5–10% der hospitalisierten Kranken eine Infektion erleiden (Tabelle 1). Dabei werden die höchsten Zahlen in den großen operativen Fächern wie Chirurgie und Gynäkologie beobachtet; aber auch Patienten auf Neugeborenenstationen sind viel stärker bedroht als solche in den HNO- oder Augenkliniken oder in der inneren Medizin (Tabelle 2). Innerhalb dieser Bereiche gibt es wiederum deutliche Unterschiede zwischen

Tabelle 1. Durchschnittliche Häufigkeit nosokomialer Infektionen

	Anzahl der untersuchten Patienten	Anzahl nosokomialer Infektionen [%]
National Nosocomial Infektions Study, USA [1]	1316232	3,55
Pilotstudie der Paul-Ehrlich-Gesellschaft 1976–1978 [2]	51540	9,82
Daschner [2]	39802	4,37
Munzinger et al. [7]	1527	14
Rieger et al. [8]	7854	6,4

Tabelle 2. Nosokomiale Infektionen in verschiedenen Abteilungen eines Universitätsklinikums. (Nach [2])

Abteilung	Nosokomiale Infektionen [%]
Kinderklinik (vorwiegend Neugeborene)	16,3
Frauenklinik	7,4
Chirurgie	6,4
Neurochirurgie	5,3
Innere Medizin	1,8
Hals-Nasen-Ohren-Klinik	0,5
Augenklinik	0,03

den normalen und den Intensivstationen, die letzteren zeigen wesentlich höhere Infektionsraten.

Am häufisten sind, summarisch gesehen, die Harnwege betroffen; es folgen dann die Wundinfektionen, die Infektionen des Respirationstrakts, der Haut und Weichteile und die Sepsis (Tabelle 3). Trotz aller Prävention hat sich an dieser Verteilung und an der absoluten Häufigkeit der nosokomialen Infektionen in den beiden letzten Jahrzehnten kaum etwas geändert. Das gilt auch für das Vorkommen der wichtigsten bakteriellen Erreger für die verschiedenen Infektionstypen, die in Tabelle 4 aufgeführt sind.

Das klinisch-mikrobiologische Laboratorium wird bei der Diagnostik, Kontrolle und Prävention der Krankenhausinfektionen kräftig beansprucht. Grundsätzlich unterscheidet sich aber die mikrobiologische Diagnostik der nosokomialen Infektionen kaum von der, wie sie zur Auffindung von Erregern außerhalb der Klinik erworbener Infektionen angewendet werden (Tabelle 5). Die klassischen Verfahren wie Mikroskopie und Züchtung der Erreger klären auch heute noch in den meisten Fällen die Ätiologie.

Das Grampräparat, sauber gefärbt und mit etwas Erfahrung und Geduld durchgemustert, ist immer noch eine schnelle, zuverlässige und billige Methode der bakteriologischen Diagnostik [4]. Wenn sich die Erreger meist auch nicht eindeutig identifizieren lassen, so kann das Bild einer Mono- oder Mischinfektion die Behandlung steuern und die übrige Qualität der Probe anhand zellulärer Bestandteile wie Granulozyten oder Epithelien wichtige Erkenntnisse über den Grad der Kontamination, der Kolonisation oder die Wahrscheinlichkeit einer Infektion bringen. In besonderen Fällen, beispielsweise beim Nachweis von Legionellen oder Chlamydien, lassen sich die Erreger auch mit immunologisch spezifischen Färbungen wie der direkten Immunfluoreszenz darstellen; die Mikroorganismen werden dabei mittels an Fluorochrome gekoppelter Antikörper sichtbar gemacht. Kreuzreaktionen und unkritische Bewertungen kommen dabei wohl vor, doch der zunehmende Gebrauch hochspezifischer monoklonaler Antikörper steigert die Sicherheit dieser direkten Nachweismethode und erweitert in der Zukunft auch das Spektrum erfaßbarer Erreger [5].

An dieser Stelle soll etwas Grundsätzliches über die Möglichkeiten mikrobiologischer Diagnostik gesagt werden. Bakteriologische Befunde sind für den Laborarzt wie für den Kliniker oft nicht eindeutig zu interpretieren. Alle Proben wie Blut, Liquor, Punktate und andere, die aus primär keimfreien Bereichen des Körpers stammen und ohne Kontamination, beispielsweise intraoperativ oder durch Punktion, entnommen werden können, bringen in der Regel klare Befunde. Sind dagegen Kontaminationen bei der Probengewinnung nicht mit Sicher-

Tabelle 3. Relative Verteilung nosokomialer Infektionen. (Nach [2, 7, 8])

Harnwege	30–53%
Wunden	15–22%
Respirationstrakt	8–22%
Haut und Weichteile	6–18%
Sepsis	4–14%

Tabelle 4. Wichtige bakterielle Erreger nosokomialer Infektionen

Harnwegsinfektionen	Escherichia coli
	Enterococcus spp.
	Proteus spp.
	Klebsiella spp.
	Pseudomonas aeruginosa
	Staphylococcus spp. (koagulase-negativ)
	Staphylococcus aureus
	u. a.
Wundinfektionen	Staphylococcus aureus
	Staphylococcus spp. (koagulase-negativ)
	Streptococcus viridans
	Escherichia coli
	Enterococcus spp.
	Pseudomonas spp.
	Bacteroides spp.
	u. a.
Pulmonale Infektionen	Pseudomonas aeruginosa
	Staphylococcus aureus
	Klebsiella spp.
	Proteus spp.
	Enterobacter spp.
	Streptococcus pneumoniae
	Legionella spp.
	u. a.
Bakteriämien	Staphylococcus spp. (koagulase-negativ)
	Staphylococcus aureus
	Escherichia coli
	Pseudomonas aeruginosa
	Klebsiella spp.
	Enterobacter spp.
	Serratia spp.
	u. a.

Tabelle 5. Diagnostische Nachweisverfahren

1. Mikroskopisches Präparat
2. Erregerzüchtung
3. Immunologischer Nachweis mikrobieller Antigene
4. Molekularbiologische Hybridisierungsmethoden (DNA-, RNA-Probes)

heit zu vermeiden, etwa bei der Urinentnahme beim Wasserlassen oder beim Aushusten des Tracheobronchialsekrets, dann sollten sie doch nach Möglichkeit vermindert werden, beispielsweise durch die saubere Entnahme von Mittelstrahlurin, Mundspülen vor der Expektoration und andere geeignete Vorkehrungen. Die quantitative Kultur verschafft den Befunden dann doch noch eine brauchbare Aussage. Proben aus den physiologisch besiedelten Bereichen des Körpers, dem Oropharynx oder Gastrointestinaltrakt, geben nur dann brauchbare Untersuchungsergebnisse, wenn gezielt und selektiv nach bestimmten Bakterien wie Streptococcus pyogenes, Corynebacterium diphteriae, Salmonellen, Shigellen oder anderen obligat pathogenen Erregern gesucht wird. Dieser Sachverhalt erklärt die außerordentliche Bedeutung der sorgfältigen Probengewinnung für einen gültigen mikrobiologischen Befund.

Die Anzüchtung der wichtigen Erreger nosokomialer Infektionen gelingt meist auf den konventionellen Nährmedien. Das Spektrum potentieller Erreger hat sich jedoch mit der wachsenden Anzahl von Patienten mit Abwehrdefekten erweitert. Heute müssen auch viele bisher unbekannte oder als bedeutungslos erachtete Mikroorganismen berücksichtigt werden. Für deren Nachweis, wie beispielsweise Legionellen, atypische Mykobakterien und andere Bakterien, werden spezielle Nährböden benötigt. Chlamydien wachsen als obligate Zellparasiten nur in Zellkulturen oder im Brutei. Diese z.T. sehr aufwendigen Untersuchungen sprengen allerdings den Rahmen des routinemäßig durchführbaren Screenings bei nosokomialen Infektionen und können nur in Absprache mit dem mikrobiologischen Labor gezielt bei klinischem Verdacht aus sorgfältig gewonnenem und regelrecht transportiertem Untersuchungsmaterial durchgeführt werden. Mit solchen Untersuchungen, die die Pilzdiagnostik und den Nachweis von Protozoen einschließen, sind aber viele Laboratorien überfordert, denn kein Institut kann heute alle möglichen Methoden bereithalten. In speziellen Fragestellungen müssen die Proben an spezialisierte Abteilungen weitergeleitet werden. Die Kooperation ist vielerorts noch nicht optimal, Druck aus der Klinik kann aber sicherlich manches bewegen.

Der Einsatz von Automaten hat für die bakteriologische Diagnostik bisher nur bescheidene Fortschritte gebracht, erhöht aber die Kosten beträchtlich. Die technische Rationalisierung erstreckt sich auf die Untersuchung von Urinproben und von Blutkulturen, auch auf die biochemische Identifizierung der isolierten Erreger und die Prüfung der Antibiotikaempfindlichkeit. In der Blutkulturdiagnostik konnte durch eine teilweise Automatisierung mit radiometrischer oder infrarotspektrometrischer Detektion des mikrobiellen Wachstums, wie sie beim Bactec-System durchgeführt wird, eine Entlastung des Labors und eine Verbesserung der Diagnostik erzielt werden. Auch das Lysis-Zentrifugations-Verfahren (Isolator), wenngleich keine automatisierte Methode, brachte eine Beschleunigung und Erhöhung der Ausbeute, besonders bei aeroben Bakterien und Pilzen. Dennoch zeigen alle derzeit gebräuchlichen Blutkultursysteme noch Mängel, so daß Kombinationen verschiedener Verfahren wie die von Bouillonkultur und Lysis-Zentrifugation die Ausbeute steigern können [10].

Ein Weg zur schnellen Diagnostik von Infektionen führt über den Nachweis von Bestandteilen der Erreger in Blut, Urin, Liquor oder Exsudaten der Patienten [6]. Das gelingt einmal mit immunologischen Verfahren, die mikrobielle Antigene wie Kapsel- oder Zellwandpolysaccharide oder auch Proteine erkennen, die bei Infektionen durch Pneumokokken, Streptokokken der Gruppen A und B, durch Gonokokken, Haemophilus influenzae, Chlamydia trachomatis, Legionella pneumophila, auch durch verschiedene Pilze und Viren, in nachweisbaren Mengen auftreten. Besonders rasche Ergebnisse liefert die Latex- oder Koagglutinationstechnik, bei der die in den Proben enthaltenen Antigene die mit spezifischen, gegen das Antigen gerichteten Antikörpern beladenen Partikel, Latexkügelchen oder inaktivierte Staphylokokken, agglutinieren. Diese relativ einfachen Methoden sind hochempfindlich.

Die Enzymimmunoassays oder Radioimmunoassays, bei denen die Antigen-Antikörperkomplexe durch eine gekoppelte enzymatische Reaktion oder die Verwendung von Isotopen angezeigt werden, benötigen einige Stunden bis zu einem Tag.

Neuerdings sind auch molekularbiologische Hybridisierungsmethoden, die sog. DNA- oder RNA-probes, in Entwicklung oder teilweise bereits in klinischer Erprobung. Sie versprechen große Vorteile, v. a. in der virologischen Diagnostik, aber auch beim Nachweis von Chlamydien, Legionellen, Mykobakterien und Mykoplasmen. Prinzip wie auch Technik dieser Verfahren sind, wenngleich Ergebnis aufwendigster Forschungsarbeit, relativ einfach: die zu Einzelsträngen aufgeschlossenen Nukleinsäuren der Bakterien oder Viren im Untersuchungsmaterial werden mit synthetisch hergestellten kurzen Nukleinsäure-probes inkubiert, die zu einzelnen charakteristischen Sequenzen des jeweiligen Erregers passen und sich bei Vorliegen in der Probe an diesen binden. Mit Hilfe eines an die DNA- beziehungsweise RNA-Probe gekoppelten radioaktiven Markers oder eines Biotinmoleküls, das über die Bindung eines Avidin-Enzymkomplexes eine anschließende Farbreaktion ermöglicht, kann die Bindung der komplementären Nukleinsäuresequenzen, die sog. Hybridisierung, angezeigt werden (Abb. 1).

Alle diese Verfahren sind allerdings für das Gros der nosokomialen Erreger, die Staphylokokken, Enterobakteriazeen und Pseudomonaden, nicht einsetzbar. Sie können also nur bei einem geringen Teil der nosokomialen Infektionen zur Klärung beitragen.

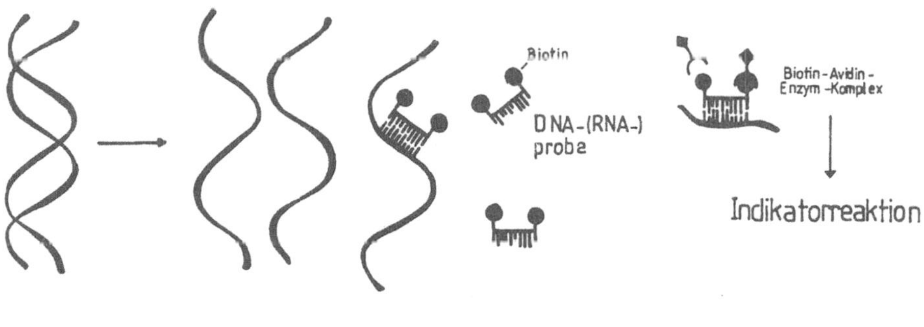

Abb. 1. Prinzip der DNA-(RNA)-Hybridisierung

Eine weitere Aufgabe der mikrobiologischen Laboratoriumsdiagnostik besteht in der Erforschung der Epidemiologie nosikomialer Infektionen. Durch die genaue Charakterisierung einzelner Stämme innerhalb der Spezies können Infektketten aufgedeckt werden [9]. Die gebräuchlichen Typisierungsmethoden zeigt Tabelle 6. Bisweilen genügen dazu schon Befunde der konventionellen mikrobiologischen Diagnostik wie biochemische Reaktionsprofile und auffällige Antibiogramme. Die Bestimmung der Serotypen, neuerdings auch als Serovare bezeichnet, analysiert mit einfachen immunologischen Methoden wie Agglutination, Latex- oder Koagglutination und Präzipitation bestimmte, sehr spezifische Eigenschaften der Mikroorganismen. Mit der Serotypisierung können viele Bakterien, etwa die Pneumokokken, β-hämolysierende Streptokokken, Kolibakterien, Klebsiellen, Salmonellen, Pseudomonaden und viele andere ziemlich schnell und mit geringem Aufwand definiert werden. Differente Serovare widerlegen den epidemiologischen Zusammenhang, den der wiederholte Nachweis der gleichen Spezies bei einer Häufung von Infektionen zunächst vermuten läßt.

Bakterien tragen auf ihrer Oberfläche hochspezifische Rezeptoren für bakterienpathogene Viren, die Bakteriophagen. Da die verschiedenen Phagen nur Bakterien mit passenden Rezeptoren befallen und diese dann lysieren, hat man die Typisierungsmethode, die sich dieses Prinzip zunutze macht, als Lysotype bezeichnet. Die Bestimmung der Lysotypen oder Lysovare wird bevorzugt dann gebraucht, wenn die Serotypisierung nicht möglich ist oder ungenügende Ergebnisse liefert.

Die Bakteriocine bieten eine weitere Möglichkeit, einzelne Bakterienstämme genauer zu bestimmen. Bacteriocine sind Proteine, die von bestimmten Bakterien gebildet werden, um das Wachstum anderer Bakterien zu hemmen. Diese Wirkung ist außerordentlich spezifisch und beschränkt sich auf Bakterien der gleichen oder eng verwandter Arten; im Anklang an dieses Wirkspektrum werden die Proteine als Colicine, Pyocine oder entsprechend benannt. Für den Zweck der Typisierung kann sowohl das Wirkmuster eines von einem Stamm gebildeten Bacteriocins gegen bekannte, definierte Bakterien oder die Empfänglichkeit eines unbekannten Stammes für definierte Bakteriocine benutzt werden.

Beide Methoden, die Phagen- und die Bacteriocintypisierung, bringen sehr differenzierte Resultate und ergänzen sich in Zweifelsfällen sehr gut. Sie sind aber doch relativ schwer durchzuführen, brauchen auch Zeit und hinterlassen oft einen Rest nicht bestimmbarer Stämme. In jedem Fall stehen sie nur spezialisierten Laboratorien zur Verfügung.

Tabelle 6. Typisierungsmethoden von Bakterienstämmen

- Biotypisierung
- Phagentypisierung
- Serotypisierung
- Bacteriocintypisierung
- Plasmidpattern-Typisierung
- DNA-Hybridisierung

In den letzten Jahren wurden auch chemische, immunchemische und molekularbiologische Verfahren zur Typisierung der Mikroorganismen entwickelt. Eine inzwischen häufiger verwendete Methode beruht auf der elektrophoretischen Trennung bakterieller Plasmide. Plasmide sind außerhalb des Chromosoms im Plasma gelegene DNA-Schleifen, die variable Eigenschaften der Bakterienzelle wie Resistenz gegen Antibiotika oder die Fähigkeit zur Bildung spezieller Toxine kodieren. Zeigt sich nach der Trennung bei verschiedenen Stämmen die gleiche Anzahl von Plasmidbanden in der gleichen Anordnung, so handelt es sich mit sehr hoher Wahrscheinlichkeit um identische Stämme. Diese auch als Plasmidpattern-Typisierung oder Plasmid-fingerprinting bezeichnete Methode hat sich bei Enterobakteriazeen und Staphylokokken sehr bewährt.

Die Erreger nosokomialer Infektionen gehen im Krankenhaus viele Wege (Abb. 2), [1]. Bei der direkten exogenen Infektion kommen die Erreger unmittelbar aus der Umgebung des Patienten. Durch strenge Hygienemaßnahmen, die Ausschaltung bekannter Erregerreservoire wie kontaminierte Geräte, Wasser, unsachgemäße Zubereitung von Infusionen und durch gewissenhaftes Arbeiten der Ärzte und des Pflegepersonals kann dieser Infektionsweg oft blockiert werden. Auf diesen Punkt zielt ja die konventionelle Krankenhaushygiene. Daneben gibt es auch die endogene nosokomiale Infektion, über deren Bedeutung noch zu wenig bekannt ist. Die endogene Infektion bezieht ihre Erreger aus der körpereigenen Flora; ihr Eindringen in die normalerweise keimfreien Zonen des Wirtsorganismus wird im Krankenhaus durch alle möglichen diagnostischen und therapeutsichen Eingriffe gefördert. Die Störung der natürlichen Abwehr begünstigt die weitere Entwicklung der Infektion. Besonders Eingriffe an den physiologisch besiedelten Schleimhäuten des Oropharynx, des Intestinal- und Urogenitaltrakts bergen in dieser Hinsicht große Risiken.

Die Epidemiologie der nosokomialen Infektionen ist in den meisten Fällen aber sehr komplex. Schon durch den Aufenthalt im Krankenhaus verändert sich die körpereigene Flora des Patienten. Die Haut und der Nasen-Rachenraum werden in vielen Fällen durch Bakterienstämme kolonisiert, die in der Klinik heimisch sind und oft höhere Virulenz und manchmal auch Resistenz gegen Antibiotika besitzen als die Mikroorganismen der physiologischen Flora. Die Selektion dieser potentiellen Erreger wird durch die Behandlung mit Antibiotika wei-

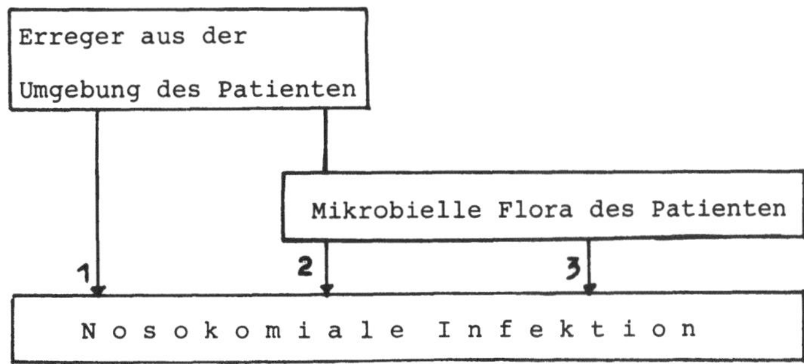

Abb. 2. Entstehungwege nosokomialer Infektionen; *1* direkt exogene Infektionen; *2* indirekt exogene Infektionen; *3* endogene Infektionen

ter unterstützt; bei geschwächter Abwehr des Patienten ist so der Weg zur nosokomialen Infektion gebahnt. Je länger sich der Patient im Krankenhaus aufhält, um so größer ist die Gefahr der Kolonisation. Auch aus diesem Grunde sind kurze Krankenhausaufenthalte anzustreben, insbesondere vor operativen Eingriffen [3].

Ebenso steigert die physiologische Abwehrschwäche bei Früh- oder Neugeborenen oder auch bei sehr hohem Lebensalter die Inzidenz der nosokomialen Infektion (Tabelle 7).

Weitere wichtige Faktoren sind konsumierende Grunderkrankungen und die heute immer häufiger gebrauchte immunsuppressive Therapie. Bei besonders gefährdeten Patienten bietet die Überwachung der Kolonisation durch Surveillance-Kulturen und die Dekontamination der gefährdeten Körperregionen (Haut, Nase, Oropharynx, Darm, bei intubierten Patienten auch der Trachea) gute Möglichkeiten der Infektionsvorsorge. Eine dystope Besiedlung, etwa das Auftreten darmtypischer Mikroorganismen auf der Haut oder im Oropharynx, nicht selten eine Vorstufe der echten Infektion, kann so frühzeitig erkannt werden.

Der infektiöse Hospitalismus, etwa die Häufung von Wund- oder Harnwegsinfektionen durch einen bestimmten Erregertyp, kommt natürlich immer wieder vor. Es hieße aber die nosokomiale Epidemiologie stark vereinfachen, wenn man solche auffallende Ereignisse als den eigentlichen Kern der Infektionsproblematik im Krankenhaus ansähe. Bei eingehender Typisierung der gefundenen Stämme zeigen diese doch häufig unterschiedliche Merkmale.

All das bedeutet, daß die individuelle Empfänglichkeit des Patienten für nosokomiale Infektionen das Krankheitsgeschehen stärker bestimmt als die Übertragung von Erregern. Diese Erkenntnis darf allerdings keinen dazu verleiten, die Maßnahmen zu vernachlässigen, die eine Übertragung verhindern sollen. Die bisher empfohlene Prophylaxe hat die Probleme der nosokomialen Infektion nur z. T. lösen können, deshalb sind neue Ansätze vonnöten, die den individuellen Aspekt der Infektionsverhütung bis hin zur engmaschigen Surveillance-Diagnostik beim Patienten mit extrem hohem Infektionsrisiko stärker berücksichtigen.

Tabelle 7. Risikofaktoren für nosokomiale Infektionen

- Extrem niedriges oder hohes Lebensalter
- Stationäre Verweildauer
- Invasive Diagnostik und Therapie
- Defekte der unspezifischen und spezifischen Abwehr als Folge der Grunderkrankung oder Therapie

Literatur

1. Brachman PS (1979) Epidemiology of nosocomial infections. In: Bennett JV, Brachman PS (eds) Hospital infections. Little, Brown & Comp., Boston
2. Daschner F (1981) Krankenhausinfektionen in einem Universitätsklinikum. Dt Med Wschr 106:101–105
3. Freeman J, Mc Gowan jr JE (1981) Differential risks of nosokomial infections. Am J Med 70:915–918
4. Kunz LJ (1983) Microscopy in the detection of bacteria. In: Coonrod JD, Kunz LJ, Ferraro MJ (eds) The direct detection of microorganisms in clinical samples. Academic Press Inc, Orlando San Diego San Francisco New York London Toronto Montreal Sidney Tokyo Sao Paulo
5. Mc Kinney RM (1986) Immunofluorescense microscopy: Reagents and technique. In: Kohler RB (ed) Antigendetection to diagnose bacterial infections. CRC Press Inc., Boca Raton, Florida
6. Kohler RB (1986) Introduction to bacterial antigen detection: Early developments and the 1980s. In: Kohler RB (ed) Antigen detection to diagnose bacterial infections. CRC Press Inc., Boca Raton, Florida
7. Munzinger J, Bühler M, Geroulanos S, Lüthy R, v Graevenitz A (1983) Nosokomiale Infektionen in einem Universitätsspital. Schweiz Med Wschr 113 (48):1782–1790
8. Rieger Th, Aldinger B, Kindler U (1987) Nosokomiale Infektionen in einem Allgemeinkrankenhaus. med welt 38:1010–1012
9. Sonntag HG (1983) Infektionsketten. In: Thofern E, Botzenhart K (Hrsg) Hygiene und Infektionen im Krankenhaus. Fischer, Stuttgart New York
10. Washington II JA, Ilstrup DM (1986) Blood cultures: Issues and controversies. Rev Infect Dis 8 (5):792–802

Symptomatische Therapie nosokomialer Infektionen*

K. Reinhart

„Die Therapie mit Antibiotika wird mittlerweile seit mehr als einem Vierteljahrhundert praktiziert. Klinische und experimentelle Studien zeigen, daß damit die allgemeine Inzidenz von Infektionen im Zusammenhang mit operativen Eingriffen oder anderen Traumata nicht reduziert werden konnte" (Altemeier 1972 [1]). Leider gilt dies immer noch. Warum ist dem so?

Die fatalen Folgen von Aids haben unserer allzu medizingläubigen Gesellschaft deutlich gemacht, daß die körpereigenen Abwehrmechnismen ganz wesentlich für Erfolg und Mißerfolg unserer medizinischen Bemühungen sind.

Der Organismus verfügt über eine ganze Reihe natürlicher Abwehrbarrieren, z.B. die Haut und die Epithelien im Respirations- und Intestinaltrakt. Für den Fall des Eindringens von Krankheitserregern in den Organismus tritt eine breite Palette humoraler und zellulärer Abwehrmechanismen in Aktion. Beim Gesunden besteht ein Gleichgewicht zwischen der Pathogenität der Keime und den Abwehrmechanismen im Organismus. Die Gefahr einer Infektion ist gering. Bei Krankenhauspatienten und v.a. beim Intensivpatienten ist dieses Gleichgewicht gestört. Durch Selektionsdruck pathogener Keime, bedingt durch Antibiotika und Kreuzinfektion, ist das Erregerspektrum zugunsten hochpathogener virulenter Keime verschoben, die natürlichen Abwehrbarrieren sind empfindlich gestört bzw. zerstört und die körpereigene Abwehr wesentlich geschwächt. Die Gefahr der Infektion ist deutlich erhöht.

Dies sind die relevanten Ursachen für die hohe Inzidenz nosokomialer Infektionen in einer Größenordnung von 20 bis 60%, gerade auf Intensivstationen [7, 11, 30]. Traumata und Begleiterkrankungen führen per se zu einer Verschlechterung der Abwehrmechanismen. Abbildung 1 zeigt die Beeinträchtigung der zellulären Immunantwort auf 7 intrakutan applizierte Antigene infolge eines elektiven Eingriffs an der abdominellen Aorta.

Eine ganze Reihe unserer medikamentösen Therapien haben leider die gleichen unangenehmen Folgen. Nahezu alle speziellen intensivmedizinischen diagnostischen und therapeutischen Maßnahmen beeinträchtigen bzw. zerstören die Integrität der natürlichen äußeren Infektionsbarrieren.

Die nosokomialen Infektionen sind der teure Wegzoll, den wir für unsere unzweifelhaften Fortschritte bei der Behandlung von Schwerstkranken leider nach wie vor zu zahlen haben. Was muß, was kann das Ziel symptomatischer unspe-

---

* Herrn Prof. Dr. Eyrich zum 60. Geburtstag gewidmet.

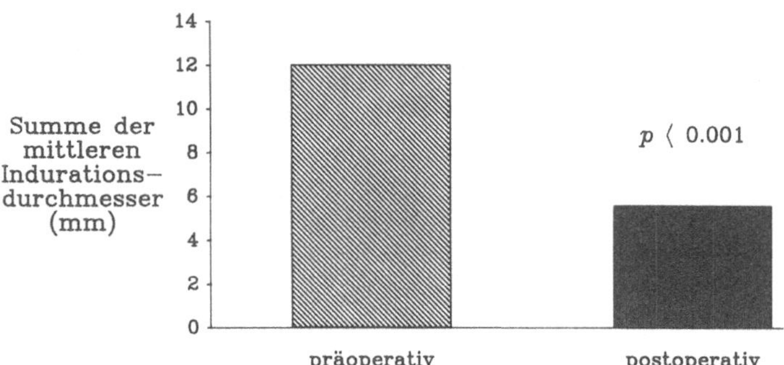

Abb. 1. Veränderungen der lokalen Hautreaktion auf 7 intrakutan applizierte Antigene durch den operativen Eingriff (n = 20)

zifischer Maßnahmen sein? Es ist die zeitweilige Organunterstützung bzw. Funktionsüberbrückung und Stärkung der körpereigenen Abwehr.

Der Organismus reagiert weitgehend unabhängig von der Art des Erregers unspezifisch mit einem weiten Spektrum von Abwehrmaßnahmen [3, 9, 31]. Nahezu bei jeder Infektion kommt es zur Aktivierung dieser Abwehrvorgänge. In den Abwehrprozeß ist fast jedes Organ des Körpers einbezogen. Die einzelnen Organfunktionen werden entsprechend umgestellt. Wir müssen primär davon ausgehen, daß diese Umstellung dem Organismus in der Auseinandersetzung mit dem Erreger nützt.

Nur wenn wir diese Vorgänge ausreichend kennen und als nützlich begreifen, können wir sie gezielt unterstützen. Mikroorganismen oder deren Produkte, Antigen-Antikörper-Komplexe, Toxine etc. führen zu einer Aktivierung von mononukleären Phagozyten, die das Polypeptid Interleukin-1 bilden, dem eine zentrale Rolle in der Auslösung der systemischen konzertierten Reaktionen zukommt [9]. Hier kann nur auf einige Aspekte dieser komplexen Reaktionen eingegangen werden.

Fieber

Durch IL-1 kommt es u.a. zur vermehrten Synthese von PGE_2, was zu einer Steigerung der Körpertemperatur über die Erhöhung der Solltemperatur im Temperaturzentrum des Hypothalamus, d.h. zu Fieber, führt [9].

Von Osler wurde zwar das Fieber als der größte Feind der Menschheit bezeichnet, er hatte aber offensichtlich mit dieser Aussage nur das häufige Symptom einer Infektion, stellvertretend für die oft verheerenden Folgen der Infektion im Auge, denn die positive Rolle des Fiebers zur Bekämpfung der Krankheit wurde schon in der antiken Medizin erahnt, wie aus diesem Zitat von Rufus von Ephesus hervorgeht: „... Wenn es einen Arzt gäbe, der klug genug wäre, Fieber hervorrufen zu können, wäre es nutzlos, nach anderen Heilmitteln gegen Krankheiten zu suchen" [26]. Mittlerweile gibt es für diese antike Weisheit auch eine neuzeitliche wissenschaftliche Basis. Bei einer Reihe von Tierspezies konnte durch Temperaturerhöhung eine vermehrte Resistenz bzw. Überlebensrate bei bakteriellen und viralen Infektionen nachgewiesen werden [2, 4, 15]. Für verschiedene Komponenten der zellulären Abwehr zeigte sich seine Effektivitätssteigerung im Vergleich zur Hypothermie und Normothermie [8, 12].

Wir sollten deshalb unsere fiebersenkenden Maßnahmen kritisch überdenken. Durch Senkung des Fiebers können wir zwar den Stoffwechsel senken, ob wir dadurch dem Patienten in seiner Auseinandersetzung mit dem Erreger nützen, muß bezweifelt werden.

Es scheint sinnvoll, nur exzessive Temperatursteigerungen zu therapieren. Nur der kardiorespiratorisch stark beeinträchtigte Patient kann durch hohes Fieber an den Rand der Dekompensation kommen.

Metabolismus und Ernährung

Die Stoffwechselumstellung und -steigerung ist bei schweren Infektionen beträchtlich. Im Muskel kommt es unter IL-1 zur Proteolyse mit Aminosäurefreisetzung [9, 31]. Diese Aminosäuren bilden wichtige Substrate bzw. Bausteine für die aktuell vermehrt benötigten Funktionsproteine, Antikörper etc. Zusätzlich dienen einige auch der Energiebereitstellung durch Glukoneogenese.

Eine ganz wesentliche Aufgabe unserer medizinischen Maßnahmen muß deshalb die Deckung des gesteigerten Energiebedarfs und die Verhinderung eines Defizits im Aminosäurenpool des Körpers sein. Dies ist eine essentielle Voraussetzung für eine erfolgreiche Infektbekämpfung, denn jeder körpereigene Abwehrmechanismus hängt letztlich von der Fähigkeit der einzelnen Organe bzw. einzelnen Zellsysteme ab, spezielle Schlüsselenzyme in ausreichender Menge produzieren zu können.

Fehl- und Mangelernährung führt zu einer Beeinträchtigung der Granulozytenfunktion, der Lymphozytenzahl und -funktion sowie der Verschlechterung anderer Komponenten der Immunantwort [8, 17].

Eine optimale Ernährungstherapie perioperativ ist ein Eckpfeiler zur Verhinderung nosokomialer Infektionen. Die Effektivität dieser Maßnahme bezüglich der Verbesserung der perioperativen Morbidität und Mortalität wurde in verschiedenen Studien gezeigt [22, 23].

Allgemeines Ziel der Ernährung muß es sein, körpereigenes Protein zu sparen und den darüber hinaus benötigten Substrat- und Kalorienbedarf zuzuführen. Eine ausreichende Eiweißzufuhr ist bei schwerer Infektion und Sepsis besonders wichtig, um das Defizit im körpereigenen Aminosäurenpool zu begrenzen, d. h. negative Stickstoffbilanzen zu vermeiden [19].

Der Verzicht auf Fett bei der Sepsis, wie er noch vor wenigen Jahren von einigen Autoren propagiert wurde, wird heute nicht mehr vertreten und scheint auch nicht sinnvoll, so lange keine echte Kontraindikation, wie z. B. Verwertungsstörungen, vorliegen.

Bei jeder Form der Ernährung sollten wir auf eine ausreichende Phosphat- und Kaliumzufuhr achten. Beide Ionen sind v. a. bei schweren Infektionen mit gramnegativen Erregern erniedrigt. Die Hypophosphatämie gehört zu den Frühzeichen der Sepsis [25]. Abbildung 2 zeigt einen parallelen Abfall von Phosphat

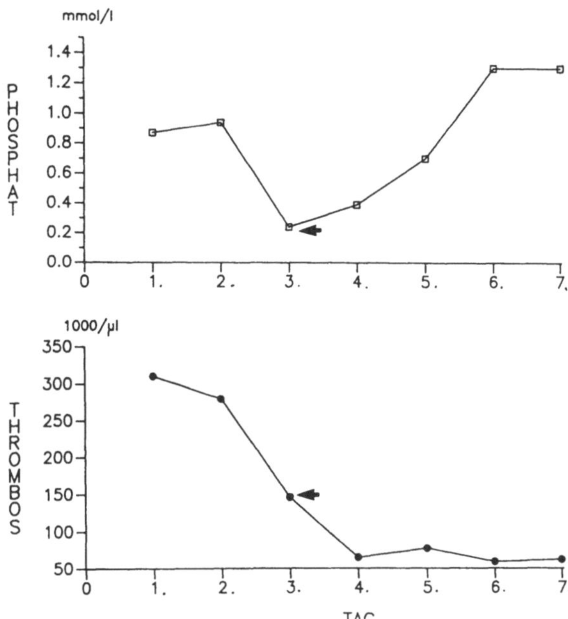

Abb. 2. Phosphat- und Thrombozytenabfall mit der klinischen Manifestation einer Sepsis. Patient (m) 49 Jahre, Pneumonie, Erreger: Klebsiellen

und Thrombozyten vom Vortag zu dem Tag der klinischen Manifestation einer schweren Sepsis.

Folgende Störungen können infolge von Phosphatmangel auftreten: Erhöhung der O_2-Affinität des Hämoglobins, d.h. reduzierte O_2-Verfügbarkeit im Gewebe, Herabsetzung der Phagozytosefähigkeit der Leukozyten, also verminderte Infektabwehr und eine Beeinträchtigung der Thrombozytenfunktion mit vermehrter Blutungsneigung [5, 16].

Substrat und O_2-Transport

Die Stoffwechselumstellung und -steigerung geht mit vermehrten Anforderungen an das kardiorespiratorische System einher: Das Herzauswurfvolumen, eine zentrale Determinante für den Substrat- bzw. O_2-Transport zu den Organen, ist folglich gesteigert.

Der Sauerstoffverbrauch als Indikator für die aktuellen metabolischen Leistungen ist bei Infektionen und Sepsis gegenüber Ruhebedingungen deutlich erhöht (Abb. 3).

Wir fanden in einzelnen Fällen bei Sepsis eine Steigerung des O_2-Verbrauchs um mehr als das Doppelte der Norm. Das effektive O_2-Angebot kann aber im Rahmen einer generalisierten Infektion stark beeinträchtigt sein. Die globale O_2-Balance für den Organismus gerät dann aus dem Gleichgewicht (Abb. 4).

Die Verhinderung bzw. Therapie dieser Imbalanz zwischen O_2-Angebot und O_2-Verbrauch hat einen zentralen Stellenwert unter den symptomatischen Maßnahmen bei schweren Infektionen.

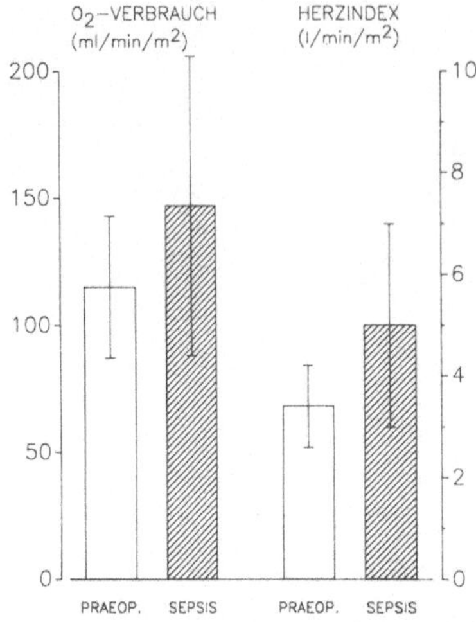

Abb. 3. O_2-Verbrauch und Herzindex von Patienten mit Sepsis (n = 40) im Vergleich mit präoperativen Patienten ohne Narkose und fehlenden Infektionszeichen (n = 35). Mittelwerte ± SD

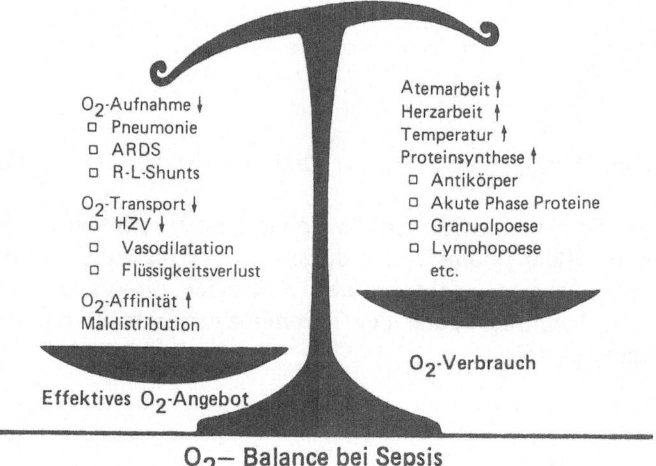

Abb. 4. Einflußfaktoren auf das Verhältnis von effektivem O_2-Angebot und O_2-Verbrauch bei schweren Infektionen bzw. Sepsis

Durch Pneumonie oder ARDS kann die O_2-Aufnahmefähigkeit gestört sein. Durch negativ inotrope Auswirkungen am Myokard und einen Abfall des venösen Rückstroms kann es zu einer Verminderung des O_2-Transports zum Gewebe kommen. Der Nachweis für das Auftreten eines sogenannten „myocardial depressant factor" bei Sepsis wurde inzwischen erbracht [24].

Im Rahmen der Auseinandersetzung mit dem Erreger kommt es zur Aktivierung verschiedener Kaskadensysteme: Dies führt u. a. zur Freisetzung vasoaktiver Substanzen wie Histamin, Bradykinin und Serotonin mit Gefäßdilatation und Steigerung der Kapillarpermeabilität. Periphere Vasodilatation und intravasale Flüssigkeitsverluste sind direkte Folgen [29].

Es kommt zur Hypotension und Erniedrigung des Herzauswurfvolumens. Die Verminderung des Herzauswurfvolumens führt in einer Situation mit vermehrtem O_2-Bedarf zu einer Reduzierung des O_2-Angebots für das Gewebe bzw. die einzelnen Organe. Eine rationale Therapie muß sich an diesem Pathomechanismus orientieren. Ziel muß eine Verbesserung des Substratflusses zum Gewebe sein, die darf sich nicht durch den primären Einsatz von Vasopressoren in Blutdruckkosmetik erschöpfen. Dies führt zu einem Teufelskreis mit Verschlechterung der Gewebeoxygenierung (Abb. 5). In der Regel ist über eine Verbesserung

Circulus vitiosus

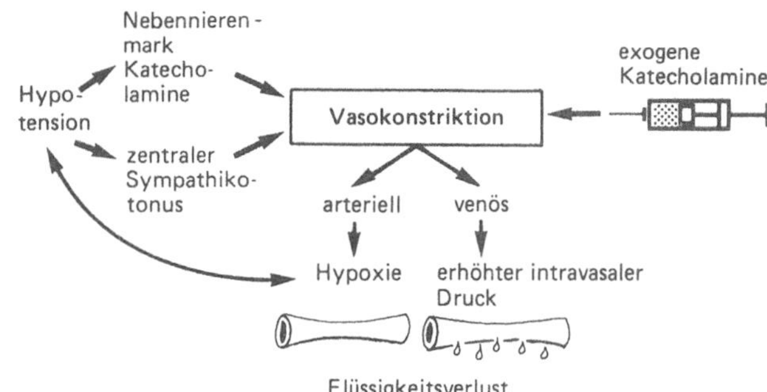

Abb. 5. Auswirkungen von endogener Sympathikotonussteigerung und exogenen Katecholaminzufuhr bei Hypotension infolge von Vasodilatation und Flüssigkeitsextravasation durch Infektionsauswirkungen auf den Gefäßtonus und Kapillarpermeabilität

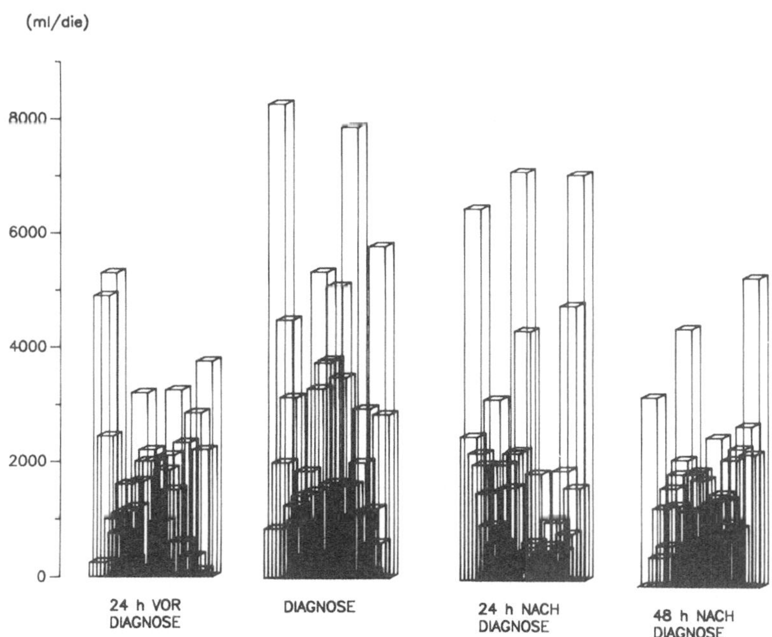

Abb. 6. Individueller zusätzlicher Volumenbedarf im Zusammenhang mit der Entwicklung einer Sepsis (n = 40)

der kardialen Füllungsdrücke eine Steigerung des Herzzeitvolumens zu erzielen. Dazu sind in Abhängigkeit von der Schwere der Infektion Flüssigkeitsmengen nötig, die das normal vorhandene Plasmavolumen übersteigen können, dieser hohe Bedarf wird oft unterschätzt. Positive Bilanzen sind deshalb in der Akutphase der Entzündung unvermeidlich (Abb. 6). Sie bilden sich mit dem Abklingen der Infektion über eine vermehrte Diurese spontan zurück. Manchmal, und gerade bei Sepsis, kommt man ohne den Einsatz positiv inotroper Substanzen und auch Vasopressoren nicht aus, weil sich ohne sie keine adäquate Organperfusionsdrücke erzielen lassen. Orientiert sich die Therapie jedoch in erster Linie am Blutdruck und hat sie nicht den Blutfluß zum Gewebe als entscheidende

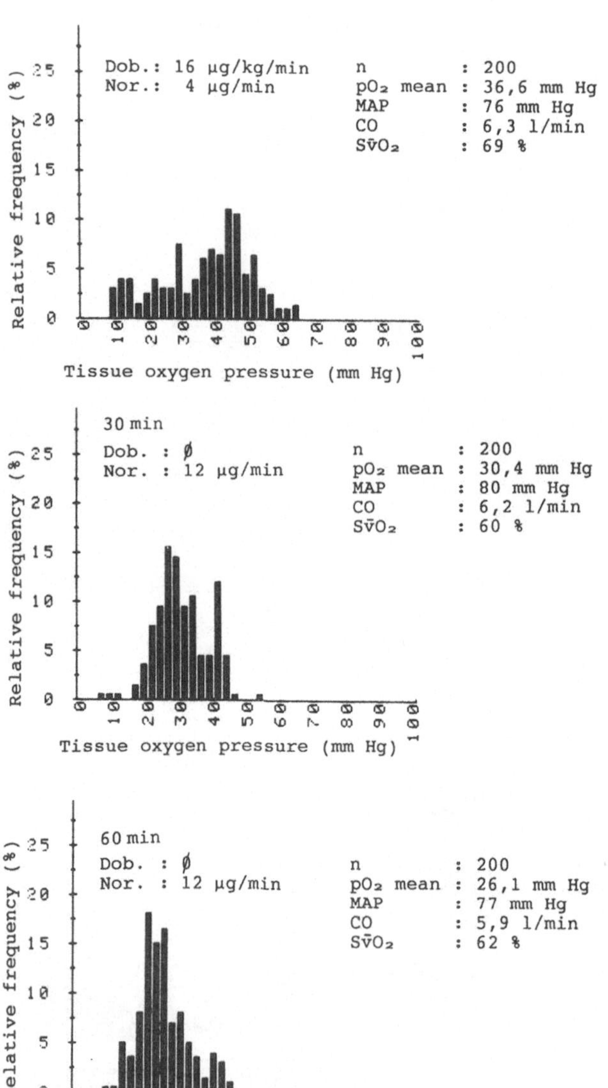

Abb. 7. Gewebeoxygenierung in Abhängigkeit von der Katecholamindosierung. Patient (w) 69 Jahre, Pneumonie, kardiale Insuffizienz

Zielgröße im Auge, kann eine Verschlechterung der Substratversorgung des Organismus die Folge sein. Abbildung 7 zeigt die Gewebeoxygenierung unter der Kombinationstherapie Dobutamin und Noradrenalin und 30 bzw. 60′ unter reiner Noradrenalinzufuhr. Bei gleichen arteriellen Mitteldrücken stellt sich ein Abfall des Gewebe-pO_2 im M. quadriceps von 36 auf 26,1 mm HG, also fast 30%, ein.

Gewebehypoxie muß, wenn irgend möglich, vermieden bzw. therapiert werden, denn sie potenziert die Infektionsschäden, indem sie die gleichen pathophysiologischen Prozesse, d.h. Mediatorsysteme, fördert und unterhält, wie sie durch die Infektion im Organismus aktiviert werden. Zusätzlich führt Mangelperfusion der Gewebe zu einer Beeinträchtigung der lokalen Abwehrfähigkeit bei bakterieller Invasion, und der gezielte Transport von zellulären und humoralen Komponenten der Infektabwehr an den Ort des Infektionsgeschehens wird gleichfalls erschwert.

In dieser Situation kommt deshalb der Optimierung des Sauerstoffangebots eine Schlüsselrolle zu. Welches O_2-Angebot ist aber erforderlich? Durch eine Verbesserung des Herzzeitvolumens sollte das O_2-Angebot so lange gesteigert werden, bis durch diese Maßnahme keine Zunahme des Sauerstoffverbrauchs mehr erzielt werden kann. Erst dann ist davon auszugehen, daß zumindest keine therapierbare Form der Gewebehypoxie mehr besteht.

Optimierung des O_2-Angebots bei schwerer Infektion und Sepsis heißt nicht Anpassung der kardiorespiratorischen Funktionsparameter an die physiologischen Normalwerte des Gesunden, sondern an die Erfordernisse eines, wie gezeigt, oft beträchtlich über der Norm liegenden metabolischen Bedarfs.

Shoemaker fand in einer prospektiven randomisierten Studie bei chirurgischen Patienten eine signifikant niedrigere Letalität und Komplikationsrate in der Gruppe, bei der die hämodynamischen und O_2-Transportparameter oberhalb der Norm angestrebt bzw. erzielt wurden [27].

Eine adäquate Ernährungs- und Kreislauftherapie zur Gewährleistung eines ausreichenden Substratangebotes an alle Organ- und Zellsysteme sind die Eckpfeiler unserer unspezifischen allgemeinintensivmedizinischen Maßnahmen zur Unterstützung der körpereigenen Abwehrsysteme.

Einflußfaktoren auf die Immunkompetenz

Leider trägt die Mehrzahl unserer intensivmedizinischen Maßnahmen nicht zur Verbesserung, sondern zur Verschlechterung der Immunkompetenz der Patienten bei. Dies gilt nicht nur für die invasiven Maßnahmen, sondern ist auch für eine ganze Reihe medikamentöser Therapien der Fall.

Ledingham fand bekanntlich nach der Umstellung des Sedierungskonzepts auf seiner Intensivstation mit dem Einsatz von Hypnomidat einen signifikanten Anstieg der Letalität polytraumatisierter Patienten [18]. Dies wurde zunächst mit der Blockierung der Kortisolproduktion in der Nebennierenrinde in Verbindung gebracht. Bedenkt man jedoch den Einfluß von Hypnomidat auf die Leukozytenfunktion [10], kommt auch eine Erklärung für die Häufigkeit infektiöser

Komplikationen durch diese Nebenwirkung auf die Infektabwehrfähigkeit in Betracht.

Auch Barbiturate, die wir oft hochdosiert zur Senkung des intrakraniellen Drucks einsetzen, zeigen ähnliche Auswirkungen auf die Leukozytenfunktion [32]. Selbst von einer ganzen Reihe von Antibiotika wissen wir, daß sie einzelne Faktoren der Immunabwehr schwächen können [13].

Auch das Vorhandensein eines infektiösen Prozesses im Organismus prädisponiert den Patienten für weitere Infektionen. Dies konnte für eine ganze Reihe von Erregern nachgewiesen werden [20]. Dabei werden alle Faktoren des Immunsystems betroffen.

Die Größenordnung der immunsuppressiven Folgen von Primärinfekten wird durch die allgemeine Beobachtung deutlich, daß bei Transplantationspatienten, die Cytomegalie- oder Cocksackie-B-Infektionen entwickeln, immunsuppressive Medikamente drastisch reduziert werden können. Eine aktive CMV-Infektion ist ein ebenso gutes Immunsuppressivum wie Prednisolon oder Imurek.

Die Konsequenzen ob dieser Fakten für uns können nur die sein:

1. daß wir alle elektiven Eingriffe bei Verdacht auf eine Infektion verschieben, und
2. bei derart zusätzlich infektionsgefährdeten Patienten verstärkte Vorsichtsmaßnahmen der Infektionsübertragung bzw. Prophylaxe anwenden.

Auch das Vorliegen sog. chirurgischer Infektionen bzw. Erkrankungen beeinträchtigt in ähnlicher Weise das körpereigene Immunsystem [6, 21, 28]. Wir müssen deshalb unsere operativen Kollegen drängen, bei Vorliegen von Abszessen, Peritonitis etc. die drainierenden bzw. sanierenden Maßnahmen unverzüglich durchzuführen. Meakins konnte sehr eindrucksvoll zeigen, daß sich nach diesen Maßnahmen die zelluläre Abwehr gut erholt [21]. Heidemann fand nach der Drainage intraabdomineller Abszesse eine Normalisierung der Komponenten des Komplementsystems [14]. Es ist nachvollziehbar, daß diese Maßnahmen auch die Voraussetzungen zur erfolgreichen Therapie einer begleitenden Pneumonie verbessern. Die enge interdisziplinäre Kooperation zwischen Intensivmediziner und Operateur ist neben der Zusammenarbeit mit dem Hygieniker und Mikrobiologen eine wichtige Voraussetzung zur Eindämmung und erfolgreichen Behandlung nosokomialer Infektionen. Weitere Fortschritte im Bereich der operativen Medizin einschließlich der Transplantation und der Intensivmedizin hängen wesentlich vom Erfolg unserer gemeinsamen Bemühungen zur Verhinderung und Therapie nosokomialer Infektionen ab.

Ein entscheidender Schlüssel dazu findet sich bei George Bernhard Shaw: „Im Grund gibt es nur eine wirkliche wissenschaftliche Behandlung für alle Krankheiten und das ist die, die Phagozyten zu stimulieren. Stimuliere die Phagozyten. Arzneimittel sind ein Irrweg". Aus: The Dr.'s Dilemma, Akt 1.

Literatur

1. Altemeyer WA (1972) The significance of infection in trauma. Bull Am Coll Surg 57:7
2. Banet M (1979) Fever and survival in the rat. Pflügers Arch 381:35–38
3. Beisel WR (1977) Magnitude of the host nutritional responses tot infection. Am J Clin Nurt 30:1236–1247
4. Bernheim HA, Block LH, Atkins E (1979) Fever: Pathogeneses, pathophysiology and purpose. Ann Intern Med 91:261–270
5. Craddsck PR, Yawatz Y, van Santen L (1974) Acquired phagocyte dysfunction. A complicatioion of hypophosphatemia if parenteral hyperalimentaion. N Engl J Med 290:1403–1407
6. Christou NY, Superina R, Broadhead M, Meakins JL (1982) Postoperative depression of host resistance: Determinants and effect of peripheral protein-sparing therapy. Surgery 92:786–787
7. Daschner F, Scherer-Klein E, Langmaack H, Vogel W (1982) Krankenhausinfektion in einer operativen Intensivtherapiestation. 31:188–191
8. Dionigi R, Zonta A, Dominioni L (1977) The effects of total parenteral nutrition on immunodepression due to malnutrition. Ann Surg 185:467–474
9. Dinarelle CA (1984) Interleukin-1 and the pathogenesis of the acute-phase response. N Engl J Med 311:1413–1418
10. Gelb AW, Lok D (1987) Etomidate reversibly depresses human neutrophil chemiluminescence. Anesthesiology 66:60–63
11. Gross PA, Neu HC, Aswapokee CV (1980) Deaths from nosocomial infections: Experience in a university hospital and a community hospital. Am J Med 68:219–223
12. Hanson DF, Murphy DA, Silicano R (1983) The effect of temperature on the activation of thymocytes by interleukins. 1. and 2. J Imm 130:216–221
13. Hauser WE, Remington JS (1982) Effect of antibiotics on the immune response. Am J Med 72:711–71
14. Heideman M (1983) Bacteremia and multiple organ failure: The role of injured tissue and abscesses. In: Ninneman JL (ed) Traumatic injury infection and other immunologic sequelae. Baltimore, University Park Press
15. Kluger MJ, Vaughn LK (1978) Fever and survuval in rabbits infected with pasteurelle multicoida. J Physiol 282:243–251
16. Knochel JP (1977) The pathophysiology and clinical characteristics of severe hypophosphatemie. Arch Intern Med 137:203–220
17. Law DK, Dudrick SJ, Abbon NJ (1973) Immunocompetence of patients with protein-calorie malnutrititon. Ann Intern Med 79:545–550
18. Ledingham McA, Watt J (1983) Influence of sedation on mortality in critically ill trauma patients. Lancet i:1270
19. Long CL, Crosby F, Geiger JW, Kinney JM (1976) Parenteral nutrition in the septic patient: Nitrogen balance, limiting plasma amino acids, and calorie to nitrogen ratios. Am J Clin Nutr 29:380–391
20. Mackowiak PA (1978) Microbial synergy in human infections. N Engl Med 298:21 26, 83 87
21. Meakins JL, Christou NV, Shizgal HM (1979) Therapeutic approaches to anergy in surgical patients. Ann Surg 190:285–296
22. Mullen JL, Gordon PB, Matthews DC, Smale BF (1980) Reduction of operative morbidity and mortality by combined preoperative and postoperative nutritional support. Ann Surg 192:604–612
23. Müller JM, Brenner U, Dienst C, Pichlmaier H (1982) Preoperative parenteral feeding in patients with gastrointestinal carcinoma. Lancet i:68–71
24. Parrillo JE (1985) Cardiovascular dysfunction in septic shock: New insights in a deadly disease. Int J Cardiol 7:314–321
25. Riedler GF (1972) Thrombozytenzahl, weißes Blutbild und anorganisches Phosphat: drei wertvolle Kriterien zur Diagnose einer Sepsis. Schweiz Med Wschr 102:497 504
26. Rufus of Ephesus (Fragment on fever) (1954) In: Major RH (ed) A history of medicine, vol 1. Springfield III, p 185

27. Shoemaker WC, Appel PL, Kram HB (1985) Comparison of two monitoring methods and two protocols as therapeutic goals in a prospective randomized clinical trial of critically ill surgical patients. Abstr Crit Care Med 13:304
28. Solomkin JS, Baumann MP, Nelson RD (1981) Neutrophils dysfunction during the course of intraabdominal infection. Ann Surg 194:9–17
29. Svensjö E, Arfors KE (1978) Morphological and physiological correlation of bradykinin-induced macromolecularreflux. Am J Physiol 236:H 600–606
30. Tobin MJ, Grenvik A (1984) Nosocomila lung infection and its diagnosis. Crit Care Med 12:191–199
31. Watters JM, Bessey PQ, Dinarello CA, Wolff SM (1985) The induction of interleukin-1 in humans and its metabolic effects. Surgery 98:298–306
32. White JWC, Gelb AW, Wexter HR, Stiller CR (1983) The effects of intravenous anaesthetic agents on human neutrophil chemiluminescence. Can Anaesth Soc J 30:506–511

Monitoring

Internationale Standards für das apparative Monitoring

T. Pasch

Über Art und Umfang der während der Anästhesie notwendigen apparativen Überwachung existieren recht unterschiedliche Auffassungen, v. a. dann, wenn man versucht, Ist- und Sollzustand nicht nur in den industrialisierten Ländern, sondern weltweit zu erfassen. Das kommt deutlich in einer Stellungnahme im Informationsblatt 13 der World Federation of Societies of Anaesthesiologists vom Januar 1987 [16] zum Ausdruck. Darin heißt es, daß in vielen Ländern nur sehr begrenzte ökonomische Ressourcen zur Verfügung stehen und deshalb sowohl die Mittel für Anschaffungs- und Folgekosten als auch qualifizierte Wartungskräfte fehlen. Darüber hinaus seien die rechtlichen Auflagen und Zwänge, denen der Anästhesist unterworfen ist, sehr unterschiedlich. Vor allem wegen solcher finanzieller Beschränkungen seien nationale und internationale Standards unrealistisch, unnötig, unerwünscht und letzten Endes unmöglich durchzusetzen. Das Hauptaugenmerk sei auf eine verbesserte Ausbildung der Anästhesisten zu legen, die Industrie zur Entwicklung und Vermarktung von wesentlich einfacheren und kostengünstigeren, auch wartungsfreundlicheren Überwachungsgeräten als bisher zu zwingen.

Diese Auffassung stellt nur eine Seite der Medaille dar. Die andere ist dadurch gekennzeichnet, daß v. a. in den USA der Zwang zu einem einheitlichen Mindeststandard der Überwachung immer größer wird. Der bedrückende Umfang von Malpractice-Anklagen gegen Anästhesisten hat zu dieser Entwicklung beigetragen. Im zentraleuropäischen Raum sind die Qualität der medizinischen Versorgung und die verfügbaren finanziellen Mittel mit den Verhältnissen in den USA vergleichbar. Eine Bestandsaufnahme der Empfehlungen und Vorschriften, welche von den nationalen Anästhesiegesellschaften oder von regierungsamtlicher Seite in verschiedenen Ländern der Welt gemacht wurden, sollte helfen, die weitere Entwicklung, soweit nötig, einheitlich zu gestalten, aber auch überflüssige oder schädliche Trends rechtzeitig zu erkennen und zu vermeiden.

Die hier referierten Standards wurden, sofern sie nicht der Literatur zu entnehmen waren, durch eine Umfrage in verschiedenen westeuropäischen, nordamerikanischen und asiatischen Ländern erhalten; darüber hinaus wurde nur die DDR miterfaßt. Soweit nicht besonders gekennzeichnet, beruhen die Informationen auf den Angaben einzelner, willkürlich ausgewählter Anästhesisten aus den aufgeführten Ländern. Verständlicherweise ist im folgenden nur vom Basis-, Primär- oder Minimalmonitoring die Rede, also dem Ausmaß an Überwachung, das bei jeder Narkose auch des gesunden Patienten vorzuhalten ist.

Detaillierte Vorschriften existieren nur in den USA, Kanada und in den Niederlanden (Tabelle 1). In der Bundesrepublik Deutschland und in Österreich ist nur die Überwachung der Respiration geregelt. In der Schweiz gibt es Empfehlungen der Anästhesiegesellschaft, der SGAR, in Frankreich werden solche von der Anästhesiegesellschaft erarbeitet, in der Bundesrepublik Deutschland und in Österreich haben die Vorbereitungen hierzu begonnen. Partielle Regelungen haben auch Australien (durch die FARACS) und Israel (durch Gerichtsurteil). In Belgien, den skandinavischen Ländern, Großbritannien, Italien, Spanien, der DDR und Japan existieren bislang keine Standards, sondern höchstens Empfehlungen einzelner Autoren oder Institutionen.

Bereits im Jahre 1978 wurden in den Niederlanden Vorschriften über die an jedem Anästhesieplatz erforderlichen Überwachungsgeräte erarbeitet, welche 1980 durch die Regierung verpflichtend gemacht wurden [3, 8]. Die niederländische Anästhesistenvereinigung hat sich 1983 eine praktisch identische Auffassung zu eigen gemacht (Tabelle 2). Vorgeschrieben ist nur die Messung der inspiratorischen O_2-Konzentration mit Einschluß eines unteren Grenzalarms und die Überwachung des Atemwegsdrucks einschließlich oberer und unterer Alarmgrenze. Die weiteren Vorschriften besagen nur, daß eine Reihe von Meß- und Registriergeräten an jedem Arbeitsplatz zur Verfügung stehen muß; ob sie vom Anästhesisten eingesetzt werden, ist seiner Entscheidung überlassen. Ein Vierka-

Tabelle 1. Vorschriften bzw. Empfehlungen über das intraoperative Monitoring in den erfaßten Ländern

Vorhanden:	Niederlande, Schweiz, USA, Kanada
Partiell vorhanden:	BRD, Österreich, Israel, Australien
In Bearbeitung:	Frankreich, Österreich, Schweden
Nicht vorhanden:	DDR, Belgien, Dänemark, Finnland, Norwegen, Schweden, Großbritannien, Italien, Spanien, Japan

Tabelle 2. Health Council of the Netherlands (1980): Advisory Report on Anesthesiology, Part I (desgl.: Nederlandse Vereniging voor Anesthesiologie 1983)

Überall verfügbar	Notwendig
Sphygmomanometer	Insp. O_2-Messung mit Alarm
Intrart. Manometer	Resp. Druckmessung mit oberem u. unterem Alarm
ZV-Manometer	
EKG mit Schreiber	
Pulsregistrierung	
Atemvolumeter	
Forc.-Resp.-Manometer	
Kapnograph mit Schreiber	
Elektr. Thermometer	
Elektr. Nervstimulator	
Pulsoximetrie (neu)	

nalschreiber kann statt der Schreiber an den einzelnen Geräten vorgesehen werden. Die Verfügbarkeit der Pulsoximetrie wird in Kürze dekretiert werden.

Zu den folgenden Aufstellungen sei vorausgeschickt, daß in den nordamerikanischen Vorschriften grundsätzlich die Anwesenheit eines klinisch kompetenten Anästhesisten aufgeführt ist. Seine Aufgabe besteht in der klinischen Überwachung des Patienten, insbesondere in der Beobachtung von Hautkolorit und Exkursionen des Thorax und/oder des Atembeutels am Narkosegerät, in der Palpation des peripheren Pulses, der Evaluierung der peripheren Zirkulation sowie der Auskultation von Herztönen und Atemgeräuschen [1, 6, 7]. Die Angaben in den Tabellen 3 und 7 sind wegen der Übersichtlichkeit z.T. vereinfacht. So ist – nicht ganz korrekt – Diskonnektions- und Stenoseerkennung mit unterem und oberem Grenzalarm des Atemwegsdrucks gleichgesetzt und das Stethoskop

Tabelle 3. Standards für das Minimalmonitoring in den USA

	Anesth. Safety Consort. 1985	Arizona Society Anesth. 1985	Harvard Medical School 1986	American Society Anesth. 1986
Inspiratorische O_2-Messung (A)	+	+	+	+
Diskonnektionserkennung (A)	+	+	+	+
Stenoseerkennung (A)	+			
Pulsoximetrie	+			e
Kapnographie	+		+	e
Exspiratorisches Volumen (A)			+ ⎫ 1/3	e
Stethoskop		+ ⎫	+ ⎭	+
EKG	+	+ ⎬ 2/3	+	+
Blutdruck (-Manschette)		+ ⎭	+	+
Herzfrequenz			+	+
Periphere Zirkulation			+	+
Temperatur			+	+

(A): mit akustischem Alarm; *e:* empfohlen („encouraged")

Tabelle 4. Canadian Anaesthetists' Society (1987): Guidelines to the Practice of Anaesthesia

Immer vorhanden	Sofort verfügbar	Kontinuierliche Überwachung
BD-Manschette	EKG mit Defibrillator	Auskultation
Stethoskop	Nervstimulator	EKG
EKG (mit HF)	Exspiratorisches Tidalvolumen	Periphere Zirkulation
Temperatur	Ventilator mit Alarm für Niederdruck	AMV u. Kapnographie (e)
	(BGA)	Pulsoximetrie (e)
		Diskonnektion (A)
		Inspiratorische O_2-Messung (A)

(A): mit akustischem Alarm; *(e):* empfohlen

(ösophageal oder präkordial) vor allem als Ventilationsmonitor aufgeführt worden, obwohl es auch der Zirkulationsüberwachung zu dienen hat.

1983 fand bei der Jahrestagung der Canadian Anaesthetists' Society eine Paneldiskussion über „Safety in the Operating Room" [9] und 1984 am Massachussetts General Hospital ein Symposium über „Preventable Anesthetic Morbidity and Mortality" [9a] statt. Bei diesen Veranstaltungen bestand Einmütigkeit darüber, daß das Basismonitoring des gesunden Patienten von der Art der Anästhesie bestimmt wird. Bei der Regionalanästhesie ist weniger Überwachung notwendig als bei einer Intubationsnarkose eines relaxierten Patienten mit kontrollierter Beatmung. Diese Überlegungen mündeten dann in die Empfehlungen der Harvard Medical School und der anästhesiologischen Gesellschaften der USA und Kanadas (Tabellen 3, 4). Doch schon vorher wurden im Jahre 1985 Richtlinien von der Arizona Society of Anesthesiology und dem Anesthesia Safety Consortium, einer Vereinigung aus Anästhesie und Industrie, herausgegeben [6, 7]. Beide Empfehlungen sind unterschiedlich und beschränken sich auf das Allernotwendigste (Tabelle 3). Ihre Bedeutung ist nur noch als gering anzusehen, weil im Oktober 1986 die American Society of Anesthesiologists (ASA) Standards verabschiedet hat [1], die in den USA faktisch verpflichtenden Charakter haben. Sie verlangen eine kontinuierliche Überwachung der Respiration, der Zirkulation und der Temperatur. Messung des exspiratorischen Volumens, Kapnographie und Pulsoximetrie werden nicht sämtlich vorgeschrieben, aber dringend nahegelegt.

Bereits vor den ASA-Standards haben die 1985 verabschiedeten und 1986 im JAMA publizierten Standards des Departments of Anesthesia der Harvard Medical School (Tabelle 3) dem Anliegen einheitlicher Anforderungen an das Basismonitoring nicht nur in den USA, sondern weltweit Gehör verschafft [5]. Auch andere große Anästhesie-Departments in den USA haben interne Regelungen getroffen, die sich alle im Umfang ähneln. Die wesentlichen Unterschiede liegen darin, ob eine Stenoseerkennung im Beatmungssystem, eine Überwachung der Temperatur und des Relaxationsgrades vorzusehen ist. Im Bundesstaat New York werden voraussichtlich zu Anfang des Jahres 1988 inspiratorische O_2-Messung, Pulsoximetrie und – bei beatmeten Patienten – Kapnometrie von der Regierung vorgeschrieben werden [10]. Die Richtlinien der kanadischen Anästhesiegesellschaft (Tabelle 4) entsprechen inhaltlich denen der ASA und unterscheiden sich nur insofern, als neben den kontinuierlich zu überwachenden Funktionen bzw. Größen aufgeführt ist, welche Geräte immer vorhanden und welche sofort verfügbar sein müssen.

Tabelle 5. DIN 13252: Inhalationsnarkosegeräte. Sicherheitstechnische Anforderungen und Prüfung (1984). ÖNORM K 2003 entsprechend

Inspiratorische O_2-Messung mit unterem Alarm
Beatmungsdruck
Diskonnektions- und Stenosealarm
Exspiratorisches Atemvolumen
Alternativ für Druck und Volumen: z. B. endexspiratorische CO_2-Überwachung

In der Bundesrepublik Deutschland existiert die Norm DIN 13252 [4], welche Aussagen über das Monitoring der Beatmung macht (Tabelle 5). Sie schreibt eine Messung von inspiratorischer O_2-Konzentration, Beatmungsdruck und -volumen mit jeweiliger Alarmierung vor. Eine ähnliche Norm gibt es in Österreich. Erste Kommissionsberatungen über den Umfang des Primärmonitorings in der Narkose sind in der DGAI angelaufen. Sie sollen zu Empfehlungen führen wie denen, die die Basis der DIN 13252 gewesen sind. Die Schweizer Norm 057600 (Inhalations-Anästhesiegeräte mit kontinuierlichem Durchfluß für die Humanmedizin) basiert auf der ISO-Norm 5358 1980. Demnach ist im Patientensystem eine (inspiratorische) O_2-Messung mit unterem Grenzalarm und eine Druckmessung vorzusehen. 1986 hat der Vorstand der Schweizerischen Gesellschaft für Anaesthesiologie und Reanimation Empfehlungen zum „Monitoring in der Anästhesie" verabschiedet. Hiernach sind EKG, Diskonnektalarm und inspiratorische O_2-Messung erforderlich, Temperatur- und Relaxationsüberwachung müssen möglich sein. Kapnometrie, Pulsoximetrie und automatische Sphygmomanometrie werden als sinnvoll und erstrebenswert bezeichnet.

Die Praxis des Monitoring in den deutschsprachigen Ländern BRD, Österreich und Schweiz ist vergleichbar und entspricht im großen und ganzen den ASA-Vorschriften. Pulsoximetrie und Kapnographie werden nur dort angewandt, wo bereits die entsprechende teure Ausrüstung vorhanden ist, Temperaturmessung und Überwachung der Relaxation nicht generell, sondern nur bei ausgewählten Fällen vorgenommen. In der DDR sind EKG, Blutdruckmanschette, Atemwegsdruck und Atemvolumenmessung gebräuchlich.

In den europäischen und außereuropäischen Ländern, in denen es keine Vorschriften gibt, ist das Bild recht heterogen. Nur EKG-Registrierung und Blutdruckmanschette sind überall üblich, die Messung der inspiratorischen O_2-Konzentration und des Atemwegdruckes dagegen nicht.

Aus Frankreich liegen dank einer Umfrage aus dem Jahre 1985, auf die 336 Anästhesieabteilungen geantwortet haben, sehr genaue Daten über den Ist-Zustand und die gewünschte Ausrüstung vor [2, 13]. Beatmungsdruck und -volumen werden von rund 90% überwacht, in rund 60% aller Fälle mit Alarmierungsmöglichkeit. Die Mehrzahl der Befragten sieht dieses auch als wünschenswert an. Die Messung von inspiratorischer O_2- und expiratorischer CO_2-Konzentration ist in weniger als 20% gegeben, wird aber von mehr als der Hälfte aller Anästhesisten als wünschenswert angesehen (Tabelle 6).

Tabelle 6. Antworten aus 336 Abteilungen auf eine Umfrage 1985 über das Monitoring in Frankreich. (Nach [2, 13])

	Vorhanden	Wünschenswert
Volumenmessung	93%	61%
Mit Diskonnektionsalarm	58%	71%
Atemwegsdruck	86%	56%
Mit oberem und/oder unterem Alarm	65%	60%
Inspiratorische O_2 Messung	19%	65%
Exspiratorische CO_2-Messung	10%	50%

Lunn u. Mushin [11] haben in ihrer 1982 vorgelegten Untersuchung über die anästhesiebedingte Morbidität und Mortalität die Forderung aufgestellt, daß EKG, Blutdruckmanschette und Beatmungsvolumenmessung als das allernotwendigste Minimum, das überall garantiert sein muß, anzusehen sind (Tabelle 7). Von dieser Gruppe wird inzwischen zusätzlich eine inspiratorische O_2-Messung und nach Möglichkeit eine Pulsoximetrie gewünscht [12]. Sie gehen damit nur unwesentlich über das nach unserer Umfrage allgemein vorhandene Minimum hinaus. Für Sykes [15] ist darüber hinaus eine Messung des Atemwegdruckes mit Diskonnektions- und Stenoseerkennung notwendig, Kapnographie, Temperaturmessung und Bestimmung des Relaxationsgrades empfehlenswert.

Man muß sich darüber im klaren sein, daß Standards alleine noch keine ausreichende Überwachung des Patienten garantieren, mögen sie auch noch so breite Zustimmung finden. Die gute Ausbildung von Anästhesisten zu klinisch kompetenten Fachleuten ist sicher ebenso wichtig wie die Bereitstellung teurer Geräteparks. Anekdotisch und subjektiv gefärbt, aber exemplarisch wird dies an den Erfahrungen deutlich, über die ein Engländer soeben berichtet hat, der sowohl in seinem Heimatland als auch in den USA beruflich als Anästhesist tätig gewesen ist [14]. In Amerika hat ihn nicht nur der Gebrauch kontinuierlicher nichtinvasiver Methoden, beispielsweise der Pulsoximetrie, sondern auch die Möglichkeit des Einsatzes sehr aufwendiger Techniken wie etwa der transösophagealen Echokardiographie beeindruckt. Demgegenüber konstatierte er in seinem Heimatland eine bessere direkte Beobachtung des Patienten. Er habe in den USA selten Assistenten gesehen, die den Puls des Patienten fühlten, seine Haut anfaßten oder Pupille und Konjunktiva in Augenschein nahmen. Die Schlußfolgerung liegt auf der Hand: Die optimalsten apparativen Überwachungsmöglichkeiten sind wertlos, wenn sie nicht sachkundig eingesetzt und im Zusammenhang des gesamten klinischen Ablaufs bewertet werden. Sie deshalb im Umkehrschluß als teure und überflüssige Spielereien abzutun, ist aber ebensowenig gerechtfertigt.

Tabelle 7. Empfehlungen zum Monitoring im Vereinigten Königreich

	Lunn u. Mushin [11]	Mathias u. Lunn [12]	Sykes [15]
Inspiratorische O_2-Messung (A)		+	+
Diskonnektionserkennung (A)			+
Stenoseerkennung (A)			+
Pulsoximetrie		e	e
Kapnographie			e
Exspiratorische Volumen (A)	+	+ ⎫	+
Stethoskop		+ ⎭ 1/2	+
EKG	+	+	+
Blutdruck-Manschette	+	+	+
Temperatur			e
Nervstimulator			e

(A): mit akustischem Alarm; *e:* empfohlen

Literatur

1. American Society of Anesthesiologists (1986) Standards for basic intra-operative monitoring. ASA Newsletter 50 (12):12
2. Bourgain JL, Duranteau J, Deriaz H, Noviant Y (1986) Enquête française sur les systèmes d'anesthésie et l'équipement de surveillance respiratoire peropératoire. Ann Fr Anesth Réanim 5:518
3. Crul JF (1987) The Netherlands national approach to standards of safety and care in anaesthesia. Eur J Anaesthesiol 4:213
4. Deutsches Institut für Normung e.V. (1984) Deutsche Norm DIN 13252: Inhalationsnarkosegeräte – Sicherheitstechnische Anforderungen und Prüfung. Beuth, Berlin
5. Eichhorn JH, Cooper JB, Cullen DJ, Maier WR, Philip JH, Seeman FJ (1986) Standards for patient monitoring during anesthesia at Harvard Medical School. JAMA 256:1017
6. Gravenstein JS (1986) Is there minimal essential monitoring? Anesthesia Patient Safety Foundation Newsletter 1:2
7. Gravenstein JS (1987) Minimalmonitoring in der Routineanästhesie. In: Schwilden H, Stoeckel H (Hrsg) Die Inhalationsnarkose: Steuerung und Überwachung (INA Bd 58). Thieme, Stuttgart New York, S 95
8. Health Council of the Netherlands (1980) Advisory report on anesthesiology. Part I: Recent developments in anesthesiology. Government Publishing Office, The Hague
9. Jenkins LC (1984) The anaesthetic monitors. Can Anaesth Soc J 31:294
9a. Keats AS, Siker ES (1985) International symposium on preventable anesthetic morbidity and mortality. Anesthesiology 63:349
10. Lees DE (1987) N. Y. would limit work hours, mandate patient monitoring. Anesthesia Patient Safety Foundation Newsletter 2:21
11. Lunn JN, Mushin WW (1982) Mortality associated with anaesthesia. Nuffield Provincial Hospitals Trust, London
12. Mathias JA, Lunn JN (1987) Minimal monitoring and vigilance. Anaesthesia 42:683
13. Noviant Y (1987) Survey of current anaesthetic practice and possible future improvement in safety in France. Eur J Anaesthesiol 4:206
14. Sebel PS (1987) Transatlantic lessons: one man's view. Anesth Analg 66:800
15. Sykes MK (1987) Essential monitoring. Br J Anaesth 59:901
16. World Federation of Societies of Anaesthesiologists (1987) Mindeststandard bei Anästhesieüberwachung (Informationsblatt 13). Anästh Intensivmed 28:165

Hierarchie des Monitorings

H. Metzler und W. F. List

Experten und Institutionen haben heute Standards definiert, die in vielen Punkten sich deckende Monitoringprofile erkennen lassen. Ausgehend von dieser Monitoringbasis soll es meine Absicht sein, einen weiteren, stufenweisen Aufbau relevanter Überwachungsmethoden in Form eines 4-Stufenschemas zu formulieren (Tabelle 1).

Stufe 1: Sie umfaßt das bestehende formulierte bzw. zu formulierende apparative Minimalmonitoring.
- Zirkulation: EKG, Herzfrequenz und arterieller Druck;
- Ventilation: Beatmungsdruck, Tidalvolumen und inspiratorische O_2-Konzentration;
- Möglichkeiten zur Temperaturmessung.

Stufe II: Die Stufe II umfaßt Größen, die sich in den letzten Jahren entweder als wertvolle Indikatoren der Vitalfunktionen erwiesen haben oder aber als wichtige sicherheitstechnische Warneinrichtungen bei beatmeten Patienten, insgesamt Größen, deren Höherreihung in der Hierarchie gegenwärtig diskutiert wird. Dies betrifft zunächst einmal die Pulsoximetrie und Kapnographie, Methoden, die eine zirkulatorische und/oder ventilatorische Quantifizierung ermöglichen sollten.

Zweitens gehört hierher das sicherheitstechnische Paket bei beatmeten Patienten: der FiO_2 Diskonnekt- und Stenosealarm, der O_2-Mangelalarm und die Lachgassperre. Es ist kein Zweifel, daß die entscheidenden Impulse dazu von der Bundesrepublik Deutschland ausgegangen sind. Da bei alten Geräten eine Nachrüstung vereinzelt nicht durchführbar ist und auf Klauseln einer Nachrüstepflicht wohl verzichtet wird, bleibt die Überwachung der FiO_2 absolut gefordertes Minimalmonitoring.

Tabelle 1. 4-Stufenschema des apparativen Monotorings

Stufe I:	Minimalmonitoring
Stufe II:	Zukünftiges Minimalmonitoring?
Stufe III:	Erweitertes Monitoring
Stufe IV:	Verfahren von derzeit noch primär wissenschaftlichem Stellenwert

Stufe III: Die Stufe III umfaßt Überwachungsparameter, die unter Berücksichtigung von 3 Faktoren selektiv zum Einsatz kommen:
1. Status des Patienten,
2. Art und Schwere des chirurgischen Eingriffes,
3. gewähltes Anästhesieverfahren.
Es handelt sich dabei durchwegs um etablierte, allgemein akzeptierte Meßgrößen wie ZVD, Pulmonaliskatheter, Harnkatheter etc.

Stufe IV: Die letzte Stufe schließlich umfaßt Meßverfahren, die derzeit auf dem wissenschaftlichen Prüfstand stehen und deren endgültig praktisch-klinischer Stellenwert sich noch nicht abschätzen läßt, ob sie eine hierarchische Höherreihung erfahren werden oder ob ihre Funktion immer auf rein wissenschaftliche Zwecke ausgerichtet bleiben wird.

Als Beispiele seien hier erwähnt die transösophageale Echokardiographie und die diversen EEG-Varianten.

Jedes weitere Monitoring wird von 3 Faktoren bestimmt:

(A) Status des Patienten: Er kann unabhängig von der Art und Schwere des operativen Eingriffes und dem gewählten Anästhesieverfahren eine über das Minimalmonitoring hinausgehende Überwachung notwendig machen. Wir wollen hier als Beispiel Patienten mit koronarer Herzkrankheit zitieren und die spezielle Monitoringhierarchie diskutieren.

(B) Art und Schwere des operativen Eingriffs: Art und Schwere des operativen Eingriffs können ebenfalls, unabhängig vom Status des Patienten und dem gewählten Anästhesieverfahren, eine über das Minimalmonitoring hinausgehende Überwachung notwendig machen. Als Beispiel werden wir hier Operationen in sitzender Lagerung mit Gefahr der Luftembolie diskutieren.

(C) Gewähltes Management: Auch hier soll wieder gelten, daß die gewählte Technik (z. B. Low Flow Anästhesie, hypotensive Verfahren etc.), unabhängig von den Faktoren A und B, eine über das Minimalmonitoring hinausgehende Überwachung notwendig machen kann.

Bei der Erstellung entsprechender Monitoringpakete müssen wir recht bald erkennen, daß sowohl bezüglich Umfang und Rangordnung generell akzeptierte Schemata und Empfehlungen nur bedingt möglich sind, da internationale Trends, regionale Besonderheiten, finanzielle Möglichkeiten und persönliche Preferenzen vieles relativieren. Standardisiert werden sollte das Basismonitoring – die Stufe I. Alle anderen Stufen werden zeitlich und örtlich multifaktoriellen Variationen unterliegen.

Monitoringrangordnung bei Myokardischämie

Sensibelste Indikatoren einer Myokardischämie sind regionale Wanddyskinesien, die sich in der Echokardiographie gut darstellen lassen. Beeindruckendste Dokumentation dieses Phänomens liefert die perkutane transluminale Angioplastik, wo bei Verschluß eines Koronarastes durch den Ballon sich 17 s später im entsprechenden Myokardbezirk Wanddyskinesien entwickeln [2]. Etwas später kommt es zu Anstiegen des LVEDP bzw. der vorgeschalteten Druckareale, LAP, Wedgedruck und diastolischer Pulmonalarteriendruck. EKG-Änderungen des ST-Segmentes treten in der Regel noch später in den zugehörigen Abteilungen auf [1].

Wie sieht nun, realistisch betrachtet, unser Monitoringstandard bei koronarer Herzkrankheit aus? Wir überwachen, abgesehen von kardiochirurgischen OP's und technisch gut ausgerüsteten Abteilungen, unsere Patienten mit koronarer Herzkrankheit während allgemeinchirurgischer Operationen routinemäßig mit der Ableitung II und nur in seltenen Fällen mit modifizierten präkordialen Ableitungen. Die Indikation zum Einschwemmkatheter wird unterschiedlich gestellt, die transösophageale Echokardiographie ist derzeit nur in wenigen Zentren installiert. Nüchtern betrachtet, verläuft die pathophysiologisch an sich richtige Rangordnung eher umgekehrt als die aktuelle (Tabelle 2).

Monitoringrangordnung bei Eingriffen in sitzender Lagerung mit Gefahr der Luftembolie

Jahrelang war das Ösophagusstethoskop der Schlüssel zur Erkennung einer Luftembolie. Heute gilt allgemein der Doppler-Ultraschall als sensibelster Indi-

Tabelle 2. Monitoringrangordnung bei Myokardischämie

Pathophysiologie	Realität
Wanddyskinesie	II
↓	↓
LVEDP↑	V_5
↓	↓
V_5	PCWP↑
↓	↓
II	Echokardiographie

Tabelle 3. Monitoring bei Eingreifen in sitzender Lagerung

Doppler-Ultraschall
(Echokardiographie)
↓
Kapnographie
(Massenspektrometrie)
↓
Rechtsatrialer Katheter
↓
PA-Katheter
↓
Ösophagusstethoskop

kator [4]. Mit ihm ist allerdings keine Quantifizierung des Luftvolumens möglich. Gleichen Stellenwert wird möglicherweise einmal die transösophageale Echokardiographie besitzen. Andererseits gibt es Untersuchungen, die die Kapnographie als bessere, v.a. eine quantitative Diagnostik ermöglichende Methode schätzen [3]. Die Wertigkeit des PA-Katheters sollten wir als mäßig einstufen. Als sein Vorteil wird immer erwähnt, daß bei ihm sowohl die Möglichkeit der Diagnostik als auch der Therapie durch Absaugen besteht. Tatsächlich wissen wir, daß effiziente Absaugmöglichkeiten beim PA-Katheter nicht gegeben sind. Im Vergleich dazu ist der rechtsatriale Katheter zwar diagnostisch wenig sensitiv, mit seiner Hilfe ist aber ein rasches Absaugen großer Mengen Luft möglich. Das ursprünglich an erster Stelle gereihte Ösophagusstethoskop wird dagegen wahrscheinlich eine hierarchische Talfahrt erleiden (Tabelle 3).

Hierarchie des O_2-Monitorings

Insgesamt können wir 4 Ebenen in der O_2 Kaskade unterscheiden und haben die Möglichkeit, jede dieser Ebenen gezielt zu erfassen (Tabelle 4). Eine Rangordnung läßt sich auch hier diskutieren. An erster Stelle steht die FiO_2. Sie taucht in allen Empfehlungen auf, und ihre Überwachung wird ohne Ausnahme als Minimalmonitoring aufgefaßt. Aufgrund der MedGV und landeseigener Normen müßte das sicherheitstechnische Paket mit O_2-Mangelalarm und Lachgassperre an die 2. Stelle gereiht werden. Andererseits gewinnt die Pulsoximetrie auch im europäischen Raum zunehmend den Stellenwert eines „Soll-Standards". Was die Messung des arteriellen O_2-Partialdruckes betrifft, führt nach wie vor die punktuelle pO_2-Bestimmung; die intravasale pO_2-Messung – vom Konzept her an sich gut – hat nach kurzem Konjunkturhoch nie Eingang in die klinische Routine gefunden. Die Indikationen zur transkutanen pO_2-Messung sind intraoperativ eng umschrieben. Generell akzeptiert ist die Überwachung bei Säuglingen und Kleinkindern, bei denen eine Hyperoxämie vermieden werden sollte, die durch die Pulsoximetrie ja nicht faßbar ist, eventuell auch Patienten unter Bleomycintherapie. Die gemischt-venöse O_2-Sättigung schließlich hat ihren Platz primär in der Intensivmedizin.

Tabelle 4. Die 4 Ebenen des O_2-Monitorings

O_2-Zufuhr zum Respirator	O_2-Mangelalarm Lachgassperre
O_2-Abgabe vom Respirator	FiO_2
O_2-Zufuhr zur Zelle	SaO_2 paO_2 punktuell paO_2 intravasal paO_2 transkutan
O_2-Ausschöpfung der Zelle	$S_{\bar{v}}O_2$

Rangordnung der Relaxometrie

Sowohl Pasch als auch Gravenstein haben der Relaxometrie einen hohen Stellenwert verliehen. Da in vielen Häusern in den nächsten Jahren noch die Nachrüstung mit kardiorespiratorischem Minimalmonitoring zu erfolgen hat, erscheint eine Einbeziehung der Relaxometrie in das Minimalmonitoring zum jetzigen Zeitpunkt wohl noch zu früh.

Literatur

1. Clements FM, de Bruijn NP (1987) Perioperative Evaluation of regional wall motion by transesophageal two-dimensional echocardiography. Anesth Analg 66:249–61
2. Hauser AM, Gangadharan V, Ramos RG (1985) Sequence of mechanical electrocardiographic and clinical effects of repeated coronary artery occlusion in human beings: Echocardiographic observations during coronary angioplasty. J Am Coll Cardiol 5:193–197
3. Müller H, Brähler A, Gerlach I, Gerlach H, Becker W, Hempelmann G (1984) Diagnostische und prognostische Bedeutung hämodynamischer und respiratorischer Parameter bei venöser Luftembolie. Anaesthesist 33:493–498
4. Pasch T (1986) Die Überwachung des Patienten in der Narkose. Anaesthesist 35:708–720

Ein integriertes Alarmsystem mit Prioritätenreihung für Narkose und Narkosegeräte

P. J. Schreiber und J. M. Schreiber

Die Narkose kann als geschlossener Regelkreis betrachtet werden, welcher aus 3 Komponenten besteht:

1. Das Narkosesystem, welches für die Atmung des Patienten eine künstliche Atmosphäre bereitstellt. Diese Atmosphäre enthält den lebensnotwendigen Sauerstoff sowie Narkosegase und die Dämpfe der flüssigen Narkosemittel. Das Narkosesystem enthält darüber hinaus die technischen Möglichkeiten, den Patienten künstlich zu beatmen.
2. Der Patient, der auf die Einwirkung der künstlichen Atmosphäre und auf die Beatmung reagiert.
3. Der Anästhesist, welcher basierend auf Ausbildung und Erfahrung die künstliche Atmosphäre komponiert und die künstliche Beatmung kontrolliert. Im Verlaufe der Narkose mag es erforderlich sein, Gaskonzentrationen und Beatmungswerte zu verändern, wenn dies durch die Reaktion des Patienten angezeigt ist oder wenn es die zu erwartende Progression des chirurgischen Eingriffes erfordert.

Der Anästhesist ist der Teil des Regelkreises, der die Entscheidungen trifft. Herkömmlich ist es weiterhin die Aufgabe des Anästhesisten, den Patienten, das Gerätesystem und seine eigenen Handlungen zu überwachen.

Der Mensch kann in dem beschriebenen Regelkreis als intelligenter, Entscheidungen treffender Teil nicht ersetzt werden. Die Zuverlässigkeit des Menschen als ständig kontrollierendes und zuverlässiges Überwachungselement des Systems muß jedoch angezweifelt werden. Die menschliche Natur ist weder dazu geschaffen, monotonen Vorgängen gleichbleibende Aufmerksamkeit zu widmen, noch bestätigen Unfallstatistiken die Zuverlässigkeit des Menschen für diese Aufgabe. Einflüsse wie Müdigkeit, Langeweile und mögliche Ablenkungen disqualifizieren den Menschen als zuverlässiges Überwachungselement im Kontrollsystem.

Wo eine zuverlässige Überwachung erforderlich ist, ist es üblich, den Menschen durch elektronische Überwachungsgeräte zu ersetzen. Wird dieses auf die Narkose angewandt, so darf man die Überwachung nicht auf den Patienten beschränken, sondern muß die Überwachung des Narkosesystems und ganz besonders die Überwachung der Handlungen des Anästhesisten einschließen. Statistiken stimmen darin überein, daß die Mortalität, resultierend aus Narkose, nur zu 5% das Ergebnis von Geräteproblemen ist. Der weit größte Teil der Narkosezwischenfälle ist die Folge von Bedienungsfehlern.

Bedienungsfehler können in 3 Gruppen eingeordnet werden:

1. Der Slip - eine Routinehandlung, welche zur falschen Zeit durchgeführt wird.
2. Der Mistake - eine vorsätzliche Handlung, welche auf einer falschen Einschätzung der Situation basiert.
3. Die Ommission - das Unterlassen einer erforderlichen Handlung.

Das elektronische Überwachungssystem eines Narkoseapparates muß so ausgelegt sein, daß es gewisse Bedienungsfehler anzeigt. Aus Gründen, die später noch genauer angesprochen werden, ist es notwendig, das elektronische Überwachungssystem mit einem Alarmsystem auszustatten. Es ist die Aufgabe eines Alarmsystems, die Sicherheit des Systems auch dann aufrecht zu erhalten, wenn die Aufmerksamkeit des Anästhesisten von der Beobachtung der Instrumente abgelenkt ist. Darüber hinaus ist es eine 2. Aufgabe des Alarmsystems, den Anästhesisten sofort auf gewisse drastisch falsche oder gefährliche Geräteeinstellungen aufmerksam zu machen.

Das Alarmsystem eines Narkoseapparates muß einer festgelegten Strategie folgen, in welche alle Alarmsignale eingeordnet sind. Um die folgenden Ausführungen besser zu verstehen, ist es angezeigt, die Reihenfolge der Ereignisse während einer abnormalen Situation während der Narkose zu analysieren.

Die Möglichkeit einer Patientengefährdung, entweder durch eine Fehlfunktion des Systems oder durch einen Bedienungsfehler, beginnt mit Punkt C. Von diesem Zeitpunkt an wächst die Gefahr einer Patientenschädigung mit der Zeit. Falls die Fehlerquelle nicht realisiert und behoben wird, kommt es zum Zeitpunkt I zur definitiven Schädigung. Während der Präalarmperiode C–A werden sich aufgrund der zum Zeitpunkt C eingetretenen Ursache gewisse Systemparameter verändern, die zu einem Alarm führen werden, wenn sie überwacht werden und außerhalb der Alarmgrenzen liegen. Es muß das Ziel eines Monitoringsystems sein, diese Präalarmperiode so kurz wie möglich zu halten. Die Verhinderung von falschen Alarmen kann jedoch eine Forderung sein, die der vorigen entgegenläuft. Die Untersuchungsperiode A–E wird für die Identifikation des Problems verwandt. Die hierfür benötigte Zeit hängt von Faktoren ab: a) wie eindeutig die Fehlermeldung das Problem einengen konnte und b) ob der Anwender seine Aktivitäten auf die Problemidentifikation richten kann. Nach dem Erkennen des Problems setzt die Phase der Korrektur ein (E–P). Sie besteht entweder darin, die Fehlfunktion des Gerätes zu beheben oder einen Bedienungsfehler rückgängig zu machen. Während der Reaktionszeit des Systems P–S geht die Möglichkeit einer Gefährdung des Patienten mit der Zeit zurück, bis normale Bedingungen herrschen. Diese Betrachtungen führen zu folgenden Erfordernissen: Um den Zeitraum A bis I zu markieren, muß durch in das Gerät integrierte Überwachungsmaßnahmen eine Alarmmeldung erfolgen. Die Fehlermeldung darf nicht so lange warten, bis sich vitale Parameter des Patienten verändert haben. Die Periode A–I ist z. B. länger, wenn nicht ein Alarm eine Reduktion des Sauerstoffangebots meldet, eine Veränderung am Frischgasfluß oder eine Unterbrechung erkennt, sondern wenn die Sauerstoffsättigung im arteriellen Blut des Patienten erkannt wird. Um die Untersuchungsperiode A–E so kurz wie möglich zu halten, ist es erforderlich, daß die Alarmmeldung das Problem so eindeutig wie möglich erkennt und daß die Aufmerksamkeit des Anwenders auf die Behebung des Problems und nicht der Alarmmeldung gerichtet ist. Weiterhin ist es erforderlich, daß die Alarmmeldung so komponiert ist, daß sie das beteiligte Personal nicht irritiert.

Ein optimales Alarmsystem muß daher die folgenden Voraussetzungen erfüllen:

1. Prioritätenklassifikation der Alarmmeldungen.
2. Zentraler Bildschirm für alle Alarmmeldungen.
3. Zentrale Bedienungselemente für das Management des gesamten Alarmsystems.
4. Alphanumerische Schlüsselwortphrasen für die verschiedenen Alarmmeldungen.
5. Unterdrückung des akustischen Alarmsignals von untergeordneten Alarmmeldungen während des Bestehens höher geordneter Alarmmeldungen.

Unter Alarm ist hierbei nicht notwendigerweise die Meldung eines Gefahrenzustandes zu verstehen. Ein Alarm ist gemäß der Standardterminologie eine Nachricht, die den Anwender auf eine beabsichtigte oder unbeabsichtigte ungewöhnliche Situation hinweist, oder daß ein Meßwert außerhalb der vorgegebenen Toleranzgrenzen liegt.

Es kann sich also um eine tatsächliche Gefahr, eine potentielle Gefahr oder nur um einen ungewöhnlichen Zustand handeln.

Um den weiten Bereich möglicher Alarmmeldungen handhabbar zu machen, ist es notwendig, sie zu klassifizieren und eine Prioritätenreihung vorzunehmen.

Eine mit Erfolg von North American Draeger in Tausenden von Narkosesystemen verwendete Prioritätenklassifikation lautet wie folgt:

Warnung: es besteht unmittelbarer Handlungsbedarf
optisch: rotes Blinklicht; akustisch: kontinuierliche Wiederholung
Achtung: es besteht Handlungsbedarf
optisch: rotes Dauerlicht; akustisch: intermittierende Wiederholung
oder gelbes Blinklicht
Hinweis: erfordert Wachsamkeit
optisch: gelbes Dauerlicht; akustisch: einzelner Ton

Um dem Anästhesisten bei der Suche nach der Ursache der anomalen Situation die größtmögliche Unterstützung zu geben, ist es erforderlich, daß die Alarmmeldung das Problem so eindeutig wie möglich anspricht. Dies erfordert einen zentralen Bildschirm, auf welchem die Alarmmeldungen in einem geordneten alphanumerischen Format angezeigt werden. Der Alarmbildschirm ist dafür in 3 verschiedene Zonen für die Alarmmeldungen aufgeteilt. Das Auftreten einer neuen Alarmsituation wird durch Hinzufügen der entsprechenden Alarmmeldung angezeigt, während ein korrigierter Alarm vom Bildschirm entfernt wird. Der Bildschirm enthält also in einem genauen und organisierten Format den jeweiligen kompletten Alarmstatus des Systems. Es hat sich als vorteilhaft erwiesen, den gleichen Bildschirm für die kontinuierliche Darstellung der CO_2-Kurve und der O_2-Sättigung des Blutes zu verwenden.

Das Erscheinen einer Alarmmeldung auf dem Bildschirm wird durch ein akustisches Signal angesagt. Lautstärke, Tonfrequenz und Pause zwischen den einzelnen Tonkombinationen müssen so gewählt werden, daß der Anästhesist bereits am akustischen Signal die Klassifikation der Alarmmeldung erkennt, ohne daß das Signal bei dem Personal im OP Panik erzeugt. Da die Reaktion des Anästhesisten zu höher prioritisierten Alarmmeldung die ungeteilte Aufmerksamkeit erfordert, ist es notwendig, die akustische Anzeige von untergeordneten Alarmmeldungen zu unterdrücken.

Nachdem das akustische Signal den Anästhesisten auf das Erscheinen einer Alarmmeldung auf dem Bildschirm aufmerksam gemacht hat, ist das akustische Signal nicht weiter erforderlich. Es würde sogar den Denkvorgang und die Verständigung des OP-Personals bei der Behebung des Problemes stören. Das Alarmsystem sollte nur mit einer einzigen Taste zur zeitweiligen Unterdrückung der akustischen Alarmanzeige für alle Alarme ausgestattet sein. Diese Taste sollte sich in unmittelbarer Nähe des Bildschirmes befinden. Um die Tätigkeit des Anästhesisten bei der Behebung des Problems nicht abzulenken, sollte die Zeitperiode für das Unterdrücken des akustischen Signals nicht zu kurz bemessen sein. Wir haben einen Zeitraum von 120 s als akzeptabel gefunden.

Einige Alarme erweisen sich als störend während des Herrichtens des Anästhesiegerätes und in den ersten Minuten der Einleitungsphase. Es hat sich als vorteilhaft gezeigt, die akustische Anzeige dieser Alarme für die angegebene Zeit automatisch zu unterdrücken. Dieser Umstand muß jedoch auf dem Bildschirm automatisch angezeigt werden. Die Anwendung von Narkosesystemen ist vielfältig und Parameter, die für bestimmte Patienten erforderlich sind, sind für andere Patienten gefährlich. Die Einstellmöglichkeit bestimmter Alarmgrenzen ist daher notwendig, aber zur gleichen Zeit auch gefährlich. Die Überprüfung der verschiedenen Alarmgrenzen vor dem Beginn einer Narkose erfordert in vielen Fällen mehr Zeit, als zur Verfügung steht. Oft werden daher Narkosesysteme mit Einstellungen der Alarmgrenzen benutzt, die vorher von einem anderen Anästhesisten eingestellt worden sind. Diese Einstellungen mögen darüber hinaus so gewählt sein, daß die Wahrscheinlichkeit eines Alarm auf ein Minimum reduziert ist.

Um diese Gefahr zu vermeiden, ist es notwendig, Ersatzwerte für die einstellbaren Alarmgrenzen einzuprogrammieren. Nach Ausschalten des Gerätes kehren alle Alarmgrenzen zu den vorprogrammierten Werten zurück.

Die Architektur eines Narkoseüberwachungssystems erfordert es, daß die verschiedenen Datenakquisitionsmodule in ein Datenverarbeitungsnetzwerk eingefaßt werden. Diese für die Verarbeitung und Organistion der verschiedenen Messungen notwendige Konstruktion hat für das Alarmsystem den Vorteil, daß mit der Betätigung des Gerätehauptschalters alle Überwachungsmodule aktiviert werden und daß eine zentrale Notstromversorgung für alle Systeme leicht möglich ist.

Zum Schluß muß noch erwähnt werden, daß jedes einzelne Überwachungsmodul mit unabhängigen Alarmanzeigemöglichkeiten ausgestattet sein muß für den Fall, daß die Kommunikation im Netzwerk unterbrochen wird oder der zentrale Bildschirm ausfällt.

Die Zuverlässigkeit des beschriebenen Systems ist bestätigt durch die Tatsache, daß Tausende von Narkosegeräten mit der strukturierten Alarmstrategie und zentraler Alarmanzeige seit Jahren in den USA benutzt werden.

Die Autoren fühlen sich gegenüber Herrn Dr. Dr. H. Schwilden für seine Übersetzung von Teilen des Manuskriptes zu Dank verpflichtet.

EDV in Anästhesie und Intensivmedizin

Informatik für administrative Zwecke in der Anästhesie

A. M. Zbinden

Computersysteme für administrative Zwecke können für Textverarbeitung, Leistungserfassung und Personalplanung eingesetzt werden. Alle 3 Anforderungen können heutzutage mit Programmen auf Personalcomputern (Einplatzsysteme) und Minicomputern (Mehrplatzsysteme) in kleinen und großen Abteilungen befriedigt werden. Bei der Wahl von Software (Programme) muß generell auf folgende Punkte geachtet werden:

1) Das Programm muß *benutzerfreundlich* sein. Gefördert wird dies durch den Einbau von
   - Hilfetasten: Auf Knopfdruck erscheint auf dem Bildschirm ein erklärender Text über die weiteren Möglichkeiten, die dem Benutzer offenstehen.
   - Menüsteuerung: Der Anwender kann aus einem Angebot verschiedener Optionen auf dem Bildschirm auswählen; er muß keine Befehlssprache kennen.
   - Maussteuerung: Mit einer „Maus" – einem auf dem Tisch rollbaren Eingabegerät – kann man den Cursor auf dem Bildschirm frei bewegen.
   - Fenstertechnik: Auf verschiedene Teile des Programmes kann man durch „Fenster" auf einem Bildschirm gleichzeitig zugreifen.

   Zu einem Programm gehört auch eine gute Dokumentation (auch wenn meist niemand sie liest), eine „Hot-Line" (Telephonberatungsdienst) sowie die Möglichkeit, Kurse zu besuchen.
2) Das Programm muß auf der gängigen *Hardware* lauffähig sein. Heute sind Personalcomputer, die das Betriebssystem MS/DOS unterstützen, ein Standard, obwohl es bessere Betriebssysteme gibt (MS/DOS ist weder „multi-tasking" noch „multi-userfähig" noch „real-timefähig").
3) Das Programm muß Ihren *Drucker* unterstützen. Die meisten Programme sind nur für ganz spezifische Druckertypen ausgelegt.
4) Die in der entsprechenden Landessprache vorhandenen *Sonderzeichen* (z. B. Umlaute) müssen auf der Tastatur, auf dem Bildschirm und auf dem Drucker vorhanden sein.
5) Eine *Datensicherung* muß möglich sein.
6) Die *Schnittstellen* zu anderen Programmen müssen definiert sein. Dies ist besonders bei Textsystemen wichtig, wenn Dateien und Graphiken integriert werden müssen.

Textverarbeitung

Für Textverarbeitung sind heute eine Vielzahl leistungsfähiger und preiswert
Programme auf dem Markt verfügbar. Zusätzlich zu den oben genannten Pun
ten sind folgende Anforderungen mehr oder weniger wichtig.

1) *Editierfunktionen:* Einfügen, Versetzen, Suchen und Tauschen von Textblö
   ken innerhalb und zwischen den Dokumenten.
2) *„WYSIWYG"* = "What you see is what you get", d. h. die Darstellung a
   Bildschirm entspricht genau derjenigen im Ausdruck – ein Erfordernis, d
   einen graphikfähigen Bildschirm erfordert und das bei den älteren Texts
   stemen meist nicht der Fall ist. Hier müssen für einfache Funktionen, w
   z. B. Hoch- und Tiefstellen von Zeichen (z. B. bei „H_2O"), Steuerzeichen a
   Bildschirm angegeben werden. „Desktop-Publishing" beinhaltet „WYS
   WYG" und zusätzlich die Möglichkeit, überall im Text irgendeine Graphi
   die womöglich mit einem anderen Programm erstellt wurde, einzustreue
   und am Bildschirm sichtbar zu machen.
3) *Schriftarten:* Proportionalschrift (variable Buchstabenbreite, sieht schön
   aus!), verschiedene Schriftgrößen.
4) *Textformatierung:* Zeilenabstand, Rand, Blocksatz (bei Proportionalschri
   muß das System die Breite eines jeden Zeichens ausrechnen), Seitenur
   bruch, automatische Worttrennung (auch mit deutschen Regeln!).
5) *Adreß-System:* Verwaltung von Adreßdateien zum Erstellen von Serienbri
   fen, z. B. bei der Organisation von Kongressen sehr nützlich.
6) *Inhaltsverzeichnis:* Schriftstück kann aufgrund der Gliederung der Kapit
   organisiert werden und ein Inhaltsverzeichnis mit Seitenzahl automatisch e
   stellt werden.
7) *Mathematikeditoren:* Innerhalb eines Textes können Tabellenrechnunge
   durchgeführt werden.
8) *Graphiken:* Graphikeditoren gestatten die Herstellung von Graphiken (mei
   nur einfache Strichzeichnungen innerhalb eines Textes).
9) Rechtschreibeprüfung: Prüft die Rechtschreibung auf formale Richtigke
   Oftmals nicht für Deutsch erhältlich.
10) *Import-Exportfunktionen:* Eine der wichtigsten Funktionen eines Progra
    mes: Texte, Daten oder Bilder von anderen Programmen können in den e
    genen Text integriert werden.
11) *Macros:* Häufig wiederkehrende Tastenschläge können „programmiert" ur
    mit Funktionstasten abgerufen werden.
12) *„Electronic Mailing":* Via Telephonleitung können Nachrichten an ander
    Computerbenutzer geschickt werden.

Viele Textsysteme weisen oftmals eine Vielzahl von weiteren mehr oder wenig
nötigen Funktionen auf; bei der Wahl des Systems entscheiden oft andere Fa
toren, wie z. B. die örtliche Verfügbarkeit und die Verbreitung in Sekretärinne
schulen.

   Es gibt einige sehr bekannte Textsysteme, die auf IBM-Personalcompute
laufen: „Word Perfect" erscheint in vielen Tests als eines der besten, ist aber v
allem auf den amerikanischen Anwender zugeschnitten. „Word" ist weit verbre

tet und einfach zu lernen. „Manuscript" eignet sich besonders für umfassende Dokumente. „T3" ist ein hervorragendes Paket vor allem für wissenschaftliche Applikationen. „Ventura Publisher" kann mit anderen Systemen erzeugte Texte und Graphiken zu druckreifen Schriftstücken integrieren. „WPS⁺" läuft auf allen DEC-Systemen in einer Multiuserumgebung, ist allerdings nicht besonders leistungsfähig. Auf „Macintosh"-Systemen gibt es eine Vielzahl von sehr benutzerfreundlichen „desktop publishing" Programmen.

Leistungserfassung

In einer Zeitepoche, die durch einen zunehmenden Verteilungskampf um medizinische Ressourcen gekennzeichnet ist, wird es für uns essentiell, uns über die von uns erbrachten Leistungen gegenüber Verwaltungen und politischen Gremien auszuweisen. Dies bedingt, daß die Leistungen der Abteilung genau erfaßt und dokumentiert werden, was heutzutage sinnvollerweise nur mittels Computer geschehen kann. Die Motivation der Mitarbeiter, entsprechende Daten zusammenzutragen, kann aber nur dann gefördert werden, wenn das System weitere Leistungen zeigen kann, wie zum Beispiel:

1) Erstellen einer *Leistungsstatistik* für einzelne Personen (Ärzte oder Schwestern) über die von ihnen durchgeführten Anästhesien oder Operationen;
2) *Planungshilfe* für den täglichen Operationsbetrieb (Erstellen von Operationsprogrammen, Anzeige des Operationsablaufs);
3) *Abrechnung* erbrachter Leistungen (Berechnung des Anästhesiehonorars, Rechnungsstellung an Privatpatienten, etc.).

Die *Anforderungen* an ein solches System sind nebst den eingangs erwähnten allgemeingültigen Punkten:

1) *Rascher Zugriff* über verschiedene Begriffe (Name, Geburtsdatum etc.) auf einzelne Patienten. Dies ist notwendig, da oftmals eine klare Identifikationsmöglichkeit von Patienten (Patientennummer oder Fallnummer) fehlt.
2) *Prospektive Datenerfassung:* Daten müssen möglichst bereits vor, evtl. während oder nach dem Eingriff eingegeben werden; dadurch ist die Verlust- oder Fehlerrate der Daten kleiner.
3) Die prospektive Datenerfassung erfordert zwangsläufig die Möglichkeit zur *dezentralen Dateneingabe an mehreren Arbeitsplätzen.*

Prinzipiell lohnt sich der Aufwand nicht, selber in einer der gängigen Programmiersprachen (Basic, Pascal, Fortran, C, Cobol etc.) ein völlig neues Datenbanksystem aufzubauen. Fertige Programme sind auf diesem Gebiet kaum erhältlich, doch lohnt es sich, ein Datenbanksystem anzuwenden. Es gibt wenige Systeme, die mehrplatzfähig sind und die auch große Datenmengen effizient verwalten können. „dBase III" ist heute ein vielverwendetes Datenbanksystem, das auch einen Multiuserbetrieb unterstützt. Allerdings ist es nur auf Personalcomputer unter dem Betriebssystem MS/DOS anwendbar. Bei einer Übertragung auf ein anderes System muß das Programm umgeschrieben werden. Aus diesem Grunde haben wir uns entschlossen, die stark genormte Programmiersprache MUMPS (welche z. T. ein eigenes Betriebssystem darstellt) zu wählen. Aufgrund eines Spezifikationenkataloges, der von einer Kommission der schweizerischen Gesellschaft für Anästhesie und Reanimation erarbeitet wurde, haben wir ein Programm ausgearbeitet, das jetzt allen interessierten Kliniken zur Verfügung gestellt werden kann.

Was kann dieses Programm?

Ein Programm, das über längere Zeit an einer Abteilung entwickelt und angewendet wurde, ist zwangsläufig von der Organisation dieser Abteilung geprägt und kann somit nur als Beispiel dienen.

1) Das Programm erfüllt alle oben erwähnten Anforderungen, insbesondere wurde auf eine sehr hohe Benutzerfreundlichkeit geachtet.
2) Das Programm hilft bei der Erstellung des täglichen Op-Programmes.
3) Das Programm zeigt auf TV-Bildschirmen den aktuellen Stand des Operationsprogrammes an.
4) Die Abrechnung der Privathonorare wird automatisch getätigt.
5) Mittels eines „Listengenerators" können Auswertungen spezifisch nach Bedürfnissen durchgeführt werden. Zum Beispiel können alle neurochirurgischen Patienten, die von einem Arzt anästhesiert worden waren, spezifisch selektiert werden und bestimmte Kriterien (z. B. mittlere Anästhesiezeit) ermittelt werden.
6) Der Auslastungsgrad einzelner Operationssäle während 24 h bzgl. Anästhesie und Chirurgie kann angezeigt werden, was Rückschlüsse über den Personaleinsatz gestattet.

Personalplanung

Mittelgroße und große Abteilungen wenden oft viel Zeit daran, die Einteilung ihrer Ärzte und Schwestern/Pfleger zu planen. Dabei geht es um die Einteilung von Diensten und Spezialrotationen (= Aufenthalt in Unterabteilungen). Verschiedene Faktoren müssen dabei berücksichtigt werden:

- Abwesenheiten (Ferien, Krankheit, Weiterbildung, Militärdienst etc.);
- Fähigkeiten der Mitarbeiter;
- Bedarf an Personal in einzelnen Rotationen und Dienstarten;
- zeitliche Rhythmen der Rotationen und Dienste (tageszeitliche Rhythmen, Wochenrhythmen, jahreszeitliche Rhythmen);
- Interaktionen zwischen Diensten, Absenzen und Rotationen.

Personalplanungssysteme sind einfach zu realisieren, solange es sich nur um Datenerfassungssysteme handelt. Solche Systeme ersetzen im Prinzip Papier und Bleistift, erstellen Statistiken und machen einen Ausdruck der gespeicherten Daten. Sobald das System aber auch automatische Zuweisungen vornehmen muß, kann ein solches Programm sehr komplex werden. Wir haben ein solches System für unsere eigene Abteilung entwickelt und verwenden es jetzt seit mehr als einem Jahr. Das System hat die Planung des Einsatzes von Ärzten vereinfacht. Im Laufe der Zeit zeigten sich aber auch einige gravierende Mängel, die belegen, welche hohen Anforderungen an ein solches System gestellt werden, z. B.:

- Fähigkeiten müssen zeitabhängig erfaßbar sein; z. B. wenn ein Assistent in 2 Monaten zum Oberarzt befördert werden soll;
- auf einem Bildschirm muß eine Zeitepisode von mindestens 6 Wochen überblickbar sein;
- eine Unzahl von Besonderheiten sollten vom Benutzer als Parameter eingegeben werden können, auch wenn sie oft nur schwierig als generelle Regel faßbar sind. Auf jeden Fall muß die Möglichkeit des manuellen Eingreifens gegeben sein;
- Dienstpläne, die vom Computer ausgedruckt werden, müssen mindestens gleich lesbar sein wie manuell erstellte.

Die Einführung eines Personalplanungssystems hatte in unserer Abteilung folgende Konsequenzen:

- Instanzen, die über Dienste und Abwesenheiten entscheiden, mußten genau festgelegt werden.
- Entscheidungskriterien, nach denen Dienste und Bewilligungen für Abwesenheiten erteilt wurden, mußten rational begründbar sein. Bei einzelnen Personen mußte (als % vom Durchschnitt) festgelegt werden, wie stark deren Belastung durch Dienste ist.
- Die Tatsache, daß alle Personaldispositionen begründbar sind, führte zu einer besseren Diskussionsgrundlage bei Verhandlungen mit außenstehenden (z. B. Chirurgen), wenn Personalengpässe auftreten.
- Aufgrund einer „Buchführung in der Vergangenheit" können Entscheide für die Zukunft getroffen werden.

Zur Zeit sind auf dem europäischen Markt nur wenige Programme auf dem Markt käuflich, doch sind etliche Firmen daran, sehr leistungsfähige Pakete zu entwickeln.

Einige allgemeine Grundsätze bei der Einführung von EDV-Systemen

- Beim Kauf von Hardware überlege man sich zuerst, welche Software man anwenden will und kaufe die Hardware nach der Software.
- Bei der Einführung eines Programmes sind die Entwicklungskosten für die Software das wenigste. Der Aufwand für die Analyse der organisatorischen Abläufe, die Erstellung eines Anforderungskataloges und einer Programmbeschreibung, der Motivierung und Einführung der Mitarbeiter, der Erstellung neuer Formularblätter u. s. w. ist wesentlich größer.

– Die Wartungskosten für Software betragen pro Jahr rund 12% der Anschaffungskosten. Darin sind Anpassungen des Programmes an Änderungen im organisatorischen Ablauf des Betriebes mit eingeschlossen.
– Es braucht nicht nur jemanden, der das Programm technisch wartet. Es ist zusätzlich ständig eine ärztliche Person für die Lösung von organisatorischen und inhaltlichen Problemen nötig.

Literatur

1. Alonso C (1984) A case for MUMPS. Computerworld, January, 27–32
2. Bashein G, Barna CR (1985) A comprehensive computer system for anesthetic record retrieval. Anesth Analg 64:425–431
3. Bleich HI, Beckley RF, Horowitz GL, Jackson JD, Moody ES, Franklin C, Goodmann SR, McKay MW, Pope RA, Walden T, Bloom SM, Slack WV (1985) Clinical computing in a teaching hospital. N Br J Med 12:756–764
4. Dunn DC, Dale RF (1986) Combined computer generated discharge documents and surgical audit. Br Med J 292:816–818
5. Martin JB, Arbor A, Smith RF, Radoyevich M, Fichman RG (1985) Surgically related applications of computerized operating room data. Surg Gynecol Obstet 160:17–19
6. Smith NT (1986) The place of computers in anesthesia care. ASA refresher course, p 152
7. Zbinden AM, Ganz M, Thomson D, Kuster M (1987) Entwicklung eines Informationssystems für Operationen. Anaesthesist 36:493–499

Die automatische Datenerfassung

E. Wilde

Ausgangssituation

Die routinemäßige Nutzbarkeit des Computers in der medizinischen Versorgung hängt entscheidend von der Erfüllung dreier Bedingungen im Vorfeld des EDV-Einsatzes ab, der eindeutigen und gleichverstandenen Definition der zu erfassenden Merkmale, Sachverhalte und Beurteilungen, der in praxi tatsächlich in dieser Definition und Richtigkeit zu bewerkstelligenden Datenerhebung und -erfassung und schließlich in der konkreten Formulierbarkeit der Verarbeitungsbedingungen, -regeln und Ziele einschließlich der Präsentationsformen der hieraus resultierenden Ergebnisse.

Die „automatische" Datenerfassung ist in dieser idealisierten Formulierung in der Medizin bislang stets unerreichbar geblieben und sie wird es – zumindest für den überschaubaren Zeitraum – auch bleiben.

Das bettseitige Monitoring intensiv überwachter Patienten sowohl auf der kardiologischen als auch insbesondere auf der postoperativen Intensivstation unter Einschluß der Überwachung der Vitalparameter polytraumatisierter Patienten weckte gleich zu Beginn des klinischen EDV-Einsatzes in den frühen 60er Jahren [1] großes Interesse und weitgespannte Hoffnungen, versprach doch hier der Computer eine bedeutende Erleichterung in der Bewältigung einer stark wachsenden Datenfülle, die zudem eine zeit- und situationsgerechte Verdichtung dieser Daten zu entscheidungs- und handlungsunterstützenden Informationen am Krankenbett erforderte.

Die Folgejahre waren vorwiegend der Beherrschung meßtechnischer Probleme und der Erkennung von Artefakten gewidmet. Daß diese Problematik auch heute noch – wenngleich gemindert – andauert, läßt sich am einfachsten daran erkennen, daß auf vielen Intensivstationen die Alarmgrenzen bis an die äußersten Grenzen verschoben oder die Alarme abgestellt sind.

Mit dem Aufkommen der sog. Patienten-Daten-Management-Systeme (PDMS) zeigte sich ein verbessertes Überwachungs- und Informationsinstrumentarium um den Preis einer spürbaren Mehrarbeit, die ihren Grund in der zusätzlichen Datenerfassung, aber auch in zusätzlichen Arbeiten bei der Konfiguration der Datenübernahme hatte und hat. So war und ist vielfach zu beobachten, daß sowohl die patientenindividuelle Regie der Datenübernahme als auch insbesondere die Ergänzung der online-Datenerfassung durch die manuelle Erfassung nicht automatisch acquirierbarer Daten unzureichend bleibt und darüber hinaus die Abfrage und bettseitige Analyse von Verlaufsparametern und deren Korrelation im zeitlichen Kontext unterbleibt, obgleich doch hierin ein wesentliches Potential des Computereinsatzes liegt.

In dieser Situation kam die Forderung auf, das stark verbesserte Leistungsvermögen der modernen Hard- und Softwaretechnologie zur Realisierung einer optimalen Benutzeroberfläche und damit zur Vereinfachung der Bedienung dieser Geräte am Bett zu nutzen.

Parallel dazu – und angeregt durch die nunmehr bettseitige Plazierung von Microcomputern – wurde gleich noch die Forderung nach der online-Datenübernahme von Einstellparametern und Zustandsgrößen von Respiratoren und weiteren Assistenzgeräten hinzugefügt, um zu einer weitgehenden Vollständigkeit der datenmäßigen Erfassung der Überwachungssituation zu kommen, weil nur so im Kontext aussagefähige Darstellungen zu erhalten sind. Als Beispiel hierfür sei der Zusammenhang von Blutgaswerten und Beatmungsparametern genannt.

Schließlich gipfelten die Anforderungen an die Richtigkeit und Zuverlässigkeit der automatischen Datenerfassung in der Forderung nach Verwendbarkeit dieser Daten im Rahmen von closed-loop Anordnungen einerseits und automatisierten Entscheidungshilfen und sog. intelligenten Alarmen andererseits, wie sie im Rahmen von intensivmedizinischen und anästhesiologischen Expertensystem-Lösungen denkbar sind.

Pflichtenheft

Am Beginn der gemeinsam mit einem Hersteller intensivmedizinischer Überwachungsgeräte durchgeführten Projektarbeiten stand die Formulierung eines Pflichtenheftes, das sowohl die Anforderungen des Nutzers an die Bedienungsoberfläche enthielt als auch den Funktionsrahmen beschrieb.

Ausgangspunkt war die Aufstellung eines Microcomputers an jedem Bett, die Vernetzung dieser Geräte zu einem abteilungsweiten Kommunikationssystem unter Einfluß eines sog. Mittelgrundrechners, der als mittlere Ebene den Datenaustausch zwischen allen bettseitigen Microcomputern zu steuern hatte, die Datenübernahme und mittelfristige Speicherung besorgen sollte und als Verbindungsrechner zum zentralen Klinikumsrechner sowie zum Rechnersystem des Zentrallaboratoriums zu fungieren hatte. Gleichzeitig wurde die über einen Zeitraum von 16 h autonome Speicherung aller bettseitig erfaßten Daten im dortigen Microcomputer vorgesehen, was sowohl der Ausfallsicherung als auch der schnellen bettseitigen Verfügbarkeit und flexiblen Darstellung und Nutzung diente. Dazu sollte das Geräte über insgesamt 24 Speicherkanäle verfügen, die jeweils eine Kapazität von 8 h bei einem Abtastintervall von 15 s (bzw. 16 h bei 30 s) bereitzustellen hatten. Eine Kaskadenschaltung dieser Kanäle war zusammen mit der Menu-gesteuerten Konfigurierbarkeit aller zu überwachenden Parameter Grundvoraussetzung für eine flexible Handhabung.

Daneben wurden 6 V 24-Digitaleingänge für die Übernahme von Datensätzen vorgesehen, wie sie von Respiratoren und Infusionspumpen zur Protokollierung von Einstell- und Zustandsgrößen abgegeben werden.

Weiterhin sorgten 32 Analogeingänge für die Meß- und Einstellgrößenübernahme jedweder externen Geräte.

Die wahlweise Ausstattung mit einem integrierten Kleinbildschirm oder einem separaten Monitor sollte die Einsetzbarkeit sowohl zur intraoperativen wie postoperativen Überwachung ermöglichen. Die Aufhängung des Gerätes in der Ampel des Intensivüberwachungsraumes erforderte die Fernbedienbarkeit über eine Infrarot-Tastatur, während die Integration in den Anästhesie-Arbeitsplatz eine unmittelbare Bedienung der Tastatur am Gerät ermöglichte.

Ganz im Mittelpunkt des Pflichtenheftes stand die Funktions- und Bedienungsbeschreibung einschließlich der zugehörigen Software-Module. Diese gliederten sich in die Bereiche Konfiguration der Überwachung unter Einschluß typisierter Überwachungssituationen (z. B. für den frischoperierten Herzpatienten, für das Schädel-Hirn-Trauma etc.), automatische Meßwertübernahme, manuelle Eingaben und Notizen mit sog. Ereignisspur im Überwachungsbild, Meßwertdarstellung und -abruf sowie Bericht. Daneben waren die üblichen Prozeduren wie Aufnahme, Verlegung, Entlassung und Belegungsübersicht, aber auch Rechenhilfen z. B. für hämodynamische Berechnungen und Darstellungen zu realisieren.

Besondere Aufmerksamkeit wurde einer äußerst rationellen Bedienbarkeit des bettseitigen Microcomputers gewidmet. Dabei wurde von dem Prinzip ausgegangen, alle Standardsituationen so einfach wie nur irgend möglich zu gestalten. Das Stecken der Überwachungsmodule in die entsprechenden Schächte der Überwachungselektronik führt beispielsweise zur automatischen Konfigurierung der entsprechenden Parameter im PDMS. Nur dort, wo etwa 2 Druckmodule gesteckt werden, sollte noch eine Zuordnung (z. B. arterieller/zentral-venöser Druck) notwendig sein. Das Anstecken unterschiedlicher Beatmungsgeräte wurde über die Selbstidentifizierung dieser Geräte mit dem Aufrufen eines Auswahlmenus zur Bestimmung der gewünschten Meß- und Einstellwerte verbunden. Entsprechend der Belegung der Trendkanäle erfolgte eine standardmäßige Konfigurierung des Berichtes. Nur jeweils dann wird eine manuelle Eingabe erforderlich, wenn von diesen Standardeinstellungen abgewichen werden sollte, sei es in der Anordnung der Parameterkonstellation, der Trendkanäle, der Berichtszeiten, Zeitmaßstäbe u. a. m.

Als weitgestecktes Ziel wurde die Ablösung der gesamten manuellen Dokumentation (Wachbogen) ins Auge gefaßt, um hiermit das Maß an Arbeitserleichterung zu erreichen, welches erforderlich schien, um den Mehraufwand in der Bedienung des Systems zu rechtfertigen. Darüber hinaus wurde davon ausgegangen, daß durch die angestrebte Integration des PDMS in die klinische Routine eine Qualitätsverbesserung in der intensivmedizinischen Überwachung durch die Verbesserung des aktuellen Informationsstandes und die Einführung einer standardisierten Dokumentation erzielt werden kann.

Systemrealisierung

Zunächst muß festgestellt werden, daß sich die Realisierung des 1980/81 geplanten Systems als wesentlich schwieriger, aufwendiger und damit zeitraubender als erwartet herausgestellt hat. Während der Entwurf und die Fertigung der bettseitigen Microcomputer hardwaremäßig etwa in der veranschlagten Zeit bewerkstelligt werden konnte, wurde bald erkennbar, daß die Definition der Funktionen noch der eingehenden Detailierung bedurfte und hier eine Vielzahl von Problemen verborgen lag.

Dem Aufbau des Überwachungssystems für die aseptische und septische Intensivstation mit zusammen 18 bettseitigen Microcomputern und einem Mittelgrundrechner folgte die Installation des anästhesiologischen Überwachungs- und Protokollierungssystems mit 12 Microcomputersystemen, einem eigenen Mittelgrundrechner und einer Rechnerkopplung beider Mittelgrundrechner. Danach wurde die Kopplung zum zentralen Klinikumsrechner installiert, gefolgt von dem Anschluß zweier lokaler Blutgasanalysegeräte an den Mittelgrundrechner der Intensivstationen.

Der Einsatz der Software zur Trendspeicherung und Trendauswertung begann mit der Übernahme der Vitalparameterwerte von der Meßelektronik und deren Darstellung in einem sog. Ruhebild, welches in der Regel die Herzfrequenz, systolischen, diastolischen und Mitteldruck sowie Temperatur enthält, jedoch davon abweichend frei konfigurierbar ist. Hieran gekoppelt wurde ein entsprechender Routinebericht, der in jeder Station an einem zentral aufgestellten Drucker ausgegeben wird.

Sämtliche Daten der zentralen Verwaltungsaufnahme werden an den Mittelgrundrechner übertragen und sind damit auch bettseitig verfügbar.

Die Eingabe von sporadischen Daten, also Ereignissen, Zustandsbeschreibungen, therapeutischen und diagnostischen Maßnahmen sowie Notizen ist – sofern bettseitig keine Volltastatur verfügbar ist – über die Menu-An- und Auswahl möglich, andernfalls auch freitextlich. In einer im Trendbild mitgeführten Ereignisspur werden hierzu automatisch zeitgerechte Markierungen eingetragen, die auf das Vorliegen solcher Notizen verweisen und deren raschen Abruf über die Ansteuerung dieser Markierungen ermöglichen.

Das Auftreten von Alarmen wird ebenfalls als sporadisches Ereignis gewertet und führt unter Aufzeichnung der momentanen Parameterwerte automatisch zum Eintrag einschließlich der Registrierung in der Ereignisspur.

Wesentliche der definierten Funktionen werden derzeit entweder implementiert oder befinden sich noch in der Realisierung. Dazu zählen der Anschluß der Respiratoren, die Einfügung eines Bilanzierungsprogrammes in den Bericht und die Übernahme von Laborwerten aus dem Rechner des Zentrallabors.

Ergebnis und Ausblick

Die hohe Innovationsschwelle zur akzeptierten Nutzung eines PDMS in der täglichen Routine hängt aufs engste mit der Ablösung bislang schon manuell verrichteter Arbeiten – etwa in der Führung des Wachbogens – zusammen, weit weniger mit dem Angebot neuer Funktionen in der Patientenüberwachung. Gerade in Zeiten enger werdender Personalkapazitäten gewinnt diese Forderung mehr als alle anderen die Oberhand.

Die automatisierte Datenerfassung verlangt hierbei zuerst nach der Einbeziehung derjenigen Daten, die zuerst eine Ablösung der konventionellen Arbeiten versprechen. Damit muß das vorrangige Ziel des PDMS-Einsatzes darin gesehen werden, eine minimale Vollständigkeit und Vergleichbarkeit so zu erreichen, daß eine solche Ablösung in dem zunächst denkbar bescheidensten Rahmen tatsächlich erfolgen kann. Erst wenn diese Hürde genommen ist, kann an die Ausgestaltung zu einem umfassenderen Bogen gegangen werden.

Zum gegenwärtigen Zeitpunkt muß festgestellt werden, daß dieses elementare Nutzen-Niveau mit der skizzierten Entwicklung noch nicht erreicht wurde.

Literatur

1. Warner HR (1979) Computer-assisted medical decision-making. Academic Press, New York
2. Hartung H-J, Osswald P-M, Bender H-J, Lutz H (1984) Kontinuierliche Überwachung vitaler Parameter während der Anästhesie. Medizinische Informatik und Statistik, Bd 50. Springer, Berlin Heidelberg New York Tokyo
3. Cullen DJ, Teplick R (1979) The role of computers in the future of intensiv care. Proc IEEE 67:9

Regelsysteme*

U. Frucht

... we should be aware of the fact that as more and more is known of decision making processes, and as technological advances make this knownledge both available and operational on a grand scale, we will be faced with the almost certain necessity of using it in the operation room. It will happen that the anesthetist will be replaced by a servo-mechanism and the anesthesiologist will have to evolve into a highly sophisticated computer programmer or relinquish his position.

Antonio Boba, 1972 [6]

Vorbemerkung

Die Prognose von Boba, ihre Ernsthaftigkeit sei unterstellt, hat sich bis heute nicht erfüllt. Anders als vor 15 Jahren sind heute jedoch leistungsfähige technische Apparaturen verfügbar, die diese Fiktion ermöglichen können. Auch erwächst das Motiv, das Machbare zu konzipieren, nicht mehr allein aus dem theoretischen Interesse, komplexe medizinische Verfahren zu analysieren, sondern es wird erkennbar, daß der Einsatz technischer Hilfsmittel, anders als bisher, nicht nur zur Informationsgewinnung, sondern auch zur Bewertung der Information [33] *erforderlich* wird. Dies ermöglicht dann in einem weiteren Schritt die Automatisierung von Entscheidungsabläufe durch Regelsysteme.

Mechanische Regelsysteme

Schon lange bedienen sich die Menschen zur Arbeitserleichterung, zur Automatisierung wiederkehrender Vorgänge, aber auch nur zum Vergnügen bestimmter technischer Hilfsmittel, die den Vorgang steuern oder regeln (Abb. 1). Wir sind heute in einem so hohen Maße von diesen Hilfsmitteln umgeben, daß wir sie kaum noch wahrnehmen. So wird die Temperatur des Kühlschrankes oder auch der Heizung durch einen thermostatischen Regler in einem vorgewählten Bereich gehalten. Ein 2. Thermostat läßt sich dazu verwenden, das 1. System zu überwachen; falls die Heizungsanlage ausfällt oder die Kühltemperatur über einen bestimmten Grenzwert ansteigt, kann ein Alarm ausgelöst werden. Neben der Funktion des Thermostaten, der ein elektromechanisches Bauteil ist, lassen

---

* Herrn Prof. Dr. med. Klaus Eyrich zum 60. Geburtstag gewidmet.

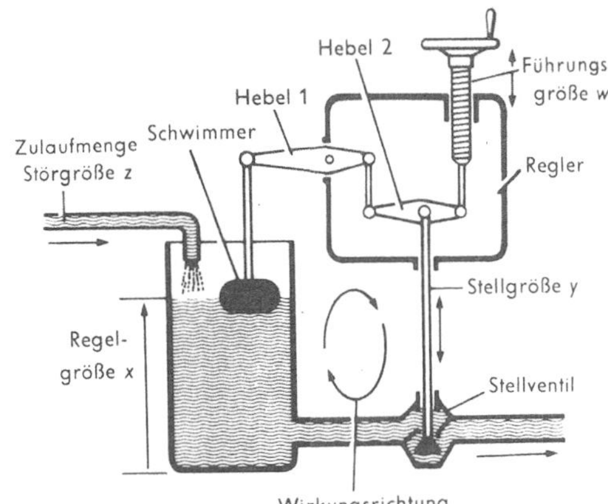

Abb. 1. Regelung des Flüssigkeitsstandes als Beispiel eines Regelkreises

sich mechanische, hydraulische oder pneumatische Bauteile konstruieren, die entsprechend ihrer Leistungscharakteristik als proportionale, differentiale oder integrale logische Bausteine eines mechanischen Regelkreises fungieren. Hierbei hat der proportionale Anteil den Charakter eines Verstärkungsfaktors, der integrierende Anteil den Charakter einer Nachstellzeit und der differenzierende den einer Vorhaltezeit.

Die Kombination von *mechanischen* Bausteinen zu einem Proportional-Integral-Differentialregler ergibt den in der Technik am weitesten verbreiteten Regler, den sog. PID-Regler. PID-Regler sind folglich *Analogregler,* ihre mathematische Formulierung, ihr Algorithmus, führt zu einem *analogen* Regelalgorithmus.

Digitale Regelsysteme

Heutige Rechner sind ausnahmslos digitale Rechner, d.h. die Signale, die sie verarbeiten, sind nicht stetig, sondern sowohl hinsichtlich der Zeit als auch der Amplitude diskret. Aus Abbildung 2 wird deutlich, wie aus einem amplitudenmodulierten Signal, einem sog. Analogsignal, ein zeitdiskretes und wertdiskretes Signal durch Abtastung und Analog-/Digitalwandlung entsteht. Aus dieser Ab-

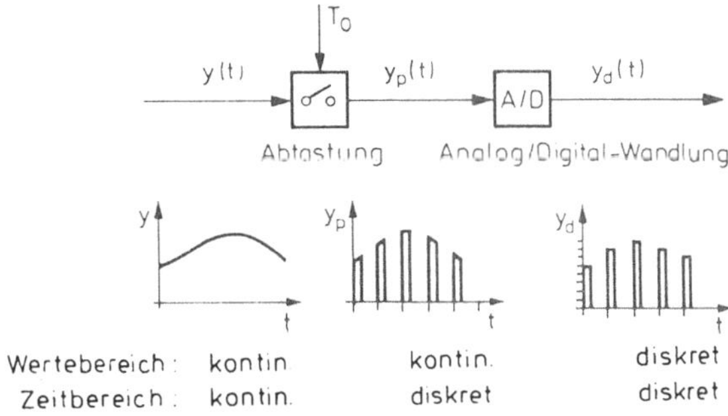

Abb. 2. Umwandlung eines Analogsignals in ein wert- und zeitdiskretes Signal durch Abtastung und Analog/Digitalwandlung

bildung ist auch erkennbar, daß die sog. Abtastzeit T_0, die zeitlichen Abstände zwischen der Abtastung, wesentlichen Einfluß auf die Brauchbarkeit des Ergebnisses hat. Dieser Sachverhalt wird durch das Shannon'sche Abtasttheorem beschrieben. Ganz allgemein läßt sich sagen, daß die Digitalisierung eines Analogwertes nur dann ohne Informationsverlust möglich ist, wenn die zeitliche Abtastung in einem bestimmten Verhältnis zur zeitlichen Änderung dieses Signals vorgenommen wird. Da die zeitlichen Änderungen eines Analogsignals auch als Frequenz dargestellt werden können, wobei die höchste Frequenz ($b = f_{max}$) die sog. Bandbreite ist, ist es naheliegend, auch die Abtastzeit als eine Frequenz, nämlich die Abtastrate ($f_s = 1/T_0$), darzustellen. Um ein Signal, einen Meßwert, aber auch eine biologische Variable zeitgerecht und ohne Informationsverlust zu erfassen, muß die Abtastrate *größer* als das 2fache der höchsten Frequenz des Analogsignals sein. In der Medizin hat sich für Meßverfahren, die diese Bedingungen erfüllen, der Begriff des Monitoring eingebürgert. Dieser Begriff beschreibt also die sachgerechte Erfassung eines biologischen Parameters mit einer Stichprobenhäufigkeit (Abtastrate), die in einen festen Zusammenhang mit der zeitlichen Änderung des zu untersuchenden Parameters gesetzt wurde.

Um die Leistungsfähigkeit eines Computers für ein Regelsystem zu nutzen, bedarf es digitaler Regelalgorithmen. Ein digitales Regelsystem ist dann im Gegensatz zu einem mechanischen frei programmierbar, das System ist nicht mehr starr.

Therapie als Regelung

Parallel mit den Ingenieurwissenschaften, die sich mit der Regelung und Steuerung technischer Prozesse befassen und hierfür allgemeine Gesetze formuliert haben, haben auch die Physiologen biologische Vorgänge als Regelabläufe beschrieben. Diese Versuche in den 50iger Jahren sind allerdings heute dann nicht mehr gültig, wenn sie die Besonderheit biologischer Regelvorgänge außer acht lassen [39]. Im Gegensatz zu technischen Regelkreisen sind biologische Regelvorgänge in einem hohen Maße vernetzt, die Stellgröße eines Regelkreises kann die Regelgröße eines anderen Regelkreises sein. Darüber hinaus sind biologische Regelkreise im Gegensatz zu technischen Regelkreisen geschlossen. Sie bedürfen keiner äußeren Eingriffe für ihre Funktion. Technische Regelkreise müssen hingegen immer von außen zugänglich sein, um den Prozeß zu starten, zu modifizieren oder auch abzuschalten. Schließlich sind die Ziele biologischer Regelvorgänge nicht immer evident im Gegensatz zu technischen Regelprozessen, die auf ein Ziel hin konzipiert werden.

Medizinische Therapieverfahren ähneln industriellen Regelvorgängen, sie sind im Vergleich zu den endogenen Regelvorgängen des Organismus plump und ihre Absichten entsprechen unserem jeweiligen Kenntnisstand. Der Arzt hat in diesem Regelkreis die Funktion des Reglers (controller). Das Medikament ist die Stellgröße. Die biologische Variable, die wir durch unsere Therapie zu beeinflussen suchen, ist die Regelgröße. Einige dieser Regelvorgänge begleiten den Patienten lebenslang (Insulintherapie, Markumartherapie). Die langfristige Therapie, bei der die Regelgröße (Blutzucker oder Quickwert) im Idealfall nur noch selten erfaßt werden muß, sichert dem Patienten ein relativ ungestörtes Leben. Der Vorgang der Therapie ist nur noch schwer als Regelvorgang erkennbar. Voraussetzung für diese Idealverhältnisse ist allerdings, daß die endogenen Regelmechanismen, z.B. die endogene Blutzuckerregulation, die immer parallel zur externen Regulation bestehen bleiben, stabil sind, und daß die Modellvorstellungen sowohl über die endogene Restregulation als auch die therapeutische Regulation den realen Verhältnissen entsprechen. Sind diese Voraussetzungen nicht gegeben, ist der Patient entsprechend dem klinischen Sprachgebrauch instabil, muß die Therapie im Krankenhaus fortgeführt werden. Hier kann der Zugriff auf die Meßgröße (Abtastrate) so weit gesteigert werden, daß die Modellvorstellungen verbessert werden können und die Therapie dann wieder im Idealfall diesem neuen Modell erfolgreich angepaßt werden kann.

Der Extremfall eines instabilen Patienten ist der Intensivpatient. Er würde ohne die äußere Regelung einer oder mehrerer Organsysteme nicht überleben können. Der Fortschritt der Intensivmedizin als medizinische Spezialdisziplin ist in der Vergangenheit v.a. auf die systematische Erfassung der biologischen Variablen durch das Monitoring und die hieraus abgeleiteten Modellvorstellungen zurückzuführen.

Es gibt 3 Gründe, dieses Stadium des Monitoring, das Stadium der Datensammlung, zu verlassen:

1. Investitionen zum Zweck des Monitoring haben einen Sättigungspunkt erreicht. Aufwendungen hierfür führen in immer geringerem Maße zu einer Verbesserung der Behandlungsergebnisse.
2. Eine Verbesserung der Modellvorstellungen über Krankheitsabläufe ist nicht mehr allein durch eine Verbesserung des Monitoring zu erwarten. Verbesserte Modelle mit daraus folgenden verbesserten Behandlungsergebnissen sind vielmehr nur durch systematisierte Entscheidungen zu erreichen. Dies betrifft den Arzt, denn von ihm gehen die Entscheidungen aus. Er ist also der Regler des Regelkreises, Monitor, Regler, Medikament. Eine Verbesserung der Effizienz dieses Regelkreises ist jedoch nicht nur allein durch eine Verbesserung der Entscheidungsqualität, sondern auch durch eine Erhöhung der Entscheidungsleistung, d.h. der Entscheidungen pro Zeit zu erwarten. Daraus folgt
3. Ärzte und ärztliches Hilfspersonal auf Intensivstationen müssen durch Einsatz technischer Hilfsmittel von der Tätigkeit der Datensammlung befreit, von der Datenreduktion (Kompression) entlastet und bei der Datenbewertung unterstützt werden [27].

Die technische Lösung dieser Aufgaben ist die Voraussetzung für die Entwicklung von Regelsystemen, die dann in einem weiteren Schritt auch die Automatisierung von Entscheidungen ermöglichen.

Prinzipielle Schritte zum Aufbau eines Regelsystems

Für den Aufbau, aber auch zur Bewertung eines Regelsystems ist es empfehlenswert, sich an der von Isermann [15] formulierten Systematik zu orientieren:

I.   Informationen über den Prozeß und seine Signale
II.   Regelsystemstruktur
III. Regel- und Steueralgorithmen
IV.   Störsignalfilterung
V.   Steuerung oder Regelung des Stellantriebes.

Zu I.: Informationen über den Prozeß und seine Signale

„Die Grundlage für jeden systematischen Entwurf von Regelsystemen ist die zur
Verfügung stehende Information über den Prozeß und seine Signale ...!" [15].
Diese Feststellung betrifft eine Grundvoraussetzung für den Aufbau eines Regelsystems, und sie verliert ihre scheinbare Banalität, wenn wir die Informationen,
die wir von einem Intensivpatienten gewinnen können, nach folgenden Kriterien
überprüfen:

1. Verfügbarkeit,
2. definierte Bedeutung, und
3. Eindeutigkeit.

Es zeigte sich, daß lediglich Druckmessungen (Blutdruck, Hirndruck) und die
Ableitung elektrischer Potentiale (EKG, EEG) kontinuierlich möglich sind. Zeitlich hochauflösende Verfahren zur Messung der Blutströmung (Herzzeitvolumen), die in der Lage wären, den pulsatilen Charakter des Blutflusses wiederzugeben, fehlen uns jedoch. Dies hat zur Folge, daß die abgeleitete Information
über den Gefäßwiderstand ebenfalls nur eine Summeninformation sein kann,
und die eigentlich interessierende Größe, die Impedanz des Gefäßsystems, nicht
zur Verfügung steht. Einem für therapeutische Zwecke entwickelten Regelsystem
für die Überwachung und Therapie pathologischer Gefäßwiderstände fehlt daher das Primärsignal als wichtige Grundvoraussetzung. Anders verhält es sich
mit den Informationen über Blutzucker und die Serumelektrolyte. Zwar sind die
Anforderungen hinsichtlich der Signalgewinnung nicht so hoch, die zeitliche
Auflösung könnte um den Faktor 1000 geringer sein, es fehlen jedoch brauchbare Verfahren, diese Variablen kontinuierlich zu messen.
   Viele der uns geläufigen medizinischen Meßverfahren leiden noch unter einem weiteren Mangel: Die Informationen, die wir durch sie gewinnen, sind
nicht hinreichend definiert oder nicht eindeutig. Das bedeutet, daß der Meßwert, die Information, entweder in einer ungeklärten Beziehung zu dem Prozeß
steht oder von mehreren Einflußgrößen abhängt. Auf diese Problematik haben
Barnett [4], Cullen u. Teplick [7] und Katona [18] hingewiesen. Anders als der
Ingenieur, der, wenn er Informationen über den Materialfluß in einem Rohr benötigt, eine Strömungsmessung vornimmt, ist der Mediziner im Regelfall auf die
Blutdruckmessung angewiesen, aus der er dann über ein Interpretationsverfahren Rückschlüsse auf die Blutströmung vornimmt. Ähnlich verhält es sich mit
dem EEG. Versuche der geregelten Narkotikazufuhr durch EEG-Kontrollen
sind in der Vergangenheit daran gescheitert, daß die Verfahren zur EEG-Analyse Aussagen über die Narkosetiefe (ebenfalls ein undefinierter Begriff) nicht
zuließen.

Neben den Problemen der Meßtechnik und der Definition existieren im Gegensatz zur Signalgewinnung bei industriellen Prozessen im Bereich der Medizin 2 weitere Problemgruppen, die nicht unbeachtet bleiben können:

1. Komplimentarität zwischen Information und Lebenswahrheit: Es besteht, v.a. auf Intensivstationen, ein unüberbrückbarer Zusammenhang zwischen der Genauigkeit einer Aussage durch ein diagnostisches Verfahren einerseits und ihrer Lebenswahrheit andererseits. Nur durch die lebensbedrohende Erkrankung wird die Verletzung der Integrität des Patienten zum Zwecke der Diagnostik, der Informationsgewinnung, gerechtfertigt. Die Diagnostik ihrerseits verändert diese Bedingungen und ist nicht ohne Gefährdung für das Individuum. Für Gegensätze dieser Art wurde von Niels Bor der erweiterte Komplimentaritätsbegriff geprägt. Dem Problem der Komplimentarität sieht sich ein Ingenieur nicht in dem Maße gegenüber wie ein Arzt. Zwar entstehen Probleme bei der Entwicklung eines großtechnischen Verfahrens (scaling up) aus einer Labormethode, der industrielle Prozeß muß jedoch so ausgelegt werden, daß er jederzeit die Informationsgewinnung über den Prozeß zuläßt.

2. Das Problem der Modellbildung: Die Modellbildung ist von zentraler Bedeutung bei der Entwicklung eines Regelsystems. Modelle müssen sowohl für die Informationsgewinnung als auch für die folgenden Punkte II, III und IV gebildet werden. Der Begriff der Modellbildung stammt von Frank [8]. Er hat als erster ein biologisches Problem mit den Mitteln der Mathematik vereinfachend beschrieben und dieses Verfahren „Modellbildung" genannt. Die erforderlichen Schritte der Modellbildung wurden von Frank folgendermaßen beschrieben:

- Entwicklung eines Modellkonzeptes
- Mathematische Beschreibung des Modells, und
- Bestimmung der numerischen Größen der modellierten Parameter.

Diese Form der Modellbildung zielt auf eine *Analyse* des Prozesses ab. Ihr steht eine 2. Form der Modellbildung gegenüber, deren Ziel es ist, den prinzipiell unbekannten Prozeß (black box) zu *imitieren.* Modelle zur Analyse der Blutdruckregulation sind von McInnes [24] sowie Guyton u. Coleman [12] beschrieben worden. Mit den Modellen der beiden letzten Autoren lassen sich langfristige Einflüsse auf die Blutdruckregulation in erstaunlich effizienter Weise simulieren. Ein Modell über die Einflüsse der Schwerkraft auf den Blutdruck wurde von Jaron [17] entwickelt, um belastende Beschleunigungsversuche am Menschen durch Simulation zu ersetzen. Einfache Kreislaufmodelle sind von Sheppard u. Koivo [19, 35] als Bestandteil eines Regelsystems für den Blutdruck beschrieben worden. Nur in Publikationen von Sheppard [35] finden wir neben Hinweisen auf ein Prozeßmodell auch solche auf ein Signalmodell. Dies ist jedoch, wie wir glauben, von besonderer Bedeutung, denn nur so kann zwischen Störungen, die aus dem Prozeß selber, und Störungen, die bei der Signalaufnahme, der Meßwerterfassung auftreten, unterschieden werden (s. Punkt IV). Für die Modellierung der Entstehung des arteriellen Blutdrucks müssen daher nicht nur Blutdruckschwankungen 1. Ordnung (die eigentlich interessierende Pulskurve), sondern auch die Blutdruckschwankungen 2. Ordnung (atemabhängige Grundlini-

Tabelle 1. Regelsysteme zur Blutdruckregelung

Autor	Anwendung/ Medikament	Algorithmus/ Regler	Totzeitver- arbeitung	Plausibili- tätskontrollen	Rechner- typ	MAP	T_0MAP sec	Pumpe
Jackson et al. 1977 [16]	Patient/SNP	?	?	?	Fairchild F8	?	2	Holter 1200
Sheppard et al. 1975–80 [35–37]	Patient/SNP	PID/fest	20–45 s	Signalmodell	HP 21 MX	Filter	30	IMED929
Hammond et al. 1979 [13]	Patient/SNP	?	?	ja	?	?	120	?
Koivo et al. 1977/80/81 [19–23]	Hund, Kaninchen Arfonad, SNP	fest LSM	?	?	Motorola 6800	eigener Algor.	20	analog
Auer u. Rodler 1981 [3]	Patient	heuristisch	45 s fest	?	Intel 8085 A	Hellige Monitor	5	digital
Stern 1981 [38]	Hund/SNP	adaptiv	?	?	PDP-12	?	?	?
Widrow et al. 1971 [40]	Hund Noradrenalin	adaptiv	10–20 s	ja	IBM 1130	?	5	?
Frucht et al. 1982/86 [9, 10]	Patient universell	heuristisch adaptiv	ja variabel	ja, Signal- mod.	Entw. syst. Z80	eigener Algor. + Filter	20	analog
Pomer et al. 1982/84 [30,31]	Patient/SNP	?	?	?	?	?	?	analog
Petre 1983 [29]	Patient/SNP	?	?	?	Z80	?	?	Imed 922
Arnsparger et al. 1983 [1]	Hund/Nor- adrenalin SNP	adaptiv ARMA	ja variabel	ja, weißes Rauschen	PDP- 11/70	Filter	Zeit- konst. 3 s	analog
Meline, Westenskow et al. 1985 [25, 26]	Hund SNP	adapt. vs PID PD + adapt.	? ?	ja ?	? Entw.syst.	Filter ?	? ?	Ivac 1500 Ivac 630
Potter et al. 1984 [32]	Pat./GTN SNP	starr	?	ja	Apple II	S + W Monitor	10	Imed 929
Hönig et al. 1985 [14]	Patient SNP	PID	?	nein	HP 86	?	?	Perfusor secura
Reid u. Kenny 1987 [34]	Patient/SNP	PID	fest	ja	Apple II	Syst BD !	?	Imed 929
Packer et al. 1987 [28]	Patient SNP	adaptiv	variabel	ja	Apple II	HP78342A Filter	5	Imed 560 Ivac 929

enschwankung der Blutdruckkurve) berücksichtigt werden. Den Blutdruckschwankungen 2. Ordnung wird dann, obwohl sie Bestandteil des Blutdrucks
sind, der Charakter einer Störung zugewiesen. Sie werden bei der Analyse der
Blutdruckkurve zur Bestimmung des mittleren Blutdrucks (arteriell = AMP,
pulmonal = MPAP) nicht berücksichtigt. Dies entspricht den gültigen Empfehlungen [5] und der allgemeinen Praxis auf Intensivsationen. Im Zweifel wird
nicht der vom Patientenmonitor ausgegebene Wert protokolliert, sondern die
Analoganzeige endexspiratorisch abgelesen. Lediglich in den Arbeiten von
Koivo finden sich Hinweise (s. Tabelle 1) auf einen eigenen Algorithmus zur Mit-
teldruckberechnung, in allen anderen Arbeiten werden entweder klinikübliche
Monitore oder sogenannte Tiefpaßfilter verwendet.

Allgemein läßt sich sagen, daß für die apparative Regulation des Blutdrucks
die Modelle über den Prozeß viel weniger wichtig sind als die Modelle des Signals.

Zu II.: Regelsystemstruktur

Anders als bei industriellen Prozessen, bei denen mehrere Regelsysteme miteinander verbunden sein können oder Regelsysteme mehrere Variable regeln, sind
die Probleme beim Aufbau eines Regelsystems für eine biologische Variable
noch nicht über die sog. Eingrößenregelung hinaus gelangt.

Zu III.: Regel- und Steueralgorithmen

Ausgehend von den Modellen der biologischen Prozesse und den Modellen ihrer Signale, also den Meßwerten, die durch die medizinische Diagnostik gewonnen werden können, müssen Regelalgorithmen, also Rechenvorschriften für die
Regelung dieses Prozesses, entworfen werden. Die Literatur, die sich mit dem
Aufbau von Regelsystemen zur Regulation des Blutdrucks befaßt (s. Tabelle 1),
stellt ganz eindeutig die Entwicklung von Regelalgorithmen in den Vordergrund
ihrer Betrachtungen. Über die Gründe hierfür kann man nur spekulieren. Es
bleibt jedoch festzustellen, daß keines der veröffentlichten Verfahren über das
Stadium der Beschreibung oder der Anwendung durch den jeweiligen Autor
hinaus Bedeutung erlangt hat.

Ähnlich wie in der Industrie hat auch bei der Anwendung zur Regulation des
Blutdruckes der PID-Regler die größte Verbreitung gefunden. Dieser primär
analoge Regelalgorithmus läßt sich durch einfache Umformung in einen digitalen
Regelalgorithmus umwandeln. Alle seine Varianten sind jedoch in einem wesentlichen Punkt neueren Regelalgorithmen unterlegen. Der PID-Regler verfügt
über keine Rückführung von Information. Er ist also nicht adaptiv, d.h. er kann
sich nicht auf ein verändertes Prozeßgeschehen einstellen.

Einige der in Tabelle 1 aufgeführten Angaben oder Auslassungen einerseits
und die Ergebnisse der jeweiligen Autoren über den Erfolg ihres Verfahrens andererseits stehen im Gegensatz zu unseren Aussagen und Ergebnissen. So wird
von der Arbeitsgruppe um Westenskow berichtet [25], daß der Vergleich eines

modifizierten PID-Reglers mit einem adaptiven Regler keinen Unterschied der Regelgüte bei Anwendung von Natriumnitroprussid ergab. Auch andere Autoren verwenden PID- [14, 34–37] oder starre Regler [19–23, 32], allen voran Sheppard, der über die Anwendung seines Systems bei weit über tausend Patienten berichtet, ohne daß sich bei ihm oder andernorts Hinweise auf Schwierigkeiten finden, die auf den Regler zurückgeführt werden. Andererseits sind die notwendigen Voraussetzungen für den Einsatz eines PID-Reglers bekannt und keineswegs strittig. Können diese Bedingungen nicht erfüllt werden, muß damit gerechnet werden, daß sich der Regler nicht mehr „regelhaft" verhält: „... If the system characteristics change, the controller may or may not remain satisfactory, and there is no systematic way in which a new set of control coefficients can be computed ..." [18]. Der Widerspruch zwischen den veröffentlichten Ergebnissen (ihre Wahrhaftigkeit sei unterstellt) und den beschränkten Leistungen starrer Regler kann nur durch die besonderen Eigentümlichkeiten des verwendeten Medikaments (Natriumnitroprussid) erklärt werden.

Noch ein anderes Merkmal macht den PID-Regler unserer Ansicht nach ungeeignet für die Regelung biologischer Variablen. Dies betrifft seinen Umgang mit den sogenannten Totzeiten. Als Totzeit bezeichnen wir die Zeit, die zwischen einer Stellgrößenänderung, der Applikation einer bestimmten Dosis eines Medikamentes und der Änderung der Regelgröße, beispielsweise dem Blutdruck, vergeht. Wie jeder Intensivmediziner weiß, können die Totzeiten, die bei der Applikation eines kreislaufwirksamen Medikamentes zu beobachten sind, sehr unterschiedlich sein. Sie hängen zum einen vom Einspeisungsort des Medikaments, aber auch von der individuellen Ansprechbarkeit des Organismus ab. Die jeweilige Totzeit für die Applikation eines bestimmten Medikamentes, unter bestimmten Bedingungen, ist also nicht voraussehbar und sie ist nicht konstant. PID-Regler sind zwar in ihrer Wirksamkeit von der Totzeit unabhängig, die Totzeit muß jedoch konstant sein. Vor Verwendung eines PID-Reglers muß also geprüft werden, ob die Prozeßdynamik linear verläuft und die Totzeiten konstant sind. Treffen diese beiden Voraussetzungen nicht zu, müssen andere Regelalgorithmen verwendet werden.

Da auch in der Industrie Prozesse mit wechselnden Totzeiten vorkommen und der PID-Regler von seiner grundsätzlichen Struktur starr ist, bestand ein Bedarf, selbstanpassende Regelsystene zu entwerfen [2]. Wesentliches Merkmal eines sog. selbstoptimierenden adaptiven Reglers ist ein Bauglied, das dem Regler Informationen zuführt, die den Charakter einer Prognose haben (Parameter-/ Zustandsschätzungen). Mit diesem Bauteil wird eine wesentliche Leistung des Menschen simuliert, mit dem er Regelaufgaben bewältigt. Die Prognose aus der Kenntnis des Verlaufs (nicht etwa nur eines Befundes) und der Kenntnis bisheriger Krankheitsverläufe allgemein ist der Bestandteil der „ärztlichen Kunst". Es ist daher verständlich, daß Ärzte wie Ingenieure von den Entwicklungen adaptiver, selbstoptimierender Regler fasziniert sind. Die vielfältigen techischen Lösungen können hier nicht weiter erwähnt werden. Es muß allerdings die Frage gestellt werden, ob diese Regelverfahren bei Anwendung in der Medizin und Biologie gleichartig gute Ergebnisse liefern wie bei der Simulation oder bei ihrem industriellen Einsatz. Als Beispiel hierfür kann ein Regelmodell dienen, das von Arnsparger 1983 [1] veröffentlicht wurde. Die Anwendung bei Hunden zeigte zwar eine erstaunlich hohe Regelgüte, die Dosierung des verwendeten Medikaments (Noradrenalin) erfolgte jedoch durch den Regler in wenig befriedigender Weise. Die Dosis des Medikaments schwankte immer zwischen dem möglichen Maximum und Null, d.h. der Regler regulierte den Blutdruck faktisch durch eine Pulsbreitenmodulation der maximalen Pumpleistung (100 ml/h, s. auch Abb. 3).Wir sind sicher, daß kein verantwortlicher Arzt sich eines solchen Regelverfahrens bedienen würde, gleichgültig wie „intelligent" es auch wäre.

Unsere eigenen Erfahrungen mit einem PID-Regler haben uns veranlaßt, einen adaptiven Regelalgorithmus für die Applikation blutdruckwirksamer Substanzen zu entwickeln [9, 10]. Die besonderen Bedingungen, die sich bei der Regulation des Blutdrucks im Vergleich zu einfachen technischen Prozessen finden, seien hier noch einmal aufgeführt:

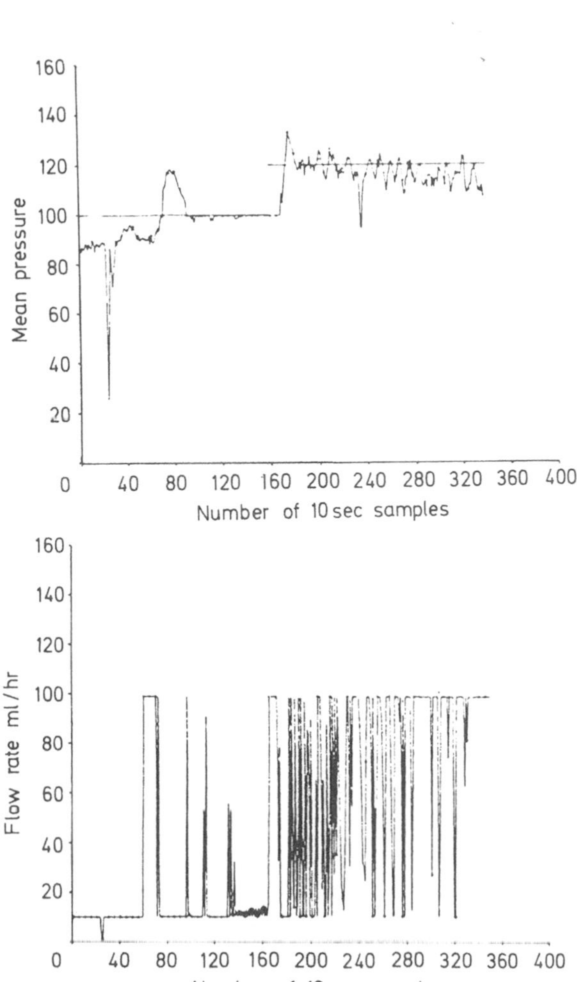

Abb. 3. Beispiel einer Blutdruckregelung beim Hund durch Noradrenalin. Die Regelung erfolgt nicht durch eine Änderung der Dosis, sondern sie wird durch unterschiedlich häufige und lange Zufuhr der Maximaldosis (100 ml/h) erreicht (Pulsbreitenmodulation)

1. Wechselnde Totzeiten,
2. nichtlineare Dosiswirkungsbeziehungen,
3. enge Regelgrenzen,
4. fehlende Eindeutigkeit der Regelgröße (der Blutdruck ist das Produkt zweier Variablen),
5. unzureichende Modelle der Blutdruckregulation des Intensivpatienten.

Therapeutische Entscheidungsschritte lassen sich in eine mathematische Form fassen. Wir erhalten eine Rechenvorschrift, einen Algorithmus, unserer therapeutischen Entscheidungen. Dieses Vorgehen führt zwangsläufig zu einer Offenlegung des Ordnungsniveaus unserer Entscheidungskonzepte, es kann viel eher als die tägliche Praxis Schwachpunkte aufdecken. Für den von uns entwickelten Regelalgorithmus dient das Vorgehen von erfahrenem Personal auf Intensivstationen als Modell. Wir haben daher diesen Regler, ähnlich wie Regler in der Technik, die mit Zusatzbezeichnungen beschrieben werden (wait & see controller, langsamer Regler, vorsichtiger Regler usw.) als einen heuristischen Regler bezeichnet.

Zu IV.: Störsignalfilterung

Soll die Unterscheidung zwischen dem Signal, der interessierenden Information, in Abgrenzung zu Signalen, die nicht aus dem Prozeß stammen, also den Charakter von Störungen haben, und Informationen, die zwar aus dem Prozeß stammen, jedoch nicht der Regelung dienen, automatisiert werden, ist ein hoher technischer Aufwand vonnöten. Ganz im Gegensatz zu dem uns vertrauten Verfahren, bei dem wir durch Augenschein Laborwerte, Kurvenabläufe oder Bilder auf ihre Plausibilität prüfen.

Da die Ergebnisse dieser Prüfung nur schwer in quantisierbare Größen überführt werden können, ist es auch schwer, diese Verfahren, bei denen der Mensch im Wortsinn immens leistungsfähig ist, Maschinen zu übertragen. Für den Aufbau wirksamer Plausibilitätskontrollen sind die Modelle über den interessierenden Prozeß und die aus ihm zu gewinnenden Informationen (s. Punkt I) von grundlegender Bedeutung. Ausgehend von diesen Modellen müssen Modelle über die möglichen Störungen entwickelt werden und erst dann lassen sich Entscheidungen über Verfahren zur Elimination dieser Störungen treffen.

Bei dem von uns gemeinsam mit Dr. rer. nat. E. Cramer und Dipl. Ing. P. Kunow entwickelten Verfahren zur rechnergesteuerten Regulation des arteriellen Mitteldrucks [10] beträgt der Programmanteil für die Plausibilitätskontrollen ca. 70% des Gesamtprogramms. Dies macht den erheblichen Aufwand für wirksame Plausibilitätskontrollen deutlich.

Herkömmliche Patientenmonitore stellen die Blutdruckkurve dar, ermitteln das systolische Maximum sowie das diastolische Minimum und liefern Meßwerte für den mittleren arteriellen Blutdruck. Der MAP wird bei diesen Geräten durch Integration der Fläche unter der Blutdruckkurve über einen größeren Zeitabschnitt durch einen Summenfilter ermittelt. Bei diesem Verfahren werden zwangsläufig alle Störungen, die durch Bewegungen der Druckschläuche, aber auch durch Verstopfung der Arterienkatheter usw., auftreten können, diesem Wert mit beigegeben. Darüber hinaus werden diese z.T. unsinnigen Meßwerte auch gespeichert, wenn der Monitor einen Trendspeicher hat. Fehlende oder unzureichende Plausibilitätskontrollen der üblichen Patientenmonitore führen auch dazu, daß Alarmfunktionen, die an den Mitteldruck gekoppelt sind, ohne Bedeutung bleiben.

Angesichts des Aufwandes, den Plausibilitätskontrollen bei der Entwicklung eines Regelsystem ausmachen, verwundert es, daß die Publikationen, die sich mit der computergeregelten Blutdrucküberwachung befassen, nur wenig Hinweise auf dieses Problemgebiet enthalten. 2 Gründe lassen sich hierfür anführen:

1. Fehlendes Problembewußtsein, oder
2. Angst vor Offenlegung schutzwürdiger Verfahren [11, 33].

Zu V.: Steuerung oder Regelung des Stellantriebes

Der Stellantrieb als letztes Glied des Regelkreises setzt die Entscheidungen des Rechners um. Er verändert die Stellgröße. Diese uns wenig vertraute Terminologie der Ingenieure meint mit diesen Begriffen die Apparatur, die aufgrund eines Befehls vom Rechner durch ein geeignetes Hilfsmittel auf die Regelgröße einwirkt. Hierbei muß es sich nicht um ein Medikament handeln, sondern die Änderung der Stellgröße kann auch die Ventilation betreffen, wenn Ventilationsparameter als Regelgröße gewählt wurden. Für die folgenden Betrachtungen wollen wir ausschließlich Probleme abhandeln, die bei der Verwendung von Spritzenpumpen auftreten. Dies nicht nur, weil wir für unsere eigenen Entwicklungen diesen Stellantrieb gewählt haben, sondern auch, weil Spritzenpumpen neben Beatmungsgeräten die häufigsten technischen Hilfsmittel auf Intensivstationen sind und die Probleme, die bei ihrer Anwendung auftreten können, nur wenig bekannt und von allgemeinem Interesse sind.

Erste Voraussetzung für die Verwendung einer Spritzenpumpe als Bestandteil eines geschlossenen Regelkreises ist die Möglichkeit zur äußeren Ansteuerung. Dies bedeutet, daß diese Pumpe zwar wie gewohnt angeschaltet werden muß, daß aber die normalerweise verwendeten Schalter zur Einstellung einer Förderleistung ihre Funktion verlieren. Diese Pumpe ist nur noch durch den Befehl des Rechners in Betrieb zu setzen. Im einfachsten Fall wird ein Gleichstrommotor der Pumpe durch eine Gleichspannung des Rechners angetrieben. Einer bestimmten Spannung entspricht bei diesem Verfahren eine bestimmt Förderleistung der Pumpe. Hierzu ist es erforderlich, daß ähnlich wie am Eingang des Rechners (A/D-Wandler) am Ausgang des Rechners ein Digitalanalogwandler (D/A-Wandler) die digitalen Informationen des Rechners in eine Analogspannung umwandelt. Dieses Vorgehen entspricht einer *Steuerung* des Stellantriebes: Information fließt nur in einer Richtung, vom Rechner zur Pumpe. Mit diesem Verfahren ist eine Überprüfung der Funktion der Pumpe durch den Rechner nicht möglich.

Anders verhält es sich bei der Steuerung mit Rückkopplung. Bei diesem Verfahren verfügt die Pumpe über intelligente Bausteine, die die Funktion der Pumpe entsprechend den Vorgaben durch den Rechner überprüfen und dem Rechner mitteilen. Die Möglichkeit, eine Spritzenpumpe durch Anschluß an einen Rechner zu betreiben, findet sich bereits bei einigen marktgängigen Pumpentypen. Spritzenpumpen werden allerdings nicht mit einem Anschluß für einen Digitalrechner (Schnittstelle) versehen, weil hierfür ein Bedarf bestünde, sondern weil die Verfahren, die zur internen Sicherheit der Pumpe entwickelt wurden, diesen Bauteil quasi abwerfen. So erklärt es sich auch, daß nicht alle diese Pumpen problemlos an einen Rechner anzuschließen sind (z. B. Perfusor Secura, Fa. B. Braun Melsungen).

Von allgemeinem Interesse für Anwender von Spritzenpumpen ist jedoch ein anderer Problemkreis. Er betrifft die Richtigkeit und Präzision der Förderleistung. Umgangssprachlich wird für diese beiden Begriffe häufig der Ausdruck „Genauigkeit" verwendet. Dieser läßt jedoch eine Differenzierung des Fehlers nicht zu. Eine Methode ist präzise, wenn ihre Ergebnisse im Wiederholungsfall eng beieinanderliegen, die Streuung gering ist. Die Ergebnisse einer bestimmten Methode sind richtig, wenn sie innerhalb bestimmter Grenzen mit einem Normalwert übereinstimmen. Entsprechend dieser Definitionen ist es möglich, daß ein Verfahren zwar präzise, jedoch nicht richtig ist.

Leider lassen Herstellerinformationen von Spritzenpumpen detaillierte Angaben dieser Art häufig vermissen. Vielmehr finden sich Prozentangaben über den Fehler der Förderleistung. Kein Ingenieur würde sich mit solchen Informationen zufriedengeben, denn diese Mitteilungen sind nur im Zusammenhang mit einem bestimmten Förderbereich sinnvoll. Durch Untersuchungen von W. Müller und H. D. Polaschegg (Fresenius AG, Medizintechnik) sind wir auf eine weitere Problematik bei der Anwendung von Spritzenpumpen aufmerksam geworden. Abweichungen ihrer Förderleistungen sind in starkem Maße zeitabhängig. Wie Abbildung 4 zeigt, kann der Fehler der Förderleistung in den ersten Minuten des Betriebes > ± 20% betragen. Dieser Problematik sind sich routinierte Pflegekräfte auf Intensivstationen offensichtlich viel eher bewußt als Ärzte. Bei kate-

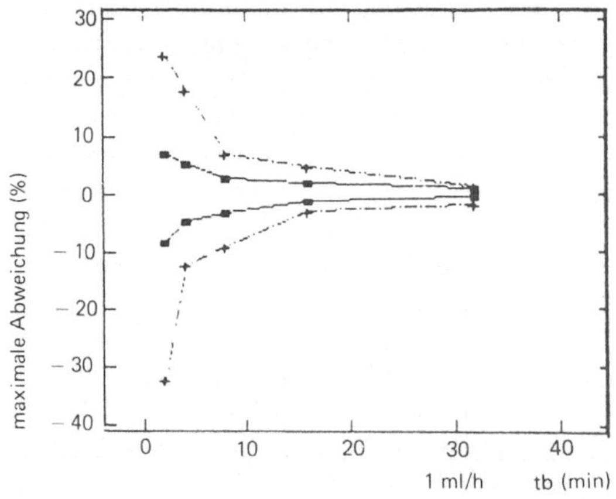

Abb. 4. Zeitabhängiger Fehler zweier handelsüblicher Spritzenpumpen (modifiziert nach W. Müller und H. D. Polaschegg; Fresenius AG)

+ Pumpe; ■ Spritzenpumpe

cholaminpflichtigen, kritisch kranken Patienten wird daher die leere Spritze nicht einfach gewechselt, sondern eine 2. Spritzenpumpe wird vorab angestellt, und, wenn sie ihren „stabilen" Förderbereich erreicht hat, mit dem Patienten verbunden. Es ist einleuchtend, daß Fehler der Förderleistung von Spritzenpumpen bei Verwendung eines Regelsystems von besonderer Bedeutung sind, denn:

1. sind diese Fehler in ihrer Richtung nicht voraussehbar,
2. führen sie zu wechselnden Totzeiten, und
3. nehmen sie in dem Maße zu, indem die Förderleistung variiert wird.

Ergebnisse

Seit 1980 arbeitet unsere Arbeitsgruppe an der Entwicklung eines Regelsystems, mit dessen Hilfe:

1. die Zufuhr kreislauf- und/oder herzwirksamer Medikamente teilweise automatisiert werden kann,
2. die Dokumentation dieser Therapie verbessert, und
3. das Personal entlastet wird.

In einer kontrollierten, ärztlich überwachten Untersuchung haben wir die Wirksamkeit unseres Verfahrens bei Intensivpatienten überprüft. Hierzu wurden Therapieintervalle (ca. 180 min) der herkömmlichen Therapie mit der Computerregelung bei ein und demselben Patienten nach einem Zufallsverfahren abgewechselt und miteinander verglichen. 43 Beobachtungspaare (2mal 180 min) von 16 Patienten wurden mit einem Statistikprogramm des Regelcomputers untersucht (s. Tabelle 2).

Tabelle 2. Auswertung des Vergleichs zwischen „Computerregelung" (C)/„Handregelung" (M)

Mittlere Abweichung des MAP:	Standardabweichungen des MAP:
74% C < M	70% C < M
19% C = M	14% C = M
7% C > M	16% C > M

Absolute Extremwerte des MAP (43 gepaarte Beobachtungszeiträume = 86 Extremwerte):
62% C < M
7% C = M
31% C > M

Mittlere therapeutische Dosen der verwendeten Medikamente (Suprarenin, Noradrenalin, Dobutamin):
44% C < M
7% C = M
49% C > M

Die Standardabweichung der mittleren Dosis
93% C > M

Die Ärzte der Intensivstation entschieden sowohl über die Medikamente als deren Dosierung. Für den Fall der Computerregelung wurde die Dosis des herkömmlichen Verfahrens häufig als Maximaldosis festgelegt.

Diskussion

Ärzte und Pflegepersonal der Intensivstation unterschieden sich in der Bewertung des Verfahrens: Die Ärzte standen dem Computerverfahren skeptisch bis kritisch gegenüber und bewerteten seine Ergebnisse eher schlecht. Häufigster Einwand war, daß dieses Verfahren lediglich eine „Kosmetik" des Blutdrucks bewirke und ohne therapeutischen Nutzen sei. Diese Argumentation verkennt, daß der Computer ausschließlich ärztliche Vorgaben innerhalb bestimmter Grenzwerte umsetzt und eigenständige Entscheidungen nur im Sinne des Weglassens trifft: besteht kein Bedarf, wird das Medikament abgeschaltet.

Das Pflegepersonal stand nach anfänglicher Kritik wegen des zusätzlichen apparativen Aufwands und der Befürchtung, kontrolliert zu werden, dem Verfahren indifferent bis befürwortend gegenüber. Die zunächst ungewohnte Apparatur wurde nicht zuletzt deshalb geduldet, weil sie plausible Informationen liefert und weil sie nicht „stört". Für den Normalfall entsteht kein zusätzlicher Arbeitsaufwand. Lediglich bei Patienten mit ausgeprägten Herzrhythmusstörungen, in deren Folge die Blutdruckkurve eine ständig wechselnde Gestalt zeigte, traten Probleme bei der Signalverarbeitung auf, die zu einem Versagen des Konzeptes führten.

Abschließend sei bemerkt, daß die Entwicklung von Regelsystemen und der Fortschritt der Intensivmedizin über die Informationsbeschaffung und Verarbeitung verknüpft sind. Die Voraussetzung für den Aufbau von Regelsystemen ist die Information. Die Entwicklung, an deren Ende Regelsysteme ebenso selbstverständlich wie Beatmungsgeräte verfügbar sein werden, kann weder durch unkritischen Optimismus gefördert noch durch Ignorieren behindert werden.

Literatur

1. Arnsparger, JM, McInnis BC, Glover Jr JR, Norman NA (1983) Adaptive control of blood pressure. IEEE Trans Biomed Eng 30/3:168–176
2. Aström KJ, Wittenmark B (1973) On self tuning Regulators. Automatica 9:185–199
3. Auer LM, Rodler H (1981) Microprocessor-control of drug infusion for automatic blood-pressure control. Med & Biol Eng & Comput 19/2:171–174
4. Barnett GO (1968) Computers in patient care. N Engl J Med 279/24:1321–1327
5. Berryhill RE, Benumof JL, Rauscher LA (1978) Pulmonary vascular pressure reading at the end of exhalation. Anesthesiology 49/5:365–368
6. Boba A (1972) Essays on future trends in anaesthesia. In: Anaesthesie und Wiederbelebung, Bd 61. Springer, Berlin Heidelberg New York
7. Cullen D, Teplick R (1979) The role of computers in the future on intensive care. Proc IEEE 67/9:1307–1308
8. Frank O (1899) Die Grundform des arteriellen Pulses. Z Biol 37:3–526

9. Frucht U, Kunow P, Eyrich K, Dennhardt R (1982) A computer as part of a closed loop system for application of vasoactive drugs. Sixth European Congress of Anaesthesiology, Volume of Summaries. Academic Press, Grune & Stratton, London, pp 263-264

10. Frucht U, Cramer E, Kunow P (1986) Rechnergestütze Blutdruckregelung durch kreislaufwirksame Medikamente. Probleme bei der Entwicklung einer „closed-loop"-Regelung. Anästh Intensivther Notfallmed 21/6:333-337

11. Frucht U (1986) Verfahren zum Bestimmen des Mitteldruckes aus einer gemessenen Blutdruckkurve. Offenlegungsschrift Deutsches Patentamt DE 35 11 803 A 1

12. Guyton AC, Coleman TG, Cowley Jr AW, Liard J-F, Norman Jr RA, Manning Jr RD (1972) Systems analysis of arterial pressure regulation and hypertension. Ann Biomed Eng 1:254-281

13. Hammond JJ, Kirkendall WM, Calfee RV (1979) Hypertensive crisis managed by computer controlled infusion of sodium nitroprusside: A model for the closed loop administration of short acting vasoactive agents. Comp Diomed Res 12:97-108

14. Hönig R, Schulz V, Loeschke G (1985) Blutdrucksenkung mittels rechnergesteuerter Infusion von Vasodilatatoren. Biomed Technik 30/6:134-138

15. Isermann R (1977) Digitale Regelsysteme. Springer, Berlin Heidelberg New York

16. Jackson RV, Love JB, Parkin WG, Wahlqvist ML, Williams NS (1977) Use of a microprocessor in the control of malignant hypertension with sodium nitroprusside. Aust NZ J Med 7:414-417

17. Jaron D, Moore TW, Chu C-L (1984) A cardiovascular model studying impairment of cerebral function during + gz stress. Av Space Env Med 55/1:24-31

18. Katona PG (1981) Automated control of physiological variables and clinical therapy. CRC Critical Reviews in Biomedical Engineering, 8/4:281-310

19. Koivo AJ, Smolen VF, Barile RV (1978) An automated drug administration system to control blood pressure in rabbits. Math Bioci 38:45-56

20. Koivo AJ (1980) Automatic continuous-time blood pressure control in dogs by means of hypotensive drug injection. IEEE Trans Biomed. Eng vol BME-27:574-581

21. Koivo A, Larnard D, Gray R (1980) Automated blood pressure control in dogs using a microprocessor. IEEE international symposium on circuits and systems proceedings, Houston, Texas, pp 474-477

22. Koivo A (1981) Microprocessor-based controller for pharmacodynamical applications. IEEE transactions on automatic control, AC-26/5:1208-1213

23. Koivo AJ, Larnard D, Gray R (1981) Digital control of mean arterial blood pressure in dogs by injecting a vasodilatator drug. Ann Biomed Eng 9:185-197

24. McInnis BC, Deng LZ (1985) Automatic control of blood pressure with multiple drug inputs. Biomed Eng 13 (3-4):217-226

25. Meline LJ, Westenskow DR, Pace NL, Bodily MN (1985) Computercontrolled regulation of sodium nitroprusside infusion. Anesth Analg 64:38-42

26. Meline LJ, Westenskow DR, Somerville AL, Wernick RT, Jacobs J, Pace NL (1986) Evaluation of two adaptive sodium nitroprusside control algorithms. J Clin Monit 2:79-86

27. Mitchell RR (1982) The need for closed loop therapy. Crit Care Med 10/12:831-834

28. Packer JS, Mason DG, Cade JF, McKinley SM (1987) An adaptive controller for closed-loop management of blood pressure in seriously ill patients. IEEE Trans Biomed Eng vol BME-34/8:612-616

29. Petre JH, Cosgrove DM, Estafanous FG (1983) Closed loop computerized control of sodium nitroprusside. Trans Am Soc Artif Intern Organs 29:501-505

30. Pomer S, Eckel L, Satter P (1982) Hämodynamische Wirkungen der rechnergesteuerten Blutdrucksenkung mit Nitroprussid-Natrium während der postoperativen Phase nach aorto-koronarer Bypass-Operation. Infusionstherapie 9:190-195

31. Pomer S, Sarai K, Krause E, Satter P (1984) Hemodynamic equivalence of automated nitroglycerin- and nitroprus side-infusions combined with dobutamine for augmentation of cardiac output in patients following aorta coronary bypass-operation. Int J Clin Pharm Ther Toxic 22/11:602-607

32. Potter DR, Moyle JTB, Lester RJ, Ware RJ (1984) Closed loop control of vasoactive drug infusion - A preliminary report. Anaesthesia 39/7:670-677

33. Ream AK (1985) Editors note. J Clin Monit 1:64

34. Reid JA, Kenny GNC (1987) Evaluation of closed-loop control of arterial pressure after cardiopulmonary bypass. Br J Anaesth 59:247-255
35. Sheppard LC (1980) Computer control of the Infusion of vasoactive Drugs. Ann Biomed Eng 8:431-444
36. Sheppard LC, Kouchoukos NT, Kirklin JW, Shotts JF, Wallace FD, Allen JE (1981) Computer controlled infusion of vasoaktive agents - six years experience. IEEE Comp in Card 319-322
37. Sheppard LC, Kouchoukos NT (1983) Computer controlled infusion of vasoactive drugs. In: Chernow B, Lake CR (eds) The pharmacologic approach to the critically ill patient. Willimams & Wilkins, Baltimore London, pp 757-764
38. Stern KS, Walker BK, Katona PG (1981) Automated blood pressure control using a self-tuning regulator. Proc IEEE Front Eng Health Care 255-258
39. Wagner R (1959) Allgemeine Prinzipien der Regelung des Kreislaufs. Verh Dtsch Ges Kreisl-Forsch 25:3-15, 53-57
40. Widrow B (1971) Adaptive model control applied to realtime blood pressure regulation. In: Fu KS (ed) Pattern recognition and machine learning. Plenum, New York, pp 310-324

Expertensysteme

B. Pollwein

Künstliche Intelligenz und Expertensysteme – 2 Begriffe, die auch in der medizinischen Literatur immer häufiger zu lesen sind. Was sich hinter diesen Schlagworten verbirgt und wie Expertensysteme arbeiten, die zu intelligenten Entscheidungen fähig sind, wird im Hinblick auf den Einsatz in der Medizin dargestellt und kritisch beleuchtet.

Künstliche Intelligenz dient nicht primär der Erforschung der Computer an sich, sondern dem Studium der menschlichen Intelligenz im Denken und Handeln. Computer sind die Werkzeuge dazu. Denn die Theorien der Intelligenz, ausgedrückt in Computerprogrammen, ermöglichen Maschinen Dinge, die Intelligenz erfordern, wenn sie vom Menschen gemacht werden. Bereits im Jahre 1955 äußerte der Wissenschaftler Herbert A. Simon die Überzeugung, daß Computer zu weitaus mehr fähig sind, als nur Rechnungen mit ungeheurer Geschwindigkeit auszuführen. Er war bereits damals der Überzeugung, daß Computer, entsprechend programmiert, zu Operationen fähig sind, die selbständigem Denken gleichen.

Computer sind entgegen ihrer eigentlichen Wortbedeutung keine Rechenmaschinen, die nur mit Zahlen umgehen. Computer manipulieren ganz allgemein Symbole, verarbeiten Informationen. Ob der Mensch auch ein symbolverarbeitendes System ist oder ob noch mehr darin steckt, ist eine an das Philosophische grenzende Frage, die ich hier nicht weiter verfolgen möchte.

Gerade in der Medizin gibt es viele Ansätze mit Hilfe von Methoden der künstlichen Intelligenz den Arzt und Therapeuten zu unterstützen. Bereits Mitte der 70er Jahre wurde das schon als Klassiker geltende Expertensystem MYCIN zur Diagnoseunterstützung von Infektionen gebaut [7]. Expertensysteme werden mehr und mehr in die tägliche, praktische Medizin Eingang finden und in absehbarer Zeit nicht mehr wegzudenken sein.

Was ein Expertensystem ist, woraus es besteht, wie es arbeitet und wo die Probleme liegen, wird im folgenden dargestellt.

Ein Expertensystem ist ein komplexes Computerprogramm, das mit Hilfe von gespeichertem Wissen in der Lage ist, selbständig Schlüsse zu ziehen und diese auch zu begründen.

Wie schon in der Definition durch das Wort „Komplex" angedeutet, handelt es sich bei diesen Programmen in typischer Weise um sehr speicher- und verarbeitungsintensive Aufgaben. Dies erfordert eine entsprechend leistungsfähige Maschine. Heute übliche Personalcomputer sind dazu erst bedingt geeignet. Die neueste 32-Bit-Generation von Personalcomputern ist eher die untere Grenze des Leistungsspektrums. Für einen breiten Einsatz muß das „Leistungsgewicht" noch weiter steigen. Das heißt, noch mehr Leistung bei kleinerem Gewicht. Die Entwicklung in dieser Richtung ist jedoch heute bereits abzusehen.

Die Komponenten eines Expertensystems sind:

- die Wissensbasis,
- die Inferenzkomponente,
- die Erklärungskomponente,
- die Wissensakquisitionskomponente, und
- das Dialogmanagementsystem.

Die Grundlage eines Expertensystems ist das in der Wissensbasis gespeicherte Wissen eines Anwendungsbereiches. Wissen ist strukturierte Information in Form von Fakten und Regeln zum Einsatz und zur Bewertung dieser Fakten. Damit Wissen verarbeitet werden kann, muß es formalisiert werden. Verschiedene Repräsentationsformen sind im Laufe der Zeit entwickelt worden. Auch die Erkenntnisse der Kognitionspsychologie über Denkvorgänge und Memotechniken des Menschen haben ihren Eingang gefunden.

Es müssen Objekte und Prozesse modelliert werden, die Einheiten der Realität (Gegenstände, Personen, Begriffe, Gesetzmäßigkeiten, Konzepte) wiederspiegeln. Zwischen den Objekten sind Beziehungen herzustellen, die kausale Zusammenhänge, zeitliche Reihenfolgen, Absichten, Vermutungen und anderes mehr ausdrücken. Nur durch eine solche explizite Darstellung von Wissen sind maschinelle Systeme in der Lage, diese Informationen auch zu verarbeiten und zu neuen Erkenntnissen zu integrieren.

Die Inferenzkomponente ist der Teil des Expertensystems, welcher die Strategien zur Problemlösung in Form von Schlußregeln und Heuristiken enthält.

Die Vermeidung der kombinatorischen Explosion ist ein zentrales Problem bei der Implementation von Inferenzmechanismen.

Denn üblicherweise sind mehrere Regeln gleichzeitig anwendbar, die verschiedene Folgezustände erzeugen, auf die wiederum mehrere Regeln anwendbar sind. Der Suchraum wächst damit exponentiell mit der Anzahl der Regeln. Die schon erwähnten Heuristiken ermöglichen eine Orientierung in großen Suchräumen und die Auswahl von erfolgversprechenden Wegen.

Heuristiken sind Daumenregeln. Sie stellen Lösungsmöglichkeiten dar, die in anderen ähnlichen vergleichbaren Situationen zum Ziel geführt haben. Dieser Mechanismus der Anwendung von Heuristiken scheint in der menschlichen Entscheidungsfindung überhaupt die entscheidende Rolle zu spielen. Der Mensch ist offensichtlich besonders geschickt im Wiedererkennen von schon gemachten Erfahrungen und in der Übertragung der gefundenen Lösungen. Heuristiken führen nicht immer zum Ziel, sondern nur wahrscheinlich oder unter bestimmten Umständen. Sie sind deshalb – im Gegensatz zu Algorithmen – nicht deterministisch.

Die Erklärungskomponente begründet die Herleitung des Inferenzprozesses. Sie macht die Arbeitsweise des Systems transparent, in dem angegeben wird, welche Fakten und Regeln benutzt wurden, um ein bestimmtes Ergebnis zu erzeugen. Gegebenenfalls werden Alternativen aufgezeigt.

Das Dialogmanagementsystem realisiert die Schnittstelle zwischen Mensch und Maschine und erlaubt eine Prozeßlenkung und -überwachung.

Die Benutzerschnittstelle ist durch die heute gegebenen Möglichkeiten noch relativ „unmenschlich" ausgebildet. Sie besteht in der Regel aus einem Bildschirm mit Tastatur. Die Konversation in natürlicher Umgangssprache wird angestrebt, ist jedoch noch in Entwicklung. Es sind allerdings gerade im deutschen Raum bereits erfolgversprechende Ansätze in dieser Richtung zu sehen.

Schwierig, ja geradezu die entscheidende Hürde beim Bau von Expertensystemen ist die Akquisition des Wissens. Die explizite Formulierung von Knowhow, das nicht zuletzt aus Faktoren wie Gefühl, Erfahrung und Urteilsvermögen besteht, ist auch für Experten auf ihrem Gebiet schwierig. Die Erstellung der Regelwerke und Strategien für den Einsatz des gespeicherten Wissens ist wesentlich schwieriger als die Realisation der maschinellen Verarbeitung.

Die sog. Wissensakquisitionskomponente stellt zwar seitens des Expertensystems Werkzeuge, d. h. Möglichkeiten bereit, formalisiertes Wissen in die Wissensbasis zu integrieren bzw. auch auf Widerspruch zu bereits vorhandenem Wissen zu prüfen. Die eigentliche Formalisierung des Wissens bleibt sozusagen „Handarbeit".

Zusammenfassung

Voraussetzungen für den Bau von Expertensystemen sowohl der Hardware – also den Maschinen – als auch der Software-Technologie – also den Programmiermethoden – sind gegeben und erprobt. Die Wissensakquisition, die Extraktion des Wissens und Könnens von Experten und insbesondere deren Formalisierung stellen derzeit noch die entscheidende Hürde bei dem Bau von Expertensystemen dar. Durch die konsequente Zusammenarbeit von Experten – also den Wissensgebern – und Informatikern als Vermittler scheint der Bau von Expertensystemen in naher Zukunft aussichtsreich.

Der Arzt als Diagnostiker und Therapeut wird niemals von so etwas wie einem Expertensystem auch nur annähernd ersetzt werden können. Da jedoch die Menge des verfügbaren Wissens in der Medizin, insbesondere durch zahlreiche Detailerkenntnisse, ständig steigt und dadurch immer weniger überschaubar wird, ist es einem einzelnen nahezu unmöglich, den aktuellen Wissensstand in allen relevanten Bereichen zu halten.

Hier wird ein Expertensystem dem Arzt in vieler Hinsicht helfend im Sinne einer Entscheidungsvorbereitung bzw. einer Entscheidungsunterstützung zur Seite stehen können und müssen.

Beispiele für Anwendungen in der Medizin

Abbildung: Ein Expertensystem ermöglicht es, das auf viele Wissensquellen wie Dokumente, Zeitschriften, Datenbanken und einzelne Spezialisten verteilte Wissen zu akkumulieren, dauerhaft zu sichern und anzuwenden [5].

Therapieplanung: Expertensysteme können medizinisches Handeln und seine Auswirkungen simulieren und dadurch die Therapie optimieren (Antibiotika ANTICIPATOR [6].

Analyse und Diagnostik: Expertensysteme können den Arzt sehr wirksam bei der Aufdeckung von Widersprüchen und bei der Analyse vager Tatbestände unterstützen. Sehr häufig ist die Berücksichtigung von scheinbar oder tatsächlich widersprüchlichen Informationen, etwa Laborwerte und ein nicht dazu passendes klinisches Erscheinungsbild, nötig [4].

Darstellung und Bewertung: Durch eine geeignete Darstellung und Interpretation von Zusammenhängen wird eine verbesserte Übersicht gewährleistet.

Therapie-Monitoring und Steuerung: Hier kommen sowohl die Überwachung, Interpretation und Trendanalyse von On-line erfaßten Vitalparametern als auch die Auswertung von Befundergebnissen aller Art in Frage (ONCOCIN-Steuerung der Chemotherapie [8].

Literatur

1. Adlassnig KP, Lolarz G, Scheidhauer W (1985) Present state of the medical expert system CADIAG-2. Methods of information in medicine, vol 24, pp 13–20
2. Gierl L, Pollwein B (1986) Gesundes Wissen. COM 5:18–22
3. Gierl L, Pollwein B (1986) Wissensrepräsentation, Inferenz und Rechtfertigung in einem Expertensystem zur Dienstplanerstellung für eine Krankenhausabteilung. In: Iserman (Hrsg) Operations research procedings. Berlin, p 387
4. Miller RA, Pople HE, Myers JD (1984) Internist-1, an experimental computer-based diagnostik consultant for general internal medicine. In: Clancey, Shortliffe (eds) Readings in medical artificial intelligence. Reading, pp 190–209
5. Miller PL (1986) ATTENDING. Expert critiquing systems. New York
6. Kimura M (1983) Knowledge based antibiotic medication counselling system: ANTICIPATOR and its implementation by PROLOG. MEDINFO-83, Amsterdam, pp 589–592
7. Shortliffe EH (1976) Computer-based medical consultation: MYCIN. New York
8. Shortliffe EH (1981) ONCOCIN: An expert system for oncology protocol management, Proceedings of the 7. international joint conference on artificial intelligence. Vancouver, pp 876–881

The Future of Computers in Anesthesia and ICU

N. Ty Smith

Changes in Computers

The changes that have occurred in computers since their introduction into medicine – about three decades ago – have been truly remarkable. These changes have been particularly striking to the author, whose first computer was a large analog computer, bought in 1963 [1]. This computer used vacuum tube components and filled an entire room. Subsequenty we developed a microcomputer 8080-based "Biomedical Computer" (BMC) in 1973. This computer was only $5 \times 15 \times 35$ cm, and yet had the speed and power to perform online EEG analysis and display [2–7]. The BMC was designed to fit into a Hewlett-Packard strip chart recorder as a substitute for one of the amplifiers, for example a blood pressure amplifier.

In general, however, until recently medicine was slow in adopting new computer technology. Part of the reason is that, except for the BMC, few of the early computers were designed for everyday use by the clinical anesthesist in the operating room. It was not until the advent of the Macintosh computer that personal computers became relatively easy to use: user-friendly, yet powerful enough that there finally is a computer for the average user. The sound and graphics capabilities of the Macintosh have made it particularly attractive.

As remarkable as the changes in the past have been, the changes in the future will be even more impressive, so impressive that even computer experts are having difficulty in determining how to use these changes. This decision process will require creative and futuristic thinking.

Unfortunately, until now, few people in medicine have shown that creative thinking ability. The following essay will describe some of the changes in computers, the potential uses of these changes, especially in the operating room or the intensive care unit, and a glimpse at the exciting future of computers in general. In essence, the changes – past, present and future – cover the areas of memory, cost, speed, power, and the more specific area of parallel processing.

Memory

Some of the most remarkable changes that are becoming immediately accessible to the everyday computer user have been in the area of memory. We owe many of these advances to consumer electronics in fields such as audio and video re-

cording and playback. Consumer electronics is driven by the possibility of enor
mous profits because of the mass market involved. Therefore, considerable time
and money have been spent in implementing remarkable principles and develop
ing remarkable products. In addition, because of the mass market, the products
themselves are relatively inexpensive compared with other computer products
Thus, video tapes, laser technology, and optical disk technology have all contrib
uted to a potential for storage beyond our wildest dreams. One of the most ex
citing developments in storage capabilities is compact-disk technology, which in
turn arises from laser technology. Compact-disk ROMs are now available for
personal computers. They are SCSI drives, with 5-inch disks. These ROMs have
500 megabyte storage and cost $ 500–1000 for the disk drive and $ 35 for each
disk, for a cost of $ 0.175 per million storage bytes.

Optical

The optical/laser storage technology can be divided into several areas, according
to the ability to manipulate the stored data. The least expensive and most readily
available technology is ROM (Read Only Memory). In this case, the disk comes
with information already on it, such as an encyclopedia or Medlines. The infor
mation cannot be altered. These have been selling quite extensively, and it is
projected that by 1988, 250000 units a year will be sold. The next steps for CD
technology is the "WORM" disk (Write Once, Read Many Times). This disk has
the advantage of allowing one to enter one's own data onto disk, in a rather
permanent, robust form. This format would be useful for storage of large
amounts of data, for example raw EKG or EEG waveforms. This technology is
less further along, and only about 38000 units are projected to be sold in 1988
Nevertheless, several different units are available for personal computers.

Even further down the road is the erasable CD disk, with which one can easily
overwrite data, similar to present-day magnetic drives. However, this technology
is essentially still under development, and even by 1990, only 70000 of these
drives are projected to be sold.

The use of the credit card-type storage format offers many exciting possibili
ties for storage of data. There are three types of these storage formats available
smart cards, laser cards, and unified cards. *Smart cards* contain a computer chip
that provides processing power and an electronic memory that does not lose its
data when the power is shut off. Most smart cards have a permanent memory of
8, 16 or 32 kilobytes; new versions use chip with reprogrammable memories
Laser cards store information as tiny black dots burned into the surface by laser
in a special computer terminal. A less powerful laser that works much like a
compact disc player's reads the card. Laser cards hold as many as 4 million
characters, much more than chip-based cards. The primary use of laser cards
will be medical records. They probably will be introduced within a year. *Unified
cards,* as do smart cards, contain a computer chip. The unified cards have bat
tery power, a 2-line display screen, and a keyboard, so that users can enter and
read information without a computer terminal. Their primary uses are financia
transactions and records, again, medical records.

What do we do with memory that allows us to put an entire encyclopedia, or all fo the textbooks in medicine to a single disk? Will one be able to access all that memory in a reasonable amount of time? In regard to the latter question, the new Hypercard database system, just released by Macintosh, can accomplish searches of millions of bytes per second. Thus the marriage of the CD ROOM technology and the Macintosh-Hypercard will advance both of these entities. In regard to the former question, we should reflect on the *impact of 500 megabytes of memory. Five hundred megabytes is 200000 pages of text, 67 minutes of audio, or 5 minutes of video. Thus, in order to implement any amount of video requires the use of an interactive CD and video disk. This technology is available now.

Cost

Another change in computers involves cost. Of course the cost of computers has been decreasing markedly as their power increases. As just one example, the evolution of the personal computer has been such that the simulation graphics that required a $ 75000 computer two years ago (see below) can now be done on a $ 3000 computer.

Speed

Other dramatic changes that we shall see in computers in the near future involve speed and power. Technology such as coprocessors, parallel array processors, neural networks, very high speed integrated chips, superconductivity, and molecular computers will produce unbelievable changes.

As described later, models will form an important part of the future of computing. To perform modeling properly, especially physiologic and pharmacologic modeling, requires parallel processing. This kind of modell was orginally implemented on analog or hybrid computers, which by definition are parallel processing machines. Unfortunately, until recently, digital computers have only performed their tasks in series, that is one task after another.

Some of the attempts at parallel processing include digital hybrid simulators, bus-based parallel processors, and the hypercube. Perhaps one of the most interesting of these is the hypercube computer. As the name implies, a hypercube computer is one in which the processors are connected in the form of a cube (Fig. 1). One attraction of the hypercube computer is that its flexible communications network lets programmers choose different topologies for different applications. For example, a four-dimensional system, with 16 nodes, can be treated as a 2-dimensional mesh, a 3-dimensional mesh, a ring, or a tree.

What to Do with the Changes

Wat can we do with all of those changes? Many things. Some of the potential uses are obvious, some are not. The purpose of the following section is not to be exhaustive but to suggest a few possibilities, with the hope of stimulating the reader to creating some truly innovative ideas.

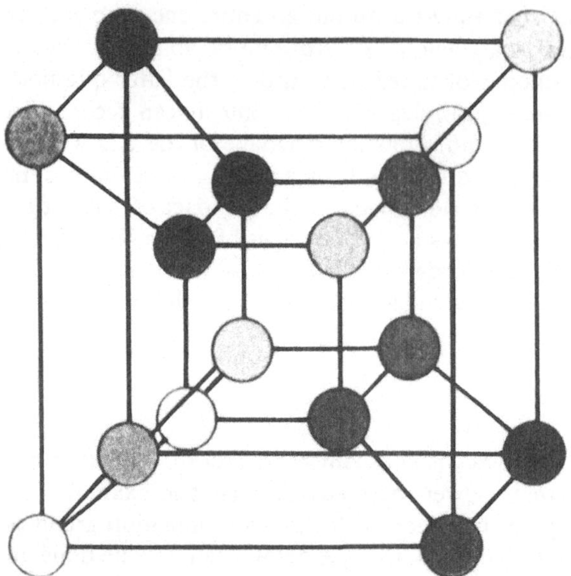

Fig. 1. A diagram showing one of many possible relationships in a "hypercube" computer

We shall obviously be able to use large databases. For example, we can now easily access our own private Medlines, browse at leisure and not have to access the expensive and sometimes unreliable communications networks.

Text Material

Also as mentioned above, an enormous amount of text material can be stored, including complete encyclopedias, or all of the textbooks and literature related to a given medical topic. Textbooks stored electronically are easily revised; in fact, the revision can be transmitted to the "publisher" and made available to the reader that day. This ist, of course, a far cry from the archaic methods still slavishly adhered to by most publishers. Journals can also be stored and transmitted electronically. Now that the Macintosh is available, this storage and transmission includes illustrations. The new book on Xanadu describes the possible future of electronic publishing [8].

Sound

As alluded to above, both sound and graphics consume a considerable amount of memory, as well as time. To implement them *requires* the dramatic changes that we have just described. For example, the rate of *transfer of sound information is 22 K bytes per second for the Macintosh. This is less than the 44 K bytes per second with a compact disk, but still represents a considerable usage by today's standards. The larger memory does allow color, high resolution graphics, and some animation. The new Macintosh II has color graphics that are sharper than black and white, so sharp that they actually look like a photograph from the back or behind the screen. The souped-up Mac II's can show these brilliant graphics as movies.

Graphics and Databases

The Macintosh, because of its outstanding graphics capabilities, allows a unique type of database – one with pictures. With Filevision, an anesthesia workroom could be diagramed, with all of its bins and slots. Not only can supplies be located easily, but inventory and recordering becomes much easier. A printout of the "map" of the supply room could be posted to guide personnel to the location of various items. Searches can be done with the pictures, and reports displayed with pictures. For example, one could highlight on the plan of the anesthesia workroom the location of all equipment related to pediatric care. This could then be posted as a separate sheet on the work room bulletin board. One can carry this further. With CDI technology, one could have short instructional movies on how to use the laryngoscope or bronchoscope that one is searching for. Or, given enough information, perhaps it could show the projected kinetics of thiopental or alfentanil, for example, in the patient that the anesthetist is about to anesthetize.

Given the new technology of the compact disc interactive (CDI), as well as Hypercard, one can begin to use a little imagination regarding uses of computers. These technologies integrate text, graphics, sound, etc. Thus, for example, one can listen to a Beethoven symphony while following an animated version of the score. An interesting demonstration of the possibilities is the guided tour of Vail, Colorado. The "tour" consists of a projected view of the Vail main street through the windshield of a car. The view will change according to the speed that you drive the "car". In addition, if you turn left, for example, the view will change accordingly. This type of technology could be used for interactive training, for example, the workroom scenario described above.

Telecommunications

Currently, it is mainly the expense of communications that has prevented its more widespread use. Optical links will improve telecommunications, in cost, in speed, and in mass transfer of data, so that communications will become more routine. The following describes some of the possibilities that may become more routine as the cost of telecommunications decreases.

Telecommunications allows one person to reach out to a larger computer or to someone else who has a computer. The possibilities for aiding patient care via telecommunications are wide ranging. For health professionals in more remote situations, including "Third World" countries, almost immediate consultation could be available, where one can describe a difficult case about to be undertaken and receive advice and perhaps a solution form someone on a consultative network. This form of aid is not yet available in anesthesia, but until then, another form of consultation is available: the on-line literature search. The large computers that one can access via telecommunications have large databases, including medical literature. With a little practice, the anesthesiologist can search for citations relevant to a given difficult patient any time of day or night. Even if he does not have immediate access to a library or to the journal that contains the relevant articles, an abstract is almost always available in the remote computerized database. And already some journals are in full text on the computer.

Electronic bulletin boards (EBB): These offer another computerized means for improving patient care. The electronic bulletin boards represent more or less informal "societies" of people with similar interests, from bee keeping to antique cars. One can envision electronic bulletins boards relating to anesthesia, or to one of its subspecialities, such as obstetrical anesthesia. The *Journal of Clinical Monitoring* has begun an electronic bulletin board that has many potential uses for us, for example, a less formal consultation network than that described above. One could pose a question quickly – and perhaps even receive a quick answer: "Has anyone seen a case like this ...?" "Yes, I saw one two month ago and approached it this way ..." With the EBB, a user from California might receive an answer from Mainz, Germany; distance no longer matters. Ideas can be tossed around, with a possibility of stimulating a lively several-day discussion among a multitude of users. Finally, a problem with a piece of equipment or an agent can be disseminated rapidly, so that as many anesthesiologists can be made aware of a problem as quickly as possible. Unfortunately, the legal implications of this potentially valuable use of bulletin boards are uncertain, Bulletin board are relatively private, but it does not take much education to access one at almost any level of the board.

Electronic mail: Another use for telecommunications is electronic mail. Electronic mail has become an attractive alternative to overnight mail, since the former is faster and less expensive – and of course consumes fewer precious resources, such as airplane fuel. The recipient can have access to electronic mail in a matter of minutes. Electronic mail has helped the *Journal of Clinical Monitoring* speed up its operations considerably. Electronic mail need not be sent very far to be useful, many large offices have begun to use mail systems implemented on their local computer networks to replace the traditional written memorandum.

Anesthetic Record Keeping

For years the flight recorder, or the so called "black box", has helped improve the safety of airline passengers. Automated anesthetic record keeping (AAR) promises to do the same thing for anesthetized patients. Indeed, it is inevitable that very soon, the automated anesthesia record will become part of our standards of anesthetic care. The US Navy Hospital, San Diego, has just installed a new fully automated record keeping system that services their entire hospital.

The ultimate goal of the automated *anesthesia* record is full automation, with inputs from monitors, the anesthetic machine, the ventilator, infusion pumps, syringes, etc. In addition, information will come, via a hospital network, from the ward, the clinical laboratories, radiology, including actual xrays, and cardiology.

Currently, however, many different types of information cannot be entered automatically into the automated record. These include what I call *annotated information,* such as events, including intubation, use of a tourniquet, onset of surgery, etc. The administration of drugs is a particulary difficult problem, although recording electronic drug infusions is now easier than recording a bolus administration. There are several different ways of entering information into the AAR. These include a conventional keyboard, a special purpose keyboard, touch screen, a printing pad, a bar code, speech recognition, or combinations of these. Speech recognition is particularly attractive, since it makes possible entering data without using one's hands. This ability can be particularly useful during the busy time of anesthetic induction, when one is generating information but cannot record that information.

Most people expect speech recognition to be like dictating to a secretary. In its present stage, however, this is not possible. As with people, computers are better talkers than listeners, and speech recognition requires considerable computer detective work. Many of the methods for speech recognition have been around for a long time; the next breakthough awaits such new technology such as neural computing, which will be discussed later. Nevertheless, the operating room is a relatively simple environment that has proved to be suitable for voice recognition.

In essence, to implement speech recognition, the computer filters the voice pattern and convert it into a spectrum. This spectrum is converted into a group of zeros and ones, which from the "template" for that word. This is part of the training process. The templated are stored, and when recognition occurs, the template of the spoken word is compared with all of the other templates in the vocabulary group.

Modeling

One of the most important areas for computers in the future is modeling. The breakthroughs in the capacity and speed of computers have made possible modeling similar to what we did over 20 years ago on analog or hybrid computers. Two concepts have been developed that are allowing very sophisticated modeling to occur: the multiple model and the transport model. A *multiple model,* as the name implies, consists of more than one submodel independently, but in a multiple model each interacts with the others. As an example, a multiple model might consist of a ciruculatory model and a model of uptake and distribution of halothane [9–15]. Another extremely important concept is the *transport model* [16]. A transport model carries things around with it, such as mass, momemtum, energy and information. With biological models, information can be transported via blood or nerves. In the case of models of uptake and distribution of anesthetic agents, many different substances can be transported: inhaled anesthetic agents; naturally occurring gases; injected anesthetic agents; drugs of any kind; and ions, including bicarbonate and hydrogen, the latter manifest as pH, hormones, or proteins. These substances can be carried not only in the blood, but in other transport media, such as cerebral spinal fluid or lymph.

The two major types of models that will be used in the near future are physiologic and pharmacologic, the latter being divided into pharmacokinetic and pharmacodynamic. The potential uses of modeling are enormous, and can only be covered briefly in this essay. Regarding drugs, models can provide further insight into actions of drugs, predict desirable properties of future drugs, and predict the pharmacokinetic and pharmacodynamic properties of new drugs for their use in animals. Drug interactions can either be built into or programmed into a model. As an example for the former, if hepatic blood flow and metabolism are incorporated into the model, then the presence of halothane, which depresses hepatic blood flow, will reduce the metabolism of other drugs, such as fentanyl.

Models can also be used in servo, or automatic pilot, control. Models can be useful both in the design and implementation of the control system. As an example of the former, a model can substitute for an animal or a person in testing out the controller. The controller or the control system itself will almost certainly have a model incorporated in it so that the model can be compared with the response of the patient. Initially the automated control of drugs will be the most important during anesthesia and in the intensive care unit. The best potential agents for control include vasodilators, such as nitroprusside and nitroglycerin; vasopressors such as phenylephrine and norepinephrine; and inotropic agents, such as dopamine, dobutamine, and isoproternol. In addition, anesthetic agents, such as all of the inhaled agents, or injected agents, such as rapid acting opiates, tranquilizers, barbiturates or muscle relaxants, can be controlled. The control of fluid infusions is also possible, including Ringer's lactate, blood, and plasma expanders.

The most important early use of these mathematical models of uptake and distribution was to aid the basic understanding of the anesthetic agents themselves and why they acted as they did when we administered them. Other uses were relatively rare. For example, in Papper and Kitz's landmark book, "Uptake and Distribution of Anesthetic Agents" [17], only one chapter is devoted to a dedicated teaching model [18]. This phenomenon has begun to change over the last decade, and promises to change very rapidly in the next few years. The many potential uses for these models include help predict desirable properties of new drugs; help predict the pharmacokinetic and pharmacodynamic actions of new drugs; teaching; simulation for education and training; the design and implementation of control systems; help control experiments; and substitute for an animal or person in an experiment.

There are many possible uses for mathematical models of uptake and distribution. We can list some of these uses, classifying them as realized and potential. The former include teaching; developing further insight into drug action; predicting the desirable properties of drugs to be developed; predicting the pharmacokinetic and pharmacodynamic actions of new drugs, even before their testing in animals, thus making the testing more efficient and less wasteful; the design and implementation of automatic (servo) control systems; "guiding" an automatic control system in an adaptive control system; design and control of laboratory experiments; and substituting for an animal or human in an experiment. The potential uses included a Link-type simulator for training anesthetists, a clinical examination system for educational testing organizations, a device for quantifying the clinical progress of trainees, and a new-generation monitor, which could estimate difficult-to-measure variables from easy-to measure ones, using the technique of parameter estimation. The simulator-trainer could simulate standardized emergency situations, including trauma.

The problem of safety with servo control during anesthesia is a particularly vexing one, especially with potentially dangerous drugs such as sodium nitroprusside. There is an important responsibility in making decisions with a controller. Many people have proposed artificial intelligence rules that can be used to help the anesthesiologist in everyday decision making. In all of these cases, however, it is possible for the anesthesiologist to veto any of these computer-generated suggestions. A control system has no such built in safety mechanisms, and will blindly accept any suggestion given by its own artificial intelligence safety algorithm. Currently, our nitroprusside control system has 40 safety rules, and more are being continually implemented.

In the further future of control systems, two very difficult problems will be worked out: the use of many variables to effect control, and the control of more than one agent at a time. Currently, usually only one control variable is used, usually blood pressure. Many variables will be needed to control an agent such as dopamine, however, including arterial pressure, heart rate, cardiac output, and filling pressures. In addition, any control system of the future must be able to control many agents at once, particularly during open-heart surgery, where many agents are infused simultaneously.

Simulation and Education

Another area for modeling in the future is a truly exciting one: An anesthetic simulator. Such a simulator would be a large device, analogous to the cockpit trainers that are used to train pilots. We envision an "full anesthesia trainer", complete with operating room, anesthesia machine, ventilator, monitors, infusion apparatus, drugs and syringes, and a realistic mannikin [14, 15]. The realism in such a simulator is very important, and much of the realism will be obtained with the appropriate model. The models that we shall use for such a simulator are very extensive, and incorporate the principles of multiple model and transport model mentioned above [9, 15]. Schematic diagrams of the model are shown in Figures 2 and 3, while some of the possible outputs from the model are shown in Figures 4 and 5.

Other uses of modeling include experimental. One can control the experiment with a model or one can actually do the experiment on the model, substituting the model for the animal or patient. Parameter estimation, combined with a model, will be useful in the field of monitoring. With parameter estimation and

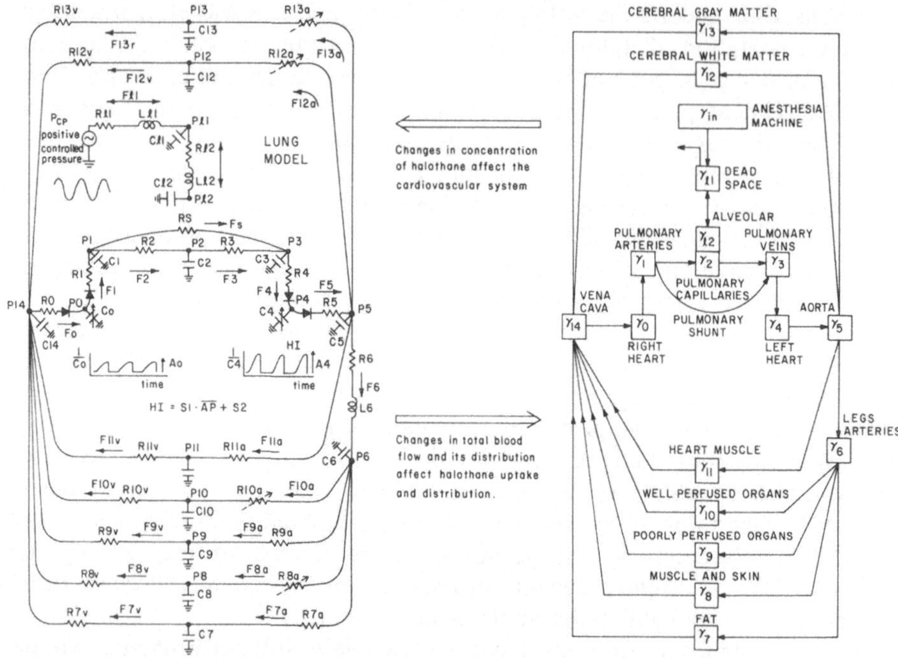

Fig. 2. Generalized scheme of the multiple model. *Right:* the 18-compartment model for the uptake and distribution of halothane. *Left:* the pulmonary (two segments) and cardiovascular (15 segments) models in electrical circuit form. The open arrows between the submodels indicate the interactions. The halothane concentration in one compartment or a combination of three compartments (arterial blood, cerebral gray matter, and/or heart muscle) affects several cardiovascular parameters: *1)* the slope (S1) and set value (S2) of the baroreceptor response, *2)* amplitudes (A4 and A0) for the reciprocal compliances of left and right ventricles, and *3)* regional vascular resistances, as indicated by the dashed arrows. The changes in cardiovascular variables cause changes in the total blood flow and its distribution. In turn, these changes affect the uptake and distribution of halothane. The solid arrows in the lung/cardiovascular model represent the flow of air or blood, the latter out of the left heart, into the aorta, thence into the regional arteries, the veins, the vena cava, and right heart. Rs and Fs represent the right-to-left shunt, which is adjustable or controllable.

n = halothane concentration in vol per cent in nth compartment for the uptaken and distribution.

(model)

Pn = blood or air pressure in nth segment; *Fn* = blood or air flow in nth segment; *Rn* = viscous flow resistnce for nth segment (resistors); *Ln* = fluid inertance for nth segment (inductors); *Cn* = vessel or airway wall compliance for nth segment.

(capacitors)

HI = heart interval; *S1 and S2* = the slope and the set value of the baroreceptor response; *A0 and A4* = the amplitudes of reciprocal compliances for the right and left ventricles

the model, one can predict certain variables, given other variables. For example, it may be possible to predict filling pressures with information available from noninvasive monitors.

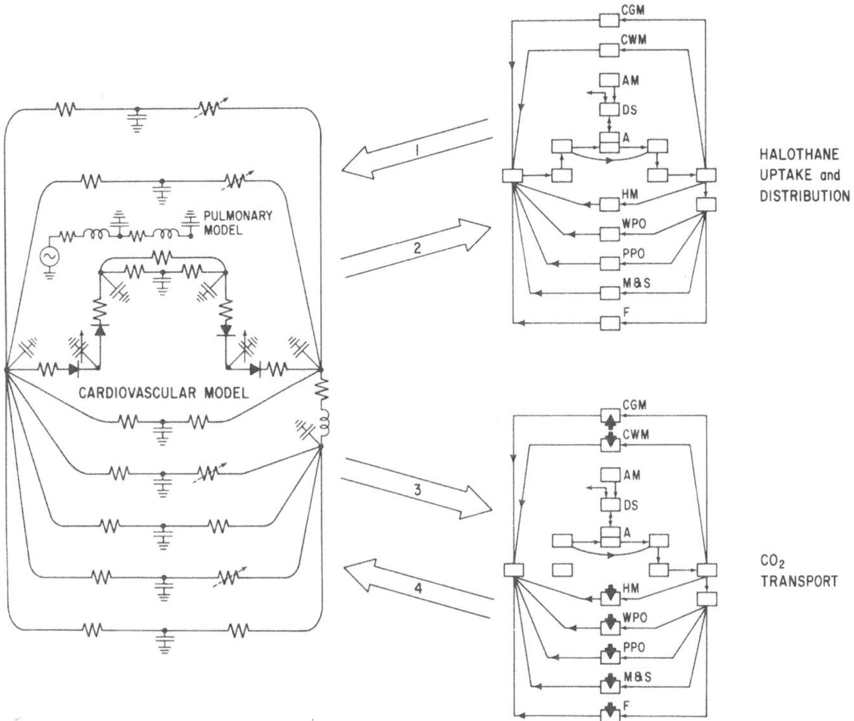

Fig. 3. The basic model (see Fig. 2), plus the added CO_2-transport *(lower right)*. *Arrow 1:* changes in halothane concentration affect the cardiovascular and respiratory systems. *Arrow 2:* Changes in ventilation, as well as total blood flow and its distribution, affect halothane uptake and distribution. *Arrow 3.* Changes in ventilation, as well as total blood flow and its distribution, affect CO_2 transport. *Arrow 4:* Changes in pCO_2 affect the cardiovascular and respiratory systems. *CGM* = cerebral gray matter; *CWM* = cerebral white matter; *AM* = anesthesia machine; *DS* = dead space; *A* = alveolar; *HM* = heart muscle; *WPO* = well-perfused organs; *PPO* = poorly perfused organs; *M & S* = muscle and skin; *F* = fat

Simulation

We stated above that one of the potential uses for these large models is the construction of a large simulator. We have been working for four years on this goal. The ultimate objective is an anesthetic simulator analagous to the flight simulators used to train pilots.

Phase 1 of our simulation project has begun with a graphic simulation of the operating room environment, on a 19″ high-resolution (1064 × 1064 pixels) screen (Fig. 6). The graphic picture includes an anesthesia machine, ventilator, circle circuit, pressure relief valve, vaporizer, inspired oxygen monitor; a monitor "screen", with an electrocardiogram, as well as phasic and digital systemic and pulmonary arterial and central venous pressures; a patient with skin that changes color, eyes that close and open, pupils that constrict and dilate, and palpebral fissures that twitch upon stimulation with a train-of-four, the twitch

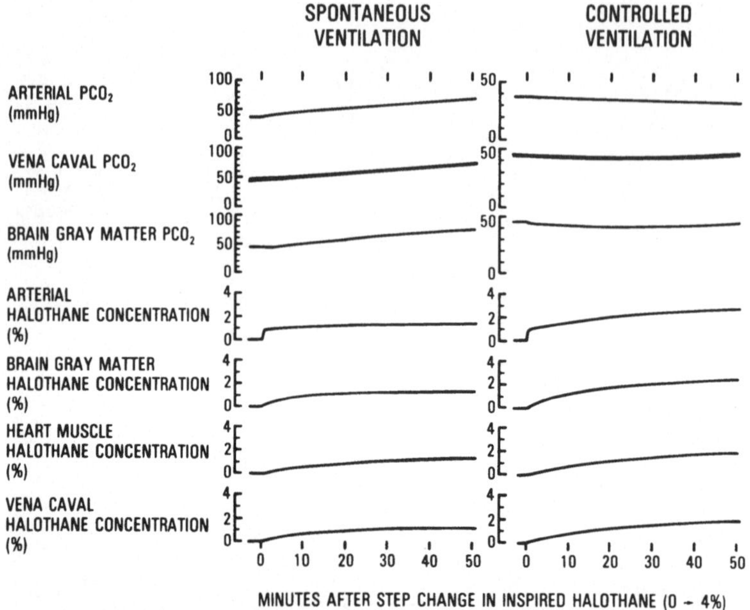

Fig. 4. Responses of selected compartmental CO_2 tensions and halothane concentrations. Regional vascular resistances are modulated by the halothane concentration in arterial blood. Myocardial compliances are modulated by the halothane concentration in cerebral gray matter. Notice that in the top three tracings the scales are different on the right and left sides

disappearing with the appropriate amount of a neuromuscular blocking agent; an infusion set, with a choice of fluids, drop size, and drip rate; injection syringes to inject the anesthetic and ancillary agents; and a menu to choose injected agents, laboratory results, etc. By using a "mouse", the trainee can easily interact with the model and thereby with the operating room environment.

The core of the Phase 1 simulator is the Fukui-Smith model described above [11–14], as converted by Schwid [15]. There are many more submodels – eight vs. four – than in the orginal Fukui-Smith model, and many more compartments – thirty vs. eighteen. In addition, the gases and injectable drugs described above have been added.

The major uses of such a simulator are, of course, training and education. Training by definition is "to render skillful, proficient, or qualified by systematic drill, instruction, etc." Education implies a less rigid imparting of knowledge, often for its own sake. Some learners could avail themselves of either training or education; others would profit more from one or the other. The screen in Fig. 6 is intended mainly for *training,* since relatively little factual information is revealed to the trainee, compared with the vast amount of information that is available from the model. To compensate for the witholding of information, the trainee is kept busy by the many events that are taking place at the same time. For educational purposes, for example, understanding the physiology of the circulation or the pharmacology of a given agent, the information buried in the

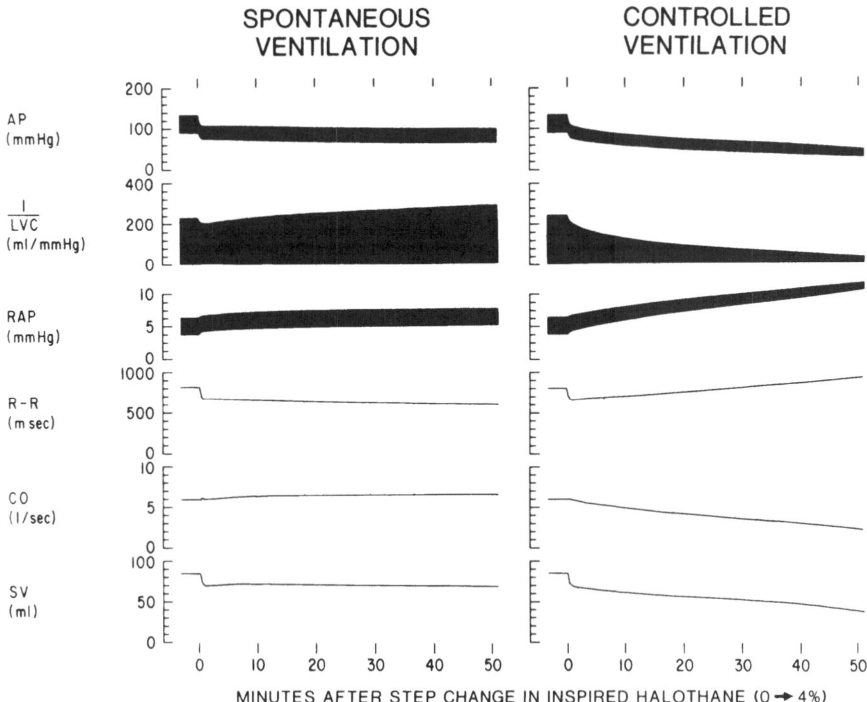

Fig. 5. Cardiovascular responses to a 0→4 per cent step change in inspired halothane concentration during spontaneous and controlled ventilation. AP = arterial pressure; $1/LVC$ = the reciprocal of left ventricular compliance = "myocardial contractility" of the left ventricle; CO = cardiac output; SV = stroke volume. Regional vascular resistances are modulated by the halothane concentration in arterial blood. Myocardial compliances are modulated by the halothane concentration in cerebral gray matter

model can be very useful. For example, one can access blood or gas flows and agent or gas concentrations in any compartment, as well as pressure and flow waveforms in the airways and lungs, the heart, and any of the tissues or organs represented. Thus, for example, values for arterial O_2, kidney CO_2, or brain anesthetic agent tension are readily available.

The list of potential users of a simulator such as this is very long and includes students of all kinds, from elementary school to postgraduate physicians, but especially medical students; house officers; nurses and nursing students; postgraduate MD's; paramedical personnel, including paramedics and inhalation therapists; emergency personnel, especially police and fire fighters; and industrial personnel, including those in design, engineering, marketing, and sales.

Ultimately, the full medical simulator can be broken down into part-task trainers. For example, the ventilator and the "patient" can be used to train respiratory therapists. Other paramedics can benefit from the part-task trainers.

Industry, especially those engaged in the areas of pharmaceuticals and monitoring, could find several uses for a trainer, or particularly a computer-based trainer. Engineers could develop products by what they learned on the simula-

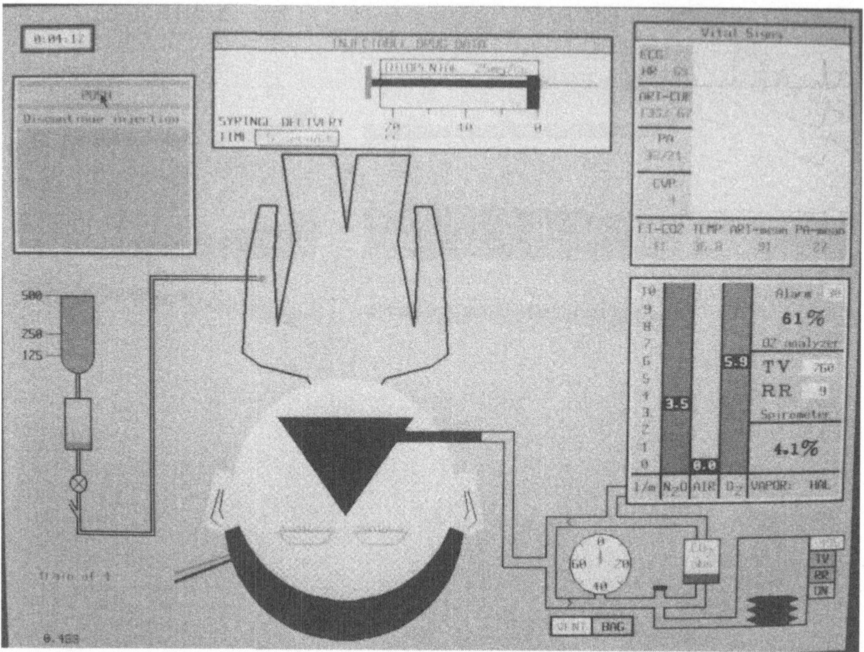

Fig. 6. Histories of two of the "patients" that are available in the simulator

tor. Designers could use the feedback of the simulator to design the optimal screen display for a monitor, for example. Marketing could test several prototypes in a simulated operating room environment – with real anesthesiologists – and determine which is the most appropriate. Sales people could demonstrate their products – drugs or devices – on the simulator. Users could be trained on a new drug or monitor on the simulator, including emergent situations, gaining confidence in that drug or monitor before using it or trying to fit it into their daily routine.

Although the simulator was orginally intended for the operating room, parts of it would be pertinent for many other areas, some alluded to above. Many of the agents used in the operating room, for example vasoactive agents, are also used elsewhere. Thus, the simulator could be used in the surgical or medical intensive care unit, the coronary care unit or the emergency room. A particularly valuable use would be training for cardiopulmonary resuscitation (CPR), especially advanced cardiac life support (ACLS).

To summarize the above section on modeling, for several decades mathematical models of the uptake and distribution of inhaled anesthetics have been used to increase our understanding of these agents. They have evolved from simple models explaining simple concepts, to extremely large models, consisting of many submodels, each complete in itself. Although digital computers have not been optimal for running the more complicated models, recent advances have made possible the relatively inexpensive implementation of complex models.

Thus we can expect mathematical models to finally assume their destined role in education, training, control, and monitoring.

Artificial Intelligence

We are just beginning to use areas of artificial intelligence (AI) in anesthesia. Artificial intelligence includes expert systems, which in turn can be used in the preoperative assessment of the patient as well as in the anesthetic management. A tremendous impetus to AI has been given because of its possible applications in business. The possible uses of AI include monitoring, servo control, modeling, simulation, and the automated anesthetic record [19–21]. For example, with the automated record it is essential to detect and eliminate or at least note artifact. [21] Artificial intelligence can help considerably with this difficult task. Other uses are described in a paper that will appear soon in the *Journal of Clinical Monitoring* [22].

Monitoring

Computers will have an even greater impact in the field of monitoring than ever before. Displays will improve vastly. For example, with EEG processing, 3D displays and mapping will be commonplace. The EEG has been a particularly difficult wave form for anesthetists to use in the operating room. The advent of comptuerized analysis and display monitoring devices has converted the raw EEG into patterns that allow the anesthesiologist to interpret the EEG without requiring the extensive training ordinarily necessary. The availability of more powerful computers will allow us to have better displays than are available to-day. Statistical procedures will allow us perhaps to interpret the information with a computer. For example, Dutton et al. [23], recently used discriminant analysis to predict the probability of movement and perhaps the probability of awareness in patients undergoing very light anesthesia for gynecologic outpatient procedures. Other possible displays include even NMR, PET, or other types of imaging. New devices will crop up because of the incredible changes in computers. Perhaps one of the most important areas of monitoring that would be enhanced by better computers is the area of alarms. Currently alarms function very poorly and are often more disturbing than helpful. A recent book has focused on alarms, their problems, and possible ways of overcoming these problems in the future [24]. In particular, the reader should examine the techniques proposed by Fukui [19] and Beneken [20].

Miscellaneous Possibilities

Among the miscellaneous possibilities for improving patients care with computers are computer-assisted design/computer-assisted manufacturing (CAD/CAM). Again, the Macintosh has made these easily possible, partly because of the splendid graphics that it can implement. There are available manufacturing tools that can make small metal or plastic products. As a simple possibility, one could make individualized dental protectors for a patient literally on the spot.

The Future for Computers

Perhaps one of the most exciting areas for the future of computers is that of *neural network computing*. Neural network computing is a type of computing that essentially imitates nervous system tracts. Some of the most intriguing and potentially exciting of the initial neural computers available for the personal computer have been designed by the Hecht-Nielsen Company. These neural network computers imitate the pyramidal tract with multiple inputs, processing of those inputs, and a single output that branches into multiple outputs. The primary processing component of a neural network is the *processing element*. This element takes a set of input values and generates a single output value according to an equation called its *transfer function*. Neural networks are particularly strong in the area of pattern recognition. Thus, they can recognize handwritten numbers or letters, as well as faces. They will also be useful in the area of voice recognition, which can be applied to the automated anesthetic record as described above. Other areas are extracting an electrocardiogram signal out of a large amount of noise, or recognizing the pattern of an EEG.

Several developments in computer technology are occurring that will allow even more exciting possibilities and new uses in the operating room and intensive care unit. For example, a new digital optical computer uses a device that permits a weak signal beam to control a stronger beam similar to the operation of transistors in an electronic computer. Groups of such switches could serve as logic gates – for example. AND, OR. In the electrooptic switch developed at Bell Laboratories, the addition of a switching beam produces an electric current in a photo diode, thereby reducing transparency to a main input beam. Another set up works the opposite way: The switching beam effectively "bleaches" a mirrored semiconductor slab so that more of the input gets through. Conventional optical computers work strictly with light and can perform such computation-intensive procedures as pattern recognition, autocorrelation, cross correlation and filtering in an extremely rapid, effective way.

Molecular computers are particularly exciting. One type of molecular computer acts like a membrane, with phospholipids, fatty acid chains, and bacteriorhodopsin. Light going through the membrane is altered according to the properties of the membrane. Perhaps even more futuristic is the molecular computer that uses switches that depend on the state of electrons in orbit. These computers will obviously be very small and very fast.

Another more immediately available technology is the high-electromobility transistor. A sharp boundary between different semiconductors underlies this transistor's blazing speed. Electrons donated by impurity atoms in a layer of material with a high energy band gap "fall" into the lower-band gap where they can travel unimpeded and thus very fast.

Recent developments in superconductivity also suggest the possibility of extremely fast, powerful computers. Within the space of three month, the barrier of temperature in superconductivity was raised from -290 F to -54 F. The principle of superconductivity is fascinating. Normally, an electric current is composed of single electrons, and resistance occurs as these electrons collide with small impurities and cracks in the lattice-like architecture of the metal conductor. They can also collide with the metal's vibrating atoms themselves. Each collision spends energy, which is given off as heat. With superconductivity, as the negatively charged electron passes between the metals positively charge atoms in the lattice, the atoms are attracted inward, causing the structure to bend. This distortion of the lattice creates a region of enhanced positive charge that attracts a second negatively charged electron to that area. The two electrons, called a Cooper pair, become locked together and travel inseparably through the wire as long as a current exists. The Cooper pairs are help together not only through their own indirect attraction but also due to the electron pair in front and behind, marching along in tight formation. When the atoms of the lattice oscillate as positive and negative regions, the electron pairs is alternately pulled together and pushed apart without a collision, resulting in efficient flow of the current.

One of the far future possibilities of computers in anesthesia and intensive care is the use of robotics. I have seen pictures of a robot that walks. This remarkable accomplishment suggests the possibility of having robots perform for us such seemingly impossible tasks as starting an intravenous cannula or intubating a patient.

Summary

This brief essay on the future of computers has only been able to touch on several prospects, both in the areas of technology and of applications. As stated before, the applications are really limited only by one's imagination and persistence. Only one thing is inevitable: there will be more changes. And these changes will profoundly affect us in anesthesia and intensive care. By the time this essay reaches press, many newer and even more exciting advances will have taken place.

References

1. Smith N Ty, Fleischli GJ, Corbascio AN (1965) Estimation of stroke volume by analog computer solution of the Starr ballistic formula. Proc. First World Congress on Ballistocardiography and Cardiovascular Dynamics, Amsterdam, pp 123–130
2. Fleming RA, Smith N Ty (1974) An inexpensive electroencephalographic processor for operating room and intensive care use. Proc San Diego Biomed Symp 13:187–192
3. Fleming RA, Smith N Ty (1974) On-line representation of three variable data. Proc San Diego Biomed Symp 13:199–202
4. Fleming RA, Coles JR, Smith N Ty (1975) An inexpensive general purpose biomedical computer system. Proc San Diego Biomed Symp 15:79 89
5. Fleming RA, Coles JR, Smith N Ty (1976) Patient protection of a biomedical computer system. Proc San Diego Biomed Symp 15:67–74

6. Fleming RA, Smith N Ty (1979) An inexpensive device for analyzing and monitoring the electroencephalogram. Anesthesiology 50:456–460
7. Fleming RA, Smith N Ty (1979) Density modulation: A technique for the display of three-variable data in patient monitoring. Anesthesiology 50:543–546
8. Nelson TH (1987) Literary machines. Edition 87.1. Project Zanadu, San Antonio, Texas (Published by the author, 282 pages)
9. Smith N Ty, Zwart A, Beneken JEW (1972) Interaction between the circulatory effects and the uptake and distribution of halothane: a multiple model. Anesthesiology 37:47–58
10. Zwart A, Smith N Ty, Beneken JEW (1972) Multiple model approach to uptake and distribution of halothane: Use of an analog computer. Comp Biol Med Res 55:228–238
11. Fukui Y, Smith N Ty (1974) A hybrid computer multiple model for the uptake and distribution of halothane. I. The basic model. Proc San Diego Biomed Symp 13:102–112
12. Fukui Y, Smith N Ty (1974) A hybrid computer multiple model for the uptake and distribution of halothane. II. Spontaneous vs. controlled ventilation, and the effects of CO_2. Proc San Diego Biomed Symp 3:289–285
13. Fukui Y, Smith N Ty (1981) Interaction among ventilation, the circulation, and the uptake and distribution of halothane. Use of a hybrid computer model I. The basic model. Anesthesiology 54:107–118
14. Fukui Y, Smith N Ty (1981) Interaction among ventilation, the circulation, and the uptake and distribution of halothane. Use of a hybrid computer modell II. Spontaneous vs. controlled ventilation, and the effects of CO_2. Anesthesiology 54:119–124
15. Smith N Ty (1987) Mathematical model of uptake and distribution of inhalation anaesthetics agents. In: Balagny E, Conseiller C, Cousin MT, et al (eds) Anesthesia par Inhalation. Arnette Publishers, Paris, pp 87–118
16 Beneken JEW, Rideout VO (1968) The use of multiple models in cardiovascular system studies: transport and perturbation models. IEEE Transactions on BioMed Eng 15:281–289
17. Papper EM, Kitz RJ (eds) (1963) Uptake and distribution of anesthetic agents. McGraw-Hill Book Company, Inc, New York
18. MacKrell TN (1963) An electrical teaching model. In: Papper EM, Kitz RJ (eds) Uptake and distribution of anesthetic agents. McGraw-Hill Book Company, Inc., New York, pp 215–223
19. Fukui Y (1987) An expert alarm system. In: Gravenstein JS, Newbower RS, Ream AK, Smith N Ty (eds) The automated record and alarm systems. Butterworths, Boston, pp 203–210
20. Beneken JEW, Gravenstein JS (1987) Sophisticated alarms in patient monitoring: A methodology based on systems engineering concepts. In: Gravenstein JS, Newbower RS, Ream AK, Smith N Ty (eds) The automated record and alarm systems. Butterworths, Boston, pp 211–228
21. Rampil IJ (1987) Intelligent detection of artifact. In: Gravenstein JS, Newbower RS, Ream AK, Smith N Ty (eds) The automated record and alarm systems. Butterworths, Boston, pp 175–190
22. Rennels GD, Miller PL (1988) Artificial intelligence research in anesthesia and intensive care. J Clin Monit (In press)
23. Dutton RC, Smith WD, Smith N Ty (1987) The use of EEG to predict patient movement during anaesthesia. In: Rosen M, Lunn JN (eds) Consciousness awareness and pain in general anaesthesia. Butterworths, London, pp 72–82
24. Gravenstein JS, Newbower RS, Ream AK, Smith N Ty (eds) (1987) The automated record and alarm systems. Butterworths, Boston

Dormicum und Anexate

Prämedikation mit Dormicum

R. Angster und C. Madler

Einleitung und Vorbemerkungen

Jeder Patient, der sich einem diagnostischen oder therapeutischen Eingriff unterziehen muß, befindet sich in einer psychischen Ausnahmesituation, die durch
Angst und emotionale Labilität gekennzeichnet ist. Ziel der präoperativen Vorbereitung durch den Anästhesisten ist es, günstige Voraussetzungen für das weitere anästhesiologische Vorgehen zu schaffen. Deswegen kommt der medikamentösen Prämedikation neben einer Reduktion anästhesiebedingter uner-
wünschter Nebenwirkungen und der Prävention potentiell bedrohlicher Situationen während der Einleitungsphase heute v. a. die Aufgabe zu, die psychische
Vorbereitung des Patienten auf einen bevorstehenden Eingriff zu unterstützen
und zu einer Befindlichkeitsverbesserung in der unmittelbar präoperativen
Phase beizutragen. Eine adäquate medikamentöse Prämedikation sollte deswegen bereits am Vorabend der chirurgischen Intervention mit der Applikation einer anxiolytisch bzw. sedativ-hypnotischen Komponente beginnen, um einen ru-
higen Nachtschlaf zu gewährleisten. Während der unmittelbar präoperativen
Phase am folgenden Tag sollte die anxiolytische Wirkung erhalten bleiben und
eine Verschlechterung der subjektiven Befindlichkeit des Patienten verhindert
werden. Dabei ist die Reduktion der Vigilanz, also die sensorische Abschirmung
sowie die Verlangsamung psychomotorischer Fähigkeiten im Sinne von Sedierung, nicht immer erwünscht. Dies gilt v. a. dann, wenn eine aktive Mitarbeit des
Patienten, z. B. bei der Durchführung von Leitungsanästhesien, notwendig ist.
Gerade bei aufwendigen präoperativen Maßnahmen am nichtnarkotisierten Patienten kann jedoch eine Unterdrückung von Bewußtseinsinhalten bei erhaltener
Kooperationsfähigkeit und erhaltenem Kurzzeitgedächtnis, also eine amnestische Wirkung, sinnvoll sein.

Unter diesen Zielsetzungen kommen Stoffe aus der Gruppe der Benzodiazepine den Anforderungen an ein optimales Prämedikationsmittel sehr nahe. Sie
bieten den zusätzlichen Vorteil, peroral applizierbar zu sein. Diese für den Patienten angenehme Applikationsform hat in den letzten Jahren zunehmend Eingang in die Klinik gefunden. Das qualitativ identische Wirkungsspektrum der
Benzodiazepine kann als anxiolytisch, sedativ-hypnotisch, amnestisch, zentral-
muskelrelaxierend sowie antikonvulsiv beschrieben werden. Eine Modifikation
der Wirkungen ist v. a. von Pharmakokinetik und Dosierung der Substanzen abhängig. Während niedere Dosierung Anxiolyse und emotionale Stabilisierung

erzeugt, stehen nach höheren Dosierungen die sedativ-hypnotische Komponente sowie die myorelaxierende Wirkung im Vordergrund.

Anxiolyse ist ein schwierig zu beurteilendes subjektives Phänomen, dessen Quantifizierung nur über eine Selbsteinschätzung des prämedizierten Patienten erreichbar ist [2]. Keinesfalls darf die einer Fremdbeurteilung zugänglichere Sedierung, also sensorische Abschirmung in Verbindung mit motorischer Beeinträchtigung, mit anxiolytischer Wirkung gleichgesetzt oder verwechselt werden [5]. Ein sedierter Patient ist infolgedessen nicht notwendigerweise in einer emotional stabilen Situation. Die amnestische Wirkung der Benzodiazepine ist ebenfalls nicht vom Sedierungsgrad abhängig, also keine Funktion einer generellen zerebralen Dämpfung, sondern beruht wahrscheinlich auf einer Störung der Einspeicherung oder Abrufbarkeit von Gedächtnisinhalten.

Midazolam (Dormicum) unterscheidet sich in seinen pharmakokinetischen und klinischen Eigenschaften von anderen Benzodiazepinderivaten. Seine rasche Resorption sowie die mit 1,5–2,5 h als vergleichsweise kurz geltende Halbwertszeit lassen Midazolam für die Verwendung in der Anästhesie als besonders geeignet erscheinen. Da gerade nach Applikation von Benzodiazepinen eine beabsichtigte Wirkung nur nach sorgfältiger Wahl von Dosis, Verabreichungsform und Verabreichungszeitpunkt erreichbar ist, wurde in der vorliegenden Arbeit der Versuch einer Qualitätsbestimmung von Midazolam als oraler Prämedikationssubstanz unternommen.

Methodik

22 Patienten in einem mittleren Lebensalter von 45 Jahren, ASA-Status I–II, welche sich einer Cholecystektomie in Allgemeinanästhesie unterziehen mußten, wurden untersucht. Zur Prämedikation erhielten sämtliche Patienten 2 mg Flunitrazepam per os am Vorabend sowie 7,5 mg Midazolam per os 45 min vor Beginn der Narkoseeinleitung.

Psychometrische Testverfahren

Zur Objektivierung der Effekte von Midazolam wurden solche psychometrischen Testverfahren ausgewählt, welche sich aufgrund ihres Designs in der perioperativen Phase als praktikabel erwiesen haben und sich gleichzeitig durch gute Standardisierbarkeit auszeichnen.

State-Trait Anxiety Inventory nach Spielberger: Zur Bestimmung des Angstniveaus kam das State-Trait Anxiety Inventory nach Spielberger zur Anwendung [9]. Nach dessen Theorie existieren unterschiedliche Angstqualitäten, welche sich mit Hilfe von Selbstbeschreibungsbögen erfassen und quantifizieren lassen. Unter State- oder Zustandsangst ist der momentane emotionale Zustand eines Patienten bei der Konfrontation mit einer als bedrohlich eingeschätzten Situation zu verstehen. Angst als Persönlichkeitseigenschaft oder Trait-Angst bezeichnet dagegen individuell stabile Dispositionen, bestimmte Situationen als bedrohlich wahrzunehmen. Das State-Trait-Angstinventar umfaßt somit situativ bedingte Angst (STAI-X1) und Angst als Persönlichkeitsmerkmal (STAI-X2). Die Fragebögen sind so angelegt, daß dem Patienten nicht ersichtlich ist, daß Angst untersucht wird. Die Variationsbreite dieses Testverfahrens liegt zwischen 20 Punkten entsprechend Angstfreiheit und 80 Punkten entsprechend maximal empfundener Angst.

Befindlichkeitsskala nach v. Zerssen: Die momentane subjektive Grundstimmung des Patienten, seine subjektive Befindlichkeit zu einem bestimmten Zeitpunkt, wurde anhand der Befindlichkeitsskala nach von Zerssen ermittelt [13]. Sie ermöglicht die Erhebung von Angaben zu Stimmung, Antrieb, Selbstwertgefühl und Vitalität. Dieses Testverfahren ist in erster Linie für Verlaufsbeobachtungen konzipiert worden, die Varianzbreite der Meßwerte reicht von Null, was sehr gutem Befinden gleichzusetzen wäre, bis 58, was maximal verschlechtertem Befinden entspricht.

Optische Einfach- und Wahlreaktionszeit-Messung: Die psychomotorische Leistungsfähigkeit wurde durch Messung der optischen Einzel- bzw. Wahlreaktionszeiten geprüft. Diejenige Zeitspanne, welche zwischen einem Signal und dem Beginn der mechanischen Ausführung zur Bewegungsantwort auf dieses Signal, unter der Instruktion möglichst schneller Reaktion, verstreicht, ist als Reaktionszeit definiert. Diese gilt als Summe verschiedener Teilvorgänge, nämlich sensorischer Reizleitungs-, zentral-kognitiver Verarbeitungs- und motorischer Prozesse. Während durch Messung von Einzelreaktionszeiten Aussagen über sensomotorische Prozesse möglich sind, verschafft die Untersuchung von Wahlreaktionszeiten zusätzlich Aufschlüsse über komplexere kognitive Funktionen, insbesondere über Tempo und Präzision von Entscheidungsprozessen. Die Methode ist demnach geeignet, Hinweise auf das Maß der Beeinträchtigung von sensomotorischen wie auch höheren integrativen zerebralen Funktionen als Äquivalent von Sedierung zu geben.

Hamburg-Wechsler-Intelligenztest für Erwachsene, Untertest „Zahlennachsprechen": In Anlehnung an den Hamburg-Wechsler-Intelligenztest für Erwachsene, Untertest „Zahlennachsprechen", wurde das Leistungsniveau des Kurzzeitgedächtnisses bestimmt [12]. Das Kurzzeitgedächtnis ist eine wesentliche Voraussetzung für Kooperationsfähigkeit.

Sämtliche Testverfahren kamen zur Erhebung der Ausgangsdaten am Vorabend zur Anwendung, die Effekte von Midazolam wurden 45 min nach peroraler Applikation bestimmt.

Die statistische Analyse der Untersuchungsergebnisse erfolgte mit Hilfe des Wilcoxon-Tests als non-parametrisches Prüfverfahren für abhängige Stichproben.

Ergebnisse

Die Untersuchung der anxiolytischen Wirkung von Midazolam anhand des State-Trait Anxiety Inventory nach Spielberger führte zu folgenden Ergebnissen:

Der am präoperativen Tag ermittelte Wert für Angst als stabile Persönlichkeitseigenschaft beträgt 36,2 und liegt damit im Bereich eines altersentsprechenden Normalkollektivs, d.h. die Patienten zeichneten sich nicht durch besondere Ängstlichkeit aus.

Der Verlauf von situativer Angst ist in Abbildung 1 dargestellt. Der Angst-Score in STAI X1 erreichte am Vortag 45,3 und 45 min nach Prämedikation, d.h. unmittelbar vor Beginn des operativen Eingriffes, 47,0 Punkte. Der Unterschied erweist sich als nicht signifikant. Das Angstniveau liegt somit sogar zu diesem Zeitpunkt noch im oberen Normbereich.

Die Untersuchung des präoperativen subjektiven Befindens führte zu ähnlichen Ergebnissen. Der Bfs-Score erbrachte auf der Skala nach von Zerssen kei-

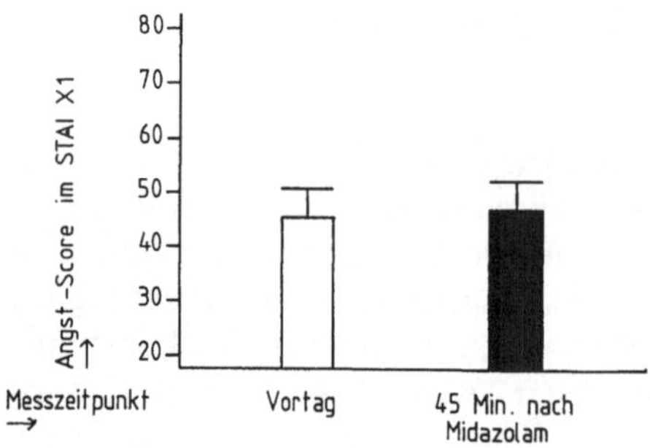

Abb. 1. Verlauf von situativer Angst (Punktescore im STAI-X1) am Vortag sowie 45 min nach oraler Prämedikation mit Midazolam. Zwischen den Meßzeitpunkten besteht kein signifikanter Unterschied

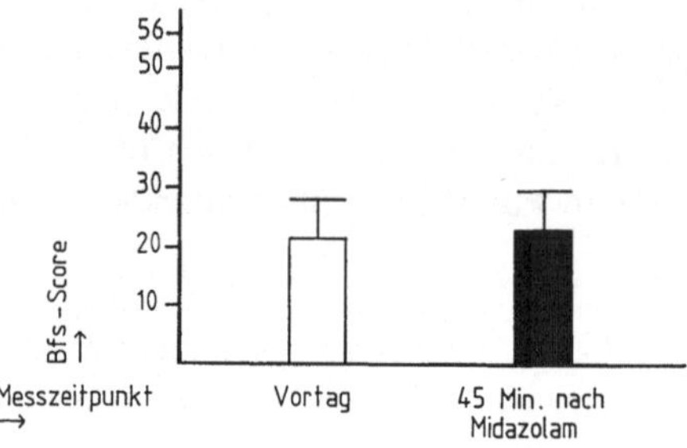

Abb. 2. Verlauf der subjektiven Befindlichkeit als Bfs-Score auf der Skala nach von Zerssen. Zwischen den Meßzeitpunkten besteht kein signifikanter Unterschied

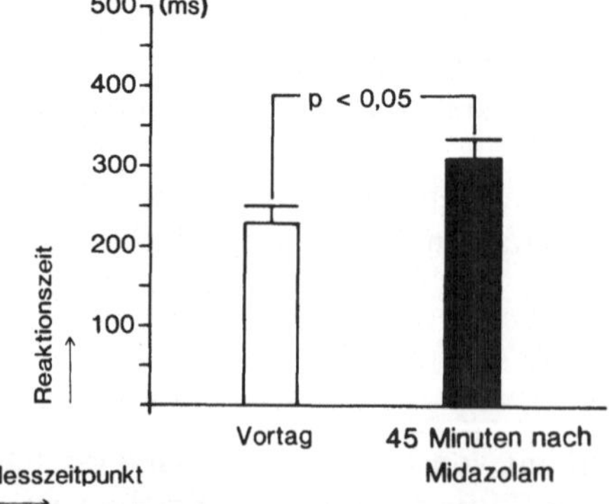

Abb. 3. Sedierender Effekt der Prämedikation: Signifikante Zunahme der optischen Einfachreaktionszeit vom Vortag bis 45 min nach Prämedikation

nen signifikanten Unterschied zwischen den am Vortag mit 21,6 Punkten und vor Narkosebeginn mit 23,2 Punkten ermittelten Testwerten (Abb. 2).

Die Messung der Reaktionszeiten zeigte einen Anstieg des Mittelwertes der optischen Einfachreaktionszeit von 234 ms am Vortag auf 315 ms 45 min nach oraler Prämedikation mit Midazolam (Abb. 3). In parallelem Verlauf nimmt die optische Wahlreaktionszeit von im Mittel 413 ms auf 524 ms zu (Abb. 4). Im Vergleich zum Vorabend waren demnach nach oraler Prämedikation mit Midazolam sowohl die optische Einfachreaktionszeit als auch die optische Wahlreaktionszeit signifikant verlängert.

Die Prüfung der Kurzzeitgedächtnisleistung demonstriert Abbildung 5. Die Fähigkeit der Patienten, eine vorgesprochene Zahlenkolonne korrekt wiederzugeben, hatte nach Prämedikation gegenüber dem Vortag signifikant abgenommen.

Die Mittelwerte der richtig nachgesprochenen Zahlen betragen 7,09 bzw. 6,45. Dies läßt auf eine deutliche Beeinträchtigung der Kurzzeitgedächtnisleistung schließen.

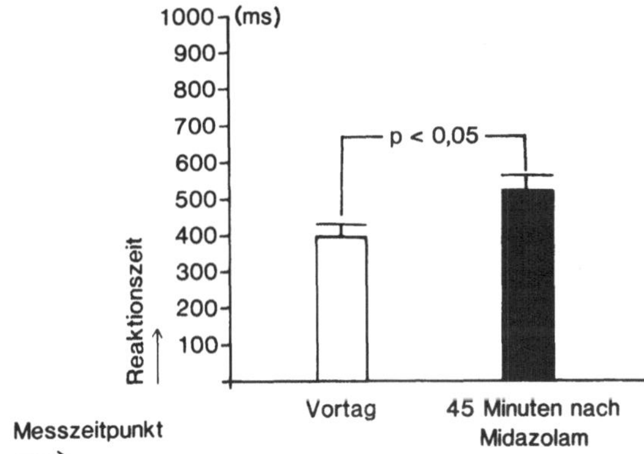

Abb. 4. Einfluß der Prämedikation auf komplexe kognitive Funktionen: Signifikante Verlängerung der optischen Wahlreaktionszeit vom Vortag bis 45 min nach Prämedikation

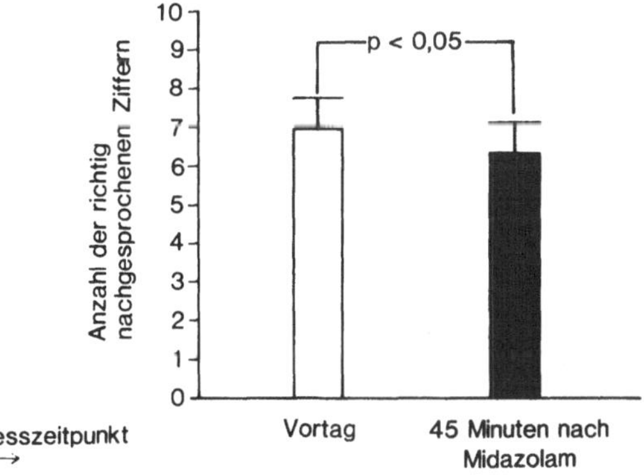

Abb. 5. Prüfung der Kurzzeitgedächtnisleistung: Signifikante Abnahme der Anzahl der richtig nachgesprochenen Ziffern im Kurzzeitgedächtnistest 45 min nach Midazolam

Diskussion

An dieser Stelle sei es erlaubt, Ergebnisse einer früheren eigenen Untersuchung zum Verhalten nicht prämedizierter Patienten darzulegen [6]. Abbildung 6 beschreibt den Verlauf der Zustandsangst von Nierensteinträgern ohne Prämedikation, welche sich einer konventionellen invasiv chirurgischen Therapie, nämlich einer Nephrolithotomie, oder der nichtinvasiven extrakorporalen Stoßwellenlithotrypsie unterziehen mußten. Es ist offensichtlich, daß bei nicht prämedizierten Patienten die situative Angst vom Vorabend bis 1 h vor Behandlungsbeginn signifikant ansteigt und unmittelbar vor dem einer Cholecystektomie vergleichbaren chirurgischen Eingriff ein Niveau erreicht hat, das bereits im pathologischen Bereich einzuordnen ist. Die Intensitätszunahme situativer Angst korreliert dabei eng mit dem zeitlichen Näherrücken der therapeutischen Intervention. Zusätzlich moduliert der Grad der Bedrohung, welcher der Patient in Folge von Art und Invasivität der geplanten Therapieform empfindet, den Verlauf der Zustandsangst.

Aufgrund der oben geschilderten Ergebnisse der vorliegenden Arbeit wird deutlich, daß nach Applikation von 7,5 mg Midazolam per os eine Zunahme der Situationsangst über das bereits am Vorabend herrschende Niveau sicher verhindert werden konnte. Parallel dazu wirkte die Prämedikation einer Verschlechterung der subjektiven Befindlichkeit suffizient entgegen.

Daß das Erreichen dieser positiv zu wertenden Effekte an die Applikation einer adäquaten medikamentösen Prämedikation direkt gebunden ist, konnte in einer weiteren randomisierten Doppelblindstudie nachgewiesen werden [7]. Wir untersuchten das Verhalten der Situationsangst an Patienten, die sich kleineren orthopädischen Eingriffen unterzogen, einmal unter dem Einfluß der Prämedikationsvisite sowie nach oraler Prämedikation mit 2 mg Flunitrazepam bzw. Plazebo. In beiden Patientenkollektiven wirkte das Prämedikationsgespräch signifikant angstmindernd. Zwischen Rohypnol- und Plazebogruppe bestand kein signifikanter Unterschied. Während jedoch bis 10 min vor Narkoseeinleitung die

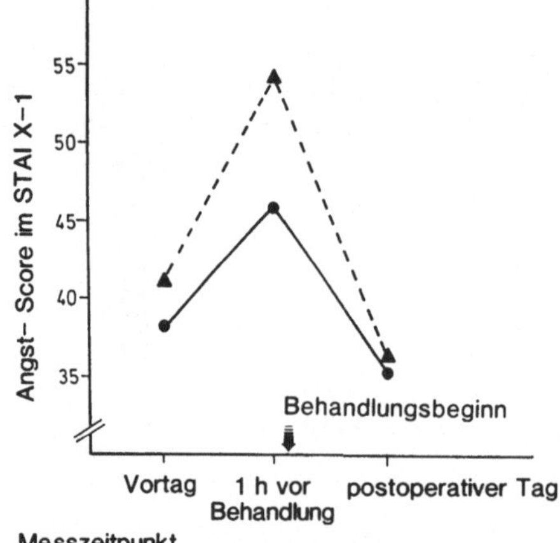

Abb. 6. Verlauf der Situationsangst (Punktescore im STAI-X1) von Nierensteinträgern ohne Prämedikation: Signifikante Angstzunahme vom Vortag bis 1 h vor Behandlungsbeginn in Abhängigkeit von der Therapieform ($\bullet$—$\bullet$ ESWL bzw. $\blacktriangle$--$\blacktriangle$ invasive Therapie, n = 20)

Zustandsangst nach Plazebo erwartungsgemäß signifikant zugenommen hatte, erhöhte sich das Niveau der State-Angst von Patienten, welche Flunitrazepam erhalten hatten, nicht signifikant (Abb. 7). Dieser Befund entspricht der nach oraler Midazolamprämedikation gewonnenen Erfahrung.

Die Durchsicht der Literatur zeigt jedoch, daß die Untersuchungen anderer Autoren zu unterschiedlichen Ergebnissen führten.

Klopfenstein [3] konnte keinen Unterschied der anxiolytischen Wirkung von Midazolam oral zu Diazepam bzw. Plazebo feststellen.

Lanz [4] beschreibt die Intensität der Anxiolyse bereits nach 7,5 mg Midazolam per os ausgeprägter als nach 10 mg Diazepam per os. Die Situationsangst der Plazebogruppe nahm präoperativ zu, was sich mit unseren Befunden deckt.

Vinik [11] stellt dar, daß Midazolam nach i.m.-Applikation von 0,07 mg/kg KG eine signifikant höhere anxiolytische Wirkung erzielte als Plazebo.

Tolksdorf [10] bewertet den Einfluß von Midazolam auf die Anxiolyse nach intramuskulärer Gabe ebenfalls als sehr gut. Dhamee [1] konnte dagegen 60 min nach i.m.-Prämedikation keinen signifikanten anxiolytischen Effekt nachweisen.

Reves [8] teilt mit, daß 5 mg Midazolam, i.v. verabreicht, hervorragend zur Anxiolyse und Supplementierung einer nicht ausreichenden Prämedikation geeignet sei.

Diese Unterschiede im quantitativen Profil der anxiolytischen Wirkung von Midazolam nach peroraler, intramuskulärer oder intravenöser Verabreichung scheinen am ehesten von pharmakokinetischen Faktoren bestimmt zu sein. Dieser Eindruck wird auch durch die klinische Erfahrung gestützt, daß die nach oraler Applikation von Midazolam induzierten Effekte, besonders die klinisch besser beobachtbare sedativhypnotische Komponente, bei Dosierung nach kg/KG ebenso individuell stark variieren.

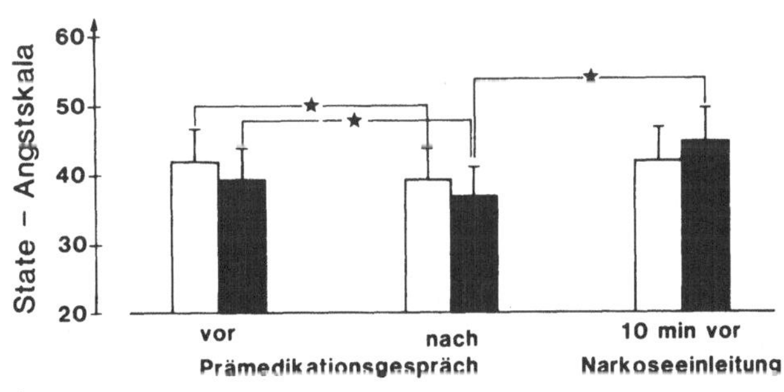

Abb. 7. Anxiolytische Wirkung der Prämedikation (Rohypnol 2 mg p.o.): Signifikante Angstminderung als Folge des Prämedikationsgesprächs in beiden Versuchsgruppen. Keine signifikante Zunahme situativer Angst nach oraler Prämedikation mit Flunitrazepam bis 10 min vor Narkoseeinleitung im Gegensatz zur Plazebogruppe; □ Rohypnol (n = 50); ■ Placebo (n = 51); *p < 0,05

In unserer Studie war nach peroraler Gabe von 7,5 mg Midazolam ein ausgeprägter sedierender Effekt anhand der gemessenen Reaktionszeiten objektivierbar. Diese pharmakologisch induzierte psychomotorische Beeinträchtigung ist besonders dann von Vorteil, wenn unter sensorischer Abschirmung die Kooperationsfähigkeit des Patienten erhalten und nicht eingeschränkt wird. Neben der Verlängerung der Wahlreaktionszeiten läßt sich jedoch auch über die Verschlechterung in der Kurzzeitgedächtnisprüfung eine Leistungsminderung kognitiver Mechanismen belegen. Mit zunehmender Komplexität zerebraler Leistungsprozesse steigt auch der Grad der Beeinträchtigung durch die verabreichte Prämedikationssubstanz.

Aus unseren Untersuchungen lassen sich zusammenfassend folgende Schlußfolgerungen ableiten:

Die Prämedikation mit 7,5 mg Midazolam per os verhindert suffizient eine Zunahme von situativer Angst sowie eine Verschlechterung der subjektiven Befindlichkeit. Sowohl die Einschränkung der kognitiven Leistungsfähigkeit als auch die Beeinträchtigung sensomotorischer Fähigkeiten sind meßbarer Ausdruck der unter Midazolam stark ausgeprägten sedierenden Wirkung.

Die Anwendung von Midazolam als orale Prämedikationssubstanz in einer Dosierung von 7,5 mg kann dann empfohlen werden, falls neben guter Anxiolyse ein deutlicher sedierender Effekt gewünscht wird.

Literatur

1. Dhamee MS (1983) An evaluation of intramuscular midazolam as a preanesthetic medication. Anaesth Analg 62:256–257
2. Forrest WH, Brown CR, Brown BW (1977) Subjective responses to 6 common preoperative medications. Anaesth 47:241
3. Klopfenstein C (1981) Midazolam as oral premedication in local anesthesia. Arzneim Forsch/drug res 31 (II) Nr. 12a:2238
4. Lanz E, Schäfer M, Brünisholz V (1987) Midazolam (Dormicum) zur oralen Prämedikation vor Regional-Anästhesie. Anaesth 36:197–202
5. Madler CH, Parth P (1984) Vigilanz nach Benzodiazepinapplikation. Neurophysiologische Untersuchungen nach Injektion von Flunitrazepam. Anaesth Intensivmed 25/2:53–59
6. Madler CH, Mendl G, Angster R, Weber W, Pöppel E (1986) Anxiety and mood of patients with kidney stones: a comparison between ESWL and invasive therapeutic methods In: Gravenstein JS, Peter K (eds) Extracorporeal shockwave lithotripsy for renal stone desease. Butterworth, Boston
7. Madler CH, Mendl G, Plank A, Martin E (1987) Preoperative anxiety and postoperative pain in minor orthopedic surgery. Acta Anaesth Scand (Suppl) 86, 31:233
8. Reves JG (1985) Midazolam. Pharmacology and uses. Anesthesiology 62:310–324
9. Spielberger CD (1973) Emotional reactions to surgery. Journal of Consulting and Clinical Psychology 40:264–271
10. Tolksdorf W (1983) Midazolam i.m. zur Prämedikation. Wirkungen, Nebenwirkungen, Dosierung. In: Brückner JB (Hrsg) Kinderanästhesie/Prämedikation, Narkoseeinleitung. Springer, Berlin Heidelberg New York Tokyo
11. Vinik HR (1982) Premedication with intramuscular midazolam: A prospective randomized double-blind controlled study. Anaesth Analg 61:937
12. Wechsler D (1956) Hamburg-Wechsler-Intelligenztest für Erwachsene
13. Zerssen D v, Koeller DM: Die Befindlichkeitsskala. Manual. Beltz, Weinheim

Dosisfindungsstudien mit Dormicum und Anexate

A. Doenicke und H. Suttmann

Im Gegensatz zu den klassischen intravenösen Hypnotika wie Thiobarbiturate, Etomidat und neuerdings auch Propofol, die alle eine zuverlässige Dosiswirkungsbeziehung besitzen, zeichnen sich die Benzodiazepine durch eine weite intra- und interindividuelle Streuung in ihrer Wirkung aus.

Die sedierend hypnotische Komponente der Benzodiazepine ist in klinisch-experimentellen Untersuchungen gut zu dokumentieren, während anxiolytische muskelrelaxierende und antikonvulsive Eigenschaften entweder nur am Patienten unter Operationsbedingungen (Anxiolyse) oder im Tierexperiment zu erfassen sind.

Die Quantifizierung und Objektivierung einer Sedierung und eines hypnotischen Effektes sind am besten über das EEG möglich.

Wir benützen seit 1961 das gemeinsam mit Kugler [7] entwickelte Verfahren der visuellen EEG-Auswertung. Diese Methode erlaubt die Erfassung von 13 unterschiedlichen Wach- bzw. Schlafstadien, die Ergebnisse werden in Form von Vigilosomnogrammen dargestellt. Andere Untersucher [8] bevorzugen automatische Verfahren wie z.B. die chronospektographische Analyse. Da wir vor 10 Jahren dazu übergegangen sind, unsere klinisch-experimentelle Daten (EEG, Atmung, Blutdruck, Herzfrequenz) auf Band zu speichern, ist es uns heute möglich, jedes beliebige automatische Analyseverfahren auf die gleichen Untersuchungen anzuwenden. Nach wie vor erscheint uns für das zu behandelnde Thema die Darstellung einer Dosiswirkbeziehung mittels Vigilosomnogramme am übersichtlichsten.

Die Eingangs erwähnte intra- und interindividuelle Streuung der Benzodiazepinwirkung ist am besten mit den pharmakokinetisch- und dynamisch länger wirkenden Benzodiazepinen (Diazepam, Lormetazepam und Lorazepam) zu demonstrieren [1]. Die Vigilosomnogramme (Abb. 1) zeigten nach diesen 3 Benzodiazepinen bei aequieffektiver Dosis nach Lormetazepam erst in der 20. Minute ausreichend tiefe Schlafstadien mit der geringsten Standardabweichung, während nach Lorazepam das Stadium CO erst nach 54 min erreicht wurde. Nach Diazepam sind einige Probanden überhaupt nicht eingeschlafen.

Eine möglichst kurze Latenzzeit ist bei einigen Benzodiazepinen nur mit höherer Dosierung zu erreichen. So konnte bei Lormetazepam die Einschlafgeschwindigkeit von 20 min nach 1 mg auf 5 min nach 4 mg Lormetazepam verkürzt werden [2]. Allerdings werden mit der hohen Dosis sehr lange Nachschlafstadien hervorgerufen und somit die postoperative Phase aufgrund möglicher Interaktionen mit Analgetika kompliziert.

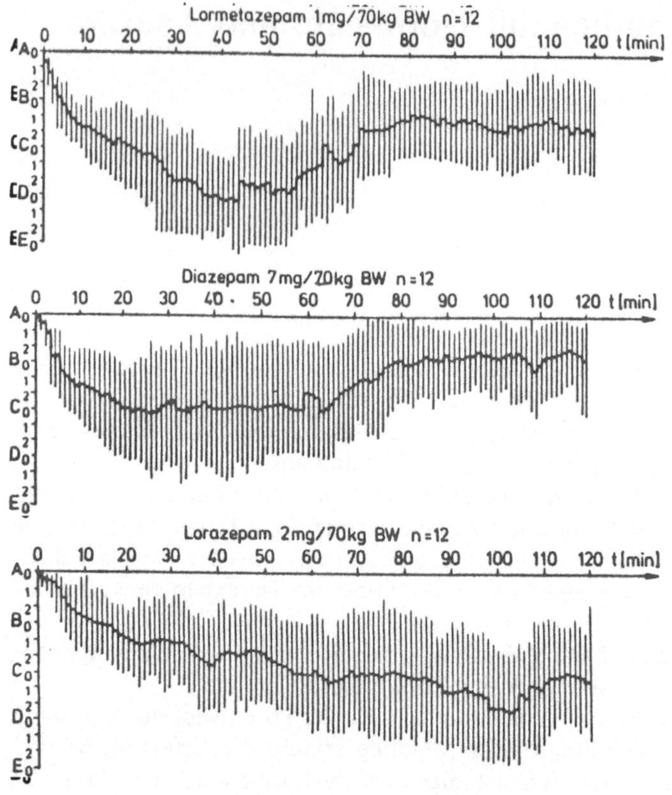

Abb. 1. Dosis-Wirkungsbeziehung nach Lormetazepam, Diazepam und Lorazepam in einer randomisierten prospektiven Studie (doppelblind) bei 36 Probanden. Die Vigilosomnogramme zeigten die geringste Standardabweichung nach Lormetazepam 1 mg/70 kg KG. Einteilung der Schlaftiefe von A_0–E_0

Wegen dieser Eigenschaften scheiden die genannten Benzodiazepine als Einleitungshypnotika aus. Angeregt durch die positiven Ergebnisse amerikanischer Anästhesisten, die 1978/79 mit dem neuen wasserlöslichen Benzodiazepin Midazolam in einer Dosierung von 0,15 mg/kg KG ausgezeichnete Ergebnisse für die Anästhesieeinleitung erzielten, haben wir diese Dosierung einer kritischen Prüfung im klinischen Experiment an Probanden unterzogen (Abb. 2). Nach 0,15 mg/kg KG kam es schon nach wenigen Minuten zu tiefen Schlafstadien, d. h. die Latenz, die Anflutgeschwindigkeit war kurz. Aus den Standardabweichungen der ersten 10 min ist zu erkennen, daß die Streuung im Gegensatz zu Diazepam gering ist. Aber auch bei diesen Benzodiazepinen spielt die Injektionsgeschwindigkeit eine entscheidende Rolle, denn nach einer Injektionszeit von 60 s Dauer kam es vor, daß einige Probanden das Stadium CO erst nach 10 min erreichten [3]. Diese Befunde sind für die praktische Anästhesie von großer Bedeutung; mit einer kurzen Injektionsdauer kann man die Narkose mit größerer Sicherheit einleiten.

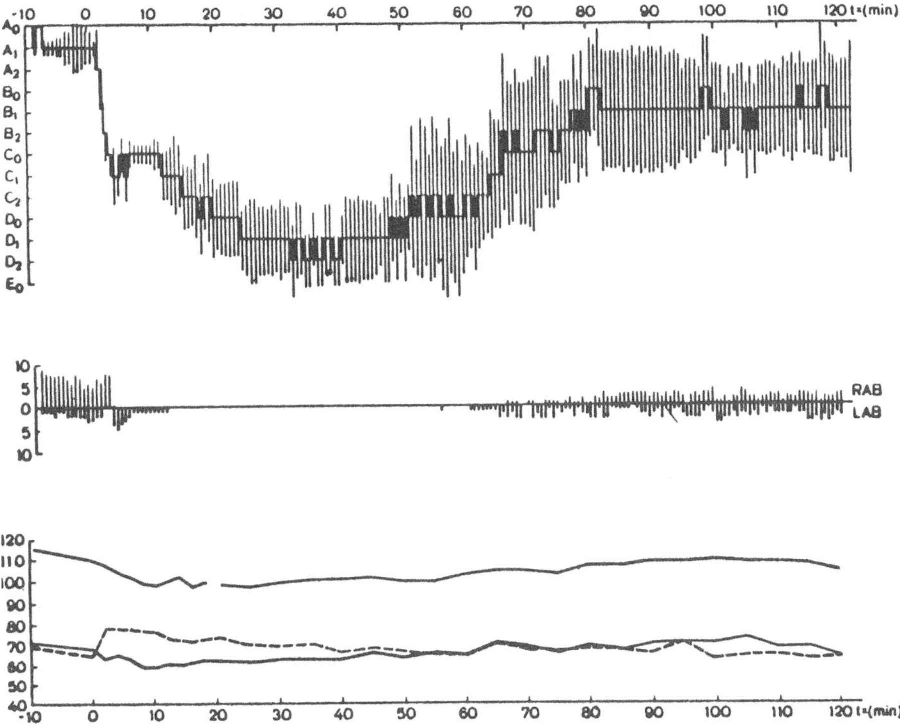

Abb. 2. Vigilosomnogramm nach 0,15 mg/kg KG Midazolam (Injektionszeit 15 s, n = 6); —— Mittelwert der Blutdrücke (systolisch und diastolisch) (mm Hg); – – – – Mittelwert der Pulsfrequenzen (min^{-1})

Allerdings zeigt sich neben einem mäßigen Blutdruckabfall von 10 bis 20% auch eine Beeinträchtigung der Atemrhythmik mit Apnoen, Cheyne-Stokes-Atmung und Veränderung der Blutgase.

Diese Ergebnisse veranlaßten uns zu prüfen, ob nicht geringere Dosierungen einen ähnlich guten hypnotischen Effekt besitzen, um neben der Applikationsgeschwindigkeit auch die Auswirkung unterschiedlicher Dosierungen zu erfassen.

In einer Dosiswirkungsstudie (Abb. 3) konnte nachgewiesen werden, daß mit den niedrigen Dosierungen sofort nach der intravenösen Injektion von Midazolam zwischen 0,025 mg/kg KG und 0,075 mg/kg KG leichte schlafanstoßende Effekte zu erreichen sind [5]. Nach 0,1 mg/kg KG werden ab der 10. Minute sogar hypnotische Stadien (C0) erreicht. Zwischen der Dosis 0,125 mg/kg KG und 0,15 mg/kg KG ist kein wesentlicher Unterschied erkennbar.

Die Potenz von Midazolam wird besonders an der Beeinträchtigung der Spontanatmung deutlich [10].

Die Atemfrequenz und die Atemzugtiefe weisen starke Schwankungen auf. Vereinzelt treten Apnoen von 60 bis 90 s Dauer auf. Die Folge ist eine Reduktion des Atemminutenvolumens und ein initialer Abfall des intraarteriellen Sauerstoffpartialdruckes.

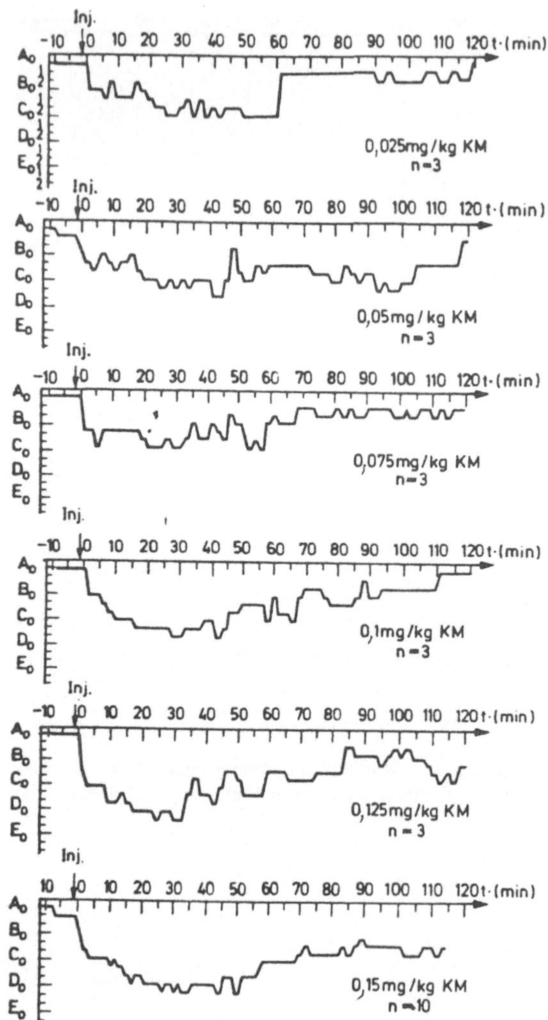

Abb. 3. Vigilosomnogramme nach Midazolam i. v. bei je 3 Probanden als Mittelwertskurve. Die Injektionszeit betrug bei 0,025 bis 0,075 mg/kg KG 30 s, bei den höheren Dosierungen 60 s. Eine gute Dosiswirkungsbeziehung ist erkennbar. Während der Einleitungsphase ist das Stadium CO bis zur 5. Minute von allen Probanden erreicht worden. Rückkehr zum Ausgangsverhalten war nach 120 min noch nicht eingetreten

Abbildung 4a zeigt die Medianverläufe des pO_2 von 2 Versuchsgruppen. Gegenübergestellt wurden der Dosisbereich 0,025 bis 0,05 mg/kg KG und 0,125 bis 0,15 mg/kg KG Midazolam. Sowohl in der Tiefe wie in der Dauer zeigte der Abfall der Sauerstoffpartialdrücke eine deutliche Abhängigkeit zur verabreichten Dosis. In der Dosisfindungsstudie traten im mittleren Dosisbereich bei 2 von 6 Probanden gehäuft Apnoen auf. Diese Episoden wiederholten sich bis zur 60. Minute. Der Medianverlauf der Sauerstoffpartialdrücke weist in diesem Versuchsabschitt entsprechend niedrige Werte auf. In Abbildung 4b wurde dieser Gruppe der Verlauf der Sauerstoffpartialdrücke eines anderen Kollektivs gegenübergestellt. 10 Probanden erhielten 0,15 mg/kg KG Midazolam i. v. Der pO_2 fiel kurz nach Injektion auf Werte unterhalb des Normbereiches ab, um sich zwischen der 15. und 30. Minute wieder zu normalisieren. Der Vergleich zeigt,

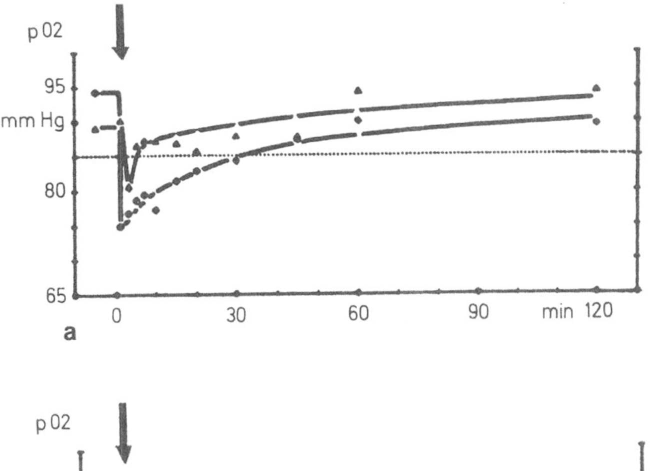

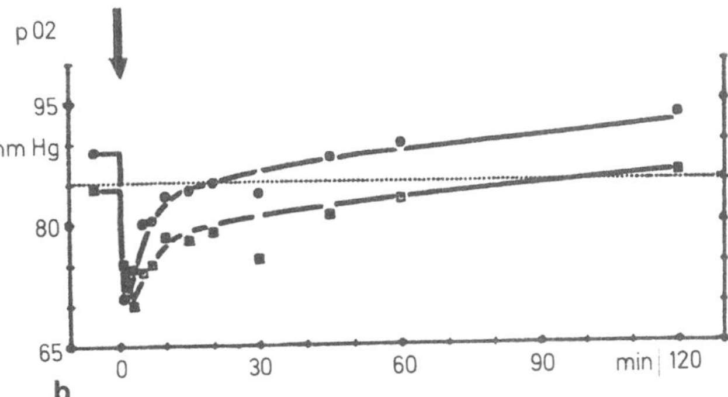

Abb. 4. a Der Verlauf des intraarteriellen pO₂ nach i.v. Gabe von Midazolam zeigt in der Gegenüberstellung eine deutliche Dosisabhängigkeit. Dargestellt sind die Mediane von 2 Dosisbereichen (0,025 bis 0,05 ▲—▲ und 0,125 bis 0,15 mg/kg KG ◆—◆; n=6 je Gruppe). **b** Verlauf des intraarteriellen pO₂ beim Dosisbereich 0,075 bis 0,1 mg/kg KG (n=6 ■—■) und nach einer i.v. Gabe von 0,15 mg/kg KG Midazolam (n=10 ●—●)

daß auch bei einer relativ kleinen Dosis bereits eine deutliche Verschlechterung des pO₂ eintreten kann. Allerdings ist der ausgeprägte pO₂-Abfall nur von kurzer Dauer.

Die Veränderungen der Blutgase nach i.v. Gabe bleiben nicht auf den Sauerstoffpartialdruck beschränkt. Auch der pCO₂ und der pH verändern sich in entsprechender Weise.

Nicht nur die Dosis, sondern v.a. auch die Applikationsform bestimmt das Ausmaß und den Verlauf der Vigilanz und der Atemdepression.

In einem weiteren Versuch erhielten je 3 Probanden 0,05, 0,075, 0,1 mg/kg KG i.m. (Abb. 5). Innerhalb von 3 bis 5 min nach i.m. Injektion kam es zu ersten Vigilanzänderungen im EEG. Die Auswertung aller Vigilanzindizes ergab dosisabhängig eine starke sedierende Wirkung. Nach etwa 20 min waren mittlere Schlafstadien erreicht. Tiefe hypnotische Stadien, die in allen Gruppen vorkamen, nahmen nach 0,075 und 0,1 mg/kg KG kontinuierlich zu. Die Injektion von 0,05 mg/kg KG beeinflußt die Atmung nicht, dagegen mußte nach der höheren Dosierung bei je einem Patienten die Atmung durch Esmarchschen Handgriff unterstützt werden.

Allerdings ist die Streubreite nach der i.m. Injektion sehr groß. Im Mittel wurde CO nach etwa 20 min erreicht, die Einzelwerte lagen aber bei 9 bis 37 min; im Vergleich hierzu: nach der i.v. Injektion von 0,15 mg/kg KG 2 bis 5 min.

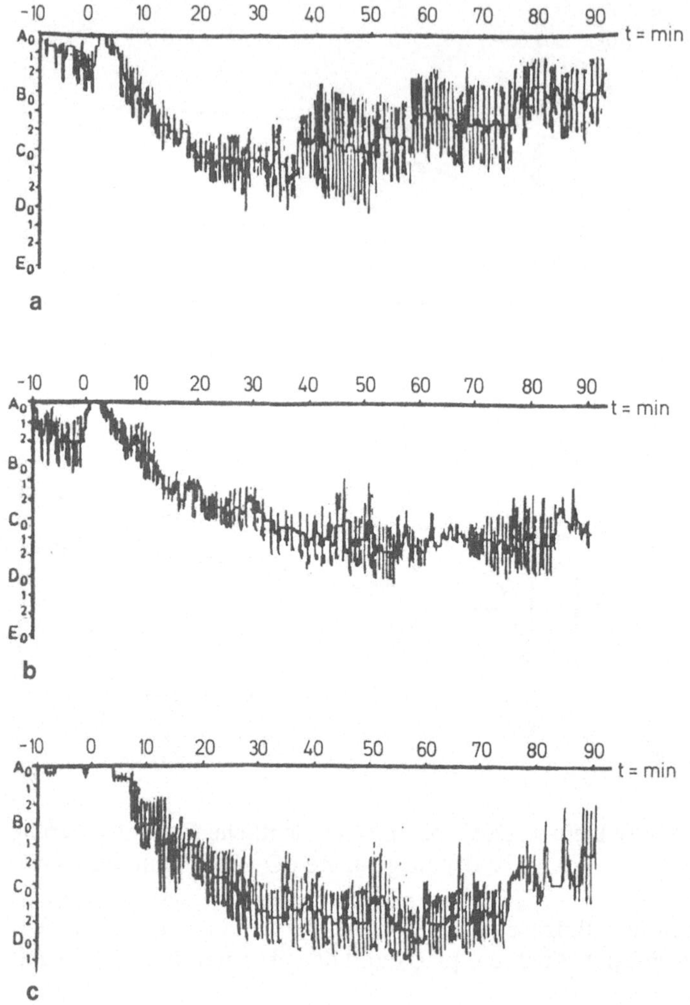

Abb. 5a–c. Mittelwertvigilosomnogramme mit Standardabweichung. **a** Midazolam 0,05 mg/kg KG i.m. (n=3); **b** Midazolam 0,075 mg/kg KG i.m. (n=3); **c** Midazolam 0,1 mg/kg KG i.m. (n=3)

In einer weiteren, für die Klinik sehr interessanten Untersuchung wurde eine intramuskuläre Prämedikation mit anschließender Narkoseinjektion mit Midazolam geprüft (Abb. 6a). Nach der i.m. Injektion von 0,12 mg/kg KG setzte der Schlaf langsamer ein als nach der i.v. Injektion. Es kam nach wenigen Minuten zur Sedierung und zum Abfall der Vigilanz bis hin zu leichten Schlafstadien zwischen B1 und C1. 45 min danach wurde die i.v. Injektion von 0,15 mg/kg KG Midazolam in eine laufende Injektion vorgenommen. Nach kurzer Latenz stellte sich rasch ein tiefer Schlaf um DO ein. 45 min später erwachten die Probanden ohne äußeren Weckreiz spontan aus ihrem Tiefschlaf. Die Veränderung der

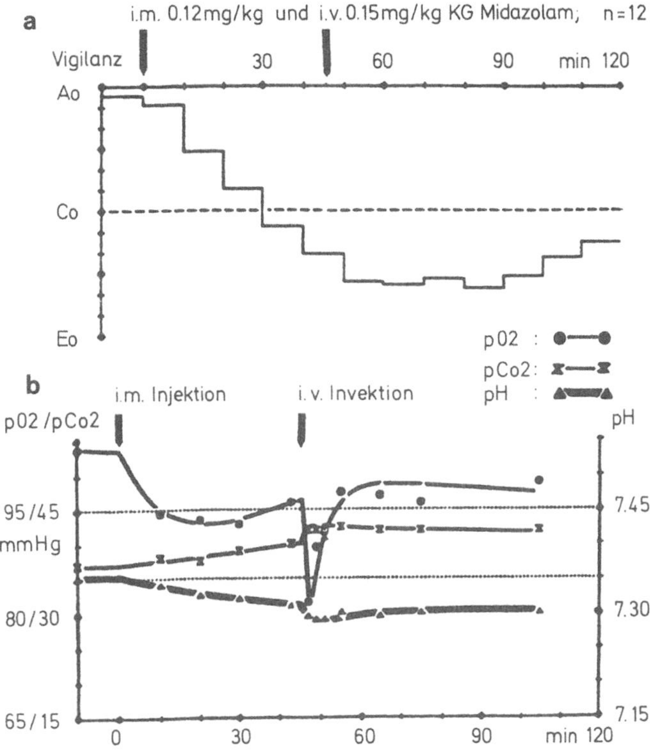

Abb. 6a, b. Verlauf der Vigilanz (a) und der Blutgase (b) nach kombinierter Gabe von 0,12 mg/kg KG i.m. und 0,15 mg/kg KG Midazolam i.v. Nach i.m. Applikation (Prämedikation) kommt es zu einer stetigen Abnahme der Vigilanz und einer geringfügigen Veränderung der Blutgase (pH- und pO_2-Abfall sowie pCO_2-Anstieg). Bei zusätzlicher i.v. Applikation (Narkose-induktion) tritt ein abrupter Abfall des pO_2 ein. Die Schlaftiefe wird zu diesem Zeitpunkt nur noch geringfügig vertieft

Blutgase (Abb. 6b) vollzog sich nach der i.m. Injektion ebenfalls sehr viel unauffälliger. Der pO_2 und der pH fielen allmählich ab, während der pCO_2 langsam anstieg. Alle Werte regelten sich nach 20 bis 30 min auf einem neuen Niveau ein, pO_2 und pCO_2 blieben dabei im Normbereich. Nach zusätzlicher i.v. Injektion kam es zu plötzlichen Veränderungen der Blutgase, die dem Verlauf bei alleiniger i.v. Gabe entsprachen. Da die Probanden zu diesem Zeitpunkt bereits tief schliefen, war der Effekt auf das EEG nur gering ausgeprägt.

Aufgrund dieser Ergebnisse einer möglichen Beeinträchtigung der Atmung nach i.m. Applikation von Midazolam haben wir schon 1980 davor gewarnt, eine Prämedikation mit Midazolam ohne entsprechende Überwachung des Patienten zu erlauben und von einer Dosierung über 0,075 mg/kg KG abgeraten.

Die Benzodiazepinnarkose, ob mit Midazolam als alleinigem Haupthypnotikum oder mit Flunitrazepam, Diazepam, Lormetazepam als Adjuvans, hat sich im klinischen Alltag mehr und mehr bewährt. Allerdings fehlt eine gewisse Steuerbarkeit bei den mittellangwirkenden Benzodiazepinen. Selbst beim kurz wirkenden Midazolam kann es mal wünschenswert sein, eine ursprünglich länger geplante Anästhesie vorzeitig zu beenden. Die Möglichkeit einer Antagonisierung mit einem spezifischen Benzodiazepinantagonisten (Anexate) gibt der Benzodiazepinkombinationsnarkose eine größere Sicherheit während der Aufwachphase.

1981 konnten wir in einer Pilotstudie zeigen, daß einige wesentliche Eigenschaften der Benzodiazepine wie Sedierung und Schlaf innerhalb weniger Sekunden prompt antagonisiert werden [4].

In Abbildung 7 sind 3 Ausschnitte aus der EEG-Originalregistrierung dargestellt. Sie zeigen jeweils eine 10-Sekunden-Epoche: a) das Ausgangsverhalten vor der ersten Injektion, b) 3 min nach der Gabe von Flunitrazepam und c) unmittelbar nach Antagonisierung mit Ro 15-1788 [9].

Neben der sedativhypnotischen Wirkung haben die potenten Benzodiazepine einen ausgeprägten Einfluß auf die Atmung und den Kreislauf. Mittels polygrapher Registrierung des Pneumotachogramms und der Fingerpulskurve kann dieser Effekt nach i.v. Injektion besonders gut beobachtet werden. Die Atmung wird flacher und bei zurückfallendem Zungengrund kommt es zu Apnoen von 1 bis 2 min Dauer. Der Sauerstoffpartialdruck fällt bei gleichzeitigem Anstieg des Kohlendioxidpartialdrucks. Der periphere Gefäßwiderstand nimmt ab. Mit dem Widerstand fällt der systolische und diastolische Blutdruck, gleichzeitig nimmt bei konstantem Mitteldruck die Herzfrequenz kompensatorisch zu. Nach Gabe des Antagonisten wird dieser Zustand innerhalb von 40 bis 60 s wieder aufgehoben. Der Tonus der Widerstandsgefäßte normalisiert sich, die Atmung wird tiefer und regelmäßig, die Obstruktion durch erschlaffte Schlundmuskulatur wird augenblicklich behoben. Der Einfluß von Agonist und Antagonist auf die Sauerstoff- und Kohlendioxidfraktion ist in Abbildung 8 dargestellt.

Ausgehend von den Ergebnissen der Pilotstudie [4] mit 0,15 mg/kg KG des Antagonisten war es notwendig, die optimalste Dosierung zu finden. Es wurden in 3 unabhängigen Gruppen jeweils 6 Probanden mit 2 mg Flunitrazepam behandelt. Zur Antagonisierung erhielt die 1. Gruppe 0,05, die 2. Gruppe 0,1 und die 3. Gruppe 0,15 mg/kg KG Ro 15-1788. Die Injektion erfolgte 5 min nach Gabe des Agonisten. Zu diesem Zeitpunkt schliefen alle 18 Probanden tief und fest. Abbildung 9 gibt den mittleren Schlaftiefenverlauf in den 3 Behandlungsgruppen wieder.

Alle 3 Dosierungen von Ro 15-1788 waren voll ausreichend, um 2 mg Flunitrazepam innerhalb weniger Sekunden zu antagonisieren. Auch in der Gruppe mit 0,005 mg/kg KG erwachten alle Probanden prompt.

Im Verlauf der 1. Stunde stellte sich bei den meisten Probanden erneut ein leichter bis mittlerer Schlaf ein, der bis in die Nachmittagsstunden anhielt. Der Verdacht, daß dieser Rebound auf unterschiedlichen Eliminationshalbwertszeiten beruht, konnte inzwischen von uns bestätigt werden [6].

Mit einer Halbwertzeit von 90 min wird Ro 15-1788 deutlich schneller eliminiert als Flunitrazepam (8–12 h).

Da wir aufgrund dieser Ergebnisse ausreichende Erfahrungen mit der Antagonisierbarkeit der Benzodiazepine besaßen, wurde in einer kontrollierten, klinischen Studie allgemeinchirurgischen Patienten intraoperativ 2 mg Flunitrazepam zur Narkosevertiefung verabreicht. Postoperativ erhielten diese Patienten entwe-

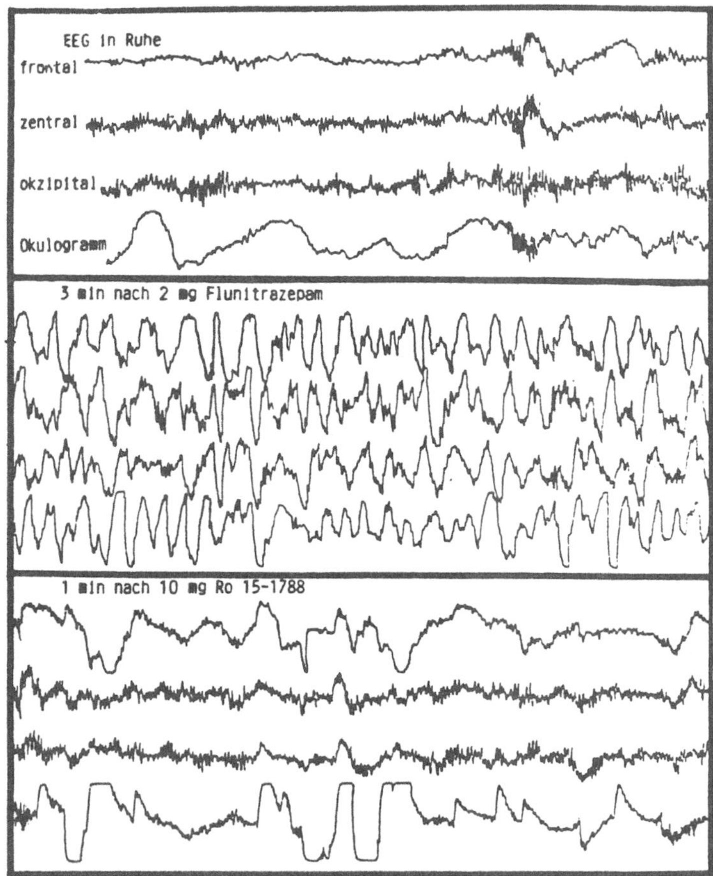

Abb. 7. Die 3 Abschnitte zeigen Originalregistrierungen der Hirnstromaktivität und des Elektrookulogramms (EOG). Der 1. Abschnitt repräsentiert das Wachstadium (AO) vor der Injektion des Benzodiazepins. Bei geschlossenen Augen dominiert spindelige α-Aktivität mit Betonung im okzipitalen Bereich. Im EOG treten langsame, pendelnde Augenbewegungen als Zeichen guter Entspannung auf.
Der 2. Abschnitt zeigt die Wirkung von 2 mg Flunitrazepam. Im EEG herrschen in allen 3 Kanälen hohe, steile Deltawellen vor. Die sporadische Überlagerung von rascher β-Aktivität ist kennzeichnend für den Einfluß des Benzodiazepins. Die Augenbewegungen sind 3 min nach der Injektion vollständig erloschen.
Im letzten Abschnitt ist die Wirkung des Antagonisten zu erkennen. Etwa 60 s nach Injektion erwacht der Proband aus seinem Tiefschlaf. Rasche α-Aktivität mittlerer Amplitude ist vorherrschend. Im EOG treten nur vereinzelt langsame Augenbewegungen auf. Gegenüber dem Vorlauf ist eine deutliche Zunahme rascher Augenbewegungen zu erkennen

der 2,5 mg Ro 15-1788 oder Plazebo. Um suggestive Beeinflussung auszuschließen, war weder der betreuende Anästhesist noch der Patient über den Inhalt der Antagonisierungsspritze informiert. Im unmittelbaren postoperativen Verlauf unterschieden sich beide Behandlungsgruppen deutlich voneinander. Die mit Ro 15-1788 behandelten Patienten erwachten schneller aus der Narkose als die

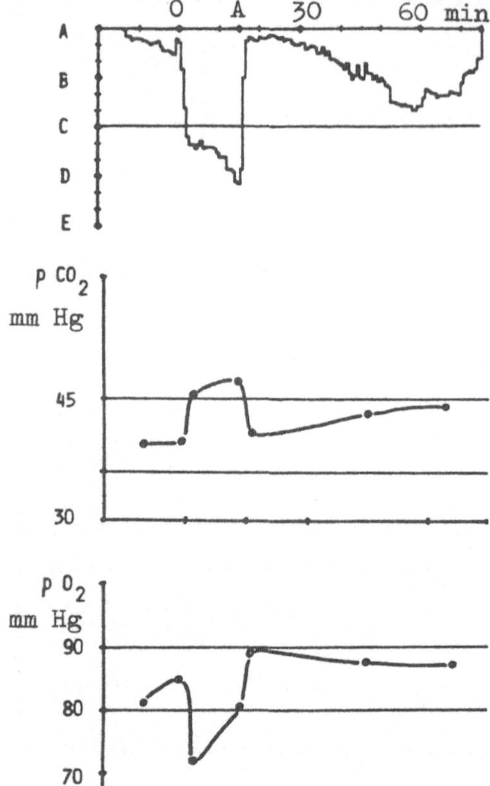

Abb. 8. Nach i.v. Applikation des Benzodiazepins tritt innerhalb weniger Minuten sowohl der hypnotische als auch der atemdepressive Effekt in Erscheinung. Nach Gabe des Antagonisten wird nicht nur die Hypnose innerhalb von Sekunden aufgehoben, auch die Blutgase normalisieren sich im Verlauf von wenigen Minuten (O = 0,06 mg/kg KG Lormetazepam, A = 0,1 mg/kg KG Ro 15-1788, n = 8)

Patienten der Plazebogruppe. Sie klagten allerdings in höherem Maß über die typischen Operationsnachwirkungen wie Frösteln, Übelkeit und Schmerzen als das Vergleichskollektiv.

Die Empfindlichkeit gegenüber Benzodiazepinen ist bei verschiedenen Patienten großen Schwankungen unterworfen, daher empfielt es sich, die Dosis auf den individuellen Bedarf abzustimmen. Eine adäquate Dosierung kann durch fraktionierte Gabe bei laufender Wirkungskontrolle ermittelt werden. In einer weiteren Studie sollte mit dem Antagonisten in gleicher Weise verfahren werden. Die Einzelfraktion wurde auf 0,1 mg pro Bolus reduziert. Bei der Mehrzahl der Patienten reichten bereits 0,3 bis 0,5 mg/70 kg KG Ro 15-1788, um einen vigilanzsteigernden Effekt nach Benzodiazepinüberhang hervorzurufen. In dieser niedrigen Dosis wurde über weniger Nebenwirkungen geklagt als nach 2,5 mg/70 kg KG.

Besonders nach Kombinationsnarkosen, bei denen neben potenten Analgetika Benzodiazepine zur Narkosevertiefung verabreicht werden, ergeben sich gelegentlich Probleme in der postoperativen Phase. Der Analgetikaüberhang bewirkt

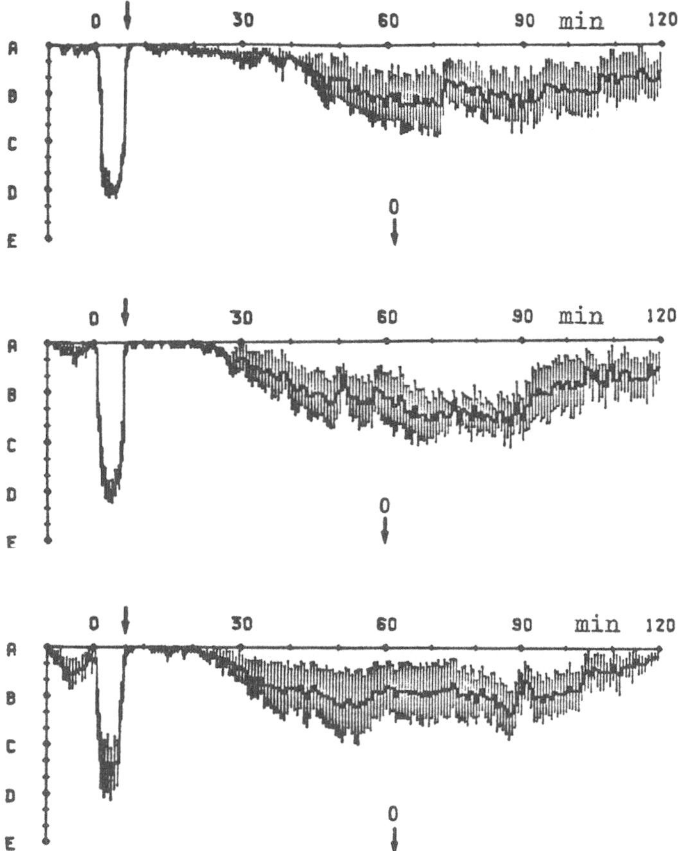

Abb. 9. Die Abbildung zeigt die 3 Mittelwertvigilosomnogramme von jeweils 6 Probanden pro Gruppe. Alle Probanden erhielten zunächst 0,03 mg/kg KG Flunitrazepam. Innerhalb von 1 bis 2 min wurde ein leichtes bis mitteltiefes Schlafstadium erreicht (CO bis DO). 5 min nach der 1. Medikation erfolgte die Injektion des Antagonisten. Die 1. Gruppe erhielt 0,05 (oben), die 2. Gruppe 0,1 (mitte) und die 3. Gruppe 0,15 mg/kg KG Ro 15-1788 (unten). Bei allen Probanden trat sofortiges Erwachen innerhalb von 40 bis 60 s auf. Zwischen der 30. und 60. Minute zeigten sich in den 3 Gruppen erneut subvigilante Stadien

eine latente Atemdepression, die im Wachzustand des Patienten leicht übersehen wird. Schlafen die Patienten aufgrund lang wirkender Benzodiazepine wieder ein, kann es zu bedrohlichen Ateminsuffizienzen kommen. Bei diesem Fall ist die postoperative Antagonisierung nicht nur der Morphinomimetika, sondern auch der Benzodiazepine möglich.

Literatur

1. Doenicke A (1984) Modern trends in the investigation of new hypnotics in anaesthesia. In: Hindmarch T, Ott H, Roth T (eds) Psychopharmacol Suppl I. Springer, Berlin Heidelberg New York Tokyo, p 119
2. Doenicke A, Kugler J, Kropp M, Laub M, Kalbfleisch G (1979) Der hypnotische Effekt des neuen Benzodiazepinderivats Lormetazepam nach i.v. Injektion. Anaesthesist 28:578
3. Doenicke A, Kugler J, Suttmann H, Grote B, Donner W (1980) Midazolam: Abhängigkeit der Schlaftiefe von Injektionszeit und Dosis. Anaesthesist 29:637
4. Doenicke A, Suttmann H, Kugler J, Kapp W, Wolf R (1982) Pilot study of a benzodiazepine antagonist. Br J Anaesth 54:1131
5. Grote B, Doenicke A, Kugler J, Suttmann H, Laub M (1980) Midazolam: Dosisfindung mit Hilfe des Encephalogramms. Anaesthesist 29:635
6. Klotz U, Duka Th, Dorow R, Doenicke A (1985) Flunitrazepam and lormetazepam do not affect the pharmacokinetics of the benzodiazepine antagonist Ro 15-1788. Br J Clin Pharmacol 19:95
7. Kugler J (1981) Elektroenzephalographie in Klinik und Praxis. Thieme, Stuttgart New York
8. Schwilden H, Stoeckel H, Lauven PM (1984) Dosisfindung von Midazolam und Wirkkontrolle über EEG. In: Götz E (Hrsg) Midazolam in der Anaesthesiologie. Editiones Roche, Basel, S 41
9. Suttmann H, Doenicke A (1986) Antagonisieren von Benzodiazepinen. In: Schulte am Esch J (Hrsg) Benzodiazepine in Anaesthesie und Intensivmedizin. Editiones Roche, Basel, S 283
10. Suttmann H, Doenicke A, Bauer M, Loos A, Ebentheuer H, Schneider J (1984) Die Wirkung von Midazolam auf die Atmung. In: Götz E (Hrsg) Midazolam in der Anaesthesiologie. Editiones Roche, Basel, S 113

Überlegungen zur Sicherheit bei Dormicumdosierungen

W. Kapp

Mit der Einführung von Dormicum/Midazolam wurde ein injektionsfähiges Benzodiazepinderivat für die Therapie bereitgestellt, das gegenüber bisherigen Wirkstoffen der gleichen Stoffgruppe deutliche Vorteile zeigte.

- Die Midazolambase bildet mit Säuren Salze, die in wäßriger Lösung stabil sind. Damit konnte im Gegensatz zu anderen Benzodiazepinen auf die Verwendung organischer Lösungsvermittler verzichtet werden [7].
- Dormicum/Midazolam hat von allen bisher bekannten Bezodiazepinen die kürzeste β-Eliminations-Halbwertszeit, die mit der Pharmakodynamik der Substanz recht gut übereinstimmt [3].
- Die Biotransformation ist überschaubar, es erfolgt eine Hydroxilierung mit folgender Bindung an Glukuronsäure zum Teil schon im gleichen Leberdurchgang, bei dem die Hydroxilierung des Moleküls erfolgt [5].
- Die Bioverfügbarkeit nach intramuskulärer Injektion ist mit nahezu 90% ausgezeichnet. Es werden nach intramuskulärer Injektion nach etwa 10 bis 15 min Plasmaspiegel erreicht, die sonst nur bei i.v.-Gabe gemessen werden können, allerdings ohne den initialen Peak bei intravenöser Gabe [3], (Abb. 1).
- Dormicum/Midazolam wird im Fachgebiet Anästhesie zur Prämedikation, Narkoseinduktion, Basissedation bei Regionalanästhesien, in der Intensivme-

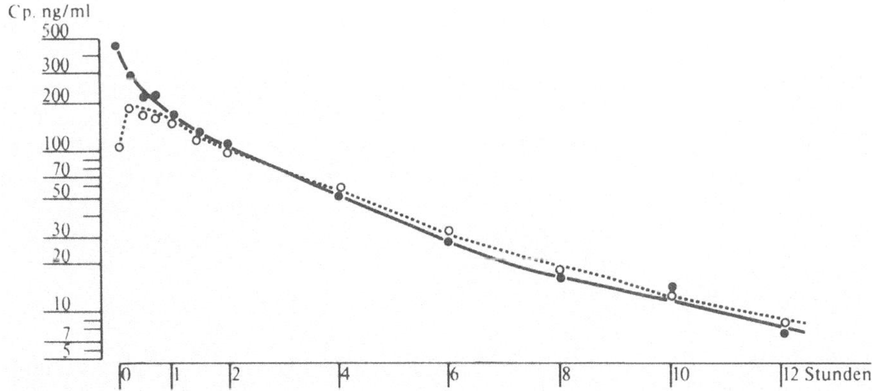

Abb. 1. Mittlere Plasmakonzentrationen nach i.m.- (o– – – –o) und i.v.-Verabreichung (•—•) von 12,5 mg/kg KG Midazolam (n = 6). (Nach [3])

dizin und in zunehmendem Maße auch zur Sedation bei endoskopischen Eingriffen eingesetzt. Je nach Einsatzgebiet variieren die Empfehlungsdosen des Herstellers. Für die Prämedikation vor operativen Eingriffen werden Dosisbereiche von 0,05 bis 0,1 mg/kg KG gewählt, wobei eher ein Trend zu niedrigen Dosisbereichen besteht, da im Bereich von 0,1 mg/kg, intramuskulär gegeben, bereits so tiefe Sedationsstadien erreicht werden können, die dem Prämedikationsziel nicht entsprechen.

Aufgrund der guten Bioverfügbarkeit bei i.m. Applikation wurde beobachtet, daß der Zungengrund zurücksank, die Atmung mechanisch behindert wurde und die Patienten tief schlafend und nicht kooperationsfähig in den Operationssaal verbracht wurden. Die Konsequenz hieraus war die Schaffung einer 1 ml Ampulle mit einem Wirkstoffgehalt von 5 mg; eine Dosierung, die in der Regel ausreichend ist und bei bestimmten Risikogruppen noch gesenkt werden muß.

Für die Narkoseinduktion werden Dosisbereiche zwischen 0,1 bis 0,2 mg/kg KG empfohlen. Hierbei ist jedoch zu beachten, daß man mit niedrigen Midazolamdosen auskommt, wenn in der Induktionsphase potente Analgetika vom Opiat- und Opioidtyp Verwendung finden. Aufgrund der Definition von Dundee für ein Einleitungsanästhetikum muß für Dormicum festgestellt werden, daß das Präparat in Verbindung mit potenten Analgetika zu einem Schlafmuster führt, das zur Narkoseinduktion geeignet ist. Die alleinige Verwendung von Midazolam für die Induktionsphase ist nicht unproblematisch, insbesondere dann, wenn Parameter der Thiopental-Einleitung zur Beurteilung des Sedations- und Schlafstadiums herangezogen werden.

Für die Intensivmedizin muß festgestellt werden, daß breite Dosisvarianten bei der Anwendung des Präparates gegeben sind, und zwar in Abhängigkeit von der Tatsache, ob ein Patient nur sediert oder ein Patient mit Schmerzen ruhiggestellt wird und gleichzeitig Analgetika verabreicht werden. Im letztgenannten Fall sind in der Regel wesentlich niedrigere Dosen des Präparates erforderlich. Eine generelle Dosisempfehlung für den Bereich der Intensivmedizin ist deshalb schwer möglich, und man wird immer fallweise entscheiden müssen, ob durch Kombination mit anderen Präparaten, die zentraldepressive Eigenschaften haben, die Dosis von Midazolam angepaßt werden muß.

Dormicum hat einen deutlich atemdepressiven Effekt, der in Abhängigkeit von der Dosierung und bei i.v. Gabe von der Injektionsgeschwindigkeit auftritt [4]. Bezüglich der Kreislaufparameter kommt es zu Blutdruckabfällen, die bei ausgeglichener Volumensituation etwa 10% des mittleren Aortendrucks betragen und von einem Anstieg der Herzfrequenz gefolgt sind [8]. Dieser Effekt erfolgt überwiegend über eine Senkung des peripheren Widerstandes. Bei Risikopatienten, insbesondere bei nicht ausgeglichener Volumensituation, kann es deshalb zu Zwischenfällen kommen. In den Fachinformationen und Gebrauchsinformationen wird auf diese Möglichkeit hingewiesen.

Für den Anästhesiologen sind diese Phänomene auch für andere Induktionsanästhetika bekannt, sowohl eine mechanische Beeinträchtigung der Atmung als auch eine zentral bedingte Apnoe ist unter den Bedingungen der Narkoseeinleitung und Bereitstellung von Notfallmaßnahmen wie bei jedem anästhesiologischen Begriff beherrschbar. Bei Volumenmangel muß dieser beseitigt werden, soweit es die Ursachen des Volumenmangels zulassen. Bei schwersttraumatisierten Patienten mit erheblichen Blutverlusten und kaum zu beeinflussendem Volumenmangel sind niedrige Dosen des Präparates angezeigt, wobei die Dosierungsrichtlinien erheblich unterschritten werden müssen.

Ein besonderes Problem stellt die Anwendung von Dormicum im Rahmen der Endoskopie dar. Aufgrund der bekannten großen therapeutischen Breite der Benzodiazepine wird einer angemessenen Dosierung zur Sedation nicht immer Rechnung getragen. Darüber hinaus besteht in vielen Fällen Personalunion zwischen Operateur und Verabreicher des Sedativums. Benzodiazepine mit einer nicht so schnellen Verteilungsphase, die gut mit dem Wirkungseintritt korreliert (z.B. Diazepam), zeigen nicht die imperativen pharmakodynamischen Effekte wie ein Präparat mit schneller Verteilungsphase – zum Beispiel Dormicum.

Außerdem wird bei der hervorragenden Bioverfügbarkeit bei der i.m.-Gabe die Wirkung in einigen Fällen unterschätzt. Weiterhin ist festzustellen, daß gerade bei alten Patienten, die sich im Stadium einer kardiorespiratorischen Insuffizienz befinden und damit als Risikopatienten anzusehen sind, zum Beispiel Gastroskopien bei bestehender Blutung, eine Gruppe mit besonders hohem Risiko darstellen. Eine Publikation aus dem *Brit J Clin Pharm 1987* von Bell et al. korreliert die für die Sedation der Patienten notwendige Dosis von Dormicum mit dem Alter [2], (Abb. 2). Dieser Publikation sind sehr niedrige Midazolammengen zu entnehmen, die für eine ausreichende Sedation notwendig sind. Wenn auch in der Altersgruppe unter 70 Jahren durchaus die empfohlenen Dosierungen notwendig sind, so zeigt sich doch bei der Gruppe 75 Jahre und älter der Trend zu ausgesprochen niedrigen Dosen, die für eine Basissedation ausreichend sind. Hieraus ist die Dosierungsempfehlung abzuleiten, bei diesen Patienten niedrige Dosen von Midazolam, zum Beispiel 1,5 mg, vorzuspritzen und durch schrittweise Erhöhung kleiner nachfolgender Dosen das gewünschte Sedationsstadium zu titrieren. Die routinemäßige Bolusinjektion von Midazolam/Dormicum bei diesen Fällen muß unbedingt vermieden werden.

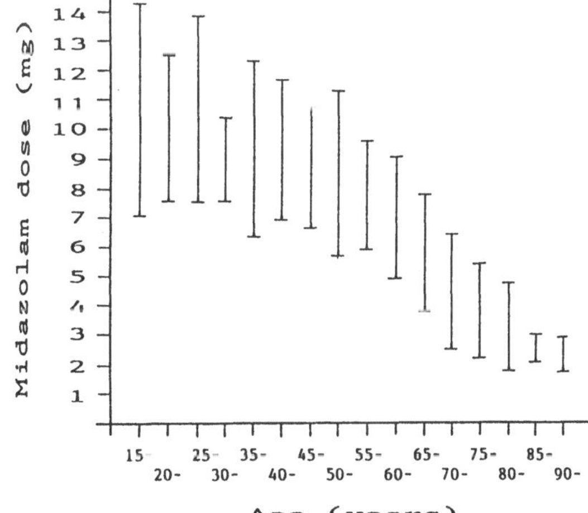

Abb. 2. Beziehung zwischen Alter der Patienten und der mittleren Dosierung (± SD) von Midazolam, die benötigt wird, um eine ausreichende Dosierung bei Gastroskopien zu erzielen. (Nach [2])

Bei Kenntnis der pharmakologischen und klinisch-pharmakologischen Daten und entsprechender Information der Ärzte sind „Bedienungsfehler" zu vermeiden, die sonst dieses für die Anästhesiologie wichtige Präparat in Verruf bringen können. Somit nimmt die adäquate Dosierung des Präparates trotz der großen therapeutischen Breite der Benzodiazepine eine außerordentlich wichtige Stellung ein.

Insgesamt ist festzustellen, daß, im Gegensatz z. B. zu den Barbituraten, die Dosisfindung für Benzodiazepine nicht leicht ist [6]. Mit Thiopental zum Beispiel kann der Anästhesist durch stufenweise Erhöhung der Dosis den gewünschten Effekt titrieren. Dies hängt damit zusammen, daß Barbiturate auch exzitatorische Mechanismen hemmen, während Benzodiazepine über eine Verstärkung physiologischer Hemmungsmechanismen ihre pharmakodynamischen Effekte entfalten und ein typisches Ceiling-Phänomen zeigen. Hieraus können relative Überdosierungen resultieren, wenn versucht wird, alleine mit Benzodiazepinen Anästhesiestadien zu erreichen, die man durch Dosissteigerung bei Barbituraten erzielen kann.

Weiterhin ist darauf hinzuweisen, daß die pharmakologischen Studien, die den verstärkenden Effekt anderer zentralsedativer Medikamente belegen, auch auf den Menschen übertragbar sind. Steigende Dosen von Thiopental führen beim Tier zu Reaktionen, die gewisse Parallelen zur Anästhesie haben. Kombiniert man niedrige Dosen eines Barbiturates mit niedrigen Dosen eines Benzodiazepines, so können Effekte erreicht werden, die um den Faktor 10 höher liegen als für das Barbiturat alleine [6].

Ähnliche Phänomene lassen sich für die Kombination mit Opiaten und Opioiden zeigen. Diese Effekte können therapeutisch genutzt werden, signalisieren aber auch, daß der Benzodiazepineffekt außerordentlich verstärkt wird, insbesondere bzgl. der atemdepressorischen Wirkung. Es muß deshalb bei der Gabe von Benzodiazepinen darauf geachtet werden, daß bei gleichzeitiger Gabe von Analgetika zur Prämedikation, Basissedation (bei schmerzhaften Eingriffen) und unter Narkoseinduktion gleichzeitig verabreichte Analgetika den Benzodiazepineffekt außerordentlich verstärken, weil die Dosis/Wirkungskurve steiler verläuft. Bei der pharmakologischen Prüfung von Dormicum, aber auch von Flunitrazepam/Rohypnol, konnten diese Effekte eindeutig belegt werden.

Zusammenfassend darf festgestellt werden, daß bei einer Dosierung unter besonderer Berücksichtigung des Zustandes des Patienten und des angestrebten Therapiezieles Benzodiazepine sichere Medikamente in der Anästhesie darstellen und die große therapeutische Breite dieser Präparate nicht dazu verleiten darf, mit der Dosierung der Präparate großzügig zu sein. Gefahren für den Patienten können bei nicht sachgemäßer Anwendung der Präparate entstehen. Hierbei stehen Atemdepression und unerwünschte Blutdruckabfälle bei Volumenmangel im Vordergrund der berichteten Störeffekte.

Literatur

1. Amrein R, Cano JP, Eckert M, Coassolo P (1981) Pharmakokinetik von Midazolam nach intravenöser Verabreichung. Arzneimittelforschung 12a, 31 (II):2202–2205
2. Bell GD, Spickett GP, Reeve PA, Morden A, Logan FA (1987) Intravenous midazolam for upper gastrointestinal endoscopy. Br J Clin Pharmac 23:241–243
3. Crevoisier C, Eckert M, Heizmann P, Thurneysen DJ, Ziegler WH (1981) Relation entre l'effet clinique et la pharmacocinétique du midazolam après administration i.v. et i.m. Arzneimittelforschung 12a, 31 (II):2212–2215
4. Forster A (1981) Respiratory depression by midazolam and diazepam. Arzneimittelforschung 12a, 31 (II):2226
5. Heizmann P, Ziegler WH (1981) Excretion and metabolism of ^{14}C-midazolam in humans following oral dosing. Arzneimittelforschung 12a, 31 (II):2220–2223
6. Kapp W (1984) Pharmakologie und Toxikologie der Benzodiazepine. In: Götz E (Hrsg) Midazolam in der Anaesthesiologie. Editiones Roche, Basel
7. Pieri L, Schaffner R, Scherschlicht R, Polc P, Sepinwall J, et al (1981) Pharmacology of midazolam. Arzneimittelforschung 12a, 31 (II):2180–2201
8. Müller H, Schleussner E, Stoyanov M, Kling D, Hempelmann G (1981) Hämodynamische Wirkungen und Charakteristika der Narkoseeinleitung mit Midazolam. Arzneimittelforschung 12a, 31 (II):2227–2231

Midazolam in Total Intravenous Anaesthesia.
Pharmacodynamic and Pharmacokinetic Aspects

A. Nilsson, M. P. Persson, and P. Hartvig

The history of intravenous anaesthesia goes back to 1665 when Sir Christopher Wren [20] published his experiments on the injection of opium into a ligated vein of a dog using a quill and a bladder as syringe. He reported "the success was that opium, being soon circulated into the brain, did within a short time stupify, though not kill the dog". Intravenous anaesthesia had thus been described and a continuous search for agents with suitable pharmacodynamic and pharmacokinetic properties was initiated. The safe use of intravenous anaesthesia developed not only from research work but also from the many incidents that occurred during these early days. One of the most dramatic examples of this was the seemingly indiscriminate use of barbiturates in casualities following the Japanese raid on Pearl Harbour in 1941 [3]. The drugs used, thiopentone and hexobarbitone, were described as "an ideal form of euthanasia".

That thiopentone has now been in extensive clinical use as induction agent for more than 50 years does not mean that it is ideal and devoid of undesirable side-effects. Rather, it signifies that none of the alternatives so far described have been markedly superior.

Total intravenous anaesthesia is defined as an anaesthetic technique where hypnosis, analgesia, and muscle relaxation is provided by intravenously administered drugs alone without the use of anaesthetic vapours or gases (including nitrous oxide). The management of the airway and adequate alveolar ventilation with oxygen/air is still necessary.

The development of total intravenous anaesthesia for routine use has been hampered mainly by the lack of suitable hypnotic agents. The new hypnotic agents, propofol and midazolam have refocused the interest on this technique. Both these drugs have been administered as infusions, the method of choice for major surgical procedures with regard to stable pharmacodynamic effects and drug economy.

It is necessary to have guidelines for the administration of the drugs concerned and there are two prerequisites that are essential – knowledge of a target plasma concentration where the desired effect is achieved, and reliable pharmacokinetic data.

During the rest of this presentation I will focus on the use of midazolam as the hypnotic component in combination with alfentanil as analgesic in total intravenous anaesthesia for lower abdominal surgery.

Midazolam has a relatively rapid onset of action and high metabolic clearance when compared to other benzodiazepines. The drug produces reliable hypnosis, amnesia and the antianxiety and anticonvulsive effects are comparable to diazepam.

Midazolam was administered as a combination of a bolus dose and a two-step infusion regimen (bolus 0.25 mg/kg, Infusion I 0.65 mg/kg/min for 15 min and Infusion II 0.125 mg/kg/min. These doses were calculated from earlier published pharmacokinetic studies. It could be demonstrated that midazolam in combination with fentanyl or alfentanil provided satisfactory hypnosis and analgesia with good cardiovascular control.

As mentioned above, a target concentration of drug that will result in the desired depth of anaesthesia, and reliable pharmacokinetics are necessary basal requirements for the successful administration of continuous infusion anaesthesia. A target plasma concentration is not a static figure, it varies with and within the surgical procedure and there are large interindividual differences. The studies of midazolam did not reveal any changes in the pharmacokinetics of the drug despite the fact that it was given within large doses together with alfentanil and during a surgical procedure [13, 14]. Plasma concentrations measured were also used for determination of threshold values for different stages of the anaesthetic and postoperative period. Based on these results a midazolam concentration above 250–300 ng/ml is considered to be the target value for hypnosis during lower abdominal surgery. For a patient to be acceptably awake and ready to be sent back to the ordinary ward, this value must be decreased by approximately 2/3 and since elimination half-life of midazolam is 185 min, this implies prolonged recovery [15]. Attempts to reduce the midazolam dosage during surgery resulted in insufficient hypnosis (unpublished observations).

In contrast to inhalational anaesthesia, recovery from total intravenous anaesthesia relies solely on the distribution and hepatic and/or renal elimination of the drug given. When large doses of a hypnotic drug are given over a period of time, i.e. as infusion for maintenance of anaesthesia the distribution mechanism becomes less effective in rapidly lowering the plasma and biophase concentrations. Under such circumstances, the magnitude of the terminal half-life becomes much more important in the termination of the effect. Drugs that are rapidly eliminated are thus favourable, but when an immediate awake and cooperative patient is desired, antagonism of the hypnotic/sedative effect is an alternative solution.

Flumazenil is a competitive antagonist of benzodiazepine-induced effects [12]. Its efficacy in antagonizing benzodiazepine sedation has been established in several studies [4, 6, 16, 19]. A major drawback is the rapid elimination of the drug which can lead to resedation [5].

Flumazenil was administered to patients given total intravenous anaesthesia with midazolam and alfentanil and resulted in a prompt recovery with an awake patient within minutes of its administration. Furthermore, there was less need for opioid antagnosim to overcome respiratory depression. After 1 h resedation was a frequent phenomenon, but five and six hours postoperatively the patients were comparable both to a control group that did not receive flumazenil as well as a reference group receiving nitrous oxide/alfentanil anaesthesia [10].

In the early evaluation of an anaesthetic technique an investigation of the "stress-response" to surgery must be considered. A prolonged suppression of adrenal steroidogenesis with possible harmful effects has been described when etomidate was given by infusion [1, 7, 8, 18]. No such depression could be demonstrated with the combination of midazolam and alfentanil, neither was there any clinical significant differences in serum-cortisol and blood glucose values between this method and alfentanil/nitrous oxide anaesthesia [11]. The adrenocortical response to surgical trauma was delayed until the early postoperative period indicating depression of sympathetic activation during surgery.

Conclusion

Midazolam does not fulfill all the requirements of an ideal hypnotic agent for total intravenous anaesthesia, yet the combination of midazolam and alfentanil have features that are interesting. They are both water-soluble, stable in solution, do not cause thrombophlebitis or pain on injection, when combined the onset of anaesthesia is rapid, they both have a comparable short duration of action after infusions. The cardiovascular effects of the drugs alone are small but can be accentuated in combination. They do not cause histamine release or other serious side effects.

The main disadvantage, postoperative drowsiness and early respiratory depression can be reduced by the careful use of selective antagonists, available for each drug involved. Prompt recovery from sedation can be obtained by the use of flumazenil which also has a positive effect on respiratory depression but the action of the drug in this clinical situation must be prolonged if resedation is to be avoided.

These initial experiences with midazolam, alfentanil and flumazenil, also confirmed by Möller and Lybecker [9], are encouraging and may perhaps initiate investigations by others.

References

1. Boidin MP (1985) Serum levels of cortisol during etomidate, fentanyl and air anaesthesia, compared with neurolept anaesthesia. Acta Anaesthesiol Belgica 2:79
2. Dundee JW, Mc Murray TJ (1984) Clinical aspects of total intravenous anaesthesia: discussion paper. J Royal Soc Med 77:669
3. Halford FJ (1947) A critique of intravenous anesthesia in war surgery. Anesthesiology 4:67
4. Klotz U, Ziegler G, Ludwig L, Reimann IW (1985) Pharmacodynamic interaction between midazolam and a specific benzodiazepine antagonist in humans. J Clin Pharmacol 25:400
5. Klotz U, Ziegler G, Raimann IW (1984) Pharmacokinetics of the selective benzodiazepine antagonist Ro 15-1788 in man. Eur J Clin Pharmacol 27:115
6. Lauven PM, Schwilden H, Stoeckel H, Greenblatt DJ (1985) The effects of a benzodiazepine antagonist Ro 15-1788 in the presence of stable concentrations of midazolam. Anesthesiology 63:61
7. Ledingham I Mca, Watt I (1983) Influence of sedation on mortality in critically ill multiple trauma patients. Lancet I:1270
8. Moore RA, Allen MC, Wood PJ, Rees LH, Sear JW (1985) Peri-operative endocrine effects of etomidate. Anaesthesia 40:124

9. Möller JT, Lybecker H (1986) In: Beitr Anaesth Intensivmed VII European Congress of Anaesthesiology Abstract 780. Maudrich, Wien München Bern

10. Nilsson A, Persson MP, Hartvig P (to be published) Effects of the benzodiazepine antagonist Ro 15-1788 on postoperative performance following total intravenous anaesthesia using midazolam and alfentanil. Acta Anaesthiol Scand

11. Nilsson A, Persson MP, Hartvig P, Wide L (to be published) Effect of total intravenous anaesthesia using midazolam/alfentanil on the adrenocortical and hyperglycaemic response to abdominal surgery. Acta Anaesthesiol Scand

12. O'Boyle C, Lambe R, Darragh A, Taffe W, Brick I, Kenny M (1983) Ro 15-1788 antagonizes the effects of diazepam in man without affecting its bio-availability. Br J Anaesth 55:349

13. Persson MP, Nilsson A, Hartvig P, Tamsen A (1987) Pharmacokinetics of midazolam in total intravenous anaesthesia. Br J Anaesth 59:548

14. Persson MP, Nilsson A, Hartvig P (to be published) Pharmacokinetics of alfentanil in total intravenous anaesthesia. Br J Anaesth

15. Persson MP, Nilsson A, Hartvig P (to be published) Relation of sedation and amnesia to plasma concentrations of midazolam in surgical patients. Clin Pharmacol Ther

16. Ricou B, Forster A, Brückner A, Chastonay P, Gemperle M (1986) Clinical evaluation of a specific benzodiazepine antagonist (Ro 15-1788). Br J Anaesth 58:1005

17. Sear JW (1983) General kinetic and dynamic principles and their application to continuous infusion anaesthesia. Anaesthesia 38 Suppl 10

18. Wagner RL, White PF, Kan PB, Rosenthal MH, Feldman D (1984) Inhibition of adrenal steroido-genesis by the anesthetic etomidate. N Engl J Med 310:1415

19. Wolff J, Clausen TG, Mikkelsen BO (1986) Ro 15-1788 for postoperative recovery. Anaesthesia 41:1001

20. Wren PC. In: Philosophical transactions. Vol I for ANNO 1665 and 1666. London: Printed by T. N. for John Martyn at the Bell